国家重大出版工程项目
中国常见癌症丛书

# 肝　　癌

## LIVER CANCER


**主　编**　吴孟超　沈　锋

**副主编**　秦叔逵　吴　东

**编　委**　(按姓氏笔画排序)

王　义　丛文铭　刘　畸　杨业发
吴　东　吴孟超　沈　锋　张柏和
陈　夷　罗祥基　周伟平　赵建东
姜小清　秦叔逵　钱　军　钱国军
殷正丰　郭　佳　蒋国梁　程红岩
程树群



北京大学医学出版社

LIVER CANCER

**图书在版编目（CIP）数据**

肝癌／吴孟超，沈锋主编．—北京：北京大学医学出版社，2009.11

(中国常见癌症丛书)

国家重大出版工程项目

ISBN 978-7-81116-665-1

Ⅰ．肝··· Ⅱ．①吴···②沈··· Ⅲ．肝脏肿瘤-诊疗 Ⅳ．R735.7

中国版本图书馆CIP数据核字（2009）第119731号

**肝 癌**

**主 编**：吴孟超 沈锋

**出版发行**：北京大学医学出版社（电话：010-82802230）

**地 址**：（100191）北京市海淀区学院路38号 北京大学医学部院内

**网 址**：http://www.pumpress.com.cn

**E－mail**：booksale@bjmu.edu.cn

**印 刷**：北京圣彩虹制版印刷技术有限公司

**经 销**：新华书店

**策划编辑**：白玲 张凌凌 陈然

**责任编辑**：白玲 张凌凌 郝春杰 **责任校对**：杜悦 **责任印制**：郭桂兰

**开 本**：889mm × 1194mm 1/16 **印张**：22 **字数**：637千字 **印数**：1-3000册

**版 次**：2010年3月第1版 2010年3月第1次印刷

**书 号**：ISBN 978-7- 81116-665-1

**定 价**：118.00 元

# 中国常见癌症丛书编委会

# 主 编 简 介

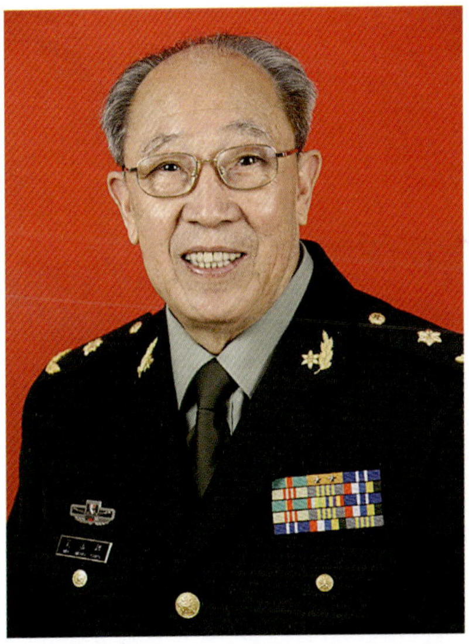

**吴孟超**

国际著名肝胆外科专家，中国科学院院士，一级教授，博士生导师，临床医学博士后流动站导师。现任第二军医大学东方肝胆外科医院院长暨东方肝胆外科研究所所长，兼任中德医学协会副理事长、全国医学专业学位教育指导委员会副主任等职。吴孟超是我国肝胆外科的开拓者和主要创始人之一。通过对肝脏解剖、代谢和肝脏止血技术的研究，在国内最早开展了肝癌手术治疗的研究，并通过一系列的探索，在肝癌的早期诊断、综合治疗和肝移植等方面取得了重要成就，丰富了肝癌的诊断和治疗方法，大大改善了肝癌患者的治疗效果。吴孟超院士于 1996 年 1 月被中央军委授予“模范医学专家”荣誉称号；2005 年荣膺国家最高科学技术奖。主编《黄家驷外科学》、《腹部外科手术学》、《肝脏外科学》等医学专著 20 部，在国内外刊物发表论文 220 余篇。

# 主编简介

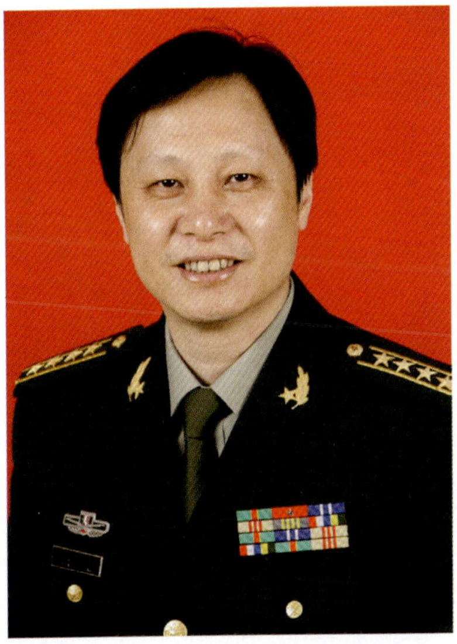

**沈 锋**

1962年3月生，江苏人。1992年毕业于第二军医大学肝胆外科研究所，获医学博士学位；1992年赴美国哈佛大学医学院麻省总医院进修。现为东方肝胆外科医院副院长，主任医师、教授、博士生导师。目前担任中华外科学会肝脏学组委员、秘书，中华消化学会肝癌学组副组长，中国抗癌协会临床肿瘤专业委员会常委，上海市普外科专业委员会副主任委员，全军肝胆外科专业委员会常委等学术职务。擅长肝胆外科疾病的外科手术治疗。科研主攻方向：肝癌术后抗复发综合治疗的临床和实验研究。先后承担国家科技重大专项、国家自然科学基金和军队、上海市各类基金课题十余项，目前承担了国家自然科学基金和上海市重点课题3项。在 *J Immunology* 等国内外杂志上发表论文百余篇，获国家、军队、上海市科技成果奖7项，获总后“科技新星”奖和上海市曙光学者，入选上海市优秀学科带头人计划。

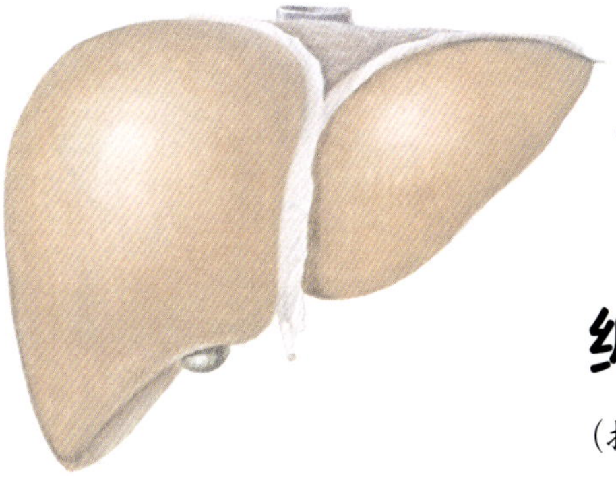

# 编　　者

（按姓氏笔画排序）


王　义
上海东方肝胆外科医院

王　能
上海东方肝胆外科医院

丛文铭
上海东方肝胆外科医院

刘　畸
长海医院

吴　东
上海东方肝胆外科医院

吴孟超
上海东方肝胆外科医院

张　丽
上海东方肝胆外科医院

张柏和
上海东方肝胆外科医院

杨业发
上海东方肝胆外科医院

沈　锋
上海东方肝胆外科医院

陈　夷
上海东方肝胆外科医院

陈　汉
上海东方肝胆外科医院

周伟平
上海东方肝胆外科医院

易　滨
上海东方肝胆外科医院

罗祥基
上海东方肝胆外科医院

姜小清
上海东方肝胆外科医院

赵建东
上海市肿瘤医院

奚　韬
上海东方肝胆外科医院

殷正丰
上海东方肝胆外科医院

秦叔逵
南京八一医院

郭　佳
上海东方肝胆外科医院

钱　军
南京八一医院

钱国军
上海东方肝胆外科医院

程红岩
上海东方肝胆外科医院

程树群
上海东方肝胆外科医院

蒋国梁
上海市肿瘤医院

翟　健
上海东方肝胆外科医院

# 序　言

肿瘤是一类古老的疾病，无论西方和东方的医学文献中均早有记载，但一直属于罕见疾病。而且动植物也均可有肿瘤生长。近150年来特别是进入20世纪以后先是发达国家，以后是发展中国家，肿瘤的发生率和死亡率迅速增高，目前在全球肿瘤已经成为一类严重威胁人类健康和生命的疾病。世界卫生组织最近公布2000年全球共有恶性肿瘤患者男性530万，女性470万，死于这一疾病的620万，占总死亡人数的12%，在多数发达国家这一数字可达25%。随着发展中国家城市化的进程，和饮食习惯及生活方式密切相关的肿瘤均将逐渐转变成经济发达国家的类型。我国目前疾病的特点是发达国家和发展中国家的疾病并存。进入21世纪以来癌症已经占居民死亡原因的首位，接近发达国家的水平。在北京和上海分别为24%和26%，如果这一趋向得不到改善，预期到2020年全世界每年新发生的患者将达1500万，在发展中国家癌症总数将增加73%，发达国家为29%。很大程度上是老年人口增加的结果，因此强调各国应当采取必要的预防措施。据我国卫生部统计，2000年我国城市中癌症死亡已经占首位，在农村中占第2位。癌症发病率逐年提高，每年新发癌症病人180万，每年死于癌症的人数超过140万。而且专家预测，由于我国目前环境污染和吸烟问题仍然严重，在2025年前癌症总的发病率不大可能下降，因此癌症已成为一种我们每个人必须面对的多发病、常见病。近50年来，我国癌症的发病率总体来说一直处于上升趋势，只是癌症谱有所变化：原来高发的胃癌、宫颈癌、阴茎癌、食管癌和鼻咽癌等有不同程度的下降；而肺癌、乳腺癌、结肠癌和前列腺癌等发病率有明显上升。尤其是大城市和沿海发达地区有较大幅度增加，这主要是与生活方式和饮食结构等的改变有关。因此，如何开展肿瘤的预防和治疗成为大家十分关注的课题。WHO和我国政府都已经将癌症列为继续解决的重点问题之一。

在医学领域中，临床肿瘤学（Clinical Oncology）是一门发展较晚的学科。1965年美国临床肿瘤学会（ASCO）的成立标志着美国医学会承认临床肿瘤学为一门独立的专科。目前在世界各地该学科发展迅速。欧美国家均有规模较大的肿瘤中心从事肿瘤防治研究和临床防治工作，并有很多专著和刊物，是当前最活跃的医学领域之一，并受到政府和人民的广泛关注。1933年我国在北京协和医院外科学系成立了肿瘤组，1954年在上海镭锭医院的基础上成立了上海肿瘤医院。以后各省逐渐成立肿瘤医院或在综合医院中成立肿瘤中心。从20世纪60年代以来也有各种各样的专著和刊物。

在相当年代里，中外医学都强调肿瘤是一种全身性疾病。近百年来，随着生物化学、免疫学、分子生物学和现代物理学等生命科学的发展，人们对肿瘤的认识越来越深入。目前，很多研究都说明原癌基因控制正常细胞的生长和发展，同时也有生化和免疫学方面的改变。单纯形态学的描述已经远远不能满足临床上制定治疗方案、预测可能的治疗结果、判断有无微量残存肿瘤细胞及监测复发的需要。

当前我们在临床上对肿瘤的认识仍然基本上停留在细胞水平。肿瘤的定义可以概括为：生物机体内的正常细胞在众多内因（包括遗传、内分泌失调和营养不良等状况、过度紧张等）和外因（包括物理性、化学性、生物性等因素）长期作用下发生了质的改变，从而具有过度增殖的能力而形成的。这种异常增殖既不符合正常细胞生长的规律，也不符合生理的需要。现有对肿瘤的认识可以概括为：①绝大多数临床肿瘤是由机体细胞而来的，不是外来的；② 80% 以上主要是由环境因素引起的。动物实验早已证明，许多物质可以诱发肿瘤。这些物质可以是物理的（如X射线）、化学的（如苯并芘）、生物的（如致瘤病毒），统称为致癌物。这些致癌物引起细胞遗传物质的改变，使细胞出现正常细胞所没有的许多生物学特征。这些特征又通过遗传传给子代细胞；③在肿瘤的形成中，内因也很重要。2001 年北欧研究人员发表了对于 44 788 对双胞胎和他们的医学档案进行调研分析的结果。由于双胞胎的遗传基因相同，如果一个患癌另一个未患癌则可认为癌症不是遗传因素所致。结果由于遗传因素导致的病例占 30%，而环境因素造成的占 70%。这说明了“外因通过内因起作用的”的事实。目前证实与肿瘤发生有关的内因包括遗传、营养和内分泌失调、细胞免疫缺损和长期过度应激反应如精神紧张和其他不良刺激等；④通过长期内外因的作用，细胞发生一定变化，表现为难以治愈的炎性反应、增生或过度增生。一般在癌前病变时期这些变化在一定程度上是可逆的。但如果恶变已经发展到一定阶段，一般是不可逆的。分子生物学研究正在阐明这种失控的原因。原癌基因大多数是正常细胞生长所必需的生长因子及其受体，由于发生基因突变、扩增、重排，以致细胞的过度生长；此外，还有另一些基因，当缺少、丢失、失活或变异时会导致患者发生肿瘤或促进肿瘤的发展，因之命名为抑癌基因或抗癌基因。在临床上，我们还可以看到各种免疫细胞如巨噬细胞、T 淋巴细胞、自然杀伤细胞（NK）功能的失调和抑癌基因（如 p53、p16）的丢失。这些，都可理解为祖国医学中“正虚”的范畴；⑤正常细胞的生长受到体内许多因素的严格控制和约束，包括神经、内分泌、遗传和免疫方面的调控。例如组织受到损伤后，细胞生长加快，直到损伤完全修复，伤口愈合，细胞生长才停止或恢复常态。由于有严格的控制，组织的修复总是恰到好处。肿瘤细胞的过度生长是生长失控的后果，分子生物学研究已经找到肿瘤细胞生长失控的原因正是这些原癌基因的活化。所以，肿瘤的临床特点是，虽然具有一定阶段性却是不断发展的。

目前，临床肿瘤学正处于一个重大变革时期。21 世纪的临床医学需要脱离几千年经验医学的模式发展为循证医学（Evidence-Based Medicine，EBM）。可靠的临床试验和从中得出的数据将使我们愈来愈明白在一定情况下何种治疗更好，从而使疗效进一步提高。医生的任务是向患者提供最好的服务，而什么是最好就需要拿出数据。这就把科学严谨的临床试验提到更高的地位，在肿瘤临床中就更为重要。循证医学、诊疗规范化和个体化已经成为学术界公认的趋向。因此，肿瘤的预防、诊断和治疗将会发生巨大变革。

进入 21 世纪以来，各国都在制定供本国参考的诊疗规范。我国人事部、卫生部、医师协会已经开始通过专科医师考试和继续教育推动医学领域内各个专科的建设，并由中华医学会组织制定了常见肿瘤的诊疗规范。为了适应学科发展的需要，CSCO 组织大家编写本丛书的目的是及时向专科医师提供最新和实用的重要参考资料，其中包括病因、预防措施、WHO 编写的新分类、AJCC 编写的新分期和美国 NCCN 及我国 2003 年制定的诊疗规范中的处理原则；并且吸取当前最新的进展和富有成效的新处理方法，从而给广大患者带来裨益。

尽管如此，由于各位编者学识和经验有限，不足之处在所难免，所以需要在实践中不断完善，形成具有我国特色的防治规范，才能真正给患者带来裨益。

孙　燕

中国工程院院士

中国抗癌协会临床肿瘤学协作专业委员会（CSCO）

指导委员会主任委员

2005 年 5 月

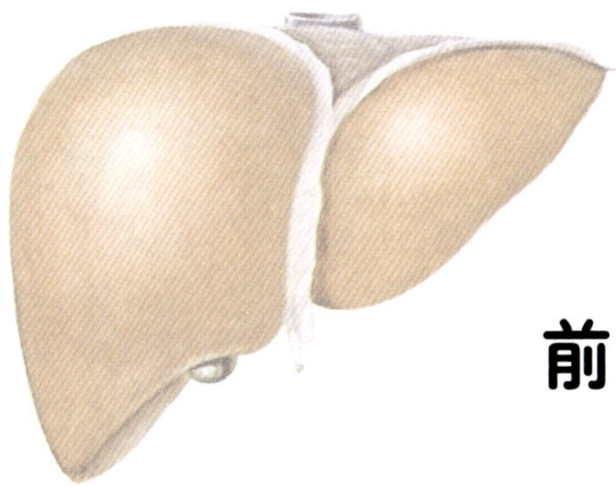

# 前　言

肝癌作为严重危害我国人民生命健康的重大疾病，近年来其发病率在我国仍然居高不下，其难诊断、难治疗、易转移复发、死亡率高的特点至今仍未改变。我国的肝癌研究经过几十年的努力，取得了显著的进步，在肝癌的早期诊断、外科及综合治疗、肝癌的预防以及肝癌的基础研究等方面都取得了引人注目的成绩。肝癌早期诊断水平得到提高，极大地提高了患者的早期治疗水平，延长了患者的无瘤生存；外科技术水平的进步，大大地降低了肝癌手术的治疗风险，延长了患者的总体生存率；多种新治疗方法，特别是微创治疗方法在临床上的应用，改变了以往肝癌单一的治疗模式，为肝癌的治疗提供了多种治疗选择和治疗组合；而基础研究也不断地为肝癌的治疗提供新的思路和治疗策略。但应该看到肝癌的治疗中仍然有许多困难和疑难问题需要进一步深入研究。中国抗癌协会临床肿瘤学协作专业委员会（CSCO）集合国内多位著名专家意见，针对目前肝脏肿瘤诊断和治疗上存在的问题推出《肝癌》一书，无疑将对促进学术交流、提高肝癌诊治水平以及普及肝癌常识等起到重要作用。

本书作者多数为国内外肝癌研究的著名专家，他们既有扎实的现代医学理论知识，又有着丰富的临床经验，此次应邀分别对原发性肝癌的发病机制、原发性肝癌诊断和治疗等方面进行了详细的论述。全书内容既包含了目前国际肝癌研究的最新进展，也结合各位专家的长期工作经验，相信对广大肝癌外科医生学习和临床工作而言，均是一本很有价值的参考书。

吴孟超
沈　锋
二〇〇九年五月

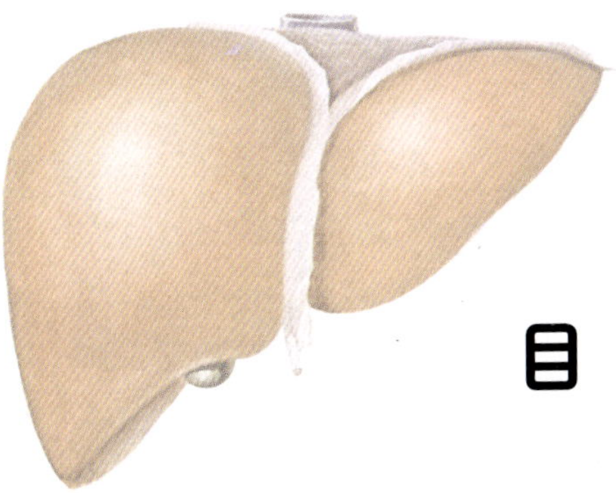

# 目　录

## 第八章



## 第九章

## 第十五章



## 第十六章

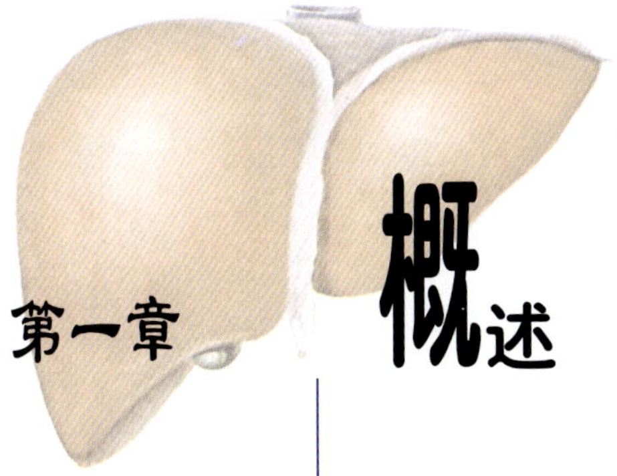

# 第一章 概述

肝脏恶性肿瘤是外科疾病中的常见病和多发病，可分为原发性和继发性两大类。原发性肝脏恶性肿瘤起源于肝脏上皮的称为原发性肝癌，是我国高发、危害极大的恶性肿瘤；起源于间叶组织，称为肉瘤，与原发性肝癌相比较为少见。继发性或称转移性肝癌系指全身多个器官起源的恶性肿瘤侵犯至肝脏。一般多见于胃、胆道、胰腺、结直肠等器官恶性肿瘤的肝转移，其发病率高于原发性肝脏恶性肿瘤，国内资料表明两类肿瘤的发生率为 2～4：1，而西方国家两者之比达 20：1 以上。

近年来随着对肿瘤研究的深入和外科治疗技术的进步，人们对肝脏肿瘤，特别是肝癌的发生、发展、转移都有了更深的理解和认识，并在此基础上形成了一些肝癌诊断、治疗以及预防的新的策略和方法，进一步提高了肝癌治疗的效果，延长了患者的生存。主要表现为：①在肝癌的诊断上，通过血清学检测技术和 B 超、CT 等影像学技术的进步，提高了肝癌的早期诊断率和患者的早期处理比例，提高了患者的无瘤生存；②在肝癌的治疗上，随着外科治疗方法的多样化、外科技术水平的提高、多种治疗新技术的应用以及治疗的合理选择，进一步提高了肝癌的综合治疗水平，提高了患者的带瘤生存水平；③随着对流行病学和肝癌发病机制研究的深入，基础研究进展为肝癌临床的预防和治疗提供了多种新的治疗靶点和治疗策略，对预防肝癌发生，术后复发以及肝癌临床治疗上的一些难点问题带来新的希望。

## 第一节 流行病学

原发性肝癌（primary liver cancer, PLC, 肝癌），90% 以上为肝细胞癌（hepatocellular carcinoma, HCC），是世界范围内最常见的 10 种恶性肿瘤之一，就全球而言，在各种肿瘤致死原因中，肝癌在男性列第 7 位，女性列第 9 位。但肝癌的发病有着显著的地区分布差异性，东南亚、西太平洋地区和非洲撒哈拉沙漠以南的东、南及中非国家是肝癌的高发区，日本、法国和意大利等属中发地区，而英、美、北欧、加拿大、澳大利亚等国家为低发区。我国大陆和台湾省都是肝癌的高发地区，2002 年全球 62.6 万肝癌患者中有 55% 发生在我国大陆[1]。即使在我国大陆，肝癌的发病率也有地区分布的差异性，表现为沿海高于内地，东南地区高于西北地区，沿海岛屿和江河海口又高于沿海其他地区。我国著名的肝癌高发区有江苏的启东、海门，上海的崇明，广西的扶绥，浙江的温州，广东的顺德，福建的莆田等地区。近年来沿海地区的肝癌发病率有上升趋势，如浙江省肝癌已跃居各种肿瘤死亡原因的第一位。卫生部和国家肿瘤防治办公室新近公布的我国部分城市和农村肿瘤的发病率和死亡率的资料表明，男性肝癌的发病率和死亡率在多数地区各种肿瘤中列前三位，女性肝癌死亡率也列前三位（表 1-1）。

**表1-1　我国肿瘤登记试点地区肝癌的发病率和死亡率（1993—1997年）**

| 地区 | 发病率（1/10万） | | | | 死亡率（1/10万） | | | |
|---|---|---|---|---|---|---|---|---|
| | 男 | 女 | 位次* | | 男 | 女 | 位次* | |
| | | | 男 | 女 | | | 男 | 女 |
| 北京市区 | 23.7 | 9.5 | 3 | 5 | 19.7 | 7.8 | 3 | 4 |
| 天津市区 | 27.9 | 12.3 | 3 | 4 | 21.2 | 10.2 | 2 | 2 |
| 上海市区 | 35.7 | 15.5 | 3 | 5 | 33.4 | 15.0 | 3 | 3 |
| 武汉市区 | 27.4 | 9.0 | 3 | 4 | 26.3 | 8.6 | 2 | 3 |
| 哈尔滨市 | 28.6 | 9.4 | 2 | 4 | 25.7 | 9.0 | 2 | 3 |
| 河北磁县 | 23.4 | 11.6 | 4 | 4 | 20.3 | 10.9 | 4 | 4 |
| 江苏启东 | 100.3 | 32.9 | 1 | 1 | 87.6 | 27.7 | 1 | 1 |
| 浙江嘉善 | 44.0 | 17.9 | 3 | 2 | 42.1 | 17.2 | 2 | 1 |
| 广西扶绥 | 84.6 | 14.5 | 1 | 1 | 83.2 | 14.2 | 1 | 1 |
| 福建长乐 | 37.9 | 11.9 | 2 | 2 | 36.6 | 11.5 | 2 | 2 |
| 河南林州 | 12.5 | 5.6 | 3 | 3 | 11.4 | 5.8 | 3 | 3 |
| 山东临朐 | 35.6 | 13.4 | 3 | 3 | 32.8 | 15.4 | 3 | 3 |

*位次：在公布的各种恶性肿瘤中肝癌发病率和死亡率的排列位次

流行病学资料还表明，越是肝癌高发地区，患者的中位年龄越低，如非洲为 30 ~ 40 岁，我国为 40 ~ 50 岁，美国为 55 ~ 65 岁。我国肝癌高发区广西扶绥地区为 42.5 岁，而低发区甘肃省为 55 岁。通常肝癌更多见于男性，并且越是高发地区男性所占的比例越高，男女性别比可达 8∶1，而低发区则为 2∶1。

## 第二节　病　　因

肝癌病因及确切分子机制尚不完全清楚，目前认为其发病是多因素、多步骤的复杂过程，受环境和遗传双重因素影响。流行病学及实验研究资料已表明，HBV 和 HCV 感染、黄曲霉素、饮水污染、酒精、肝硬化、性激素、亚硝胺类物质、微量元素等都与肝癌发病相关 [2, 3]。在我国 HBV 感染是肝癌发病的主要致癌因素，黄曲霉素和饮水污染则可能是最重要的促癌因素。

我国肝癌患者中，HBV 流行率明显高于对照人群。第二军医大学东方肝胆外科医院经手术切除和病理证实的 5524 例肝癌患者中，HBsAg 的阳性率为 68.6%，台湾地区肝癌人群 HBsAg 的阳性率高达 80%，抗 HBc 抗体阳性率达 95%，均显著高于我国自然人群中 10% 的 HBV 感染阳性率 [4]。在肝癌低发地区，肝癌患者 HBV 流行率也显著高于自然人群，如美国的肝癌患者中抗 HBc 抗体阳性率为 24%，是对照组的 6 倍；英国的肝癌患者中 HBsAg 阳性率为 25%，也显著高于正常人群 10% 的阳性率。此外在西方国家和日本的肝癌患者中，HCV 的流行率更高，达 50% 以上，而我国仅 7% 左右。HCV 感染已成为这些地区肝癌发生的主要危险因素，20% ~ 30% 的 HCV 感染者可转变为肝硬化，此类肝硬化患者最终有 1/3 会转变为肝癌，其中每年的发生率为 3% ~ 5%。

研究表明在 HBV 感染诱发原发性肝癌的过程中，有多种机制共同发挥作用。病毒 DNA 整合入肝细胞基因组后可激活一系列癌基因，并已发现 HBV 的 X 蛋白与其他 HBV 编码蛋白如前 S 蛋白起着更为重要的作用；HBV 持续感染引起的炎症、坏死及再生本身可能使某些癌基因激活，并改变肝细胞遗传的稳定性，导致细胞突变概率的增加；HBV 感染也可使一些抑癌基因失活，导致肝细胞的细胞周期失控，使其向“永生化”方向发展，并使其对化学致癌物质的敏感性增高。一般认为 HBV 感染后的肝脏的病理变化遵循着慢性肝炎－肝硬化－肝癌这一发展过程，但也发现慢性肝炎可以不经过肝硬化阶段而直接导致肝癌的发生，在塞内加尔大约有62%的肝细胞癌患者无明显肝硬化，但HBsAg阳性。当肝炎病毒感染宿主细胞后，以基因整合形式为主，不造成肝细胞坏死和再生，在短时间内直接导致肝癌。

我国的一些肝癌高发区，亦常为气候较潮湿和以玉米为主食的地区。潮湿气候易导致食物霉变，而在霉变的花生、玉米等食物中黄曲霉素的含量很高。广西高发地区的实验发现以霉花生饲喂大鼠6～15个月后，80%的大鼠发生肝癌。启东县以污染黄曲霉素的玉米成功地诱发出鸭的肝癌。已检测发现食物中黄曲霉素B2的含量及人尿内黄曲霉素代谢物的排出量，与肝癌的死亡率明显相关。黄曲霉素经消化道吸收后迅速到达肝脏，很快转化为具有活性的代谢物质，其代谢物据认为是一种环氧化物，可与DNA分子的鸟嘌呤碱基在N位共价键结合，干扰DNA的正常转录。黄曲霉素与HBV有协同致癌作用，树鼩的实验证实HBV与黄曲霉素共同作用时肝癌发生率达52.9%，而单独黄曲霉素为12.5%，单独HBV为11.1%，对照为0%。在HBV-DNA整合的肝细胞中，可以发现黄曲霉素堆积。用探针标记技术已检测到肝癌组织中的黄曲霉素DNA整合物。HBV-DNA整合以及黄曲霉素与DNA的相互作用，可能是肝细胞癌变的始动因子和促进因子。黄曲霉素可能导致肝细胞中p53的特征性突变，即p53Ser249Arg突变，这种突变使p53失去促凋亡活性，发生突变的细胞失去“自稳”。

20世纪70年代初我国肝癌高发区的流行病学调查就已发现水质的污染与肝癌发病相关。近年来结合实验研究证实，在富营养化的水质中存在的微囊藻类毒素是肝癌的一种致病因子，但其确切的致癌机制仍在进一步研究之中。

各种环境因素在肝癌的发病过程中是外因，机体本身的缺陷如免疫状态的低下、神经体液与代谢的紊乱、遗传以及其他足以导致机体内不平衡的因素，是肝癌发病的内在原因，协同外来促癌因素而致癌。因此，从目前的研究推测，肝癌是在环境和遗传多种因素的作用下，多基因的突变和异常累积而引发的，包括基因组的不稳定性，细胞信号传递途径的异常，细胞周期、凋亡和衰老调节的异常，肿瘤新生血管的形成等[5-8]。有些机制是肝癌所特有的，如病毒感染、黄曲霉素污染等，有些机制则是所有恶性肿瘤所共有的。因此，揭示肝癌发病的确切机制，一方面需要在其特殊性方面进行深入的研究，另一方面也依赖肿瘤性疾病总体研究水平的提高。

## 第三节 诊　断

在肝癌的诊断方面，我国早在20世纪六七十年代的肝癌普查和流行病学研究的基础上，便针对我国肝癌的肝炎感染和肝硬化状况，提出了我国肝癌的筛查标准：即每隔6个月，用甲胎蛋白（AFP）和超声检查，对年龄40岁以上，男性慢性乙型肝炎患者特别是肝硬化患者进行筛查。这一方法一直沿用至今，在临床上得到广泛的应用，大大提高了亚临床期或早期肝癌的诊断率，进而提高了肝癌早诊早治的比例，延长了患者的生存[9, 10]。但研究发现用AFP及B超进行筛查有一定的局限性。AFP对部分肝癌的敏感性和特异性相对较低，特别是对AFP阴性的患者；而B超在小肝癌的诊断方面尚有缺陷。因此有研究报道用AFP异质体、glypican-3、DGCP等标志物以及CT等影像学检查进行筛查，但也由于诊断和特异性或成本效益方面的原因，未能在肝癌普查中广泛应用[11, 12]。此外随着基因组、蛋白组等组学研究进展，也有研究者用一些组学“标签”来进行肝癌的早期诊断，如glypican-3、LYVE1和survivin组成的三基因诊断模型，通过这些基因或“标签”可鉴别肝癌与肝脏的一些不典型的增生结节[13]，但这些分子标签的应用价值尚需要通过进一步的临床研究证实。因此，目前要大幅度提高肝癌的早期诊断水平仍较困难，除了继续寻找新的肝癌标志物，加大对高危人群普查力度等措施外，进一步宣传增强高危患者对肝癌的警惕性和自动就诊的意识则显得十分重要。

## 第四节 治　疗

肝脏的外科治疗近年来取得了显著的进步。肝癌的治疗方法和手段日渐丰富，不再局限于单一的手术治疗。虽然肝切除术仍然是肝癌患者治疗的主要方法，但微创治疗、经皮肝动脉化疗栓塞等技术方法，得到了充分发展，作为手术治疗的重要补充，得到了较广泛的应用，它们在为患者创造手术治疗机会、降低或减少肿瘤的复发和转移等方面起到了较好的作用，提高了患者的生存。

但是应该注意到近十年来肝癌治疗的效果难以显著提高，其原因主要有以下两个方面：其一是肝癌疾病本身的特点影响到疗效的进一步提高，①我国肝癌患者绝大多数合并肝炎后肝硬化（85%以上），肝硬化本身可直接影响到患者的长期生存；②肝癌发病隐匿，多数患者就诊时已至晚期，仅20%患者可获得手术治疗的机会；③术后容易复发，术后5年复发率达60%以上；④易发生广泛转移，其一是对转移缺乏有效的治疗手段，其二是治疗技术水平的进步也出现了“瓶颈”问题，临床上虽然各种治疗方法层出不穷，但迄今为止，仍仅有手术和微创治疗可获得相对较好的治疗效果。因此面临肝癌治疗中的困难情况，除了加强肝癌治疗新技术和新方法的研究外，更需要强调在现有肝癌治疗基础上的观念更新，强调一些肝癌治疗规范的建立和一些治疗适应证的把握。

首先需要强调的观念是外科治疗仍是肝癌治疗的首选方法，特别是肝癌的早期诊断和早期治疗。针对肝癌患者发病隐匿，无明显症状，多数患者就诊时已失去手术根治的特点而言，进一步提高肝癌早诊早治的水平可更大程度上改善肝癌患者的预后。早期肝癌患者不论通过肝切除术、肝移植或微创治疗，患者均获得了50%～70%的5年生存率[14]。有多项随机研究报道，微创或手术切除治疗取得了相似的临床效果，均可作为小肝癌治疗的首选治疗方法[15]。而肝移植在肝硬化、失代偿期小肝癌的治疗上则可发挥较好的作用。东方肝胆外科医院1999–2003年施行的6 646例手术中，小肝癌2 367例，占35.6%，其中≤3cm的小肝癌792例，3～5cm的1 575例，二者1、3、5年生存率分别达到93.1%、77.1%、66.1%和90.0%、72.3%、58.2%，而同期切除的大肝癌（≥10cm）患者的1、3、5年生存率为73.8%、48.0%和36.9%；显示出肝癌早诊早治的优越性。针对中晚期肝癌的手术治疗，其作用仍有争议，需进行深入的临床研究，针对患者不同的病情需要选择不同的处理方法。目前多数大样本的回顾性资料分析表明，患者经过手术治疗后再给予辅助性治疗，其总体生存要显著高于非手术治疗组。

其次需要强调的观念是治疗的综合性，这是当前提高疗效的唯一途径，合理的多学科的联合治疗即综合治疗，在肝癌临床可以获得“一加一”大于二的治疗效果。临床上常见以下三种情况。

一是外科治疗在手术或微创治疗获得“根治性”的基础上，需强调术后的综合协同治疗，预防复发，以延长患者的无瘤生存率。此方面国内外已作过较多的探讨。手术切除（微创治疗）+术后辅助治疗模式目前在肝癌临床应用最多，特别是手术切除+术后放射介入（TACE）组合。鉴于肝癌手术后复发率高，特别是多数患者复发高峰集中在术后7个月至术后1年（短期复发），国内外部分研究建议术后一个半月左右为患者施行预防性TACE，认为术后TACE可以延长患者的无瘤生存。但部分研究者认为TACE的选择应结合患者肿瘤根治程度、肝硬化程度以及肿瘤的恶性程度等因素综合考虑。东方肝胆外科医院1996年1月～2001年12月对823例肝癌手术治疗的资料分析表明，TACE取效与否，与肝癌的分期密切相关，认为对Ⅲ、Ⅳa（TNM分期）患者，术后TACE可显著延长患者生存[16]。此外，在与手术治疗的组合中，术后抗病毒治疗、免疫治疗也可延长患者无瘤生存[17]。

二是目前肝癌术后的5年无瘤生存率仅26%左右，而5年总体生存率可达40%～50%，其中术后的各种综合治疗如TACE、微创治疗等对延长总体生存起重要作用，多种治疗方法协同可提高复发肿瘤的治疗效果，明显延长患者的带瘤生存时间。肝癌的早诊早治、外科手术技巧和技术的进步，此两方面技术的进步主要提高了患者的无瘤生存时间。然而临床上肝癌高复发、高转移的特性，使得针对肿瘤复发后的治疗成为延长患者生存的关键因素，也就是延长了患者的带瘤生存时间。东方肝胆外科医院1999–2003年共施行6 646例肝癌手术，患者1、3、5年生存率分别为85.9%、64.6%、53.2%，而1、3、5年无瘤生存率分别为53.2%、34.9%、26.5%，患者1、3、5年带瘤生存率分别达到32.7%、30.3%以及26.7%。与1998年以前5524例肝癌手术患者相比，患者的无瘤生存时间相近，而带瘤生存时间有所延长，这与患者手术后的密切随访观察，复发后及时有效的处理都密切相关。再次手术切除、微创技术以及TACE的应用，有效地控制了复发肿瘤的发展，提高了患者的总体生存。

三是多种治疗协同可为原先不可手术患者创造手术的条件，提高肿瘤切除率。典型的例子是肝癌的二期切除，东方肝胆外科医院从1983年开始就对此进行了探讨，通过肝动脉结扎、术中肝动脉栓塞、放疗以及TACE等方法，部分原先不可手术切除的巨大肝癌经治疗后可缩小，并获得手术切除的机会[18, 19]，患者因此也可获得与一期手术切除相近的5年生存率。近期也有研究报道通过放射治疗或$^{131}$I微球的介入栓塞治疗，使原来不可切除的肿瘤缩小，获得肿瘤手术切除的机会[20]。此部分协同治疗的另一方面的含义是指对单一方法均不能达到根治的肿瘤，两种方法合用可提高对肿瘤的控制程度。如近期有作者报道，对肝脏多发肿瘤采用手术切除+术中射频治疗联合的方法，患者中位生存时间达到了45个月，也取得了令人意想不到的效果[21]。当然此方面确切的协同作用需要进行深入的研究。此外，对绝大多数中晚期肝癌而言，单一的治疗方法多难以取得较理想的效果。需要对多种治疗综合方法进行合理应用才能获得较理想的治疗效果。

在治疗的第三方面需要强调的是治疗的个体化，也是治疗选择的问题。临床上常见到的现象之一：针对不同患者对相似的病情采用相同的治疗往往出现了不同临床反应。如肿瘤获得所谓的临床手术根治切除后，有些患者可获得较好的治疗效果，而有些患者则相反，甚至在手术治疗后的短期内便出现了肝脏的广泛播散转移。针对临床上治疗的这种差异，需要强调治疗的个体化。目前国内外针对此方面的研究处于初步展开阶段，国际不同的肝癌研究机构制定了不同的肝癌诊疗规范，用以指导临床治疗方案的选择。欧洲肝癌研究协会根据欧洲人群特点，制定BCLC分期，用总胆红素和门脉压力的高低指导肝癌的治疗[22, 23]，我国在征求专家经验的基础上也已制定了肝癌的初步诊疗规范。但这些规范尚未与肿瘤的分子生物学特性相结合，特别是肿瘤的转移和侵袭特性相结合，因而对个体化治疗的指导作用有限，需要在今后的研究中进一步深入。特别是肿瘤的“分子分型”，可能会给肝癌的个体化治疗带来新的观念转变。

此外，对肝癌治疗可能起到质的突破的方面来自于针对肝癌的基础研究的最新进展和一些新技术、新方法的应用。2007年欧洲肝癌研究发现索拉非尼对肝癌治疗有效[24]。这是目前为止公布的第一个有效的肝癌治疗药物，并由此揭开了针对肝癌治疗众多靶点药物研究热潮。而近期可携带化疗药物的微球TACE治疗，初步临床试验也已证实其疗效要高于传统的碘油TACE。

综上所述，我国的肝癌研究经过五十余年的发展，在肝癌的流行病学、发病机制以及诊断和治疗等方面均已形成了相对较为完整的体系，本书在后续的章节中将对相关方面的研究进展进行详细阐述。但是也应该注意到，肝癌治疗效果的提高涉及多方面的因素，在现有肝癌治疗技术水平无法取得显著突破的情况下，今后肝癌研究的重点应着重于以下几个方面：一是寻找新的肝癌诊断标志物，提高肝癌的早期诊断率；二是明确目前各种治疗方法的适应证，使肝癌现有的治疗更加合理、规范；三是加强对肝癌发病机制、复发转移的研究，研究和发展一些肝癌治疗的新技术、新方法；四是强调各种治疗的综合性，使对肝癌的治疗贯穿于肝癌发生、发展的全过程。相信随着研究的进展，肝癌患者的预后会得到进一步的改观。

## 参考文献


[1] Parkin DM, Bray F, Ferlay J, et al. Global cancer statistics, 2002. CA Cancer J Clin, 2005, 55(2):74-108.

[2] Maddrey WC. Hepatitis B an important public health issue. Clin Lab, 2001, 47(1-2):51-55.

[3] Ganem D, Prince AM. Hepatitis B virus infection natural history and clinical consequences. N Engl J Med, 2004,

350(11):1118-1129.

[4] 吴孟超，陈汉，沈锋. 原发性肝癌的外科治疗——附5524例报告. 中华外科杂志，2001，39(1)：25-28.

[5] Suriawinata A, Xu R. An update on the molecular genetics of hepatocellular carcinoma. Semin Liver Dis, 2004, 24(1):77-88.

[6] Edamoto Y, Hara A, Biernat W, et al. Alterations of RB1, p53 and Wnt pathways in hepatocellular carcinomas associated with hepatitis C, hepatitis B and alcoholic liver cirrhosis. Int J Cancer, 2003, 106(3):334-341.

[7] Hino O, Kajino K, Umeda T, et al. Understanding the hypercarcinogenic state in chronic hepatitis: a clue to the prevention of human hepatocellular carcinoma. J Gastroenterol, 2002, 37(11):883-887.

[8] Feitelson MA, Pan J, Lian Z. Early molecular and genetic determinants of primary liver malignancy. Surg Clin North Am, 2004, 84(2):339-354.

[9] 吴孟超，张柏和. 我国肝胆外科现状和发展前景. 中华外科杂志，1996，34：515-517.

[10] Zhang BH, Yang BH, Tang ZY. Randomized-controlled trial of screening for hepatocellular carcinoma. J Cancer Res Clin Oncol, 2004, 130(7):417-422.

[11] Sherman M. Alphafetoprotein: an obituary. J Hepatol, 2001, Apr, 34(4):603-605.

[12] Wun YT, Dickinson JA. Alpha-fetoprotein and / or liver ultrasonography for liver cancer screening in patients with chronic hepatitis B. Cochrane Database Syst Rev, 2003, (2)：CD002799.

[13] Llovet JM. A Molecular Signature to Discriminate Dysplastic Nodules From Early Hepatocellular Carcinoma in HCV Cirrhosis. Gastroenterology, 131(6):1758-1767.

[14] Llovet JM, Schwartz M, Mazzaferro V. Resection and liver transplantation for hepatocellular carcinoma. Semin Liver Dis, 2005, 25:181-200.

[15] Huang GT, Lee PH, Tsang YM, et al. Percutaneous ethanol injection versus surgical resection for the treatment of small hepatocellular carcinoma: a prospective study. Ann Surg, 2005, 242:36-42.

[16] 奚韬，阎振林，王葵，李俊，夏勇，沈锋，吴孟超. 术后经导管动脉化疗栓塞对不同病理特征肝癌的抗复发作用. 中华外科杂志，2007，45(9):587-590.

[17] 沈锋，吴孟超. 肝癌切除术后的抗复发治疗. 中华医学杂志，2005，41(2):2886-2888.

[18] 吴孟超. 原发性肝癌的诊断和治疗进展. 中国肿瘤，1999，8(1):18-20.

[19] Wu MC, Chen H. Hepatectomy for primary liver cancer in 1102 cases. Asin J Surg, 1994; 17(1):14-16.

[20] Lau WY, Leung TW, Ho SK, et al. Adjuvant intra-arterial iodine-131-labelled lipiodol for resectable hepatocellular carcinoma：a prospective randomisedtrial[J]. Lancet, 1999, 353(9155):797-801.

[21] Pawlik TM, Izzo F, Cohen DS, et al. Combined resection and radiofrequency ablation for advanced hepatic malign ancies: results in 172 patients. Ann Surg Oncol, 2003, 10(9):1059-69.

[22] Marrero JA. Hepatocellular carcinoma. Curr Opin Gastroenterol, 2006, 22(3):248-253.

[23] Kulik LM. Advancements in hepatocellular carcinoma. Curt Opin Gastroenterol, 2007, 23(3):268-274.

[24] JM Liovet, et al. Sorafenib in advanced hepatocellular carcinoma. The New England Journal of Medicine, 2008, 359(4):378-390.

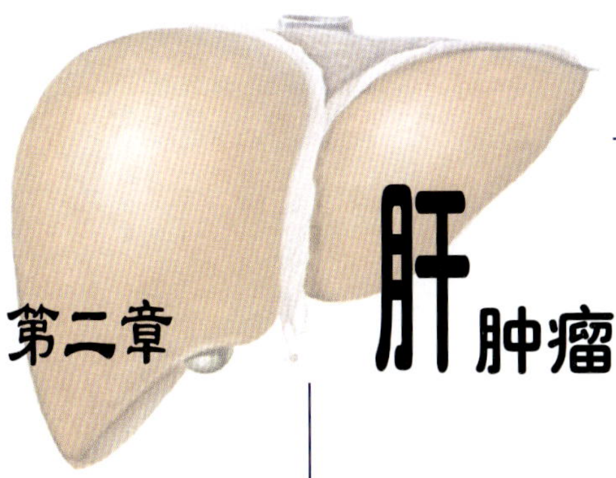

# 第二章 肝肿瘤病理学

丛文铭

## 第一节 肝肿瘤的组织学分类

随着肝脏外科的快速发展，经手术切除的肝及肝内胆管系统肿瘤的数量和病理类型都明显增加。2000 年，世界卫生组织（WHO）提出了《肝和肝内胆管系统肿瘤组织学分类》，该分类按上皮性、非上皮性、杂类肿瘤、血管和淋巴肿瘤、杂类病变 5 个类别提出约 30 种占位性病变（不包括转移性肝癌和细胞非典型增生）（表 2-1）[1]。

第二军医大学东方肝胆外科医院（Eastern Hepatobiliary Surgery Hospital, EHBH）于 1982 年 1 月 1 日至 2006 年 12 月 31 日的 25 年期间里，经手术切除并有明确病理诊断的肝脏各类占位性病变共计 21 057 例。在此基础上，结合文献资料分析，根据病变的性质和组织起源将肝及肝内胆管系统的原发性占位性病变分为三大型、六亚型。三大型为瘤样病变（表 2-2）、良性肿瘤（表 2-3）和恶性肿瘤（表 2-4）；六亚型为肝细胞性，胆管上皮性，血管和淋巴性，肌、纤维和脂肪性，神经与内分泌性以及杂类，组织学类型约 100 种[2, 3]。重视对肝及肝内胆管系统肿瘤的组织学分类以及病理生物学特性的了解和实际应用，应会十分有助于临床诊治水平的不断提高。

## 第二节 肝脏良性肿瘤的临床病理学特点

目前已报道的肝及肝内胆管系统的良性肿瘤至少有 29 种（见表 2-3）。我院肝良性肿瘤占全部肝肿瘤的 12%（2 526/21 057），病例数居前三位的分别是肝海绵状血管瘤（88%）、肝细胞腺瘤（3.2%）和肝血管平滑肌脂肪瘤（2.7%）。这里介绍几个较为常见的肝良性肿瘤。

### 一、肝细胞腺瘤

**（一）临床特点**

肝细胞腺瘤（hepatocellular adenoma, HCA）是最常见的肝细胞性良性肿瘤。与西方国家多见于年轻女性不同，我国 HCA 患者男女比例相近，平均年龄 35 岁，病因不明，可能与口服避孕药或糖原代谢病等有关。HCA 患者无 HBV 或 HCV 感染，多在体检时发现肝占位，少数因 HCA 瘤体较大发生破裂出血。CT 平扫检查示均质低密度肿块。

**（二）大体特点**

多发生于肝右叶，为单个类圆形结节，周围有部分包膜，边界清楚，质地略软于周围肝组织，颜色或呈灰白色伴黄褐色斑块（有脂肪变），或淡绿色（胆汁淤积），或多彩色（出血坏死），

表2-1 肝和肝内胆管系统肿瘤组织学分类（WHO）

**上皮性肿瘤**
- 良性
  - 肝细胞腺瘤
  - 局灶性结节性增生
  - 肝内胆管腺瘤
  - 肝内胆管囊腺瘤
  - 胆道乳头状瘤病
- 恶性
  - 肝细胞性癌
  - 肝内胆管性肝癌（外周性胆管癌）
  - 胆管囊腺癌
  - 肝细胞癌－胆管细胞癌混合型
  - 肝母细胞瘤
  - 未分化癌

**非上皮性肿瘤**
- 良性
  - 血管平滑肌脂肪瘤
  - 淋巴管瘤与淋巴管瘤病
  - 血管瘤
  - 婴儿血管内皮瘤
- 恶性
  - 上皮样血管内皮瘤
  - 血管肉瘤
  - 胚胎性肉瘤（未分化肉瘤）
  - 横纹肌肉瘤
  - 其他

**杂类肿瘤**
  - 孤立性纤维性肿瘤
  - 畸胎瘤
  - 卵黄囊瘤（内胚窦瘤）
  - 癌肉瘤
  - Kaposi肉瘤
  - 横纹肌样瘤
  - 其他

**造血和淋巴性肿瘤**

**转移性肿瘤**

**上皮性异常**
- 肝细胞异型增生
  - 大细胞型
  - 小细胞型
  - 异型增生结节（腺瘤样增生）
  - 低级别
  - 高级别（非典型腺瘤样增生）
- 胆管异常
  - 增生
  - 异型增生
  - 上皮内癌（原位癌）
  - 杂类病变
    - 间叶性错构瘤
    - 结节性转化（结节再生性增生）
    - 炎性假瘤

表2-2 肝和肝内胆管系统瘤样病变组织学分类（EHBH）

1. 肝细胞性结节
   - 1.1 局灶性结节性增生
   - 1.2 结节再生性增生
   - 1.3 部分结节性变
   - 1.4 腺瘤样增生（非典型增生结节）
   - 1.5 代偿性肝叶或段增生
   - 1.6 局灶性脂肪变
   - 1.7 肝副叶
2. 胆管结节和囊肿
   - 2.1 胆管错构瘤
   - 2.2 肝囊肿（多囊肝）
   - 2.3 纤毛前肠囊肿
   - 2.4 表皮样囊肿
   - 2.5 子宫内膜性囊肿
   - 2.6 胆管周围腺体囊肿
   - 2.7 副肝囊肿
   - 2.8 肝包虫病
3. 杂类结节
   - 3.1 间叶性错构瘤
   - 3.2 炎性假瘤
   - 3.3 假脂肪瘤
   - 3.4 假性淋巴瘤（反应性淋巴组织增生）
   - 3.5 孤立性坏死结节
   - 3.6 肝紫癜
   - 3.7 遗传性出血性毛细血管扩张症
   - 3.8 结节病
   - 3.9 结节性髓外造血
   - 3.10 结核瘤
   - 3.11 脓肿
   - 3.12 葡萄状菌病
   - 3.13 软斑病
   - 3.14 异位组织（肾上腺残余瘤、胰腺残余瘤等）

表2-3　肝和肝内胆管系统良性肿瘤的组织学分类（EHBH）

| | |
|---|---|
| 1. 肝细胞性肿瘤 | 5. 神经与内分泌性肿瘤 |
| 1.1 肝细胞腺瘤（肝腺瘤病） | 5.1 神经鞘瘤 |
| 2. 胆管上皮性肿瘤 | 5.2 神经纤维瘤 |
| 2.1 胆管腺瘤 | 5.3 丛状神经纤维瘤 |
| 2.2 胆管囊腺瘤 | 5.4 神经纤维瘤病 |
| 2.3 胆管乳头状瘤病 | 5.5 嗜铬细胞瘤 |
| 2.4 胆管腺纤维瘤 | 5.6 胃泌素瘤 |
| 3. 血管和淋巴管性肿瘤 | 5.7 血管活性肽瘤 |
| 3.1 海绵状血管瘤 | 6. 杂类肿瘤 |
| 3.2 血管平滑肌脂肪瘤 | 6.1 畸胎瘤 |
| 3.3 血管周上皮样细胞肿瘤 | 6.2 间皮瘤 |
| 3.4 血管母细胞瘤 | 6.3 黏液瘤 |
| 3.5 婴儿血管内皮瘤 | 6.4 软骨瘤 |
| 3.6 淋巴管瘤（淋巴管瘤病） | 6.5 Langerhans细胞组织细胞增生症 |
| 4. 肌、纤维和脂肪性肿瘤 | 6.6 促结缔组织增生性巢状梭形细胞瘤 |
| 4.1 平滑肌瘤 | 6.7 窦状隙周（围）细胞肿瘤 |
| 4.2 孤立性纤维性肿瘤 | |
| 4.3 脂肪瘤 | |
| 4.4 髓脂肪瘤 | |

表2-4　肝和肝内胆管系统恶性肿瘤组织学分类（EHBH）

| | |
|---|---|
| 1. 肝细胞性肿瘤 | 5. 神经和内分泌性肿瘤 |
| 1.1 肝细胞癌 | 5.1 神经内分泌癌（类癌） |
| 1.2 肝母细胞瘤 | 5.2 恶性神经鞘瘤 |
| 1.3 肝细胞癌－胆管癌混合型 | 6. 杂类肿瘤 |
| 2. 胆管上皮性肿瘤 | 6.1 未分化（胚胎性）肉瘤 |
| 2.1 肝内胆管癌 | 6.2 未分化癌 |
| 2.2 胆管囊腺癌 | 6.3 癌肉瘤（恶性混合瘤） |
| 2.3 胆管横纹肌肉瘤 | 6.4 黏液表皮样癌 |
| 2.4 胆管实性假乳头状瘤 | 6.5 鳞状细胞癌（腺鳞癌） |
| 3. 血管、淋巴和造血系统肿瘤 | 6.6 卵黄囊瘤 |
| 3.1 血管肉瘤 | 6.7 绒毛膜上皮癌 |
| 3.2 恶性血管外皮细胞瘤 | 6.8 上皮肌上皮癌 |
| 3.3 上皮样血管内皮瘤 | 6.9 淋巴上皮瘤样癌 |
| 3.4 恶性血管平滑肌脂肪瘤 | 6.10 恶性畸胎瘤 |
| 3.5 Kaposi 肉瘤 | 6.11 恶性横纹肌样瘤 |
| 3.6 淋巴瘤 | 6.12 滑膜肉瘤 |
| 3.7 滤泡性树突状细胞瘤 | 6.13 恶性胃肠道间质瘤 |
| 3.8 髓外浆细胞瘤 | 6.14 恶性间皮瘤 |
| 4. 肌、纤维和脂肪性肿瘤 | 6.15 骨肉瘤 |
| 4.1 平滑肌肉瘤 | 6.16 促结缔组织增生性小圆细胞肿瘤 |
| 4.2 横纹肌肉瘤 | 6.17 骨化性巢状间质－上皮肿瘤 |
| 4.3 纤维肉瘤 | |
| 4.4 脂肪肉瘤 | |
| 4.5 恶性纤维组织细胞瘤 | |

周围肝组织无肝硬化。HCA 瘤体直径多在 5cm 以上，当 HCA 结节数量多于 10 个时诊断为肝腺瘤病。

### （三）镜下特点

肝细胞分化良好，核无异型性，核 / 质比正常，无核分裂，细胞体积略大于正常肝细胞，呈 1 ~ 2 层细胞板排列（图 2-1），汇管区和小胆管缺如，有散在分布的薄壁小血管，或血管有紫癜样扩张。肝细胞可有水肿变性和脂肪变性，偶见毛细胆管胆栓。我们也见到 HCA 组织内可以出现灶性肝细胞非典型增生以及少量假腺管结构。HCA 边缘无或有部分包膜，对周围肝组织无侵犯，边缘常见厚壁动脉血管。免疫组化：CD34 显示微血管稀疏、灶性分布[2]。

### （四）鉴别诊断

需要与高分化肝细胞癌和肝局灶性结节性增生相鉴别，特别是周围肝组织有慢性肝炎或肝硬化时诊断更要谨慎，可采用 CD34 免疫组化辅助诊断。高分化肝细胞癌微血管呈弥漫性分布，磷脂酰肌醇蛋白聚糖（glypican-3）标记仅对肝细胞癌阳性，良性肝细胞阴性；肝局灶性结节性增生显示微血管主要围绕纤维瘢痕两侧分布。

### （五）预后

有报道 β- 连环蛋白（β-catenin）激活型 HCA 发生癌变的危险性会明显增加[4]。东方肝胆外科医院手术切除的 81 例 HCA 至今无一例发生癌变或术后复发，与肝癌对比也未发现特殊的基因变异[5]。即使如此，原则上应对 HCA 进行完整手术切除治疗。

## 二、胆管囊腺瘤

### （一）临床特点

胆管囊腺瘤（bile duct cystadenoma, BDC）的发生可能与胚胎期胆管分化迷路有关，一般发生在邻近肝门部的较大胆管。95% 以上发生于 50 ~ 60 岁中老年女性，表现为腹痛或腹块，血清 CA19-9 可有升高，影像学检查提示为肝内巨大多房性囊性占位。

### （二）大体特点

BDC 以肝左叶多见，呈单个巨大多房性囊性肿块，平均瘤体直径在 10cm 以上，内壁光滑，囊腔内含稀薄透明黏液。当囊腔内有实性凸出的肿块，内壁粗糙增厚，含有乳色蛋白状黏液，则提示有恶变可能。

### （三）镜下特点

1. 黏液型　多见，以女性为主。囊壁有多层结构，基底膜的上方衬覆单层立方、扁平或无纤毛的柱状上皮，胞质嗜酸性或含有黏液，基底膜的下方为梭形细胞成分的间叶性间质，类似卵巢样间质（图 2-2），表达波形蛋白（vimentin）和 SMA，最外层为疏松的纤维结缔组织。

2. 浆液型　少见，以男性为主，无卵巢样间质。此外，当上皮层出现乳头状增生时可诊断为乳头状囊腺瘤。免疫组化示上皮细胞 CK19 阳性。

### （四）鉴别诊断

需注意上皮以及间叶性成分有无异型性或癌变，当细胞排列密集，或有腺管状结构时需

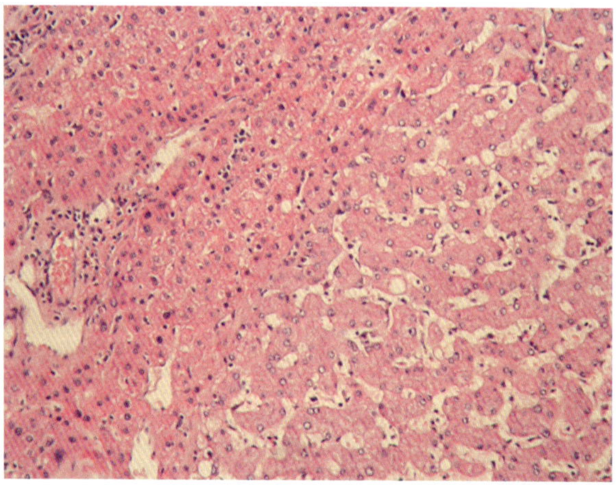

图2-1　HCA

肝细胞细梁状排列，分化好，边界无侵犯

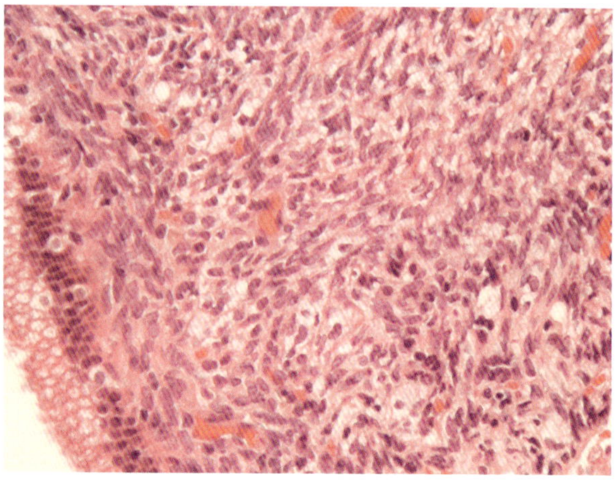

图2-2　BDC

示基底膜下卵巢样间质结构

要与高分化腺癌相鉴别。此外，还需要与胆管错构瘤及畸胎瘤等肝囊性肿瘤相鉴别，最主要的组织学差异在于这些病变没有 BDC 的卵巢样间质成分。

### （五）预后

BDC 被认为是胆管囊腺癌最重要的癌前病变[1, 2]。东方肝胆外科医院 17 例胆管囊腺癌男女比例为 1:3.25，女性多见。应手术切除，预后良好。

## 三、肝海绵状血管瘤

### （一）临床特点

该病的发生可能与胚胎发育过程中血管发育迷路有关，形成管壁无平滑肌成分的蜂窝状错构血管瘤，但多次妊娠及长期口服避孕药有可能会加快血管瘤生长。大多数肝海绵状血管瘤为缓慢生长的无痛性肿块，即使瘤体积较大也很少出现明显症状和体征，多见于高龄女性。B 超检查显示为强回声肿块，CT 平扫显示为均匀低密度肿块，动脉血管造影诊断的敏感性和特异性分别达到 96% 和 100%。

### （二）大体特点

90% 以上为单个病灶，肿瘤呈膨胀性生长，表面分叶状，因瘤组织内含有大量血液而呈紫红色或暗红色。切面呈富含血液的海绵状或蜂窝状腔隙，瘤体中央可见灰白色纤维硬化结节。

### （三）镜下特点

肿瘤由管腔明显扩张并相互交通的小血管组成，薄壁血管衬以单层扁平内皮细胞，无异型性，管腔内富含红细胞，有时周围肝组织亦可见微小血管瘤，邻近肝窦呈紫癜样扩张；当血管壁纤维化明显增厚，管腔狭窄或闭塞，血管腔不明显，可诊断为硬化性血管瘤[2]。免疫组化示 CD34 和波形蛋白阳性。

### （四）鉴别诊断

诊断通常并不困难，但需要注意不要与分化良好或不典型的血管肉瘤以及婴儿血管内皮瘤相混淆。

### （五）预后

肿瘤不恶变，对于瘤体积较大并引起明显症状的肝血管瘤可采取手术切除，预后良好。

## 四、婴儿肝血管内皮瘤

### （一）临床特点

婴儿肝血管内皮瘤（infantile hemangioendothelioma, IHHE）多见于 2 岁以下女性婴幼儿或新生儿，占所有婴幼儿原发性肝肿瘤的 12%，成人偶可发生，如图 2-3 为 39 岁男性肝移植患者。病因不明，部分患儿伴有皮肤血管瘤、半身肥大和 Cornelia de Lange 综合征。患儿以肝肿大和腹部包块为主要体征。CT 显示边缘清楚的低密度灶。

### （二）大体特点

肿瘤呈紫红色海绵状结节，纤维化区域呈灰白色，发生坏死时可呈黄白色。肿瘤体积大小差异很大，从直径 0.5 ~ 15cm 不等，以单结节多见，多发时病灶可弥漫分布累及全肝（图 2-3）。

### （三）镜下特点

可分为两种类型。Ⅰ型：常见，也称良性血管内皮瘤，肿瘤由薄壁毛细血管构成，管腔衬覆成熟的单层扁平或肥胖内皮细胞，细胞形态一致，核无异型性（图 2-4）。肿瘤中央局部可见海绵状血管瘤样管腔，间质内常见小胆管结构，肿瘤边界清楚。Ⅱ型：也称血管肉瘤，内皮细胞明显多形性，细胞核形状不规则，染色深，可见核分裂，瘤细胞呈簇状或乳头状向血管腔内突起，周边肝窦有侵犯[1, 2]，此型患儿可伴皮肤多发性血管瘤。免疫组化示瘤细胞 CD34 和波形蛋白阳性。

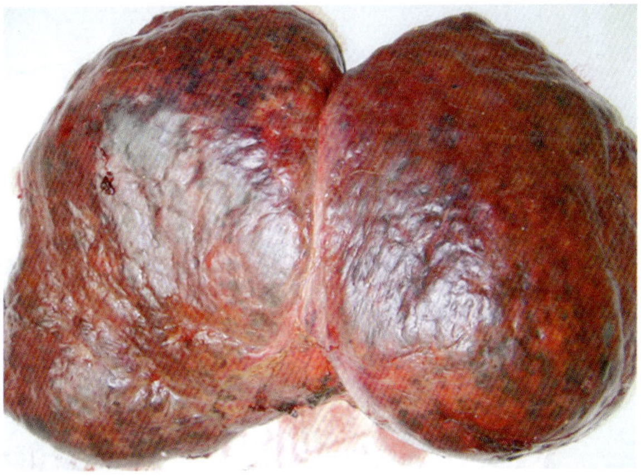

图2-3　IHHE

病灶全肝弥漫分布，患者行肝移植

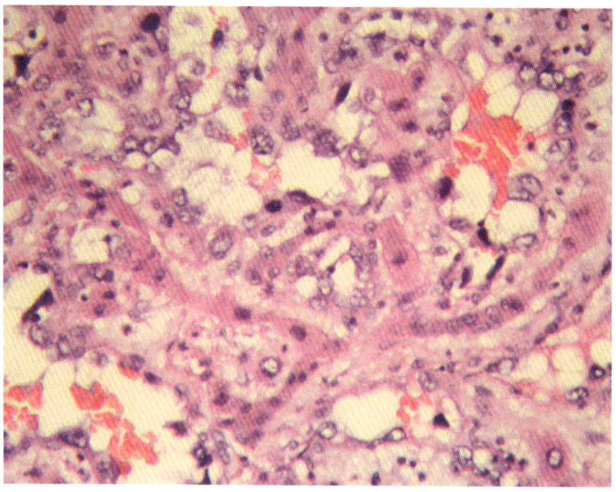

图2-4 IHHE

小血管腔衬覆单层瘤细胞

(四)鉴别诊断

应注意Ⅰ型IHHE与Ⅱ型IHHE肿瘤之间的鉴别,肝穿刺活检诊断难度很大。此外,当瘤组织有血管瘤样扩张时不要与海绵状血管瘤混淆。

(五)预后

Ⅰ型IHHE生物学行为良性,严重并发症包括充血性心力衰竭等,若病变局限采用手术切除治疗可获得较好疗效。少数Ⅰ型IHHE在治疗期间可恶变为Ⅱ型IHHE,具有高侵袭性。

## 五、肝血管平滑肌脂肪瘤

(一)临床特点

以往认为肝血管平滑肌脂肪瘤(angiomyolipoma, AML)具有间叶性错构瘤性质,近来认为来自血管周上皮样细胞(PEC)。病因不明,国外少数患者有结节硬化症。我们于1992年报道肝AML,当时为罕见病例,但从2004年1月至2006年12月的3年期间里,我们诊断的HCA和AML分别为48例和65例,表明肝AML其实并不少见。患者年龄在26~60岁之间,平均年龄41.8岁,女性略多。一般无特殊症状和体征,或有腹块和腹部不适。B超示高回声肿块,CT呈圆形低密度分叶状肿块。

(二)大体特点

肿瘤多为单结节,肝右叶多见,平均直径6cm,切面呈灰白色、淡黄色或灰褐色,周边无明显包膜,但分界较清楚。

(三)镜下特点

肿瘤由厚壁血管、平滑肌以及脂肪组织以不同比例混杂构成,其中平滑肌细胞的形态变异最大,呈梭形或肥胖的上皮样形态,胞质嗜酸性或富含糖原,残留胞质成分在细胞中央浓聚成嗜酸性团块,与细胞核重叠,少数情况下部分平滑肌细胞可以有多形性。上皮样平滑肌细胞排列成细梁索状结构,肿瘤周边通常无包膜。我们观察到AML常出现“浸润性”边界(图2-5)[2],与肝组织呈锯齿状分界,甚至有小灶性生长,血管内可有HMB45阳性染色细胞团。另外,单纯由平滑肌细胞构成的肝AML也不少见,该型的生物学行为还值得进一步探讨。免疫组化:平滑肌细胞HMB45阳性为重要诊断依据。

(四)鉴别诊断

当AML组织以平滑肌成分为主排列成梁索状时,特别需要与高分化肝细胞癌相鉴别。此时免疫组化可以提供很大帮助,HMB45在AML呈特征性阳性,而在肝细胞癌为阴性;Hep Par1在肝细胞癌呈特征性阳性,在AML为阴性。此外,当AML以脂肪成分为主时,还需与脂肪瘤相鉴别。

(五)预后

手术切除预后良好,偶有恶性AML的报道[6],但我院手术切除的80余例AML至今未出现恶变、术后复发和转移的情况。

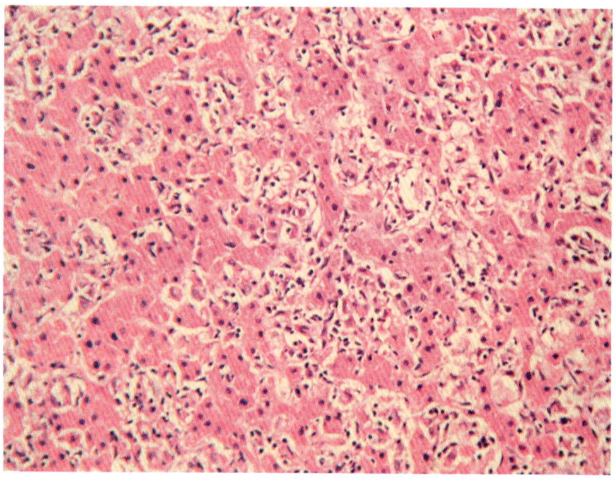

图2-5 AML

肝窦内见上皮样平滑肌细胞

## 第三节 肝脏恶性肿瘤的临床病理学特点

目前已报道的肝和肝内胆管系统的恶性肿瘤至少有39种（表2-4）。东方肝胆外科医院收治的恶性肿瘤占全部肝肿瘤的84.34%（17 760/21 057），病例数居前三位的分别是肝细胞癌（92.3%）、肝内胆管癌（6.7%）和肝母细胞瘤（0.1 %）[1]，其中肝细胞癌是肝肿瘤诊断和鉴别诊断的核心。

### 一、肝细胞癌

#### （一）临床特点

肝细胞癌（hepatocellular carcinoma, HCC）是与慢性肝炎病毒（HBV/HCV）感染密切相关的恶性肿瘤，其发生率和死亡率分别占全球恶性肿瘤的第5位和第3位，占我国恶性肿瘤的第3位和第2位。由于我国目前约有9 300万乙型肝炎病毒（HBV）携带者，其中患者98万余人，约有4 000万丙型肝炎病毒（HCV）感染者，其中患者7万余人，这一基本现状是造成我国HCC发生率在今后一个较长的时期内仍处于较高趋势的重要原因。大多数HCC患者有慢性HBV/HCV感染史、血清AFP含量升高和影像学检查示肝占位性病变等基本特点。少数无HBV感染HCC的发生可能存在其他途径。

#### （二）大体特点

肿瘤质地较软，切面呈灰白色鱼肉样，有出血坏死时呈暗红色或多彩色；纤维组织成分多时质地较硬，呈灰白色分叶状；有胆汁淤积时呈墨绿色。大体观察的内容应包括肿瘤大小、数量、卫星灶和癌栓形成、包膜是否完整以及癌旁肝组织肝硬化情况等。

HCC有多个病理分型版本，目前仍沿用Eggel分型，即①结节型（<10cm）；②巨块型（>10cm）；③弥漫型（全肝弥漫性分布）。我国肝癌病理研究协作组于1979年制定了的HCC病理分型，分为①弥漫型；②块状型（5～10cm）；③巨块型（>10 cm）；④结节型（3～5 cm）；⑤小癌型（<3cm）。其中块状型和结节型又分为单块（结节）型、多块（结节）和融合块状（结节）型[2]。此外，在临床分期中比较注重HCC瘤体大小和血管癌栓等参数。

#### （三）镜下特点

1. 组织学类型　HCC排列方式与生物学行为和分化程度有关，也具有较大的鉴别诊断意义，常见的组织学类型有以下几种[1, 2]。

（1）细梁型：是高分化HCC最常见的组织学类型。癌细胞排列成1～3层细胞厚度的梁索状，梁索之间衬覆血窦，癌细胞大小及形态与正常肝细胞相似（图2-6），偶见核分裂。

（2）粗梁型：是HCC最常见的组织学类型。癌细胞梁索的厚度在4层细胞以上，癌细胞核/质比增大，核异型明显，可见较多核分裂。

（3）假腺管型：由HCC细胞围绕成腺管样，癌细胞呈立方形，腔内含胆栓或嗜酸性蛋白渗出物，可类似肝内胆管癌和转移性腺癌，但仍呈肝细胞性标志物Hep Par1染色阳性，多克隆性癌胚抗原（pCEA）染色可见毛细胆管结构。

（4）团片型：癌细胞呈密集实体性生长，血窦因受压而不明显。

（5）硬化型：肿瘤具有丰富的纤维性间质，将癌组织分割包绕成大小不一的细胞巢，可类似于肝内胆管癌或转移性肿瘤，可见于介入治疗后肿瘤的局部组织反应，提示患者的机体免疫反应较强。

（6）自发坏死型：患者术前非治疗状态下血清AFP含量自行转阴，手术切除标本严重凝固性坏死，反复取材除找不到残留癌细胞，提示患

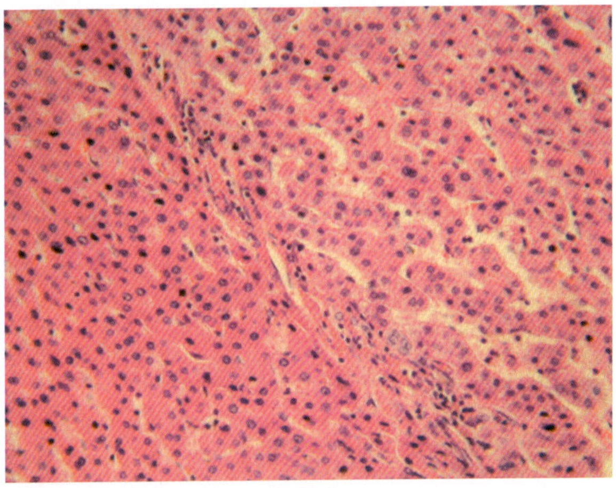

图2-6　HCC（右上），细梁型，分化Ⅰ级，与肝组织（左下）之间有纤细包膜。

者机体免疫功能较强，预后较好。

（7）淋巴上皮样癌：以癌组织内出现丰富致密的淋巴细胞 / 浆细胞浸润为特征，淋巴细胞数量明显多于肿瘤细胞，需注意排除来自鼻咽部淋巴上皮样癌转移。预后相对较好。

2. 细胞学类型　HCC 的细胞学形态除以肝细胞为主外，还可有多种形态变异，常见的细胞学类型主要有以下几种[1,2]。

（1）肝细胞型：是 HCC 最常见的细胞学类型。分化好的癌细胞大小与正常肝细胞相似，癌细胞呈多边形，胞质呈嗜酸性细颗粒状，核圆形（图 2-6）；分化差的癌细胞体积增大，胞质嗜碱性，核 / 质比增大，核形状不规则或呈怪状核，染色加深，核分裂多见。

（2）透明细胞型：超过 50% 以上的癌细胞因糖代谢紊乱，胞质富含糖原而透亮或空泡状，癌细胞体积明显增大，核居中或偏位。当肿瘤以透明细胞成分为主时，应注意与来自肾上腺、肾和卵巢的转移性透明细胞癌相鉴别，后者呈 Hep Par 1 染色阴性，pCEA 染色无毛细胆管结构。

（3）梭形细胞型：癌细胞以梭形为主，编织状排列，类似肉瘤样结构，是分化差或肉瘤样变的表现，梭形细胞同时表达 Hep Par1、AFP、CK、波形蛋白或 S-100，也可诊断为肉瘤样癌，但不要与原发性或转移性肉瘤相混淆。

（4）富脂型：超过 50% 以上的癌细胞因脂肪代谢紊乱，胞质内出现大小不一的脂滴。当肿瘤以脂肪变细胞成分为主时，应注意与 AML 相鉴别。免疫组化染色仍呈 Hep Par 1 阳性。

3. HCC 的分化分级　可将分化程度分为好、中、差三级，或使用以下经典的 Edmondson-Steiner 四级分级法。

Ⅰ级：癌细胞类似正常肝细胞，细梁型排列为主。

Ⅱ级：癌细胞形态接近正常肝细胞，核 / 质比略增大，核染色加深，胞质嗜酸性增加，细梁型排列为主，可出现假腺管型结构。

Ⅲ型：癌细胞分化中度 ~ 较差，核异型性超过Ⅱ级，核分裂易见，粗梁型排列为主，组织结构异型性增大。

Ⅳ级：癌细胞分化最差，多核巨细胞和怪状核细胞易见，核异型性超过Ⅲ级，粗梁型或团片型结构为主。

### （四）HCC 浸润生长方式

HCC 的生物学行为特点与临床治疗方式的选择和预后有密切的关系，归纳起来主要有以下几种形式[2]。

1. 包膜侵犯　癌周纤维包膜的形成是局限和阻挡 HCC 扩散的重要屏障。当肿瘤突破包膜进入邻近肝组织，或在包膜外形成子灶，则提示肿瘤生长活跃，侵袭性强，需要在癌旁保留一定的切除范围以做到根治性切除。

2. 癌栓形成　HCC 组织内血管网丰富，特别是门静脉及其分支最易受到肿瘤侵犯形成癌栓进而造成肝内外转移，总体发生率可达 80% 以上。此外，HCC 也可以侵犯肝内胆管，形成胆管内癌栓。对于在远癌旁肝组织内有癌栓形成的病例，应特别重视术后预防复发和转移的综合性治疗。

3. 子灶生长　有明栓形成的 HCC 也常伴有子灶生长，对于近癌旁肝组织生长的子灶仍可完整切除，但在远癌旁肝组织内出现散在的子灶生长将会严重影响手术切除效果。

4. 移行过渡　癌细胞的梁索与正常肝细胞的梁索移行过渡，两者之间并无明显分界，是 HCC 较为缓和的一种浸润性生长方式。

### （五）影响 HCC 预后的病理学因素

HCC 术后 5 年复发率高达 60%，肝外转移以血行转移为主，尤以肺部多见。影响 HCC 预后的主要病理学因素见表 2-5。

**表2-5　影响HCC预后的病理学因素**

| 大体特点 | 镜下特点 |
|---|---|
| 1．多结节型肿瘤 | 1．多处血管癌栓形成 |
| 2．有肉眼门静脉癌栓 | 2．包膜突破，散在子灶生长 |
| 3．瘤体＞3cm切除范围不足 | 3．癌周肝硬化组织内有癌前病变 |
| 4．瘤体质软破碎，切缘肿瘤裸露 | 4．癌细胞增殖活性高，DNA多倍体/异倍体 |

此外，目前越来越重视寻找与HCC侵袭转移、复发预后等生物学特性有关的分子标志物，以为临床制订合理的诊治方案提供指导依据。目前对HCC标志物的研究主要集中在以下两个方面，一是在病理诊断时确定肿瘤的组织来源，例如Hep Par1、pCEA和CK18是肝细胞的特异性标志物，缺点是不能区分肝细胞性肿瘤的良、恶性。但HCC组织CD34染色显示微血管呈特征性弥漫分布（图2-7），此与肝细胞良性肿瘤（如HCA）和肝转移性肿瘤都明显不同，而Glypican-3仅在HCC中表达，正常肝细胞阴性，可以互相补充提高病理诊断的准确性；二是明确组织起源、评估侵袭和转移能力以及判断预后，此类标志物较多，如何组成有效的常规诊断标志物检测谱还需要进一步探讨（表2-6）。

（六）小肝癌

了解早期小肝癌生物学特性对于临床提高HCC远期疗效具有实际的指导意义[7]。我国肝癌病理研究协作组于1979年首次提出了＜3cm小肝癌分类。随后研究进一步发现，人体HCC在瘤体直径近3cm大小时，是DNA倍体开始从二倍体向异倍体发生转变、生物学行为开始从早期相对良性状态向演进期明显恶性状态转变的重要时期。＜3cm小肝癌的基本病理生物学特点包括：①以单结节性生长为主，多有完整纤维包膜，与周围肝组织分界清楚（图2-8）；②癌细胞分化程度高（Ⅰ～Ⅱ级为主），以DNA含量二倍体为主，生长相对缓慢；③病灶局限，少有卫星灶和癌栓形成；④癌旁少有大于0.5cm的侵犯，局部根治性切除后极少残留复发；⑤手术切除后5年生存率超过70%，明显好于大肝癌。

需要注意的是，HCC瘤体积并不绝对反映肿瘤的生物学行为和恶性程度。约30%的小肝癌可以出现DNA含量异倍体，发生血管侵犯和浸润性生长等恶性生物学行为，表明这部分小肝癌较早地转入到恶性演进阶段，已不属于生物学意义上的早期小肝癌范畴。因此即使是手术切除小肝癌，也应该注意保留一定的切除范围，防止癌细胞残留。

## 二、纤维板层型肝细胞癌

（一）临床特点

纤维板层型肝细胞癌（fibrolamellar hepatocellular carcinoma, FLC）为HCC的一种特殊类

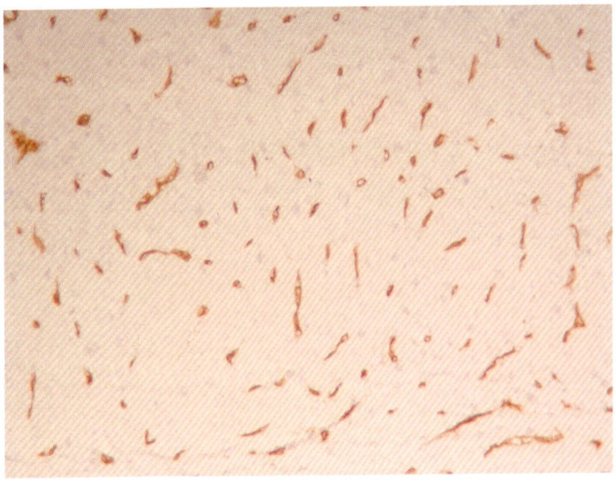

图2-7　HCC

CD34染色示微血管弥漫分布

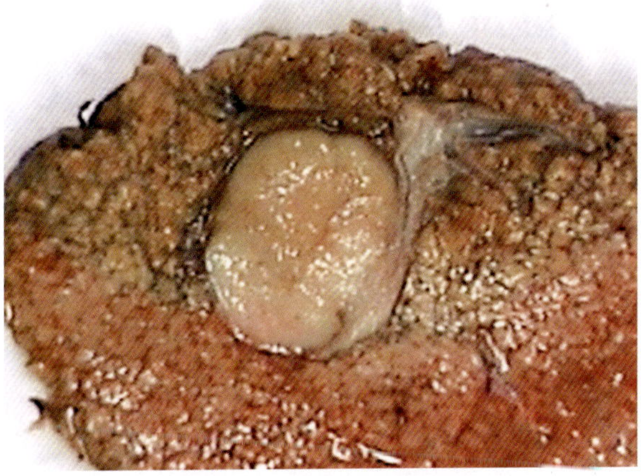

图2-8　小肝癌，边界清楚

表2-6　与HCC起源和预后相关的标志物

| | 组织/细胞起源相关 | 侵袭、转移、预后相关 |
|---|---|---|
| HCC | Hep Par1, pCEA<br>CK8/18, CD34,<br>Glypican-3 | Integrin, E-selectin,VEGF<br>EGFR, MMP-2, CD34, p53<br>KIAA0101, OPN, HKII, TATI<br>NDRG1, HSPA9, IMP3, ASPM |

Integrin：整合素；E-selectin：E-选择素；VEGF：血管内皮生长因子；EGFR：表皮生长因子受体；MMP-2：基质金属蛋白酶-2

型，西方国家报道较多，在我国并不多见[1, 2]。患者以35岁以下青年人多见，平均25岁，男女比例相近。与慢性病毒性肝炎和肝硬化的关系并不密切，多数患者血清AFP阴性。CT显示低密度肿块中央有更低密度的星状瘢痕，可见较多钙化点。

**（二）大体特点**

肝左叶多见，瘤体积较大，平均13cm，肿瘤中央因纤维瘢痕收缩而凹陷。切面呈多结节分叶状。约70%的病例癌周肝组织无肝硬化表现。

**（三）镜下特点**

以癌巢被致密的平行板层状纤维组织围绕为特征，癌细胞质内含有丰富的粗大嗜酸性颗粒，淀粉酶消化后PAS染色阳性，胞质内还常见苍白小体或毛玻璃小体。免疫组化表达Hep Par1等肝细胞标志物。

**（四）鉴别诊断**

要注意严格掌握诊断标准，不要与硬化型HCC相混淆。对于分化较好的FLC需与肝局灶性结节性增生和HCA相鉴别，后两者无明显异型性。

**（五）预后**

一般认为FLC切除率高，预后要好于普通型HCC。

## 三、肝内胆管癌

**（一）临床特点**

肝内胆管癌（intrahepatic cholangiocarcinoma, ICC）是发生于肝内二级分支以下胆管的恶性肿瘤，也称为外周型胆管癌，是仅次于HCC的第二常见肝恶性肿瘤[1]。与ICC的发生有关的因素包括肝内胆管结石、肝血吸虫病、HBV感染以及原发性硬化性胆管炎等。研究显示，ICC具有与HCC不同的肿瘤抑制基因杂合性缺失谱，提示两者发生的分子路径及分子机制并不相同[8]。ICC患者的一般临床表现可与HCC相似，但常有胆管结石与胆管炎症或阻塞性黄疸等胆道系统病变。血清AFP多阴性，血清CA19-9明显升高。CT显示为边缘不清的低密度肿块。

**（二）大体特点**

肿瘤因含丰富的纤维间质成分而质地硬韧，切面灰白色。按生长方式可分为4型，①结节型：侵犯肝内小胆管分支，形成边界清楚的肿块；②胆管周围浸润型：肿瘤包裹较大胆管并沿胆管走向浸润性生长，管壁明显增厚；③结节浸润型：肿块以胆管为中心，呈树根样向四周放射状生长，形成边界不清的肿块，常侵犯血管；④胆管内生长型：肿瘤呈颗粒状质脆乳头，局限于胆管腔内生长，病变胆管囊性扩张，肿瘤对胆管周围肝组织无侵犯。伴有慢性HBV感染者癌旁肝组织可有肝硬化改变。

**（三）镜下特点**

ICC常见的组织学类型为腺癌，癌细胞有胆管上皮细胞的特点，呈立方形或低柱状，胞质淡染或嗜碱性，腺腔内含有黏液而非胆汁（图2-9），纤维间质丰富，周边通常无包膜，肿瘤呈浸润性生长，管内生长型以乳头状腺癌为主。根据癌细胞的分化程度可分为好、中、差。ICC少见的组织学类型包括印戒细胞型、梭形细胞型、透明细胞型、类癌、淋巴上皮样癌以及未分化癌等[1, 2]。细胆管癌特指起源于细胆管或Hering管的腺癌，癌细胞呈小立方形，排列成无明显腔隙的实性细梁索状，常侵犯神经组织。ICC的一线免疫组化诊断抗体有MUC-1和CK19，二线诊断抗体有AQP-1和CA19-9。

**（四）鉴别诊断**

ICC的腺管结构需要与假腺管型HCC相鉴别；ICC的梁索状结构需要与粗梁型HCC相鉴别；ICC的纤维间质需要与硬化型HCC相鉴别。可采用ICC和HCC的免疫组化标志物谱互为对照加以区别。

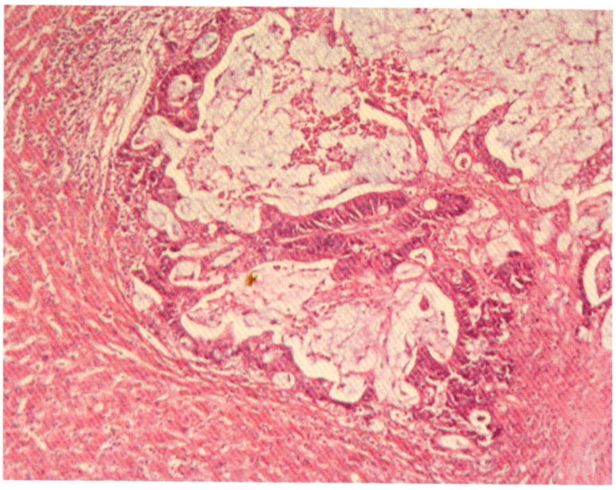

图2-9 ICC，黏液腺癌

### （五）预后

ICC最常见淋巴结转移，也易于侵犯血管和神经，形成多通道转移，尤以肺和骨转移多见。一般而言，结节浸润型预后差，胆管内生长型预后较好。

## 四、HCC-ICC混合型肝癌

### （一）临床特点

HCC-ICC混合型肝癌（combined hepatocellular carcinoma and cholangiocarcinoma, cHCC-ICC）为HCC和ICC两种肿瘤成分以不同比例共同存在于一个肝肿瘤结节内，可能与肿瘤干细胞向HCC和ICC两个方向分化有关。临床上更多地类似于HCC患者的特点，如有HBV/HCV感染史，有慢性肝炎或肝硬化，血清AFP明显升高，但血清CA19-9多阴性。

### （二）大体特点

与HCC大体形态相似。

### （三）镜下特点

以HCC成分占优势者多见，可看到HCC和ICC两种成分，或相邻，或混杂存在。此外，我们还注意到一些特殊形式的混合性肝癌。如HCC和ICC分别存在于两个癌结节中，表现为双结节型混合性肝癌，具有双原发癌性质；而某些组织学上典型的HCC，在表达肝细胞特异性标志物的同时，又强烈表达胆管上皮标志物，但并不具有ICC的组织学特征，提示癌细胞同时存在HCC和ICC双向分化的表型特征。但后两种情况不属于传统定义上的混合细胞型肝癌。

### （四）鉴别诊断

对于血清AFP水平很高，但癌组织呈ICC特点，或血清CA19-9水平高，但癌组织呈HCC特点，应增加取材数量以确定是否为cHCC-ICC。

### （五）预后

有对照研究显示，cHCC-ICC组在淋巴结转移、瘤体大小以及术后5年生存期（62.3%）等方面与单纯ICC组并无明显差别[9]。

## 五、肝母细胞瘤

### （一）临床特点

肝母细胞瘤（hepatoblastoma, HB）是儿童第一常见的肝恶性肿瘤，占所有儿童肝恶性肿瘤的50%～79%，其中2岁以下患儿占70%，平均年龄16个月，男性多见。病因不明，可能的危险因素包括母亲怀孕时吸烟、接受不孕或避孕治疗等，少数患儿同时有肾母细胞瘤，或因HB产生绒毛膜促性腺激素（HCG）而有性早熟表现。多数患儿以无意中被发现腹部隆起或腹块首诊，几无HBV感染，90%的患儿血清AFP含量明显升高。CT显示低密度或等密度巨大肿块，钙化多见。

### （二）大体特点

肿瘤多位于肝右叶，80%为巨大单结节实性肿块。切面为实性分叶状，常有出血、坏死和囊性变。半数肿瘤有纤维包膜，常有边界侵犯，周围肝组织无肝硬化。

### （三）镜下特点

常见有以下几种组织学类型[1, 2]。

1. 胎儿型　最为常见，约占30%，瘤细胞小圆形或立方形，细胞膜清楚，类似6～8周的胚胎肝细胞，核圆形或卵圆形，核仁明显，排列成1～2层的细梁索。较具特征性的改变为一些瘤细胞的胞质丰富嗜酸性，另一些瘤细胞的胞质富含糖原而透亮，显示交错排列的亮区和暗区结构（图2-10）。此型HB生长相对缓慢。

2. 胚胎型　约占19%，瘤细胞分化更幼稚，常排列成菊花团状或腺泡状。瘤细胞边界不清，胞质稀少嗜碱性，核/质比增大，核染色质深染，核分裂多见。胚胎型和胎儿型常混合出现，

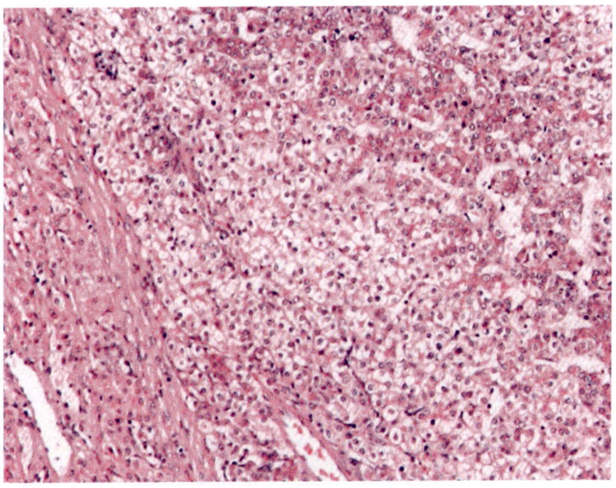

图2-10　HB，胎儿型

示亮区和暗区结构

相互间有移行。

3. 粗梁型　约占 3%，瘤细胞排列成 10 余层细胞厚的粗梁索结构，细胞形态可为胎儿型或胚胎型。

4. 未分化型　约占 3%，是 HB 分化最差的一种细胞学类型。瘤细胞体积小，少胞质，瘤细胞圆形或卵圆形，核染色质深染，核分裂多见，因连接差而呈松散片状或巢状分布。免疫组化：瘤细胞波形蛋白阳性，CD34 显示血管网丰富。

5. 上皮间叶混合型　约占 10% ~ 20%，胎儿型或胚胎型与三个胚层的间叶成分混合出现，包括骨样组织、角化的鳞状上皮、呼吸道或肠上皮、横纹肌、成熟的软骨、神经外胚层、黑色素细胞、毛发、脂肪及其他成熟组织。

**（四）鉴别诊断**

HB 分化幼稚，既表达肝细胞性标志物如 Hep Par1 和 pCEA，也可表达波形蛋白、S-100、NSE 等非肝细胞性标志物。特别要注意与儿童 HCC 相鉴别，后者年龄偏大，多在 5 岁以上，常有 HBV 感染史，HBsAg 染色阳性。

**（五）预后**

HB 生长迅速，易于转移，复发多在术后 1 年以内。完整切除手术可望获得较好预后，胎儿型和混合型分化程度较高，预后相对较好，而胚胎型、粗梁型和未分化型分化程度低，预后较差。若 HB 在化疗过程中发生组织学类型的转变，如胚胎型转化为胎儿型，或在上皮型中出现软骨或骨样组织而转化成为混合型，可能提示化疗有效。东方肝胆外科医院手术切除 HB 病例中生存时间最长者达 16 年。

## 六、肝上皮样血管内皮瘤

**（一）临床特点**

肝上皮样血管内皮瘤（epithelioid hemangioendothelioma, EHE）为血管内皮来源的低度恶性肿瘤，具有生长缓慢和发生隐匿的特点。60% ~ 75% 为 40 ~ 50 岁中青年女性，约 40% 的患者为偶然发现。病因不明，少数患者有口服避孕药和 HBV/HCV 感染史。常见的临床表现包括腹痛、乏力、间歇性呕吐、体重下降和肝大等，2/3 患者可有血清碱性磷酸酶升高。我们曾诊断 1 例合并 HBV 感染的 EHE 患者，术前血清 AFP 含量 >1 000 μg/L。CT 显示肝内多发类圆形低密度灶。

**（二）大体特点**

EHE 为多发性肿瘤，病灶直径从数毫米至数厘米不等，可累及全肝，少数为单结节。切面瘤组织灰白色，质地致密坚韧，伴有钙化时呈沙砾状，病灶边缘有充血带。

**（三）镜下特点**

瘤细胞有两种形态：①上皮样细胞，圆形或卵圆形细胞，有丰富嗜酸性细胞质，体积肥胖，核染色质增多，核仁明显，可见核分裂；②树突状细胞，细胞质含星状 / 指突状突起，埋藏于丰富的黏液基质中。瘤细胞胞质呈空泡状，类似细胞内管腔，腔内含有单个红细胞，为 EHE 的特征性表现。通常在肿瘤中央区为纤维黏液基质区，瘤细胞呈细条索状或散在分布，肿瘤周边为富细胞区，瘤细胞弥漫分布，常浸润肝窦，瘤细胞呈花蕾样突入扩张的肝窦和门静脉分支形成瘤栓（图 2-11）。免疫组化示瘤细胞 CD34 染色阳性。

**（四）鉴别诊断**

EHE 纤维性间质丰富，加之有出血坏死，不要误认为炎性假瘤或错构瘤；本病为无慢性肝炎背景下的多发性病灶，需要与来自胃肠道的转移性肿瘤相鉴别。此外，还要与血管肉瘤相鉴别，后者瘤细胞的异型性更加明显，但没有上皮样细胞和树突状细胞以及黏液基质成分。

**（五）预后**

EHE 对放疗和化疗有一定抵抗性，早期手

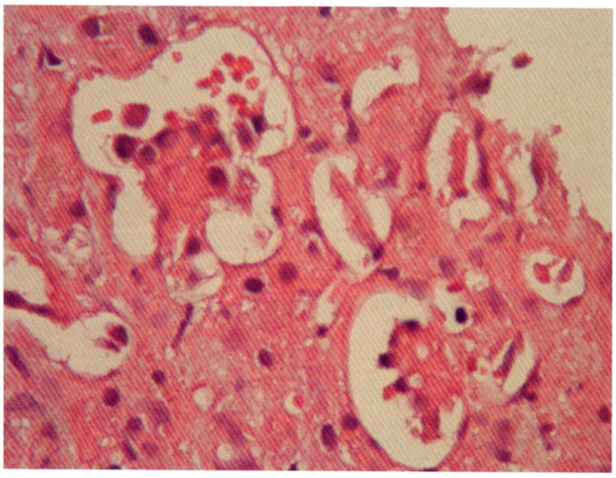

图2-11　肝EHE，瘤细胞呈花蕾样突入血管腔

术切除预后要好于肝血管肉瘤和 HCC，有报道一组 EHE 患者术后生存期平均达到 10 年。肝移植治疗 EHE 的复发率为 36%，5 年生存率达到 82%[10]。

## 七、肝血管肉瘤

### （一）临床特点

也称恶性血管内皮瘤或 Kupffer 细胞肉瘤，为血管内皮来源的高度恶性肿瘤。多数患者无明确病因，少数患者有氯乙烯、二氧化钍及无机砷等有毒物质接触史，或肿瘤照射治疗及服用避孕药史等。85% 以上的患者为 50 ~ 60 岁的男性，男女之比为 3:1 ~ 5:1，半数以上患者有右上腹痛、乏力、恶心、食欲缺乏、消瘦、贫血、腹水及肝肿大为主要表现。CT 检查显示为低密度病灶，增强后显示不规则强化。

### （二）大体特点

肿瘤通常为单个出血性巨大肿块，或为多结节出血性病灶累及全肝。切面肿瘤组织呈灰白色，常因出血坏死出现多囊性变。

### （三）镜下特点

瘤细胞呈梭形、卵圆形或多形性，多层排列，胞质略嗜酸性，核大小不一，染色质深染，可见多核瘤巨细胞，核分裂易见。瘤细胞衬覆于扩张的血窦表层，沿血窦浸润性生长，并可侵犯终末肝静脉和门静脉分支，形成瘤栓导致血管腔闭塞，造成局部组织出血和坏死；瘤细胞也可以密集生长形成实性团片状区域，血管腔结构不明显，瘤细胞可围绕成毛细血管样结构。免疫组化示瘤细胞 CD34 和Ⅷ因子染色阳性。

### （四）鉴别诊断

1. 非血管性梭形细胞肿瘤　实性生长型血管肉瘤因血管腔不典型，可类似于未分化胚胎性肉瘤、纤维肉瘤和平滑肌肉瘤，做 CD34 和Ⅷ因子免疫组化有助于诊断。

2. EHE　需注意寻找有无上皮样细胞和树突状细胞以及黏液基质成分。

3. 血管外皮瘤　肿瘤细胞围绕鹿角状扩张血管呈放射状排列，网织纤维染色显示瘤细胞位于网织纤维外侧。

### （五）预后

该瘤为高侵袭性恶性肿瘤，可发生肺、骨、淋巴结等远处转移，早期手术切除配以化疗可望提高患者的生存期。有报道 44 例不同部位的血管肉瘤切除后中位生存期 20 个月[11]。

## 八、肝未分化胚胎性肉瘤

### （一）临床特点

肝未分化胚胎性肉瘤（undifferentiated embryonal sarcoma, UES）是儿童第三常见肝恶性肿瘤，患者年龄分布 2 个月 ~ 86 岁，但主要发生于 5 ~ 10 岁儿童，病因不明。我们诊断的 18 例 UES 中，5 ~ 12 岁 10 例，22 ~ 63 岁 8 例，男女之比为 2 ：1。主要症状为右上腹肿块、腹痛、发热、体重减轻等。CT 显示肝巨大低密度囊实性肿块。

### （二）大体特点

肿瘤多累及肝右叶，呈巨大球形瘤体，质软，直径多在 10cm 以上，平均 17cm。切面肿瘤呈灰白或灰黄色，因出血坏死呈多彩色，常发生囊性变（图 2-12），囊腔内含棕色凝胶样坏死物质，周边肝组织无肝硬化。

### （三）镜下特点

瘤细胞呈星状、梭形或为间变大细胞，细胞质淡染，核染色深、核仁不清，可见较多瘤巨细胞或怪状核细胞，核分裂多见。瘤细胞松散排列于黏液样基质内，部分区域瘤细胞丰富密集，或呈编织状排列而类似于恶性纤维组织细胞瘤，瘤组织内散布嗜酸性折光小体为特征（图 2-13）[1, 2]。肿瘤组织可见残存的肝组织岛和小胆管。免疫组化示瘤细胞呈上皮和间

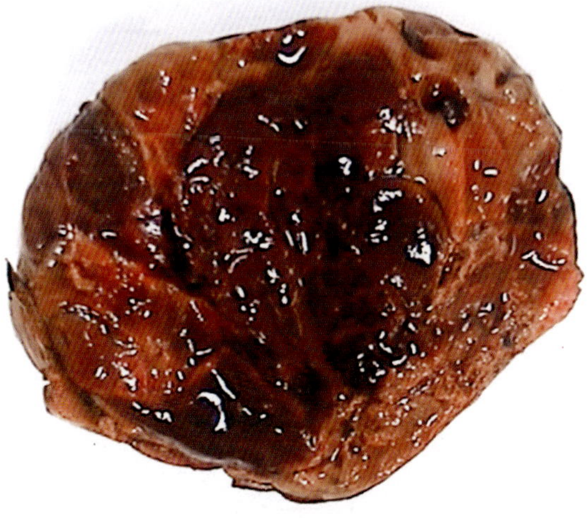

图2-12　UES，肿瘤液化坏死囊性变

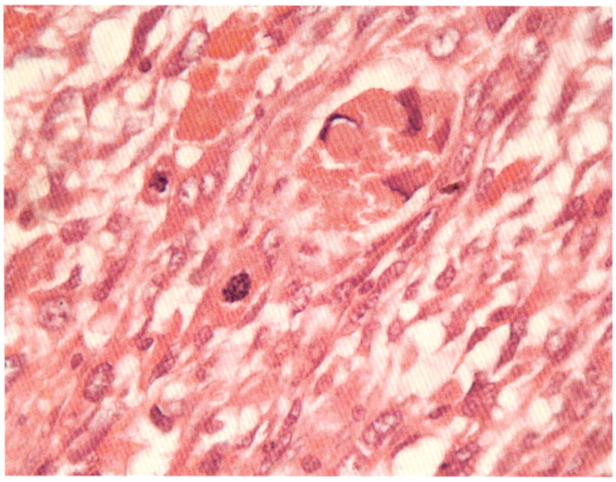

图2-13 UES

梭形瘤细胞之间有嗜酸性小体

叶广谱多向表达，波形蛋白、$\alpha_1$-AT、结蛋白(desmin)和SMA阳性，CK灶性表达[12]。

（四）鉴别诊断

注意与其他小儿肝肿瘤的鉴别。

1. 肝母细胞瘤　血清AFP含量高浓度阳性，肿瘤由分化幼稚的肝细胞构成，梁索间衬覆血窦，Hep Par1染色阳性。

2. 胚胎性横纹肌肉瘤　瘤细胞多形性更为明显，或可看到横纹，无嗜酸性小体，肌红蛋白(myoglobin)、结蛋白和NSE阳性。

3. 肝间叶性错构瘤　以1岁以下婴幼儿更多见，多为带蒂的囊性肿块，组织中也有黏液样基质，内有星形或梭形细胞，但细胞无明显异型性，无嗜酸性小体，波形蛋白阳性，$\alpha_1$-AT阴性。

（五）预后

UES生长迅速，恶性程度高，易发生转移，死亡率较高。部分患者早期完整手术切除结合术后化疗可提高5年生存期。

## 九、肝淋巴瘤

（一）临床特点

为肝内淋巴组织发生的恶性肿瘤，至今文献报道的100余例肝原发性淋巴瘤均为非霍奇金淋巴瘤，包括Burkitt型淋巴瘤。在我们诊断的12例肝淋巴瘤中，男性10例，女性2例，年龄分布28～69岁，平均51.7岁，半数以上患者有HBV感染史，其中2例合并HCC。肝移植术后发生的淋巴组织增生症与EBV感染有关，可演变为B细胞淋巴瘤。患者常有发热、消瘦和夜间盗汗，即所谓淋巴瘤B症状。

（二）大体特点

肿瘤以单结节型为主，瘤体直径多大于5cm，灰白色，无包膜，边界清晰。CT显示为均匀低密度病灶。

（三）镜下特点

至今为止，在淋巴结内发生的大部分淋巴瘤的组织学类型在肝原发性淋巴瘤中都有报道，其形态特点基本相同，周边无包膜，侵犯汇管区和肝窦（图2-14）。在我们诊断的12例肝淋巴瘤中，以弥漫性大细胞淋巴瘤最为常见，经免疫组化分型，T细胞性和B细胞性淋巴瘤各占50%。肝黏膜相关淋巴组织（MALT）淋巴瘤属低度恶性B细胞性淋巴瘤，可能与HCV和原发性胆汁性肝硬化等有关[13]，表现为生长惰性和临床进展缓慢，组织学上瘤细胞以弥漫分布的单核样B细胞和中间淋巴细胞为主，侵犯胆管上皮，形成淋巴上皮病。免疫组化示CD20和CD79a阳性，CD45RO阴性。

（四）鉴别诊断

首先要排除转移性淋巴瘤，注意检查肝外是否存在淋巴瘤病灶。

1. 肝假性淋巴瘤：淋巴细胞为多克隆性，T:B细胞比例相似，细胞无异型性。

2. 肝炎性假瘤　细胞成分杂，包括淋巴细胞、浆细胞和嗜酸性细胞等多种炎细胞，淋巴细

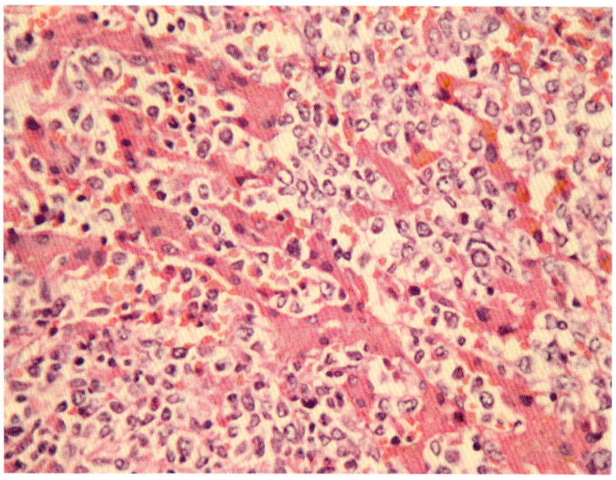

图2-14　肝淋巴瘤，瘤细胞沿肝窦浸润生长

胞无异型性。

（五）预后

手术为首选治疗，尤以MALT型肝淋巴瘤预后较好。有报道三代药物化疗的完全缓解率达到75%～88%，2年无病生存率达到50%～65%。

## 第四节　肝脏瘤样病变的临床病理学特点

为一类发生于肝实质内的非肿瘤性质的结节性病变，发病以先天性因素或感染因素居多，与肝炎无关，病史中主要的临床病理学意义在于与真性肿瘤相鉴别。目前已报道的肝及肝内胆管系统的瘤样病变至少有29种（表2-2）。我们的瘤样病变占全部肝肿瘤的3.66%（771/21 057），除了易于诊断的肝囊肿外，病例数居前三位的分别是肝局灶性结节性增生（58.8%）、肝孤立性坏死结节（22.2%）和肝炎性假瘤（11.7%）。

### 一、肝局灶性结节性增生

（一）临床特点

一般认为肝局灶性结节性增生（focal nodular hyperplasia, FNH）系肝局部动脉血流过度灌注，引起该区域肝细胞异常增生所致，并非真性肿瘤，各种药物性肝损伤也可引起FNH。我们的FNH患者男女之比为2.3:1，平均35.2岁。患者多数在体检时发现，或有腹部不适及腹部肿块，偶有发生肿块破裂出血。CT以低密度影，中央瘢痕强化为特征。

（二）大体特点

通常为单个，结节多位于肝右叶较表浅位置。切面结节呈灰白色分叶状，以出现中央性星状纤维瘢痕为特征，周边有或无包膜，但分界清楚。

（三）镜下特点

病灶由增生的肝细胞结节构成，细胞无异型性，呈1～2层肝细胞板排列，结节之间为受压萎缩的肝细胞，并可见纤维分隔，由增生的纤维组织、小胆管、小静脉以及淋巴细胞构成，病灶边缘肝组织常有厚壁动脉血管存在。免疫组化示CD34染色在纤维瘢痕两端出现微血管具有诊断意义（图2-15），谷氨酰胺合成酶（GS）染色显示肝静脉周围肝细胞呈区域性阳性为特点[14]。

（四）鉴别诊断

1. FNH最重要的病理学意义是与分化好的HCC相鉴别，当纤维瘢痕不典型时，应特别注意寻找有无核分裂以及对周边局部侵犯现象，CD34染色与HCC（见图2-9）明显不同，在有HBV感染相关肝硬化背景时诊断FNH更需慎重；

2. 肝细胞腺瘤　无结节性肝细胞增生和纤维分隔。CD34染色显示灶性或稀疏微血管。

（五）预后

FNH不恶变，手术切除预后良好。

### 二、肝炎性假瘤

（一）临床特点

肝炎性假瘤（inflammatory pseudotumor, IPT）又称为炎性肌成纤维细胞瘤，病因不明，推测与免疫变态反应或细菌/病毒感染有关。我们的IPT病例男女之比为2.5:1，平均年龄45.7岁。76.5%的患者可有右上腹隐痛不适、不规则低热甚至体重减轻，因肝实质损伤而偶有血清AFP或CA19-9升高[15]。CT显示动态增强，轻度强化，MRI显示延迟后无明显强化，但不易与HCC区别。

（二）大体特点

多数为肝右叶单个结节，平均直径3cm，切面呈小结节状隆起，附黄色斑块，质较硬，边界

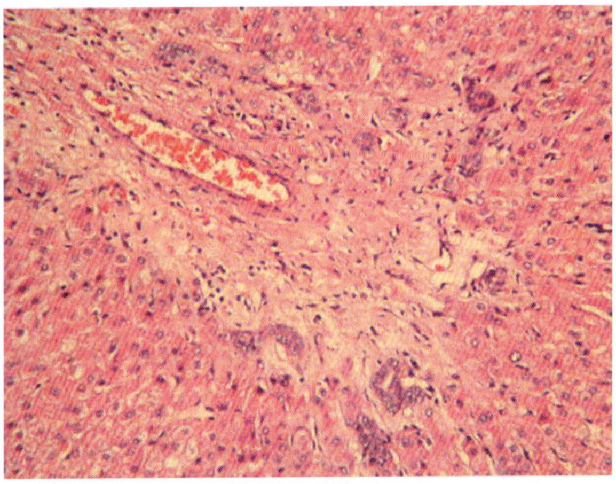

图2-15　FNH

示纤维瘢痕

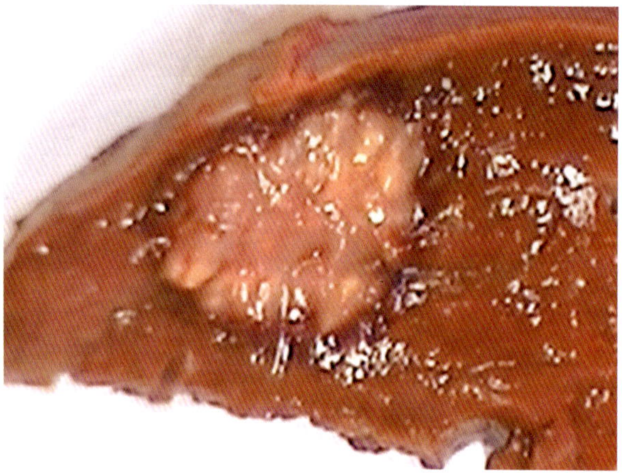

图2-16 IPT

分叶状，周边围绕充血出血带

有充血出血带（图 2-16）。

**（三）镜下特点**

病灶由多种炎细胞与肌成纤维细胞和成纤维细胞混杂构成，炎细胞成分包括浆细胞、淋巴细胞、嗜酸性粒细胞、中性粒细胞以及多核组织细胞等，间或有小血管和胆管散布其中，周围无纤维包膜。免疫组化示肌成纤维细胞呈波形蛋白、SMA 和 ALK-11 阳性。

**（四）鉴别诊断**

1. 肿瘤组织（如 ICC）炎性坏死　对于有肝炎病史或血清肿瘤标志物阳性的病例应多取材寻找肿瘤细胞，肝穿刺诊断尤应慎重。

2. 肝脓肿　由液化坏死组织及大量变性坏死的中性粒细胞构成。

**（五）预后**

IPT 在随访期间可自发消退，也有 IPT 术后复发演变为淋巴瘤或肉瘤的报道。当不能明确病灶性质或有明显症状时可手术切除，预后良好。

## 三、肝孤立性坏死结节

**（一）临床特点**

肝孤立性坏死结节（solitary necrotic nodule, SNN）较为常见，我院近 2 年手术切除 118 例。病因不明，可能与寄生虫感染或血栓形成导致局部肝组织坏死所致。我们的病例以中、老年男性为主，男女比例为 2.36:1。临床上无明显症状和体征，多在体检时发现。CT 显示边界清楚的低密度圆形结节。

**（二）大体特点**

大体上结节多为单个，常呈椭圆形，平均直径 2.4cm。切面呈淡黄色或灰黄色，质均匀，无出血坏死，有小液化腔，病灶边界清楚。

**（三）镜下特点**

病变简单，病灶可以多个，中央呈均质凝固性坏死，无实质细胞成分存在，外层围绕由胶原纤维组织、淋巴细胞以及增生的小胆管构成的纤维带，分界清楚。

**（四）鉴别诊断**

1. 肝脓肿　液化坏死组织中有大量变性坏死的中性粒细胞。

2. 坏死性 HCC　残留有坏死的梁索状癌组织轮廓，常有 HBV 感染。

**（五）预后**

无需特殊治疗，因不能明确病变性质而手术切除者预后良好。

## 四、肝异型增生结节

**（一）临床特点**

肝异型增生结节（dysplastic nodules, DN）也称腺瘤样增生，为肝硬化背景下发生的结节性增生性病变，是 HCC 重要的癌前病变。临床表现类似于肝硬化或早期小肝癌，血清 AFP 阴性或低浓度阳性。CT 检查为低密度影，动脉期病灶强化。

**（二）大体特点**

直径大于周围肝硬化结节，平均直径 2.5cm，偶可达 5 cm 以上，分界清楚，有完整的纤维分隔包绕，周围肝组织肝硬化。

**（三）镜下特点**

根据 DN 的异型程度，又分为低度异型增生结节（LGDN），由轻度异型增生肝细胞构成，周边有纤细纤维包膜包裹，类似于肝硬化大再生结节；高度异型增生结节（HGDN），由异型性较明显的肝细胞非典型增生构成（图 2-17），有癌变时形成“结节内结节”，呈膨胀性生长或以出芽方式突向邻近肝组织。现有研究采用高通量基因谱分析进行 HCC 癌前病变的分子分期和分子诊断[16]。

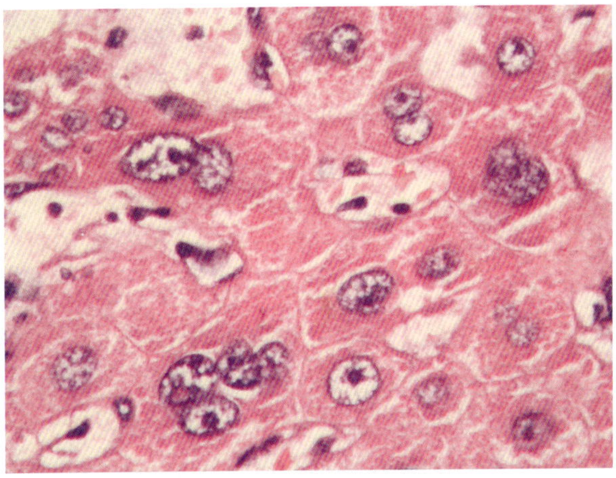

图2-17 HGDN内肝细胞非典型增生

（四）鉴别诊断

高分化HCC：小梁间隙增宽，细胞密度，核/质比增大，对周围肝组织有挤压或移行过渡，CD34染色显示密集微血管。

（五）预后

我们遇到2例DN切除后随访期间血清AFP含量逐渐升高，再次手术切除小肝癌，提示肿瘤多中心性发生[16]，早期诊断和早期治疗可提高生存期。

## 五、肝间叶性错构瘤

（一）临床特点

一般认为肝间叶性错构瘤（mesenchymal hamartoma, MH）发生与胚胎期胆管板发育异常有关，有与UES合并发生的报道。80%发生于2岁以下的新生儿或婴幼儿，表现为腹部膨胀、腹块、恶心和呕吐等，可有血清AFP升高[17]，成年人亦可发生。

（二）大体特点

多为肝右叶巨大单个囊实性肿块，平均直径10cm。切面肿瘤为多房性，囊壁光滑，囊腔内含有清亮或胶样液体，边界清楚。

（三）镜下特点

由间叶组织、胆管、血管和肝细胞索混合构成，幼稚的小胆管排列成环状弯曲的条索状，疏松的黏液基质内有散在的星状间叶细胞，无异型性，对波形蛋白、结蛋白和肌动蛋白（α-actin）染色阳性。

（四）鉴别诊断

注意与有黏液基质成分和星状细胞的肿瘤相鉴别，如EHE和UES。此外，有血清AFP升高者需与HB鉴别。

（五）预后

少有MH恶变的报道，手术切除预后良好。

## 参考文献


[1] Hamilton SR, Aaltonen LA. Pathology and genetics of tumors of the digestive system. IARC Press, 2000, 167-168.

[2] 丛文铭, 朱世能. 肝胆肿瘤诊断外科病理学. 上海:上海科技教育出版社, 2002. 79-326.

[3] 丛文铭, 吴孟超. 肝脏及肝内胆管系统肿瘤的外科病理学特点. 中华肝胆外科杂志, 2008, 14(5):358-360.

[4] Bioulac-Sage P, Rebouissou S, Thomas C, et al. Hepatocellular adenoma subtype classification using molecular markers and immunohistochemistry. Hepatology, 2007, 46(3):740-748.

[5] 潘晶,丛文铭.肝细胞腺瘤肿瘤抑制基因杂合性缺失分析. 临床与实验病理学杂志, 2003, 19(5):481-483.

[6] Dalle I, Sciot R, de Vos R,et al. Malignant angiomyolipoma of the liver: a hitherto unreported variant. Histopathology, 2000, 36(5): 443-450.

[7] 董辉, 丛文铭, 冼志红, 等. 小肝细胞癌患者染色体1p36杂合性缺失的特点.中国肿瘤生物治疗杂志, 2007, 14(3):225-229.

[8] 丛文铭, Demetris AJ, Finkelstein SD, 等. 肝细胞癌与肝内胆管癌间基因表型差异分析. 第二军医大学学报, 2003, 24(4):360-363.

[9] Portolani N, Baiocchi GL, Coniglio A,et al. Intrahepatic cholangiocarcinoma and combined hepatocellular-cholangiocarcinoma: a Western experience. Ann Surg Oncol, 2008, 15(7):1880-1890.

[10] Nudo CG, Yoshida EM, Bain VG, et al.Liver

transplantation for hepatic epithelioid hemangioendothelioma: The Canadian multicentre experience. Can J Gastroenterol, 2008, 22(10):821-824.

[11] Fury MG, Antonescu CR, Van Zee KJ, et al. A 14-year retrospective review of angiosarcoma: clinical characteristics, prognostic factors, and treatment outcomes with surgery and chemotherapy. Cancer J, 2005, 11(3):241-247.

[12] Nishio J, Iwasaki H, Sakashita N, et al. Undifferentiated (embryonal) sarcoma of the liver in middle-aged adults: smooth muscle differentiation determined by immunohistochemistry and electron microscopy.Hum Pathol, 2003, 34(3):246-252.

[13] Ye MQ, Suriawinata A, Black C,et al. Primary hepatic marginal zone B-cell lymphoma of mucosa-associated lymphoid tissue type in a patient with primary biliary cirrhosis. Arch Pathol Lab Med, 2000, 124(4):604-608.

[14] Bioulac-Sage P, Laumonier H, Rullier A, et al. Over-expression of glutamine synthetase in focal nodular hyperplasia: a novel easy diagnostic tool in surgical pathology. Liver Int, 2009, 29(3):459-465.

[15] ITsou YK, Lin CJ, Liu NJ,et al. Inflammatory pseudotumor of the liver: report of eight cases, including three unusual cases, and a literature review. J Gastroenterol Hepatol, 2007, 22(12):2143-2147.

[16] Nam SW, Park JY, Ramasamy A, et al. Molecular changes from dysplastic nodule to hepatocellular carcinoma through gene expression profiling. Hepatology, 2005, 42(4):809-818.

[17] Boman F, Bossard C, Fabre M, et al. Mesenchymal hamartomas of the liver may be associated with increased serum alpha foetoprotein concentrations and mimic hepatoblastomas. Eur J Pediatr Surg, 2004, 14(1):63-66.

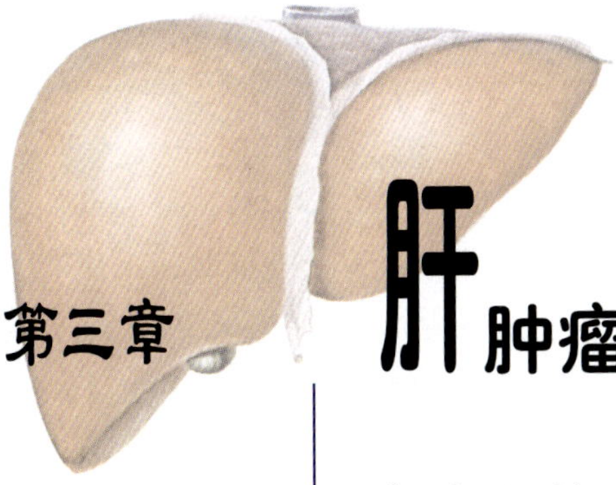

# 第三章 肝肿瘤的影像学检查

郭佳 张丽 程红岩 刘崎

## 第一节 超声检查

超声显像法诊断肝癌在国内始于20世纪中期[1]，逐步由A超、B超发展到彩色超声多普勒检查，21世纪以来超声诊断仪分辨率更是有了质的飞跃。加之临床超声检查经验的不断总结，超声显像诊断疾病的优越性得到了充分的体现和发挥，它具有简便、安全、无损伤、可重复等独特优点，目前已成为肝癌的常规首选诊断方法之一。

### 一、超声诊断的原理

超声诊断主要应用反射原理，即依据超声良好的指向性和与光相似的反射、散射、衰减及多普勒效应等物理特性，使用不同类型的超声诊断仪器，采用各种扫查方法，将超声发射到体内并在组织内传播，当正常组织和病理组织的声阻抗有一定的差异时，它们组成的界面就发生反射和散射，再将此信号接收，加以处理后显示为图像。超声诊断仪的基本构件包括发射、扫查、接收、信号处理和显示等五个组成部分，分为两大部件：主机和探头。肝脏是人体内最大的实质性脏器，具有良好的声学传导、反射、散射和衰减等性质，根据这些性质，超声图像可显示肝脏的正常结构和异常改变，从而有助于肝癌的诊断和鉴别诊断。

### 二、肝胆超声检查仪器和方法

#### （一）常用的超声诊断仪

1. 二维(2D)实时B型超声诊断仪　有扇形、弧形（凸阵）和线阵探头，扇形、弧形扫描为扇面形图像，线阵扫描为矩形图像。

2. 脉冲多普勒超声仪　在二维声像图上，固定取样线、取样点，再提取多普勒信号，显示多普勒频谱图，以频谱显示血流的方向、速度及性质，频谱越高，血流速度越快；朝向探头的血流为正向，频谱在“0”位线上，背离探头的血流为负向，频谱在“0”位线下；正常血流为层流，异常血流为湍流。

3. 彩色血流　在二维图像的基础上对血流信号进行彩色编码，用自相关技术将彩色叠加在二维图像上，用红－蓝色代表血流的向背方向，正常血流呈单色，异常血流呈五色镶嵌的花色，颜色的深浅代表血流的快慢。

常用的腹部探头频率为3.5～5MHz。

#### （二）检查方法

1. 检查前准备　肝脏检查一般不需做特殊准备；胆系检查的患者须在检查前禁食8小时，以保证胆囊、胆管内胆汁充盈，并减少胃肠的内容物和气体的干扰。通常在前一日晚餐后禁食，次日上午空腹检查为宜。

2. 检查体位　有仰卧位、左侧卧位、右侧卧位、俯卧位和坐位或立位，仰卧位为常规的基本体位，患者两手上举置于头的两侧，以使肋间距离加宽便于探头置入。

3. 检查方法

（1）二维实时线阵及扇形切面扫描：为肝脏超声检查中最简单、合适的方法，探头从肋间、肋下、剑突下进行多角度多方向的探测，可获得满意的肝脏切面实时动态声像图。

（2）二维多普勒超声及彩色血流图检查（2D-CDFI）：2D-CDFI 简称彩超，用于肝内外血管的血流速度、方向、血流量及血管阻力指数（RI）等的检查；多普勒检查主要用于血流频谱和声谱的显示。

（3）对比造影剂超声检查：近年来肝脏超声的对比造影技术发展较快，临床使用较多的新一代对比造影剂主要为有包膜微气泡的液体，经外周静脉注射后，随血流进入体循环到达肝脏，并持续一定时间，使肝内的病灶与周围正常肝组织声阻抗有明显差异，从而使超声图像中肝脏病灶的显示得到明显改善，起到肝脏造影的作用，对比造影剂内的微气泡平均直径 2 ~ 3μm，可在体内安全代谢、吸收，无不良反应。

## 三、肝脏的正常超声图像

### （一）外形及轮廓

斜切面声像图上，肝的外形不规则，近似楔形，右侧厚而大，向左逐渐缩小变薄，延至左叶外侧，形如三角形的锐角；肝脏轮廓光滑、整齐，轮廓线回声强而清晰。

### （二）肝实质回声

正常肝实质回声呈稍低的细小光点，分布均匀，有时可见稀疏、散在的略强光点及短小线状回声，肝内管道系统走行正常，纹理清楚。

### （三）肝内血管系统回声

肝内血管包括肝内门静脉、肝静脉和肝动脉。门静脉、肝静脉及其分支均可在声像图上显示，肝固有动脉在肝门附近可观察到，但其分支除偶可观察到有搏动外，常无法确认或识别；肝静脉管壁较薄，在声像图上不易显示管壁回声，而以肝脏实质作为其边缘，门静脉的管壁较厚，有较多的结缔组织包围，在声像图上显示为管壁回声较强的管状结构，易与肝静脉区别。

1. 肝右、中、左静脉近心端呈放射状扇形分布进入下腔静脉，由于三支肝静脉位置常不在同一平面，因此很难在同一超声切面图像上显示完整的三支主干，通过第二肝门的斜切面可显示其一支较长的肝静脉及另两支较短的肝静脉流入下腔静脉的图像（图 3-1）。

2. 门静脉主干分为左、右支（一级分支），由第一肝门进入肝实质，入肝后反复分支。①门静脉左干及其分支：一级分支门静脉左支横部；二级分支矢状部；三级分支左内叶支及左外叶上段支和下段支，于左半肝剑突下斜切面可以显示门静脉左支横部、矢状部及左外叶上、下段支和左内叶支形成的“工”字形图像（图 3-2）。②门静脉右干及其分支：一级分支门静脉右干；二级分支门静脉右前支、门静脉右后支；三级分支门静脉右后叶上段支和门静脉右后叶下段支。探头在右腋中线附近声束指向左肩时，门静脉右干

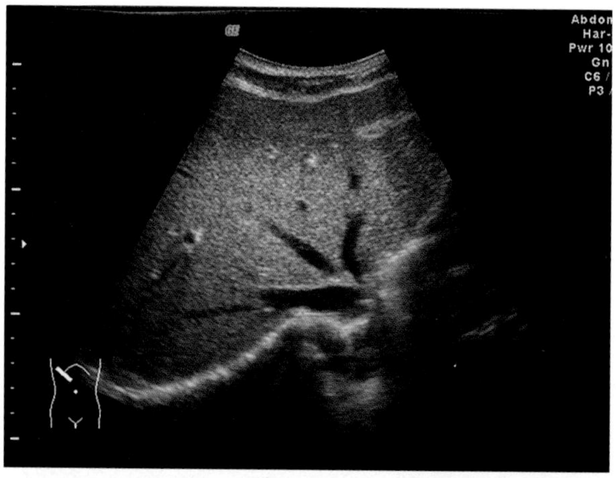

图3-1 肝的左、中、右肝静脉

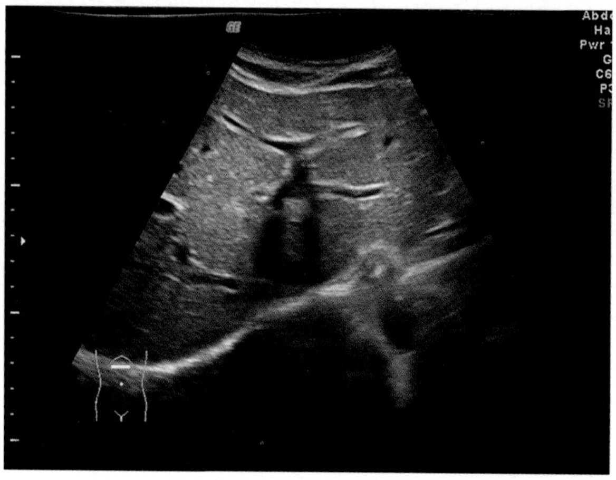

图3-2 门静脉矢状部形成的“工”字型

及分支与前面的胆囊、后面的下腔静脉立体投影排列，呈“飞鸟”样（图 3-3）。

**（四）肝脏不同切面的超声图像**

1. 矢状切面　从左至右，左锁骨中线纵切显示左外叶，正中线稍左侧纵切显示左内叶、尾状叶和腹主动脉的长轴，正中线右侧约 1.0cm 纵切显示右前叶、左内叶和下腔静脉的长轴，右锁骨中线纵切显示胆囊和右半肝的结构，右腋前线与锁骨中线间纵切显示右半肝及右肾的长轴切面，此为肝脏上下最大的纵切面。

2. 右肋间斜切面　相当于第 5 肋间处可显示一小部分肝左外叶及左内叶，肝左静脉的主干全长和下腔静脉的切面，在相当于第 6 肋间或第 7 肋间处，自前至后可同时显示肝内外胆管、门静脉、下腔静脉的一部分，本切面常作为常规观察和记录的声像图。

3. 肋下斜切面　右肋下斜切显示左内叶、右前叶、右后叶及部分尾状叶，可观察到胆囊、肝右静脉全长、部分肝中静脉和门静脉左右支的横切面；左肋下斜切显示肝左内叶（方叶和尾叶）和左外叶，可观察到门静脉左支及其分支形成的“工”字形图像。

4. 肝脏最大横切面　探头由肋下向膈顶半横位扫描可显示近似完整肝脏的横断面。

**（五）肝脏超声分叶**

1. 通过肝裂进行分叶　肝中裂即胆囊到下腔静脉左壁的连线将肝脏分为左右两叶，该连线与门静脉左矢状部之间及横沟之前为左内叶（方叶），横沟之后为尾状叶；矢状部与肝脏的左边角之间为左外叶。

2. 肝静脉长轴分叶　通过第二肝门的肋下斜切面分别显示三支肝静脉呈放射状汇入下腔静脉，以三支肝静脉的长轴沿线将肝脏分为左右半肝和四叶：肝中静脉将肝脏分为左半肝和右半肝，肝左静脉的左侧为左外叶，肝左静脉与肝中静脉之间的右侧为左内叶；肝中静脉与肝右静脉之间为右前叶，肝右静脉的右侧为右后叶。

## 四、原发性肝癌的诊断

原发性肝癌是我国常见的恶性肿瘤，主要发生于中年男性，多有乙型肝炎病史或 HbsAg（+），AFP（+）[2]。

**（一）超声表现**

1. 外形与轮廓　病变较小时，肝脏形态无明显改变，巨块型病变常使肝脏局限性增大增厚，当病变较大且位于肝表面时，肝脏轮廓可向外隆起，形成“驼峰”样改变；伴有肝硬化时，肝脏形态可不规则或缩小，肝包膜增厚不光滑，凹凸不平。

2. 肿瘤的表现　根据病变回声不同，常分为四型：强回声型、低回声型、等回声型和混合回声型。

（1）强回声型：最多见，病变区回声高于周围肝组织，多为巨块型肝癌，部分为结节型肝癌，声像图上表现为巨块型高回声区、分叶状高回声区和单个高回声结节；病变周围可有环状声晕（图 3-4、5）。

（2）低回声型：较常见，病变区回声低于周

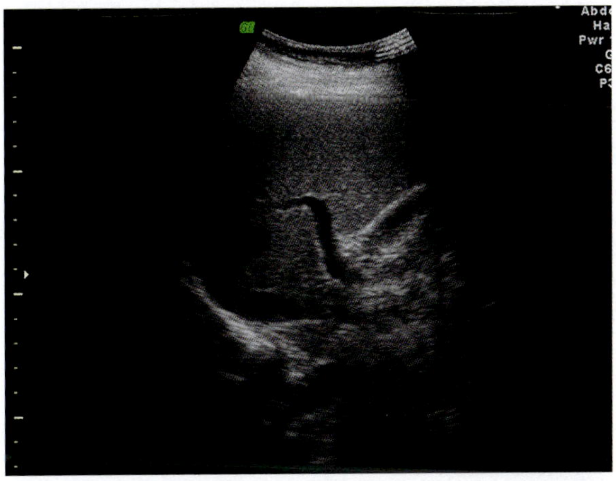

图3-3　门静脉右干与胆囊形成的“飞鸟”征

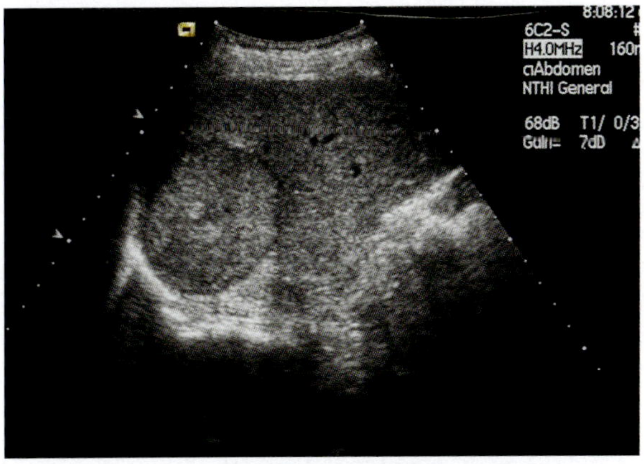


图3-4　肝右叶肝癌

为单个稍高回声结节，周边有声晕

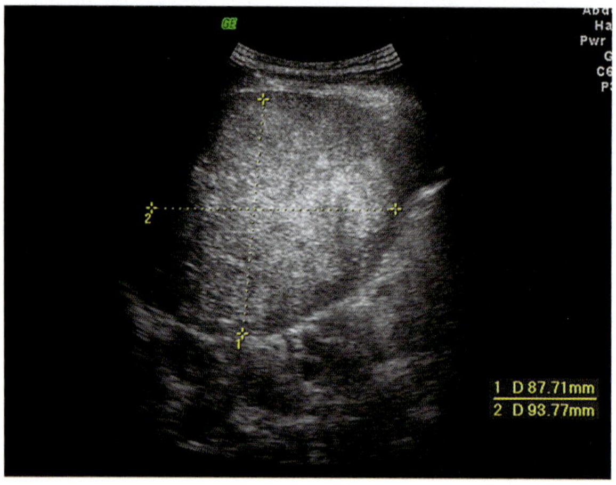


图3-5 肝右叶巨块型肝癌，呈高回声

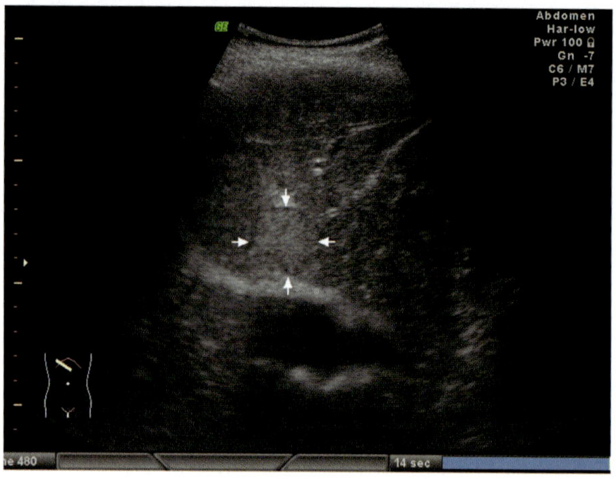


图3-7 肝右叶肝癌，近似等回声

围肝组织，多为结节型肝癌，病变范围较小，一般在 1 ~ 2cm 以内，形态规则，呈圆形，边界清晰，内部回声均匀，分为有包膜低回声结节和低回声结节（图 3-6）。

（3）等回声型：最少见，病变区回声与周围肝组织相似，边界常不清晰，病变区与非病变区可见隐约的分界线（图 3-7）。

（4）混合回声型：病变区内回声强弱不等，常见的表现有：高回声病变区内见有不规则的无回声区或低回声区，为肿瘤组织出血、坏死的表现（图 3-8）。

3. 肝实质　伴有肝硬化时，病变以外的肝组织呈肝硬化的声像图表现，病变以外的肝组织回声可正常或呈现为脂肪肝等。

4. 肝内、外血管　病变区周围的门静脉、肝静脉出现受压、中断、移位，局部血管内径变窄；门静脉、肝静脉、下腔静脉内可出现癌栓，其中门静脉癌栓发生率较高，超声检查易于检出。当伴有门静脉癌栓时，门静脉内径多有增宽，最宽处可达 2cm 以上，管腔内可见单个或多个相对增强的实质性回声，形态不规则，大小不一，严重时可充满整个门静脉（图 3-9）；肝静脉癌栓较常见，但超声检查发现较少，多为病理检查发现，肝静脉内径局部扩大，内可见较高回声的团块；表现为下腔静脉癌栓发生率较低，超声检查时其内可见回声增强的团块，形态不规则。

5. 胆道系统　肿瘤压迫肝门可使胆道系统梗阻，高位压迫则受压以上的肝内胆管扩张，低位压迫可见胆囊、胆总管及其分支均有扩张。

### （二）彩色多普勒检查

肿瘤彩色血流的显示与肿瘤的大小和分化程度有关，直径大于 5cm 病变的血流较易显示，而直径小于 1cm 的病变的肿瘤血管彩超不易显示，高分化肝癌为低血供型，彩色血流不丰富；

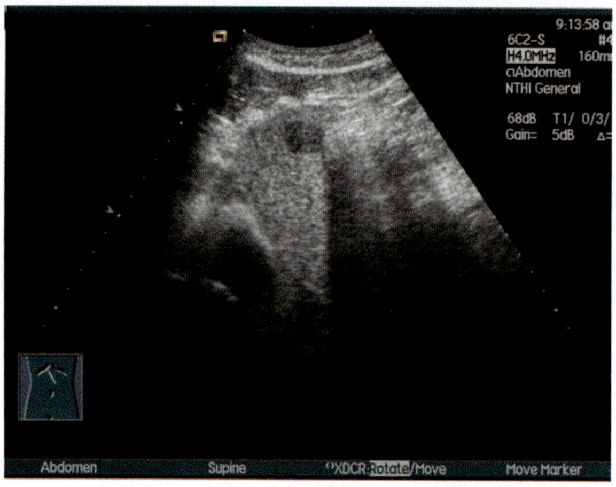


图3-6 肝左外叶小肝癌，呈低回声

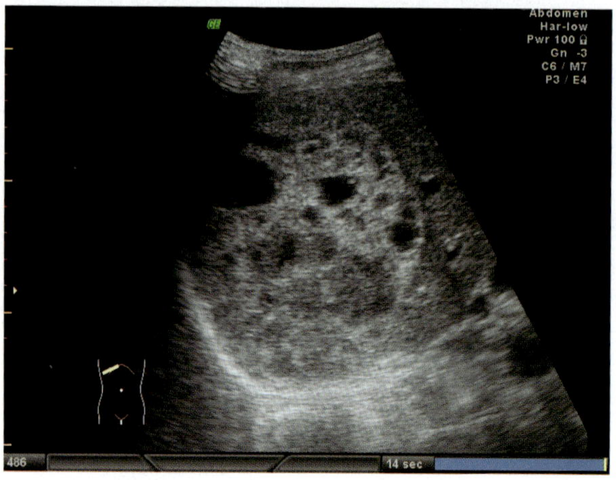


图3-8 肝右叶肝癌，呈混合回声

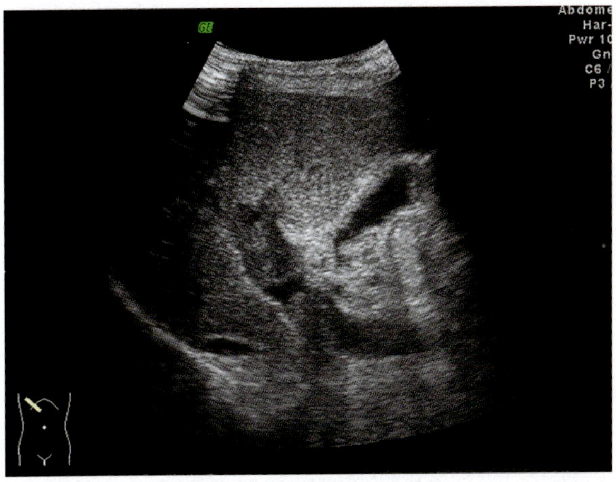

图3-9　门静脉右支癌栓

低分化肝癌为高血供型，彩色血流丰富。于肿瘤的内部或周边可见静脉血流和增快的动脉血流并伴动脉频谱（图 3-10）。

### （三）小肝癌的超声诊断

肿块直径 3cm 以下称为小肝癌，超声检查可发现直径 0.5 ~ 1cm 的微小病灶，敏感性高，但缺乏特异性。小肝癌的病理特征：肿块局限，呈圆形或椭圆形，多有完整的纤维包膜，边界整齐，切面较均匀一致，多呈膨胀性生长，生长速度较慢，小肝癌在肝内播散或转移较少。超声表现：基本图像为低回声（77.4%）、高回声（16.1%）和等回声（6.4%），多为孤立性结节，边界清晰，内部回声均匀，大部分病灶有声晕，可有后方增强效应（图 3-11）；在小肝癌发展过程中，超声图像可由低回声向等回声，再向高回声发展，少数可始终为低回声，其发展较慢；另有少数开始即表现为强回声，因肿瘤内发生纤维化、脂肪变性和坏死、出血而引起。

## 五、转移性肝癌

肝脏是很多恶性肿瘤转移的常见部位，以消化道癌肿转移最为常见，其次为盆腔（子宫和卵巢，前列腺）、肺、乳腺、肾、甲状腺、眼和鼻咽部的癌肿，其主要的传播途径有门静脉、肝动脉、淋巴路和直接浸润四种。肝脏的转移癌结节大小不一，数目不等，可呈孤立的 1 ~ 2 个结节，但多数呈弥漫多发结节，可散布于肝的一叶或全肝，癌结节质硬，与周围肝组织之间有明显分界，包膜多完整，其病理组织形态与原发癌相似。AFP 检测常为阴性。

### （一）超声表现

1. 外形与轮廓　病灶较小时，肝脏形态无改变，病灶增大可使肝脏局限性增大增厚，病灶较大位于肝表面时，可见肝包膜局限性向外隆起。

2. 肿瘤的声像特征　其回声类型按发生率可分为强回声型、低回声型、混合回声型、等回声型、钙化型和囊肿型；病灶形态较规则，圆形或类圆形，部分呈分叶状，边界清晰；“牛眼征”——较小的圆形强回声结节，周围有低回声的暗圈包绕，宽度大于原发性肝癌的声晕，中心有时可见点状的无回声区，为胃肠道癌的肝脏转移常见的典型的超声表现，也偶可见于其他恶性肿瘤的肝转移（图 3-12）。

3. 肝内血管　较小的病变，周围血管无明显改变，当病变较大可压迫血管使血管扭曲、移

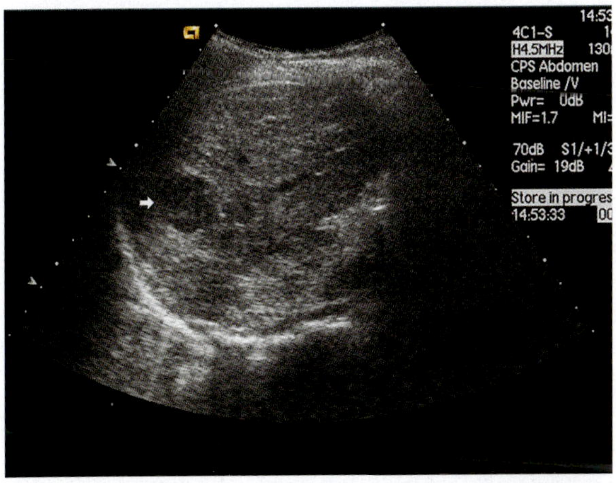

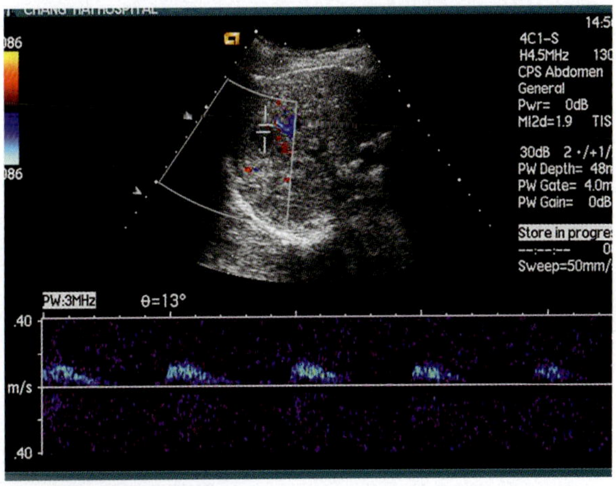

图3-10　血流频谱显示肿瘤内的动脉血流频谱

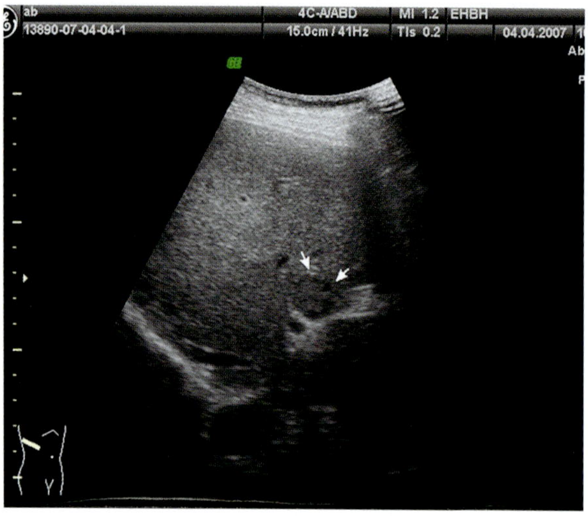


图3-11　肝右叶小肝癌

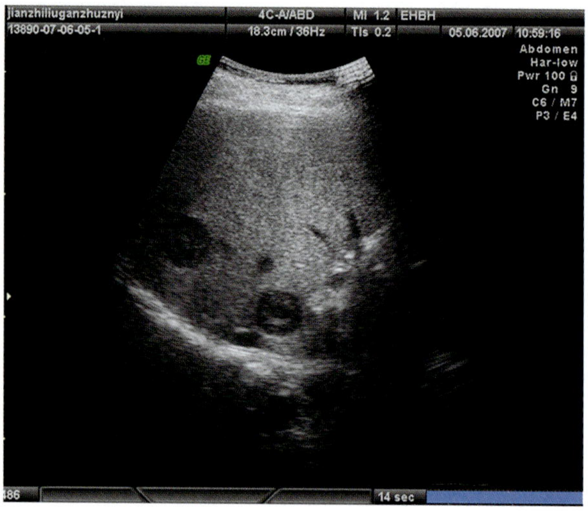


图3-12　肝内转移癌

位、中断。若胆道系统受压，受压以上胆管可出现扩张。

**（二）彩超检查**

常为低血供，可有或无彩色血流包绕征，无原发性肝癌明显。

## 六、肝癌鉴别诊断

主要和以下病变进行鉴别诊断：肝血管瘤、肝硬化结节、不均质脂肪肝、肝脓肿、肝囊肿、多囊肝、肝包虫病。

**（一）肝血管瘤**

肝脏最常见的良性肿瘤，分为毛细血管瘤和海绵状血管瘤两种，以海绵状血管瘤为多见。发生血管瘤的肝脏周围质地多较好，肝内血管、胆管常无改变，腹腔淋巴结无肿大。随访观察，血管瘤短期内无明显增大现象。由于血管内部血流速度很慢，多数病变彩色血流显示困难；海绵状血管瘤内可显示出点状、条索状血流。频谱多普勒有时可显示动脉频谱，但无原发性肝癌明显。

1. 海绵状血管瘤和肝癌鉴别的超声特征主要有如下几点（图 3-13）：

(1) 体积常较大（上海东方肝胆外科医院曾成功切除一重达 18kg 的巨大海绵状血管瘤），形态不规则，多为单发。

(2) 病变内部回声强弱不一，呈条索状或蜂窝状，并有大小不一、形状不规则的无回声区。

(3) 如病变位于肋缘下或剑突下时，稍用力加压探头常可观察到病变区前后径缩小，去除压力后病变恢复原来大小。

2. 毛细血管瘤和肝癌鉴别的超声特征主要有如下几点（图 3-14）：

(1) 体积常较小，直径一般在 1 ~ 3cm，单发的多见，也可为多发。

(2) 大部分病变边界清楚，回声较高，呈筛网状。

(3) 小部分毛细血管瘤呈低回声，周边回声增强，呈“花环征”。

**（二）肝硬化结节**

结节状肝硬化时，肝内回声强度不一，分布不均匀，部分结节直径可为 1 ~ 2cm，表现为强回声或低回声，常不易和弥漫性肝癌或小肝癌鉴别（图 3-15）。此时检查时要注意如下几点：

1. 注意检查肝内血管，如发现有管道受压、变窄、中断、受推挤移位，则提示为肝内有占位

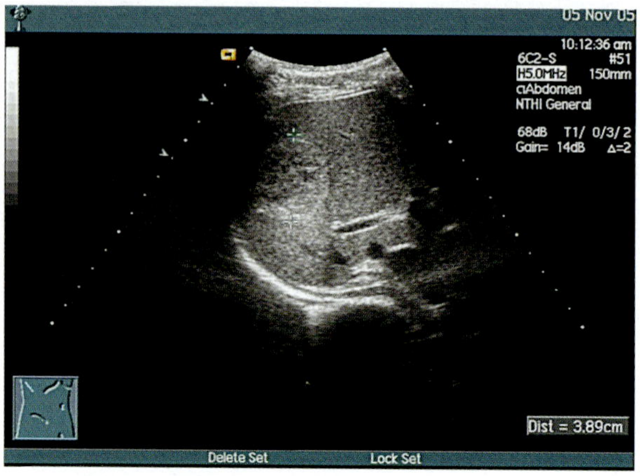


图3-13　肝海绵状血管瘤

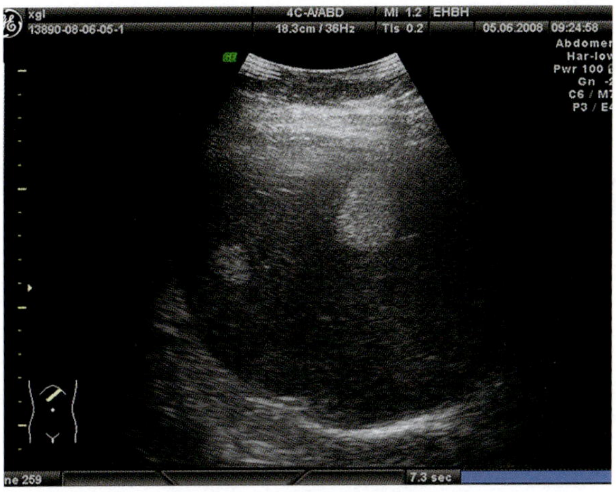

图3-14 肝毛细血管瘤

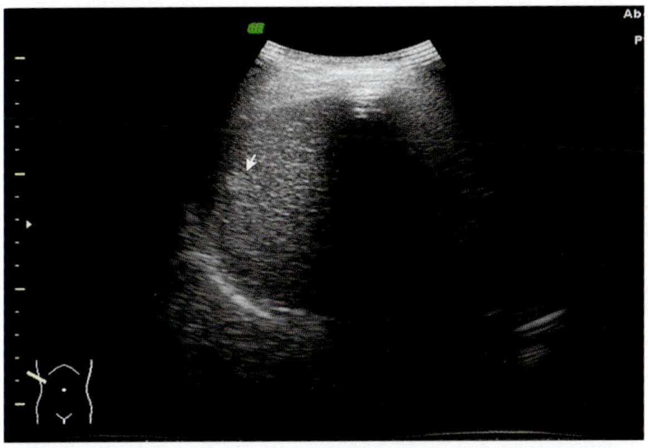
图3-15 肝硬化结节

性病变存在。

2. 注意门静脉、肝静脉、下腔静脉内是否有癌栓回声，如有则提示为肝内有占位性病变存在。

3. 注意检查肝内胆管，如发现有胆管受压、远端扩张或胆管内出现癌栓，则提示为肝内有占位性病变存在。

4. 注意肝门部、腹膜后是否有淋巴结肿大，如有则提示为肝内可能有占位性病变存在。

### （三）不均质脂肪肝

脂肪肝发展呈局限性时，常在左半肝深部或尾叶内、胆囊附近呈现较低回声区。需与低回声肝癌进行鉴别（图 3-16）。与肝癌鉴别的超声特征有如下几点：

1. 团块形态呈三角形或不规则型，境界清晰，无包膜回声。

2. 彩色多普勒在病变区周边及内部均未测到明显血流声像。

3. 超声检查无明显的占位效应，常仅在一个肋间或切面扫查到。

4. 患者多体形较胖，无乙肝病史。

5. 随访观察，团块消失或变化不大。

### （四）肝脓肿

常见的有细菌性肝脓肿和阿米巴性肝脓肿。细菌性肝脓肿单发或多发。阿米巴肝脓肿多发生在阿米巴痢疾 1～3 个月后，脓肿以单发多见，大多位于肝右叶，脓液黏稠。其超声表现：脓肿常呈圆形或类圆形，因脓肿液化程度的不同，其内的回声表现不一，根据其超声图像，一般分为三期：脓肿前期、脓肿形成期和脓肿恢复期。

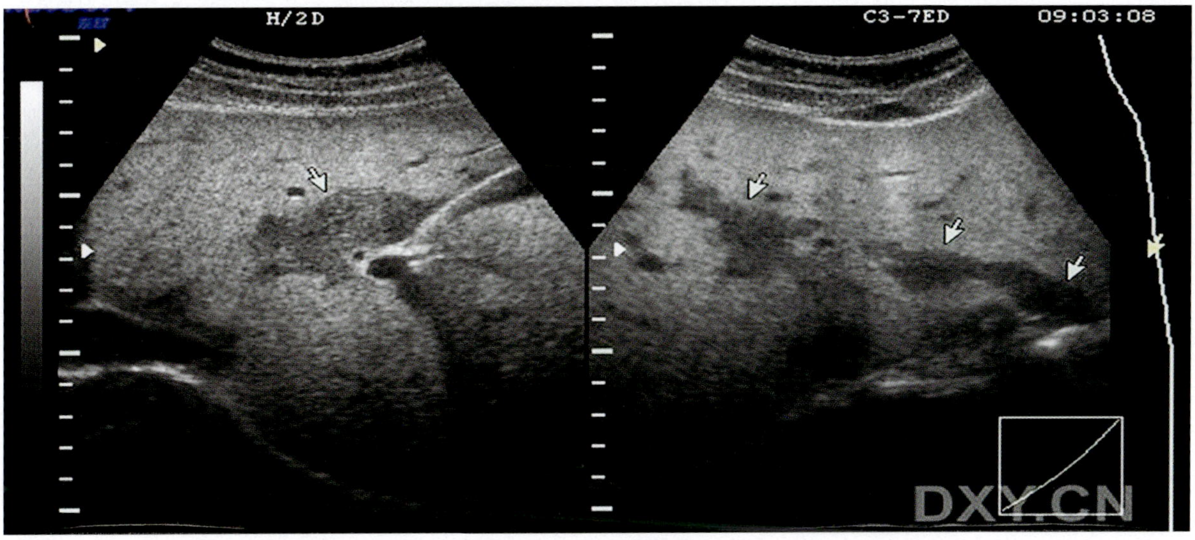

图3-16 不均质脂肪肝

1. 脓肿前期　病变区呈分布不均匀的低至中等回声，边缘模糊不清（图 3-17）。

2. 脓肿形成期　当脓肿出现坏死、液化，其内可见无回声液性暗区，脓液稠厚时常可见不规则的低回声；脓肿内有时可见液平面，改变体位时可见漂浮移动的回声；脓腔的内壁不光滑，慢性肝脓肿的壁增厚，回声增强，伴有钙化时，出现强回声后方伴声影。

3. 脓肿恢复期　脓腔内的无回声区逐渐变小直至完全消失，脓腔闭合，取代以新生的肝组织，残留少量的中小光点或纤维条索。

### （五）肝囊肿

常指非寄生虫性肝囊肿，为肝脏的良性病变，常为多发。

超声表现多为圆形或椭圆形无回声区，囊壁光滑，边界清楚，直径由数毫米至数厘米，最大者可达 20cm 以上，巨大者可占据整个肝叶甚至整个腹腔；囊肿后方回声因囊液透声良好而产生增强效应；较大的囊肿压迫周围的肝组织，邻近的血管因受压而变细或移位（图 3-18）。当囊肿内发生出血或感染后，囊内出现絮状回声，内透声差，需与肝癌进行鉴别。小囊肿需与部分回声很低、近似无回声的小肝癌进行鉴别（图 3-19）。超声鉴别要点如下：

1. 囊肿边界清楚，彩色多普勒显示囊内无血流信号。

2. 囊肿患者肝脏质地多较好，肝内血管、胆管常无改变。

3. 无腹腔淋巴结肿大。

4. 无肝硬化征象。

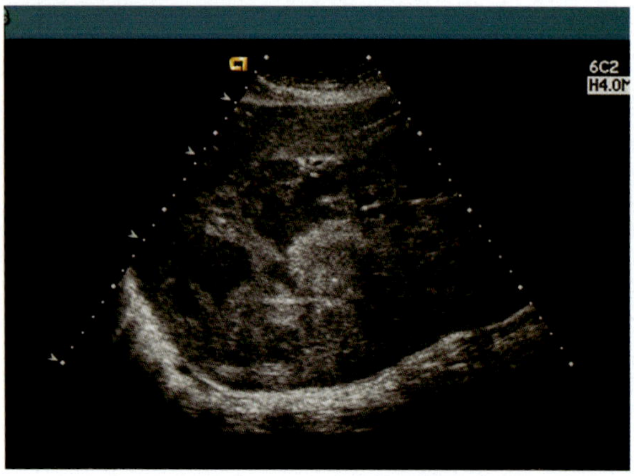


图3-17　脓肿形成前期

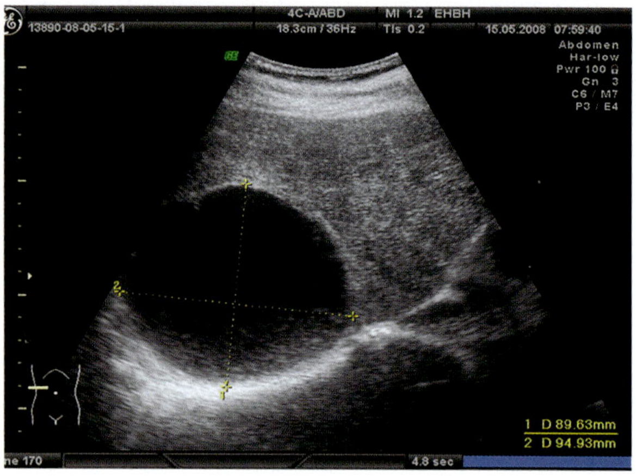


图3-18　肝右叶囊肿

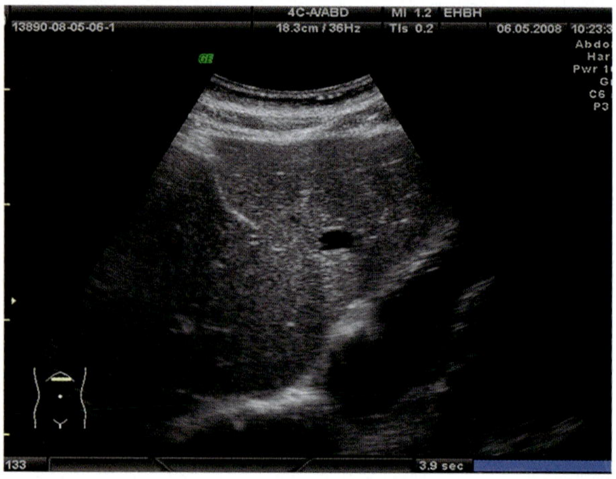


图3-19　肝左叶小囊肿

### （六）多囊肝

为先天性的肝脏多囊性疾病，多同时伴有肾脏的多囊性病变，有家族遗传史，女性多见。

超声表现：肝脏形态不规则，明显增大，肝表面呈结节样隆起，高低不平，肝内可见多个弥漫分布大小不一的无回声囊腔，直径数毫米至数厘米，囊壁完整，囊肿之间极少有肝组织（图 3-20）。

### （七）肝包虫病

分为包虫囊肿和泡球蚴病两类，为畜牧地区人畜共患的常见病，我国以包虫囊肿为多见，可发生于任何年龄。肝脏局限性增大或全肝大，近肝表面的病变使肝包膜隆起。其特征性超声表现："大囊套小囊"、"落雪"征、"水百合花"征、"蛋壳"状改变等（图 3-21）。

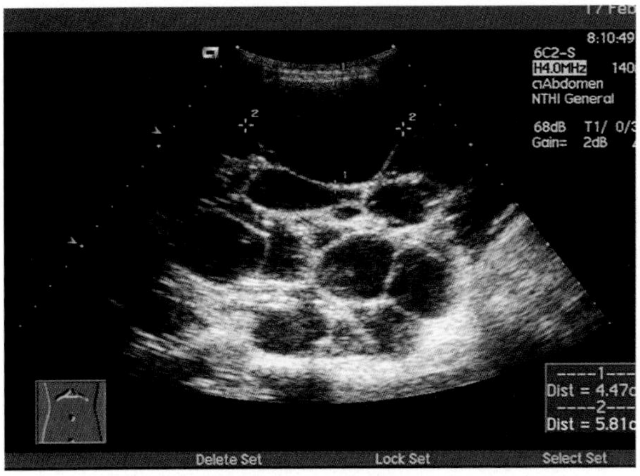


图3-20　多囊肝

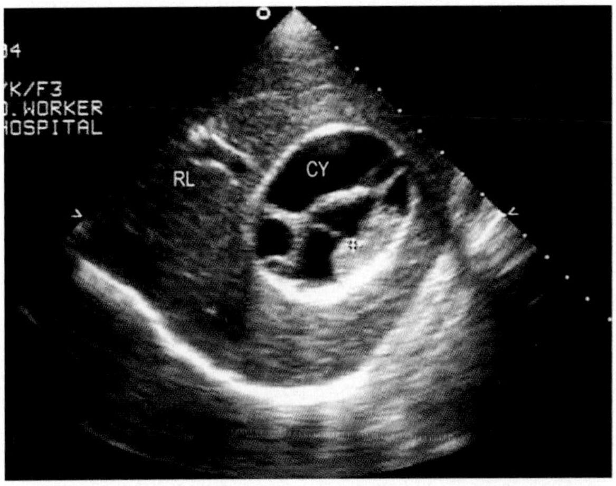


图3-21　肝包虫病

CY：cyst 囊肿　RL：right liver 右肝

## 七、超声造影在肝癌诊断中的应用

### （一）超声造影的原理

1968 年美国 Rochester 大学 Raymond Gramiak 报道，应用手摇过的生理盐水经心导管注入心腔时，在 M 型超声心动图上产生了“云雾状”的明显回声增强效应。从此，超声造影技术的研究在世界范围内展开[3]。近年来，第二代高效、稳定的新型造影剂不断研发应用，加之造影成像技术的飞速发展，超声造影技术取得了突破性的进展，能够显示组织器官的血液灌注情况，并将影像诊断推进到结构和功能相结合的新高度。特别是近年来低机械指数实时超声造影成像技术的应用，显著提高了超声检查对肝脏占位性病变尤其是肝癌的检出率和鉴别诊断率。同时在肝癌局部介入治疗中定位肿瘤，以及治疗后的疗效评判等多方面发挥着重要的作用。

1. 超声造影是基于以下原理　由于气体对超声波具有极强的反射能力，所以微气泡成为对比超声成像的天然选择。超声探头发射的是一组连续的超声波脉冲，造影剂微泡弹性外壳在超声波的连续推动下不断发生非线性压缩 - 膨胀变形，导致回波信号波形畸变产生谐波，选择性的接收谐波信号则有助于提高超声图像的信噪比，使得到的超声图像更为清晰。由于超声造影剂仅停留在血管内，是真正的血池显影剂，所以超声造影能更准确反映组织的血流灌注状态，还能够实时不间断地观察病灶的增强特点，捕捉到增强过程中的细节。临床实验结果表明超声造影不仅可以检测到肿瘤，而且还可以将肿瘤内的微血管可视化。

2. 超声造影根据机械指数（MI）的不同分为低机械指数超声造影和高机械指数超声造影。低 MI 超声造影即当声压小时，气泡的声波入射频率和激发频率一样。实时谐波成像技术就是使用低功率、低 MI，连续发射声波并连续接收谐波信号进行成像，它能实时观察组织血流灌注，定量分析正常和异常血流动力学，能提高造影增强效果，充分发挥了动态超声显像的优势。与气泡造影剂相比，组织缺乏非线性特性，要产生谐波信号需要较高的 MI，在低 MI 条件下，抑制了组织产生的信号而只保留微泡所产生的谐波信号，从而产生更佳的造影效果。高 MI 成像原理是当声压高时，气泡的扩张和收缩呈非线性，并产生发射频率的次谐波或高谐波反射，在共振频率下，声波中微气泡的直径可收缩或扩张数倍，直至气泡爆破，在气泡爆破的同时也产生包括次谐波或高谐波的宽频反射。虽然这种技术失去了实时显像的优点，但明显提高了造影剂的显像效果。

超声造影是普通超声的扩展，是目前超声医学发展的前沿。因为它更加直观，收集到的超声特性更广泛。它的发展大大延伸了超声这一检查手段的准确性和敏感性，使其在一定程度上可以和传统概念上普遍优于其的 CT、MRI 相媲美。

### （二）超声造影在肝癌的诊断和治疗中的应用

超声造影在肝癌诊断中的主要用途是检测出病灶及对病灶进行定性诊断。由于肝癌患者常发生在肝硬化的基础上，利用普通超声对肝癌尤其是小肝癌和肝硬化结节的鉴别诊断上存在一定的困难。在这方面，超声造影就凸显出其利用价值。由于不同肝肿瘤血供的差异将导致其在不同时相的不同动态增强表现。有研究观察超声造影时肝肿瘤的灌注过程，结果显示肝肿瘤恶性组与良性组开始增强时间、达峰时间及持续总时间比较均有显著性差异；原发性肝癌和肝转移癌持续总时间比较有显著性差异。

目前临床上对于肝脏肿瘤良恶性的鉴别手段主要是应用 CT 和 MRI。但这两者不但费用较高，而且 CT 具有辐射性。另一方面对于众多的基层医院来讲，CT 和 MRI 并不十分普及，超声仪器则相对来讲要常见许多。在超声造影的诊断灵敏度、特异性等方面，Giorgio 等认为超声造影和磁共振在鉴别大于 10cm 的肝硬化结节和小肝癌方面的灵敏度分别为 91.9% 和 94.6%，特异性分别为 93.33% 和 86.7%，二者难分伯仲。而超声造影和增强 CT 对肝脏良、恶性占位的诊断准确率分别为 89.9% 和 82.8%，二者在统计学上亦没有显著差别。

1. 适应证　欧洲超声医学会与生物联合会（EFSUMB）小组与 2004 年 11 月修订了超声造影剂使用指南，提出了以下适应证。

（1）超声造影检查适用于所有存在不能明确诊断的肝内病灶的患者，尤其在伴有下列临床情形时：①常规超声偶然发现的病灶；②慢性肝炎或者肝硬化者的可疑病灶；③有恶性肿瘤病史的可疑病变；④患者的 CT/MRI 或者细胞学 / 组织学结果不能确诊时。

（2）当超声作为引导消融的影像方法时，造影剂的应用可在下列各步骤中提供重要信息：①治疗前可与增强 CT 或增强 MRI 共同进行病变的分期和评价靶病变的血供；②显示在灰阶超声上不易辨认或无法辨认的病变，定位病变并引导穿刺进针；③消融后进行立即的治疗效果评价来探测剩余肿瘤的存活区；④长期跟踪随访的评价治疗效果，尤其在增强 CT 或者增强 MRI 有禁忌或者不能确诊时。

2. 禁忌证

（1）对超声造影剂内任何成分过敏者禁止使用。

（2）近期有急性冠心病症状或临床不能确定的不稳定型缺血性心脏病患者禁止使用。

（3）下列情况禁忌使用：右向左分流者、严重肺动脉高压患者（肺动脉压高于 90mmHg）、不能控制的高血压患者、急性呼吸窘迫综合征。对于怀孕和哺乳期妇女的安全性尚未确认，因而怀孕及哺乳期妇女禁忌使用。

（4）在一些组织使用超声造影剂可能会损害微血管并引起严重临床后果时要谨慎，如无颅骨的大脑、眼睛和新生儿。

（5）在进行体外冲击波疗法前 24 小时应避免使用造影剂。

3. 使用方法　目前肝脏实时超声造影剂多采用低机械指数（一般在 0.2 以下）实时扫查成像技术。使用低溶解度气体的超声造影剂（如声诺维 SonoVue）可以进行动态成像并对造影的三个不同血管进行评估。下面以造影剂声诺维为例介绍一下使用方法。

首先常规二维超声扫查肝脏，记录病灶的位置、大小、数目及回声特征，作出造影前初步诊断；对肝肿瘤的观察尽可能选择同时能显示多个结节的切面，之后启动 CnTI 技术，根据病灶深浅度及患者胖瘦调节声功率输出，达低机械指数状态，此时显示屏几乎看不到肝灰阶图像，只能接收来自造影剂的二次谐波信号。在注射造影剂的同时启动超声仪内置计时器，实时不间断地观察重点区域病灶的灌注及回声强度变化；确保目标主灶有完整的各时相记录，同时观察记录邻近区域病灶的灌注。造影过程中固定探头并嘱患者控制呼吸程度，以确保捕捉微小病灶的时相；还需重视肋间扫查，避开肋骨干扰。在获得实质期有诊断意义的时相记录后，快速扫查全肝常可以发现造影剂已退出呈弱回声的新病灶。显像不充分或需观察不同区域时间隔 10 分钟行第 2 次造影。

4. 肝癌超声造影特征

（1）造影时相区分：注入 SonoVue 后肝肿瘤表现为动态造影变化，按时间顺序分为肝动脉相、门静脉相、肝实质相三个时相。以肝动脉和门静脉主干以及二级分支开始显像时间作为肝动脉期、门静脉期的开始，随后肝实质逐渐开始强化达到峰值时，标志着进入实质期。一般认为动脉相为0～30秒，门静脉相为30～120秒，实质相（也称为延迟相）为120秒以后。SonoVue在血管相后被肝网状内皮系统的Kupffer细胞吞噬，它陷于肝窦中或缓慢通过肝窦，这一特殊时相可持续6分钟。而肝癌、肝转移癌等缺乏Kupffer细胞或Kupffer细胞功能障碍的病灶，不能保留造影剂，因此在延迟相相对于正常肝组织表现为充盈缺损，从而增加了病灶与正常组织的对比度，这一特性对于疾病的定量、定性诊断有重要意义。

（2）肝癌的超声造影特征

1）肝细胞肝癌：典型者表现为动脉早期瘤体完全增强，而门静脉期和延迟期呈低回声，即"快进快出"。较大肿瘤由于内部坏死等原因而表现为区域性的造影剂充填缺损。部分结节门静脉期呈等回声，但延迟期回声略低于肝实质。需要注意的是，极少数小肝癌在造影三期均表现为高回声。有研究表明造影剂的退出快慢和肿瘤的分化程度相关，高分化肝细胞肝癌造影剂退出晚。

2）肝内胆管癌：动脉早期的增强方式可以不同，但大部分表现为高灌注状态，即完全增强或病灶周围不规则增强；在门静脉晚期表现为低回声，较大肿块门静脉期和延迟期可见周边不规则增强。胆管细胞癌于延迟期表现为低回声（即造影剂廓清），有一定的诊断和鉴别诊断价值。

3）转移性肝癌：根据转移癌来源不同有不同的表现方式。一般和其血供丰富与否有直接关系。富血供的肝转移癌可表现为动脉早期完全增强或"面包圈"样增强，门静脉期和延迟期呈负性显影。部分肝转移癌见到血流由周边向中心走行或内部扭曲杂乱的血管。少血供肝转移癌可于动脉早期表现周边环状增强或无增强。

5. 不良反应　目前新一代的超声造影剂具有良好的使用安全性和耐受性。但约有0.01%严重过敏反应的报道，表现为血压降低等过敏性休克症状。较多的副反应（1%～5%）表现为短暂性的味觉改变、注射部位的局部疼痛、面部潮热感觉或全身潮红。

（郭佳　张丽）

## 第二节　肝胆肿瘤的CT检查

### 一、检查技术

患者禁食4～6小时，于检查前口服1 000ml开水（阴性对比剂）或开水与泛影葡胺混合液（阳性对比剂），将胃充满扩张。由于CT机有螺旋和非螺旋、扫描速度亚秒和1秒以上、探测器有单排和多排，所以扫描技术也根据各机器性能的不同而有不同的设置。不同的医院根据各自的习惯和条件对肝脏行平扫、双期扫描或三期扫描。三期扫描对于减少漏诊、提高诊断和鉴别诊断能力有很大帮助。通常设置三期扫描时间为，动脉期25～30秒，门静脉期50～60秒，延迟期120～180秒，当疑诊为肝血管瘤时，延迟扫描180～240秒。扫描层厚通常5～10mm，薄层（≤5mm）扫描可明显提高微小病灶检出率。常规螺旋CT的造影剂用量常为1.5～2.0ml/kg，而多层螺旋CT由于扫描速度快，可用1.2ml/kg，增强后效果与1.5～2.0ml/kg相似。

CT的扫描范围从膈顶上1cm至肝脏下缘1cm，这样避免由于呼吸运动肝脏上下移动而漏检。

### 二、怎样看正常肝脏CT片

正常肝脏CT片各期的表现特点（以三期扫描为例）。

**（一）平扫**

未注射造影剂之前的扫描，只需观察腹主动脉有无强化即可辨认。此期腹腔内血管和各实质性脏器密度相近，若肝脏内病灶密度与周围组织密度相等则无法分辨，若病灶密度高于或低于周围组织密度即可辨认，两者密度差越大越容易辨认。此期可发现病灶但通常不能定性。

**（二）动脉期**

注射造影剂后第1次扫描，通常在注射造影剂后25～30秒开始扫描，此期动脉显示最好，动脉密度达到峰值。此时腹主动脉、脾动脉和肝动脉明显强化增白，肝实质仅轻度强化，整个肝实质密度仍较低，而此时脾实质已开始明显强化，由于皮质和髓质内血窦分布的不同，呈不均匀的斑点或斑片状，肝、脾强化密度差对比显著。此期对于富血管的肿瘤显示较好。

（三）门静脉期

注射造影剂后第 2 次扫描，此期门静脉显示最好，通常在注射造影剂后 50～60 秒开始扫描，肝实质密度已达最高值，呈均匀一致的强化，而此时的脾髓质也明显强化，整个脾也呈均匀一致的强化，即肝和脾都呈均匀一致的强化。此期主要观察门静脉。

（四）延迟期

即注射造影剂后第 3 次扫描，通常在注射造影剂后 180～240 秒开始扫描，此时肝脏和血管的密度呈均匀一致性的下降。此期有助于对肝肿瘤定性和鉴别诊断。

## 三、怎样发现病变

CT 检查发现病变主要是利用正常肝组织和病变组织间的密度差来确定。例如肝上最常见的恶性肿瘤即肝癌，由于其肿瘤实质较松散，密度较正常肝组织小，典型表现为，在 CT 平扫时多表现为低密度，在动脉期由于肿瘤内动脉供血丰富，强化明显而呈高密度，此时肝脏仅轻度强化，肿瘤表现为高密度；门静脉期肝脏强化密度增高，肿瘤内造影剂已开始下降，多表现为相对的低密度；延迟期肿瘤内造影剂已基本消退，肝密度也开始下降，此期肿瘤显示较清楚。

## 四、怎样全面观察肝脏图像

规范化的肝扫描必须是整个肝脏都包括在扫描范围内，考虑到肝脏为活动性脏器，所以定位扫描应在上、下缘超过膈顶和肝脏下缘 2 个层面，这是保证不漏诊的基础。在整个扫描范围内包括肝、胆囊、脾、胰腺、胃、双侧肾上腺、双侧肾中上部、部分小肠和结肠、门静脉、下腔静脉等血管。在整个看片过程中以上脏器和血管均应观察，通常可先重点观察主要脏器，然后为其他脏器，其顺序可为肝→胆囊→脾→胰腺→食管下段→双侧肾上腺→双侧肾→其他。在观察肝脏时，首先观察肝脏形态→大小→边缘→整体密度→血管走行→血管充盈情况→肝或肝肿瘤与周围的关系。

## 五、肝细胞癌的CT表现

肝细胞癌（hepatocellular carcinoma，HCC）是肝脏中最常见的恶性肿瘤。发病率高，术后复发率高，死亡率高。肝癌的大体分型为小肝癌、结节型、巨块型和弥漫型。提高 HCC 的早期诊断率是提高治疗效果的关键。肝癌的强化特点主要与其血供有关。

（一）小肝癌

最大直径≤ 3cm 的肝癌为小肝癌（small HCC，SHCC）。SHCC 在三期扫描上可有多种表现：约 80% 的 SHCC 为典型表现，即平扫呈低密度或等密度、动脉期呈高密度、门静脉期呈低密度或等密度、延迟期为低密度；约 20% 为非典型表现，可表现为各期均为低密度，也可表现为动脉期为等密度，而其他各期为低密度。SHCC 可随其体积的增大强化程度可有改变，在动脉期上可有明显强化，也可表现为强化程度降低（图 3-22）。

SHCC 检出率在常规非螺旋 CT 增强扫描中检出率较低，由于其扫描速度的限制，不易在一次屏气中完成全肝的扫描，对 SHCC 的检出不利，即在动脉期对血供丰富的 SHCC 和门静脉期对少血供的 SHCC 的检出均不利，如扫描时采用头－脚体位，对于肝脏远心端的 SHCC 易漏检或不易显示其特点。螺旋 CT 动态增强扫描，可明显提高 SHCC 的检出率，其扫描速度较非螺旋 CT 快 6～10 倍，一次屏气即可完成全肝扫描。螺旋 CT 研究认为小肝癌的检出率在动脉期为 86%～90%，门静脉期为 60%～67.3%，双期为 92%。两者相差显著。有作者研究认为三期扫描（triple-phase helical CT, THCT）对于肝内小肿瘤是必须的，肿瘤的显示主要在动脉期和延迟期，肝脏和肿瘤间密度差的对比以动脉期最好，延迟期次之，门静脉期最差，认为门静脉期的表现对诊断价值有限。Lim 等认为动脉期在发现多血供的肿瘤特别有用，而门静脉期和延迟期在发现少血供的肿瘤如分化好的肝癌或微小肝癌方面有用。Jang 等 比较了肝动脉造影 CT（CT hepatic arteriography，CTHA）、动脉－门静脉造影 CT（CT arterial portography，CTAP）和 THCT 在检查肝癌中的作用，认为术前不必作 CTHA 和 CTAP 检查，因为这两种检查均为创伤性、高费用和高假阳性，而且也未带来检出率的实质性提高。认为 THCT 足够，延迟期可增加小肝癌和肝脏之间的对比度，提高分化较好少血供 SHCC 的检出率。

多层螺旋 CT 较常规单层螺旋 CT 速度更快，每次可同时获多幅图像，全肝扫描仅需 3～5 秒，更易控制扫描期相。

当 SHCC 在动脉期呈等密度，在门静脉期和延迟期呈低密度，或各期均为低密度时，不易确诊为 SHCC，如果 AFP 升高，可行 TACE 后再 CT 扫描确诊。

【诊断要点】肿瘤≤ 3cm，典型强化特点“快进快出”表现，平扫呈低密度，动脉期呈高密度，门静脉期和延迟期呈低密度。

### （二）巨块型肝癌

通常≥ 10cm 者可称为大肝癌，多有典型的肝癌表现，诊断不困难，动脉期多有明显的强化，门静脉期和延迟期密度减低多呈低密度，少数为等密度（图 3-23）。

在 CT 增强扫描巨块型肝癌的血供可分为多血供、少血供和混合性血供类。

1. 多血供　CT 动脉期肿瘤内有明显均匀或不均匀性强化，动脉血管增粗，肿瘤内血管呈放射状、斑驳样、花瓣样或团状强化，门静脉期也有强化，延迟期密度减退；DSA（digital subtraction angiography，数字减影血管造影术）肿瘤供血动脉主干增粗，肿瘤内血管增多、增粗、扩张和紊乱，可呈放射状和抱球状，小血管丰富，均匀或不均匀染色；也可表现为 CT 动脉期肿瘤轻度强化，而门静脉期中度或显著强化，

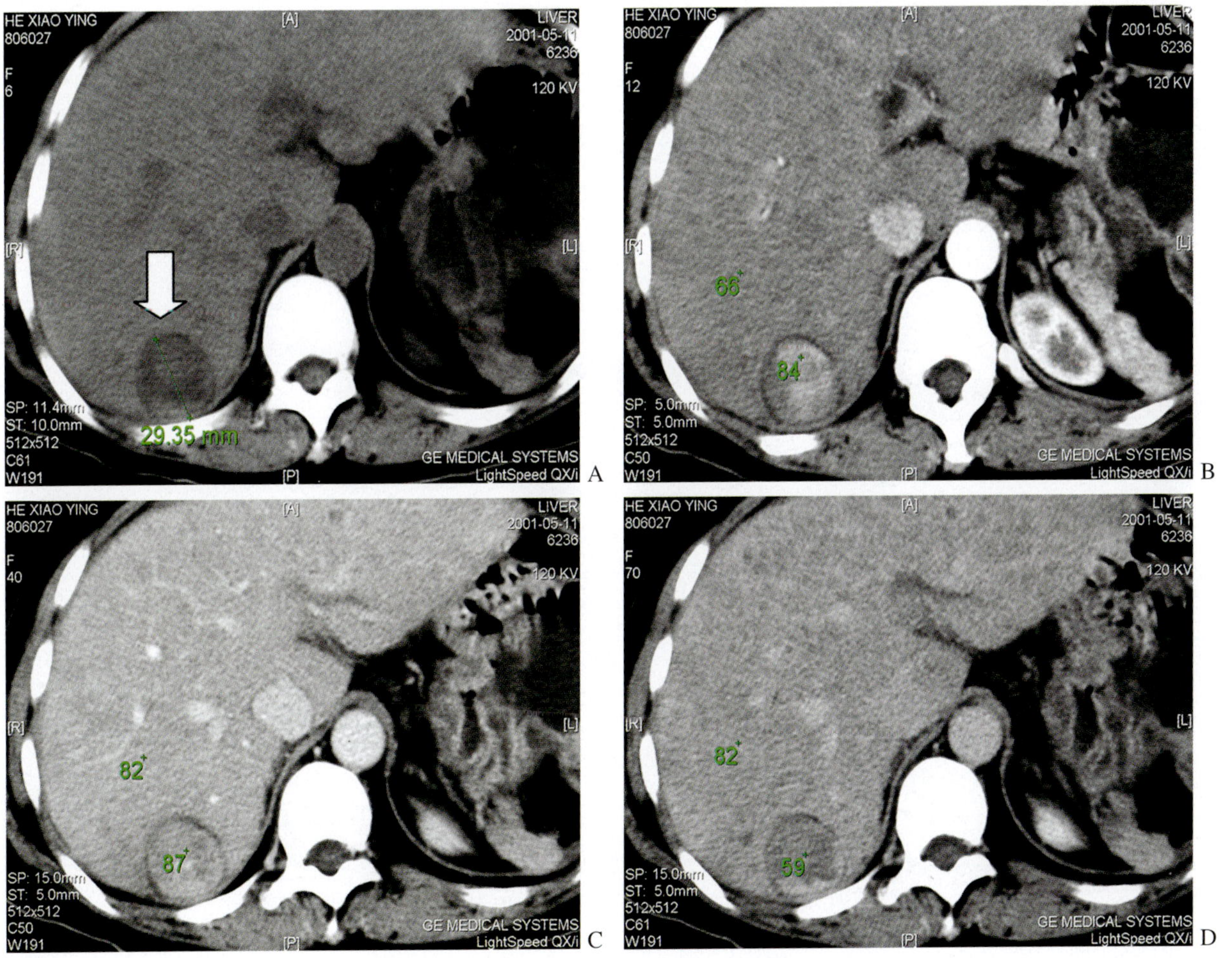


图3-22　小肝癌（A～D同一患者三期扫描）

病例简介：患者女，51岁，肝右后叶3cm大小占位性病灶，病理诊断：SHCC，粗梁型，Ⅲ级，肿瘤内有出血，包膜完整，AFP阴性。

A. 平扫：病灶呈低密度，密度不均（箭头）；B. 动脉期扫描：明显强化；C. 门静脉期扫描：密度与肝脏密度相近；D. 延迟期扫描：密度降低。肿瘤周围的低密度环（包膜）在增强图上均显示，但无明显强化。

延迟期仍呈低密度；DSA肿瘤血管增粗不明显，肿瘤内小血管欠丰富，实质期明显染色。此类肝癌介入治疗时可灌注较多的碘油。

2. 少血供　CT动脉期肿瘤轻度强化或无明显强化，门静脉期强化也不明显，延迟期仍呈低密度；DSA肿瘤血管无或轻度增粗，肿瘤血管不丰富，实质期轻度染色。介入治疗时灌注碘油后仅少量充填或无充填。

3. 混合性血供　由于肿瘤内血供分布及丰富程度不同而表现为动脉期肿瘤内部分强化明显，部分轻度强化；DSA肿瘤部分区域为血供丰富，部分区域为少血供（非液化坏死区域）。灌注碘油部分区域充填好，部分无或少充填。

对于有明显的动静脉瘘的巨块型肝癌患者，由于动脉期即可见门静脉显示，肿瘤在动脉期和门静脉期均可无明显或轻度强化；DSA肝动脉可明显增粗，而肿瘤动脉可无明显增粗、增多或显示欠佳，可见明显的动静脉瘘，大量的造影剂进入门静脉或肝静脉，门静脉小分支显示清楚，而实质期肿瘤染色不明显，此时无法分类。

### （三）弥漫型肝癌

肝癌呈弥漫性生长，无明确的边缘和形态，其中部分块状是由大量小结节样病灶融合成团，病灶内可有不规则的强化，延迟期多为低密度。本型通常有门静脉癌栓和腹腔内淋巴结转移，预后极差（图3-24）。

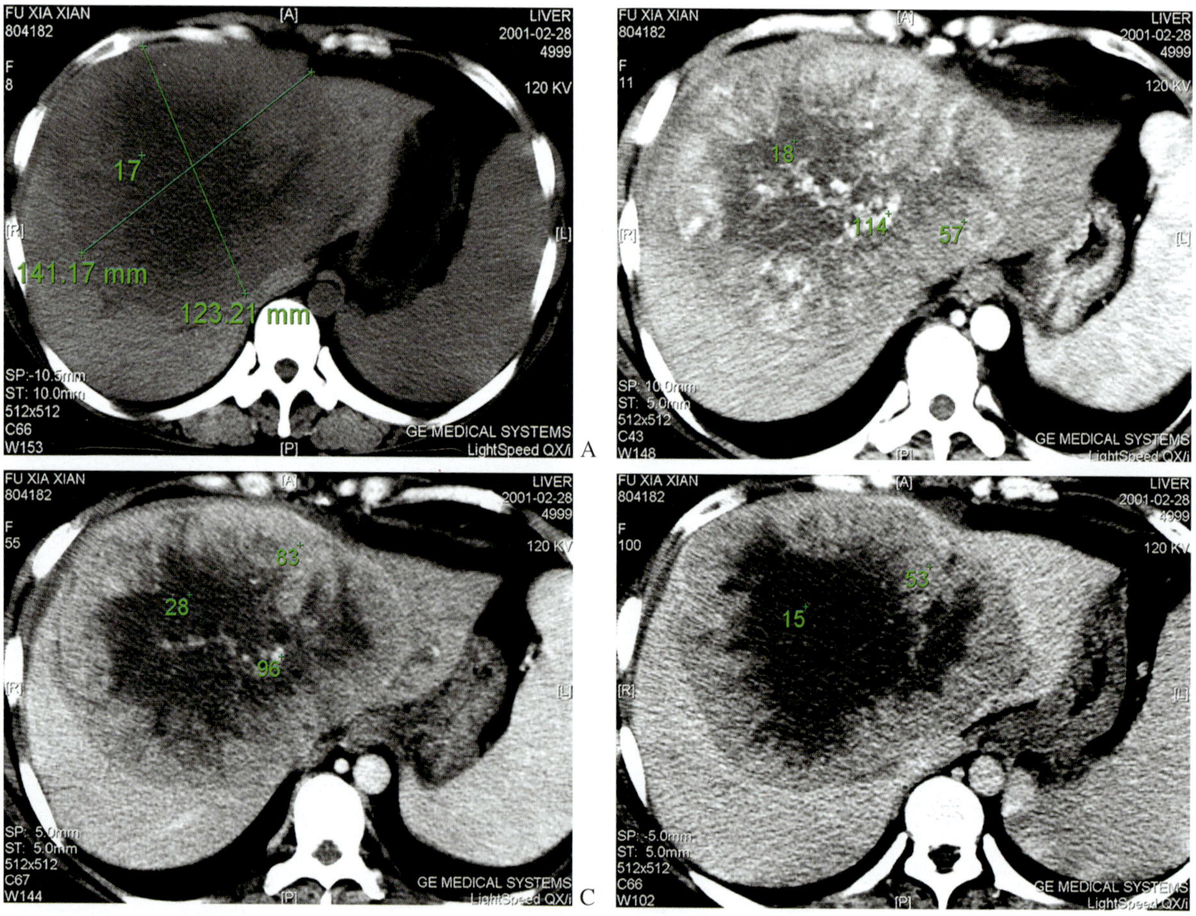


图3-23　巨块型肝癌（A～D同一患者三期扫描）

病例简介：患者女，37岁。中肝叶12.3cm×14.1cm大小占位性病变。肿瘤中有大片坏死，AFP>1000μg/L　病理诊断：HCC，粗梁型，Ⅲ级，小结节型肝硬化。

A. 平扫：右叶巨块状低密度影，边缘不清楚，密度不均，中央有大片不规则更低密度区；

B. 动脉期扫描：病灶明显强化，血管丰富,可见增粗的肿瘤血管，病灶中央大片坏死；

C. 门静脉期扫描：病灶呈等密度和低密度，周围包膜呈高密度影；

D. 延迟期扫描：肿瘤密度进一步降低。

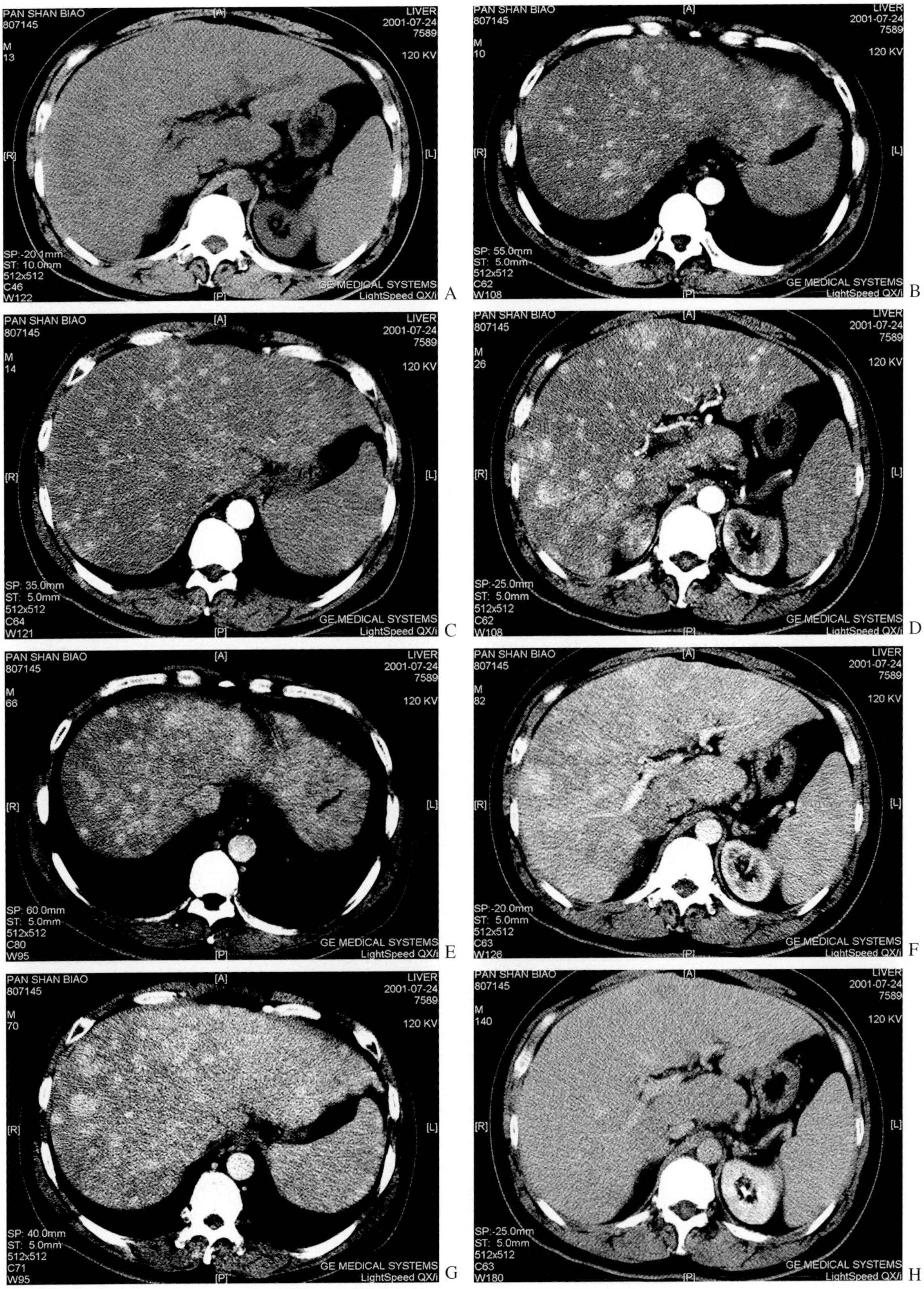


图3-24　弥漫型肝癌（A～H同一患者三期扫描）

病例简介：患者男，46岁。肝内弥漫性小结节占位性病变。AFP>1000μg/L。

A. 平扫:显示肝内密度略不均；B～D. 动脉期扫描:显示整个肝内大量大小相近的小结节强化影，呈弥漫性分布，部分小结节融合成较大结节；E～G. 门静脉期扫描:仍可见大量小结节强化影；H. 延迟期扫描:小结节影呈等密度。

约 70% ~ 80% 的肝癌有门静脉癌栓，癌栓在门静脉期显示最好，表现为门静脉内的卵圆形或条状充盈缺损，癌栓可发生在左、右支，通常在患侧，也可位于主干和分支，严重者癌栓可侵犯下腔静脉和（或）肠系膜上静脉，甚至向上通过肝静脉、下腔静脉进入右心房。

少数肝癌主要向外生长（外生型肝癌），形似腹腔内的肿瘤，仅部分与肝脏相连，此时应特别注意，诊断要点是肿瘤的形态、内部结构和血供及强化特点多与内生型肝癌相似，同时与肝脏不能分开。

【诊断要点】患者有肝硬化病史、动态 CT 特点“快进快出”表现，动脉期呈高密度，门静脉期和延迟期呈低密度。

## 六、肝胆管细胞癌

肝胆管细胞癌（cholangiocarcinoma）起源于肝内毛细胆管的上皮细胞，大体形态分为 3 类，①肿块型：肿块质地坚硬，灰白色易侵犯周围组织；②结节型：多发大小不等的灰白色质硬结节；③硬化型：病变处纤维化并萎缩。当胆管细胞癌起源于小叶间胆管时即肝内胆管细胞癌；起源于左、右肝管和肝总管汇合处时，即肝门部胆管癌[4]。

### （一）肝内胆管细胞癌

临床上一般将肝内胆管细胞癌归类于肝癌。肿瘤通常发生在肝左叶，也可合并有肝内胆管结石。在 CT 平扫上病灶呈边缘不清楚、形态不规则的大片状低密度影，其内可见更低密度的小圆形和小条状影，或致密钙化影；由于病灶多为乏血供，故动脉期的强化程度无肝细胞癌明显，仅呈轻度的强化，在门静脉期和延迟期肿瘤持续强化，边缘可强化呈花瓣状，门静脉期和延迟期的强化为本病的特征性表现。病灶内可有大片液化坏死区而呈更低密度区域（图 3-25）。

【诊断要点】左叶，密度较低的肿块，CT 呈边缘强化和延迟强化，病灶远端的肝内胆管扩张，常合并有肝内胆管结石。

### （二）肝门部胆管癌

肝门部胆管癌（hepatic hilar cholangiocarcinoma）是指发生在左右肝管与肝总管汇合处 2cm 内的胆管癌，是最常见的一种，约占 40% ~ 50%。临床上出现症状相对较早，主要为无痛性黄疸并进行性加深。肿瘤多沿胆管壁及胆管周围浸润生长，少数在胆管壁呈结节状或乳头状向腔内突出。由于其所在部位有肝动脉和门静脉通过，而肿瘤又常侵犯包绕这些血管，手术切除率低。本病在外科和直接法造影（ERCP 和 PTC）上分为 4 型，即 Bismuth 分型：Ⅰ型肿瘤累及肝总管近段，未侵犯汇合处；Ⅱ型肿瘤累及肝总管近段和汇合处，但未侵犯左、右肝管；Ⅲ型又分 2 个亚型，Ⅲ a 型肿瘤累及肝总管近段和汇合处，同时侵犯右肝管；Ⅲ b 型肿瘤累及肝总管近段和汇合处，同时侵犯左肝管；Ⅳ型肿瘤累及肝总管近段和汇合处，同时侵犯左、右肝管。在大体病理上可分为 4 型，①息肉样型；②结节型；③硬化型；④浸润型。

若肿瘤呈膨胀性生长形成肿块，CT 可清楚显示肿瘤的大小、形态和部位，表现为平扫肝门部块状低密度影，若肿瘤沿胆管壁浸润性生长而不形成肿块，CT 不能清楚显示肿瘤，但由于病灶位于肝门部，造成肝门部胆管狭窄和阻塞，其远端的肝内胆管通常有明显的扩张，由于阻塞多为急性阻塞，所以扩张程度较重，形态上似“软藤”样表现，称“软藤征”。病灶多为少血供型，增强后动脉期病灶可有轻度强化，但门静脉期和延迟期仍有强化，具有延迟强化的特点。

【诊断要点】肝内胆管明显扩张，而肝外胆管无明显扩张，肝门部不规则肿块。CT 动脉期轻度强化并有延迟强化。

## 七、转移性肝癌

肝脏是转移性肿瘤的好发部位之一。多来自于门静脉系统引流脏器的肿瘤，如胃、结肠、直肠和胰腺等部位的恶性肿瘤。多数患者在原发病灶症状的基础上出现肝脏症状。少数原发病灶的症状不明显，可首先出现转移性肝肿瘤的症状。本病早期症状多无特异性，如乏力、消瘦和肝区疼痛等。晚期可出现恶病质和黄疸等。转移性肝肿瘤的大小、形态和数目可有很大不同。多数病灶呈大小不等或大小相近的多发结节，少数单发。有些肝转移瘤的血管丰富程度与原发肿瘤相似。转移瘤发生钙化，其原发性肿瘤常见于直肠、结肠癌，也可见于卵巢、乳腺、肺、肾和甲

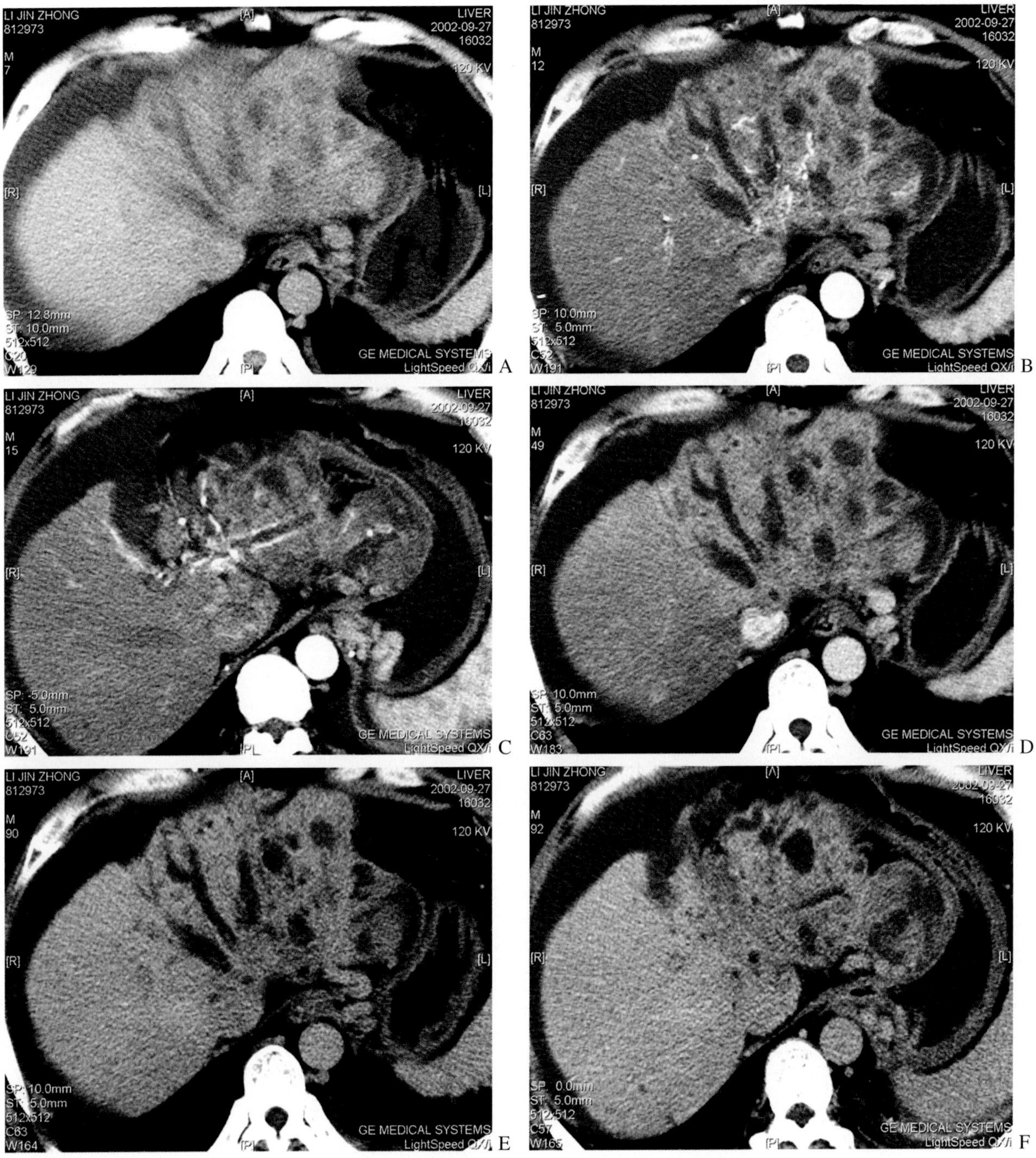


**图3-25 肝内胆管细胞癌（A～F同一患者三期扫描）**

病例简介：患者男，53岁，肝左叶10.4cm×15.6cm 占位性病灶，AFP 83.2μg/L。患者因肝功能衰竭而未能切除。影像学和临床诊断为肝内胆管细胞癌。

A平扫：左叶密度不均，内可见大量条状低密度影。病灶呈圆形低密度影；B、C动脉期扫描：病灶轻度不规则强化；D门静脉期扫描：病灶边缘环形强化；E、F延迟期扫描：病灶边缘仍有轻度环形强化，内部无明显强化。

状腺的癌肿。卵巢或胰腺囊腺癌多产生囊性转移。转移性肉瘤多系巨大肿块，肿瘤有坏死倾向。大多数转移性肝癌从影像学特点一般不能推断出原发肿瘤的部位和类型。

由于原发性肿瘤的不同，其在肝脏内转移瘤的表现也可不同，可是多血供，也可是少血供，如来源于乳腺癌、肾上腺癌、甲状腺癌、肾癌、类癌、肉瘤等常为多血供，CT 表现为病灶全部或大部分有明显的强化，门静脉期和延迟期密度减低；而胃癌、结肠癌等多为少血供，而少血供者动脉期可无或轻度强化，门静脉期有特征性的内部低密度、周围环状强化即“牛眼征”，延迟期呈低密度。也可表现为中心高密度，周围低密度的“牛眼征”。其产生机制一般认为与瘤周水肿有关，但也有报道为周围存活的肿瘤组织，以及瘤周坏死可产生类似的表现（图 3-26）。

【诊断要点】有原发性病灶，肝内病灶多发性，CT 平扫低密度，动脉期无明显强化，门静脉期和延迟期可有环形强化，可见周围环形“牛眼征”。

## 八、肝母细胞瘤

肝母细胞瘤（hepatoblastoma）是一种起源于上皮细胞的胚胎性肝脏恶性肿瘤。多见于 5 岁以下的儿童，是儿童常见的肝脏恶性肿瘤，以右叶居多，多为单发，少数多发，瘤体直径多在 6 ~ 17cm，约半数有包膜，中心区常有坏死和出血，多不伴有肝硬化。病理上，肿瘤可有分隔呈多房或单房，并含壁结节。瘤细胞呈胚胎型肝细胞，但细胞排列不规则，细胞较正常肝细胞小，核大，可发现富有脂肪和糖原的空细胞，混合型肝母细胞瘤还可发现钙沉积。临床上发现患儿食欲减退、消瘦、贫血、腹部逐渐增大，上腹部可扪及肿块，AFP 常阳性。CT 和 MRI 对肝母细胞瘤的诊断以及制定手术方案和评价非手术治疗的疗效都具有重要意义。肿瘤内总的钙化率达 38% ~ 50%。

在 CT 平扫呈巨大、边缘清楚、密度不均匀的低密度肿瘤，肿瘤内可有散在钙化和不规则的坏死，动脉期可有轻度强化，呈弧形或网络状强化，延迟期肿瘤边缘显示更清楚，可见完整的包膜。

肿瘤周围的肝组织完全正常，瘤周可见环绕的肝血管影，为肝静脉和门静脉。

【诊断要点】儿童，肝内巨块，AFP 阳性，病灶边缘清楚、密度不均匀，轻度弧形或网络状强化，内可有散在钙化和坏死。

## 九、肝血管瘤

肝血管瘤（hemangiomas）是肝内最常见的良性肿瘤。多见于成年人。女性的发病率高于男性。肿瘤可单发或多发，瘤体大小不一。小者不产生任何临床症状。当肿瘤长大压迫邻近脏器时，可出现上腹部不适、胀痛等症状。血管瘤破裂引起大出血是少见的并发症[5]。在组织学上根据瘤内纤维组织的多少可分为海绵状血管瘤、硬化性血管瘤、血管内皮细胞瘤和毛细血管瘤 4 型，以海绵状血管瘤最多见，即通常所说的血管瘤。血管瘤是由扩张的大小不等的血窦组成，血窦内充满血液。有时可有血栓形成，血窦之间为纤维组织所分隔。根据血管壁厚薄的不同，海绵状血管瘤可分为厚壁型和薄壁型两类。厚壁型的壁内有较多胶原纤维和纤维细胞，血管腔很小，甚至呈缝隙状；而薄壁型的壁内只有少量的胶原纤维和成纤维细胞，血管腔隙很大。肝血管瘤在本质上是一个极其缓慢流动的血管湖。

CT 平扫多为低密度。由于肿瘤大小不同而增强扫描表现不同；在动脉期＜ 3cm 的小血管瘤，特别是 1cm 左右的小血管瘤，多有明显的强化，即整个肿瘤均匀性强化，密度接近大血管密度，门静脉期仍呈高密度，延迟期多为等密度或轻度高密度；＞ 3cm 的血管瘤动脉期常表现为边缘呈结节状或云絮状的强化，中央区域无强化，门静脉期强化的区域向中央扩展、增大，在延迟期多被造影剂完全或大部分充填而呈等密度或轻度高密度。部分血管瘤在平扫、动脉期和门静脉期均呈低密度影，而延迟期才可见造影剂进入而表现为等密度或高密度；部分血管瘤特别是小血管瘤仅表现为动脉期的强化灶，而在平扫、门静脉期和延迟期均呈等密度。少数血管瘤也可从中心开始强化，并向周围扩散。

【诊断要点】小血管瘤动脉期明显强化，延迟期仍呈等密度；大血管瘤呈边缘向中央逐渐强化，延迟期大部分或完全充填。

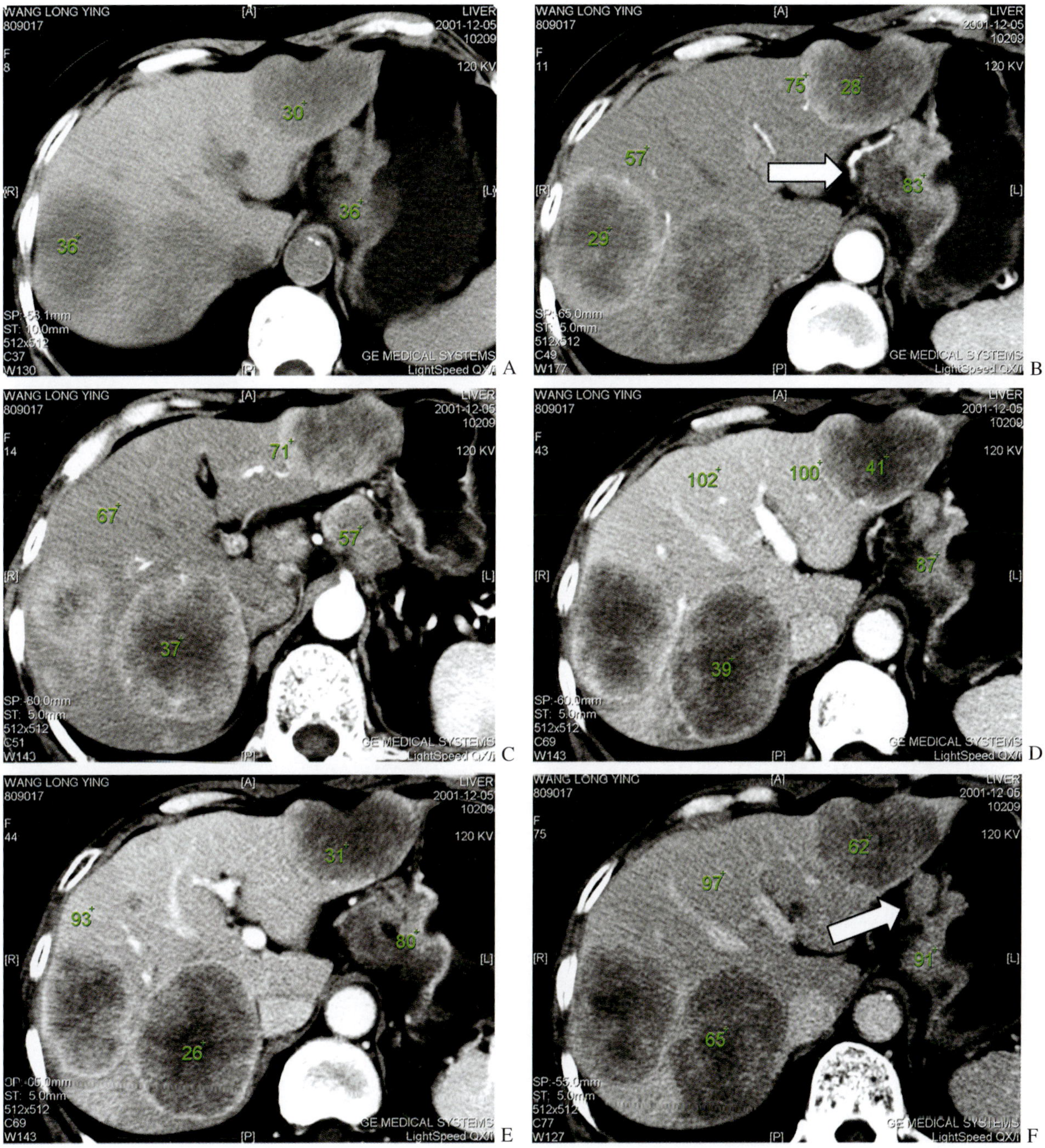


图3-26　胃癌肝转移

病例简介：患者女，77岁，胃小弯癌伴肝转移。

A. 平扫：肝内多发大小不一低密度影，最大约5.9cm×6.4cm，胃小弯侧胃壁不规则增厚；

B、C. 动脉期扫描：肝内病灶呈环形薄壁样强化，边缘强化明显，瘤内不均匀强化，胃小弯侧胃壁明显增厚强化，并将胃左动脉推挤（箭头）；

D、E. 门静脉期扫描：肝内病灶显示更清楚，周边仍呈高密度影，瘤内密度降低；

F. 延迟期扫描：病灶呈不均匀的低密度，胃小弯增厚强化的软组织影呈等密度，其内上方可见一边缘清楚的结节样影（箭头），为肿大的淋巴结。

## 十、肝细胞腺瘤

肝细胞腺瘤（hepatocellular adenoma）是比较少见的肝脏良性肿瘤。好发于成年女性，少数发生于男性接受内分泌治疗后，与口服避孕药和性激素治疗有密切关系。肝细胞腺瘤是由分化较好，形似正常或非典型的肝细胞所组成，常含有血管，但无胆管和Kupffer细胞，有完整的包膜。瘤体大小不一，多数为单发。瘤体较小时常无症状，但当肿瘤长大压迫周围器官或并发出血时，可出现上腹部胀满不适、腹痛和休克等临床表现。

腺瘤边缘清楚、表面光滑。CT平扫多呈边缘低密度的等密度结节影，少数呈低密度影；由于肿瘤血供多丰富，除肿瘤内局部有坏死、出血和脂肪浸润外，动脉期整个病灶呈均匀性或几乎均匀的强化，平均CT值达80HU，门静脉期病灶呈略高或等密度，而延迟期呈等密度或低密度。腺瘤多有包膜，少数可有钙化[6,7]。

【诊断要点】长期口服避孕药的成年女性；边缘清楚；CT平扫低密度、动脉期呈高密度或低密度，特别在门静脉期和延迟期呈均匀性高密度。病灶有包膜且不侵犯血管应考虑本病可能。

## 十一、肝 囊 肿

肝囊肿（hepatic cyst）是一种常见的肝脏疾病，按其病因可分为先天性、创伤性、炎症性、寄生虫性和肿瘤性5种，以先天性肝囊肿最常见。肝囊肿可单发或多发。多发性肝囊肿又称多囊肝，其中有半数病人合并肾囊肿，有合并为胰腺、脾、卵巢、肺、脑等囊肿以及其他先天性畸形者。

先天性肝囊肿的病因尚不清楚。一般认为起源于肝内迷走胆管，或因肝内胆管和淋巴管在胚胎期的发育改变所致，也可能为胎儿患胆管炎，肝内小胆管闭塞，近端小胆管逐渐呈囊性扩大，或肝内胆管变性后，局部增生阻塞而成。肝囊肿可以很小，也可以很大，小者直径可仅数毫米，大者可达20cm以上。一般呈圆形或椭圆形，多为单房性，也有呈多房性者，有时还带蒂。囊肿有完整的包膜。囊液多为清亮透明、或含有胆汁，若合并囊内出血时，可呈咖啡色。肝囊肿通常无明显临床症状，但当囊肿巨大时，可压迫周围肝组织和胆管，引起肝内胆管扩张。出现黄疸等症状。

由于囊肿内是液体，CT病灶呈水样均匀的低密度影，增强后也无强化。囊肿壁较薄而显示边缘光滑锐利。

【诊断要点】肝内圆形或卵圆形边缘光滑锐利病灶，CT呈无强化的密度均匀的水样密度灶。

（程红岩）

# 第三节　肝肿瘤的MRI检查

肝脏的磁共振成像（magnetic resonance imaging，MRI）已成为肝内病变诊断的有效影像学检查方法。MRI因其高软组织分辨率、多参数及任意方向扫描成像，在对肝内病变的检出、定位及定性方面具有其他影像学不能替代的优势，正逐渐成为肝内占位病变诊断的最主要检查方法之一，甚至是某些肝内病变的首选检查方法。

肝脏的MRI检查方法众多，因MR机型不同，场强高低不一，各医院影像医师习惯差异，所用的肝脏MRI扫描方法不尽相同。而且，随着MR机器性能的改善，高场强MR机的逐渐普及，可供选择的扫描条件、序列及参数变化更大，因此难以规范出肝脏MRI的最佳常规扫描方法。肝脏MRI检查的基本原则是根据临床要求，明确检查目的；熟知所用MR机器性能，充分发挥机器优势；从诊断角度出发，选择有针对性的扫描方法及序列；优先保证图像质量，满足诊断要求。

## 一、肝脏MRI检查常用扫描方法

### （一）平扫

横断面T1加权及T2加权成像是肝脏扫描的基本方法，一般采用层厚5～10mm，间距1～2mm，共12～18层以覆盖整个肝区，扫描野头足各加一个饱和区以减少呼吸运动及血管搏动伪影。在高场强MR机上联用呼吸门控能显著减少运动伪影，提高图像质量。冠状面及矢状面扫描是为了帮助病灶立体定位，现常选用超快速屏气T2加权序列。

1. T1加权像　自旋回波（spin echo，SE）序列曾经是MR最基本、最常用的扫描序列，但因其检查时间长，不适用于肝脏的多时相动态增强检查，现已很少使用。近年来，在高场强MR机上，屏气的梯度回波序列（gradient-echo, GRE）已取代了常规SE的T1加权序列。GRE序列在不同的机型上有不同的名称，如Siemens公司MR机上为快速小角度激发（fast low angle shot, FLASH），GE公司为扰相梯度回波（spoiled gradient echo, SPGR），Philips公司为快速场回波（fast field echo, FFE）。GRE序列的成像时间明显缩短（20s左右），图像没有呼吸伪影，如再联用相阵控线圈，则图像质量更好，而且多数病灶与肝组织对比良好。因此目前在多数医院，屏气的GRE序列已作为肝脏T1加权像的常规扫描序列。

2. T2加权像　SE序列的T2加权像通常选择长TR短TE（1600～2200/20毫秒）产生质子加权像，长TR长TE（1600～2200/80～120毫秒）产生T2加权像，采集2次，检查时间约10分钟。SE的T2加权像可显示病灶的信号变化，对病变的诊断很有帮助，但其缺点是耗时长。快速自旋回波序列（Siemens公司和Philips公司的TurboSE或TSE；GE公司的Fast SE或FSE）二回波或三回波的质子及T2加权像的成像时间较SE序列缩短3～10倍，改良后的快速自旋回波序列（Siemens公司的HASTE或Half Fourier Acquisition Single-Shot Turbo Spin Echo；GE公司的SSFSE或Single Shot Fast Spin Echo）成像速度更快，其优点是每层图像的采集时间仅为几秒，对呼吸运动伪影相对不敏感，适当增加采集次数后的图像质量甚佳，病灶信号变化也能较好反映组织内部特性。联合应用脂肪抑制，病灶检出率有一定的提高[11-13]。

### （二）增强扫描

肝脏MRI检查中，造影剂的应用已成为完整检查不可缺少的一个部分，增强扫描在检出和定性肝内病变中变得越来越重要[14]。造影剂有不同的种类，而增强后扫描序列的选择则因造影剂种类不同而不同。根据其在机体内的分布，目前临床应用的造影剂主要有非特异性细胞外造影剂及肝脏特异性造影剂。

1. 非特异性细胞外造影剂　主要为钆螯合物，其代表产品为钆喷酸葡胺（gadopentetate dimeglumine, Gd-DTPA），属离子型顺磁性化合物，无组织分布特异性，几乎全部分布在细胞外间隙，安全性非常高，目前临床上最为常用[15]。它主要缩短组织的T1时间，用于描述病变的血流动力学改变。由于钆类造影剂从血管内向细胞外间隙分布快速，因此造影剂需快速团注，并行屏气准T1加权的多时相动态增强扫描，包括动脉期（注射后25～30秒）、门静脉期（注射后60～80秒）和平衡期（注射后3～5分钟）[16,17]。

2. 肝脏特异性造影剂　根据其所选择的细胞不同可分为网状内皮细胞靶向性造影剂及肝细胞靶向性造影剂，在提高病灶检出率的同时，具有一定的组织学特异性。

（1）网状内皮细胞靶向性造影剂主要为氧化铁类化合物，代表产品为ferumoxides（AMI-25），一定大小的超顺磁性氧化铁（superparamagnetic iron oxide，SPIO）能被富含网状内皮系统的器官如肝、脾、淋巴系统所吞噬，在肝脏选择性被Kupffer细胞吸收，主要缩短组织的T2时间，因而通常用T2加权序列进行增强后扫描。由于铁的超顺磁性作用，被强化的组织（如正常肝实质）在T2加权像上信号减低，而某些肝肿瘤因缺少Kupffer细胞无强化而在T2加权像上为高信号[18]。

（2）肝细胞靶向性造影剂：如锰福地吡三钠（manganese dipyridoxyl diphosphate, Mn-DPDP）及钆塞酸二钠（gadoxetate disodium，Gd-EOB-DTPA）等，选择性被肝细胞吸收并经胆道分泌，主要缩短T1时间，持续强化时间约2小时[19]。由于不需要动态采集，任何T1加权序列均可用于增强后扫描，脂肪抑制序列可改善对比度。常用于区分是否是肝细胞起源的病灶，但因肝细胞起源的良恶性病灶均强化，故难以区分这类病灶的良恶性。

## 二、肝脏恶性肿瘤的典型MRI表现

### （一）原发性肝癌

肝细胞性肝癌是最常见的原发性肝恶性肿瘤。相对于肝实质而言，原发性肝癌在T1加权像上为相对低信号，T2加权像上为相对高信号（图3-27）。病灶越大，病灶内信号越混杂，可出现囊变、坏死或出血（图3-28）。

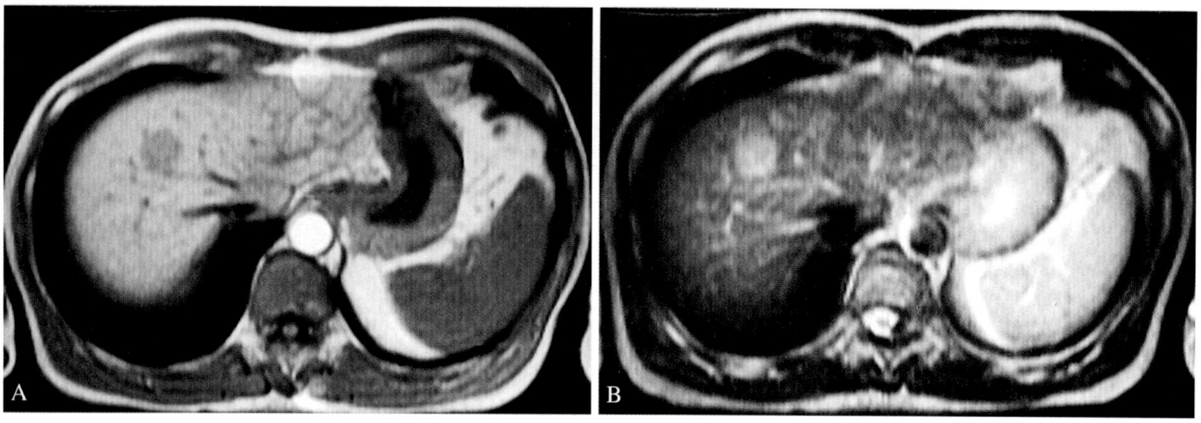

图3-27 肝右前叶原发性小肝癌

A. T1加权像上病灶为相对低信号；B. T2加权像上为相对高信号，边缘尚清。

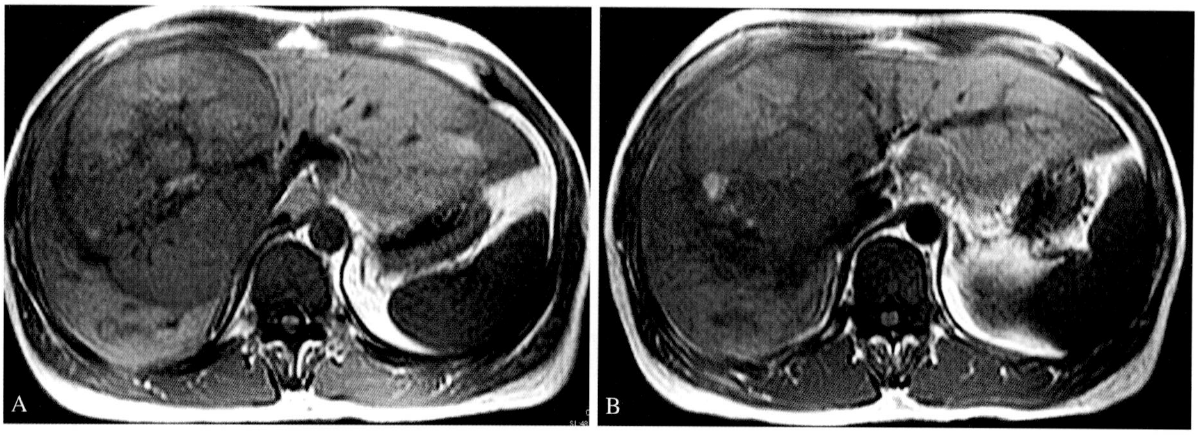

图3-28 肝右前叶原发性肝癌伴出血

A、B. 均为T1加权像，病灶呈混杂信号，内见斑片状高信号出血。

Gd-DTPA 多时相动态增强扫描在小肝癌的检出及定性中具有重要作用，关键是必须抓住增强后早期表现。肝癌的特征性强化方式是造影剂呈“快进快出”表现，即强化高峰出现在肝动脉期，强化程度高于肝实质，但消退迅速，在门静脉期及延迟期信号低于或相似于肝实质（图 3-29）。动态增强扫描亦有助于显示肝癌的假包膜[20]，延迟期的包膜强化颇具特征，结合病灶本身强化意义更大（图 3-30）。

肝癌易侵犯门静脉形成门静脉癌栓，门静脉癌栓的信号与肝癌病灶的信号相似，在 T1 加权像上为低或等低信号，T2 加权像上为相对高信号，Gd-DTPA 动态增强早期有强化，延迟后表现为低信号（图 3-31）。

另外，MRI 有助于对肝癌治疗后疗效评估。除能观察肿瘤大小变化外，更重要的是能显示肿瘤坏死程度、坏死方式及病灶边缘是否有残存的活性瘤组织。MRI 虽然不能像 CT 那样反映肝动脉化疗栓塞后的碘化油沉积情况，但对肝癌介入治疗后病灶信号的改变，可判断癌组织的坏死或存活，从而决定是否需要进一步治疗，这一点对临床更为重要[21]。肝动脉化疗栓

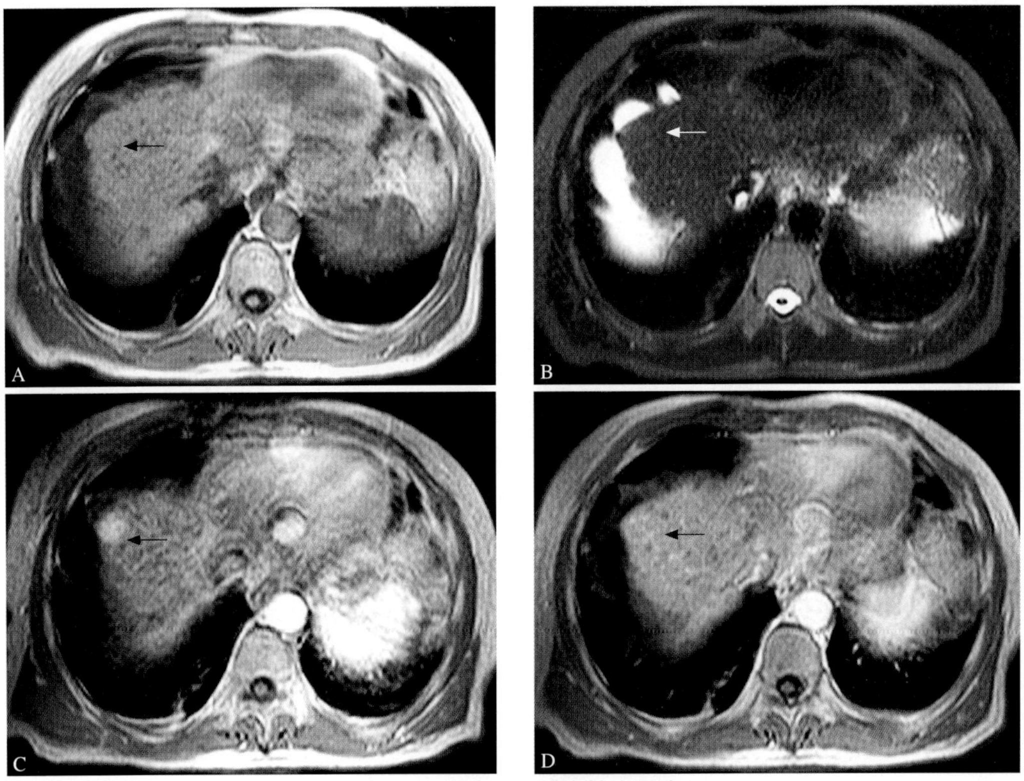


图3-29　肝右前叶原发性小肝癌

A. T1加权像上右前叶膈面外侧包膜下病灶（箭头）呈等信号；B. T2加权像上亦为等信号，仅局部稍向外膨隆；C. 多时相动态增强的动脉期病灶明显强化；D. 门静脉期病灶迅速消退，呈“快进快出”表现。另肝硬化，肝质地粗，包膜下有积液。

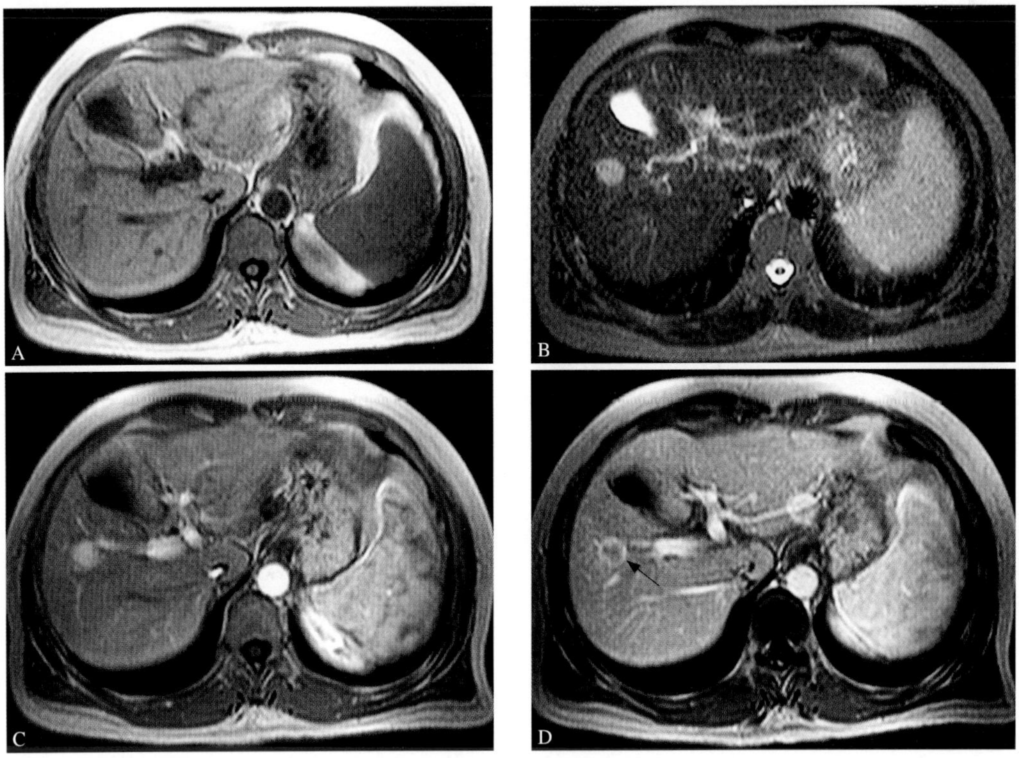


图3-30　肝右前叶原发性小肝癌

A. T1加权像上病灶呈相对低信号；B. T2加权像上为相对高信号，边缘较清；C. 多时相动态增强的动脉期病灶明显强化；D. 门静脉期病灶迅速消退，边缘假包膜呈环形强化（箭头）。

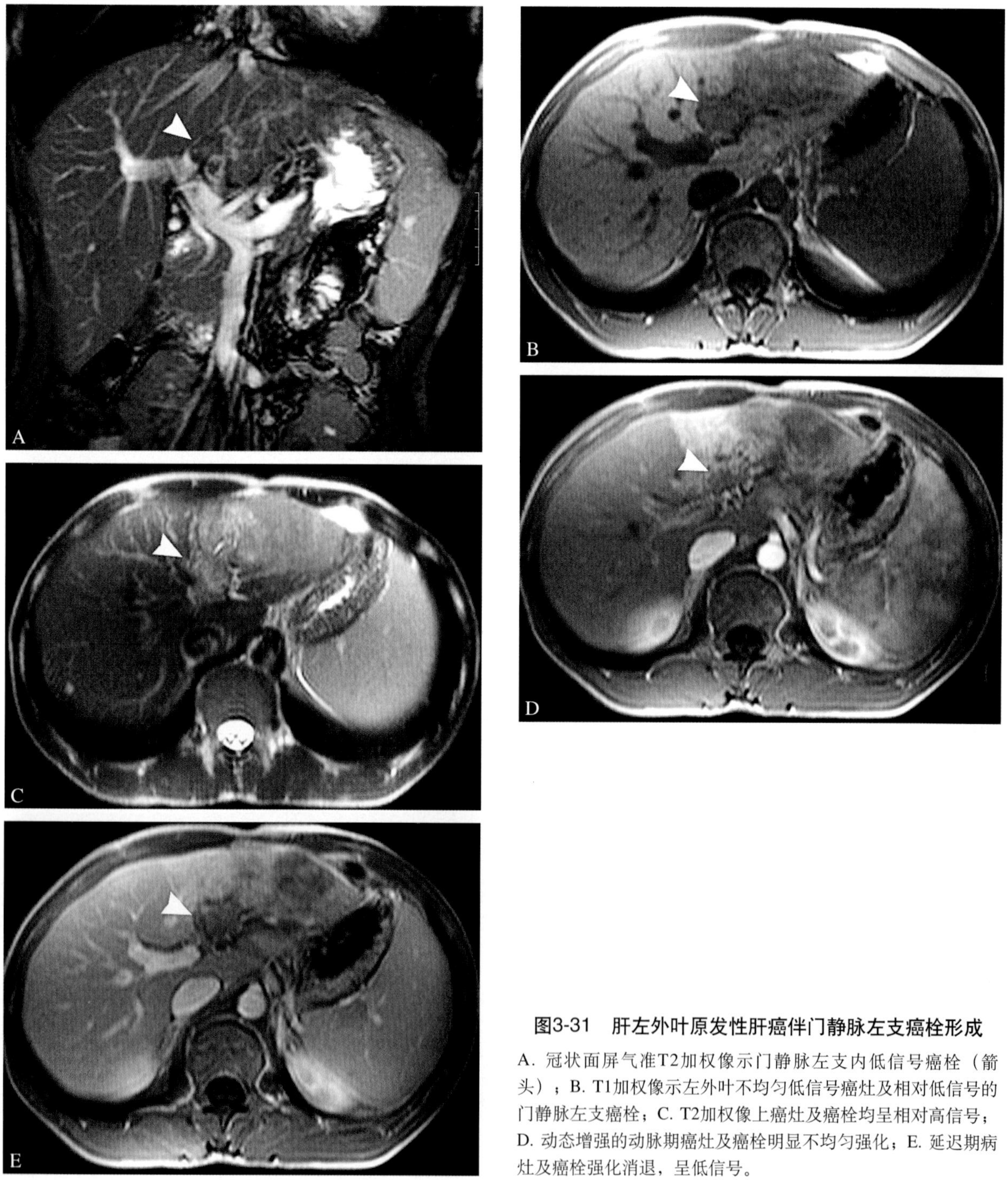

**图3-31 肝左外叶原发性肝癌伴门静脉左支癌栓形成**

A. 冠状面屏气准T2加权像示门静脉左支内低信号癌栓（箭头）；B. T1加权像示左外叶不均匀低信号癌灶及相对低信号的门静脉左支癌栓；C. T2加权像上癌灶及癌栓均呈相对高信号；D. 动态增强的动脉期癌灶及癌栓明显不均匀强化；E. 延迟期病灶及癌栓强化消退，呈低信号。

塞、酒精注射、射频热凝后的病理改变主要是凝固坏死，凝固坏死的瘤组织在T2加权像上由原来的相对高信号变为低或等信号，T1加权像上由原来的低信号变为等或略高信号，增强后没有强化（图3-32）。而残存的活性瘤组织在T2加权像上仍为相对高信号，动态增强呈“快进快出”的强化方式。因而肝癌介入治疗后MRI平扫加动态增强应作为随访复查的主要影像学方法。

### （二）转移性肝癌

转移性肝癌多表现为肝内多发结节状病灶，少数为单发病灶。MRI不能对转移瘤作出组织学诊断，其表现常因原发病灶的性质不同而不同，而且来源于同一原发病灶的肝内多发病灶间也可有不同的MRI表现。一般转移性肝癌在T1加权像上表现为低信号，T2加权像上为略高或高信号，信号欠均匀，边界较模糊且不规则，增强后呈边缘环形强化（图3-33）。如病灶内存在明显的坏死区，可出现“靶征”现象，即T2加权像上病灶中心为小圆形高信号，外围为边缘模糊的低信号环（图3-34）。

### （三）其他恶性肿瘤

原发性肝癌及转移性肝癌占据了肝内恶性肿瘤的绝大部分。其他恶性肿瘤，如上皮样血管内皮细胞瘤、血管肉瘤、淋巴瘤等，均十分少见，除了在影像学上具有恶性的生物学行为外，多数不具有特征性表现，只能作出倾向于恶性肿瘤的诊断，难以进一步作出组织学诊断。

## 三、肝脏良性肿瘤及肿瘤样病变

### （一）肝血管瘤

肝血管瘤为肝脏最常见的良性肿瘤，可单发或多发。一般呈类圆形，边缘清楚锐利，T1加权像上为均匀略低信号，T2加权像上为高信号，并随TE的延长而信号逐渐增高。Gd-DTPA动态增强时，动脉期病灶边缘呈斑片状或结节状明显强化，延迟后造影剂逐渐充填病灶，病灶信号明显高于肝实质（图3-35）。较大的肝血管瘤中央可出现纤维瘢痕组织，纤维瘢痕可呈裂隙状或不规则形，T2加权像上为低信号，增强后强化不明显[22]。

### （二）局灶性结节增生

局灶性结节增生（focal nodular hyperplasia，FNH）为一种良性肿瘤样病灶，目前认为是肝细胞对发育异常血管的一种反应性增生性改变，近年来发病率有增高的趋势。FNH一般单发，偶尔也可多发，大于3cm的病灶常出现放射状或星芒状中央瘢痕。无中央瘢痕的FNH在T1加权像上为等或略低信号，T2加权像上为等或略高信号，动态增强的动脉期呈明显均匀强化，门静脉期病灶内造影剂快速退出呈等信号，至延迟期仍与肝实质呈等信号（图3-36）。而中央瘢痕在T1加权像上为低信号，T2加权像上为高信号[23, 24]，动态增强早期为低信号，延迟后呈略高信号（图3-37）。

### （三）肝腺瘤

肝细胞腺瘤（hepatocellular adenoma, HCA）大多为单发，少数病人可见2个或3个。腺瘤在T1及T2加权像上信号多变而无特征性，T1加权像上可为等、略高、略低或混杂低信号，即当腺瘤内有脂肪退变或出血时出现高信号，有囊变坏死时出现低信号；T2加权像上为不均匀高信号，动态增强的动脉期明显强化呈高信号，门静脉期和平衡期呈等或略高信号（图3-38）。部分病灶边缘见纤维包膜，纤维包膜在增强后延迟期显示较清楚。

### （四）血管平滑肌脂肪瘤

肝内血管平滑肌脂肪瘤（angiomyolipoma）是肝内少见的良性肝瘤，其MRI表现取决于病灶内各种组织成分的比例，确认脂肪的存在常常是诊断的关键（图3-39）。

### （五）肝囊肿

通常所指的肝囊肿为先天性非寄生虫性肝囊肿。肝囊肿可单发或多发，单发者常为类圆形，边缘清楚，T1加权像上为均匀低信号，T2加权像上为均匀高信号，当囊内液含蛋白或合并有出血时，T1加权像上可为高信号。肝囊肿增强后无强化（图3-40）。多发者中有一类为多囊肝，可合并多囊肾，也可同时合并胰、脾等脏器的囊肿。

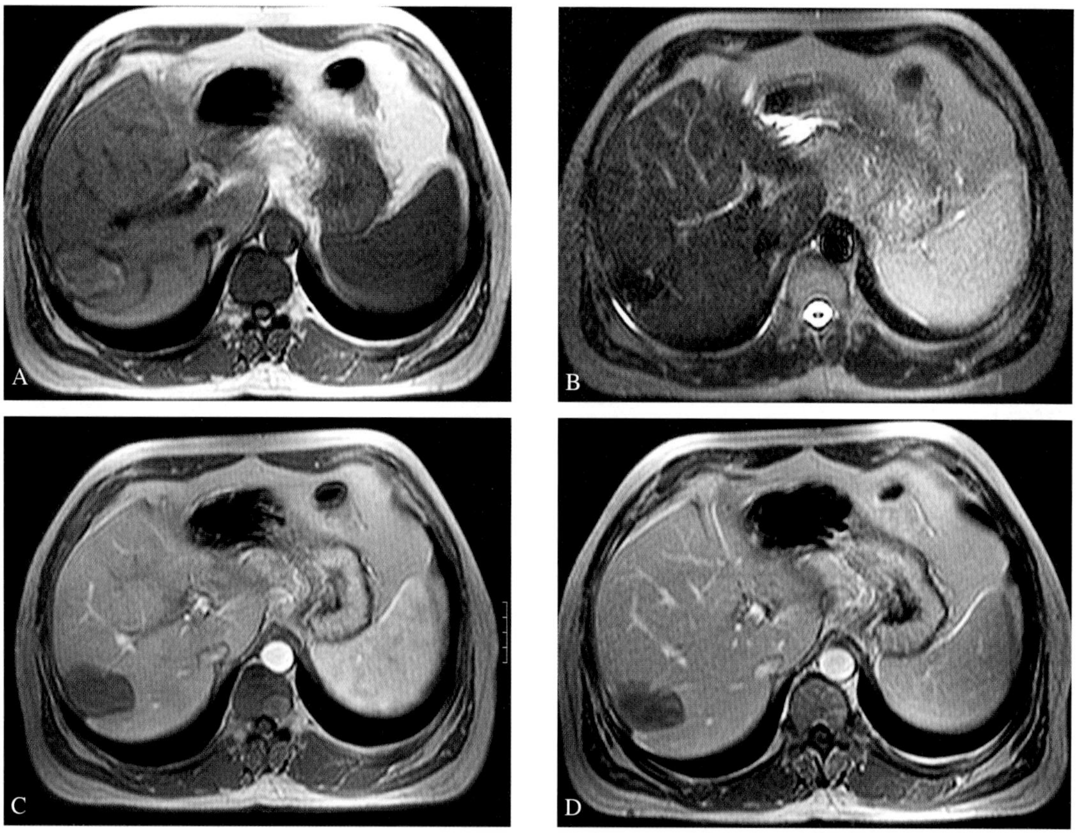


图3-32 肝右后叶包膜下肝癌射频治疗后

A. 射频治疗后癌灶完全凝固坏死，T1加权像上呈略高信号；B. T2加权像上呈略低信号；C、D. 动态增强的动脉期及延迟期病灶均未见强化。

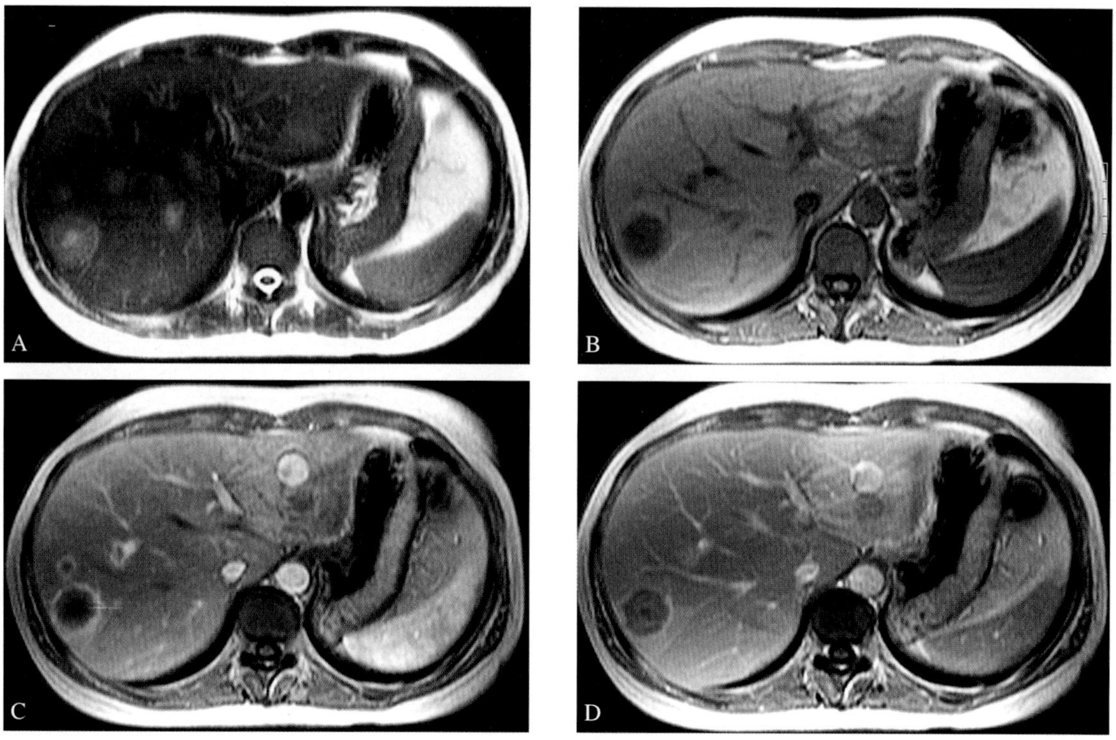


图3-33 结肠癌肝转移

A. T2加权像上见肝左、右叶多发大小不等的相对高信号病灶；B. T1加权像上右叶包膜下病灶呈低信号显示清楚，其他病灶显示欠清；C. 动态增强的动脉期病灶明显环状强化；D. 延迟期边缘环强化逐渐消退，病灶内逐渐强化。

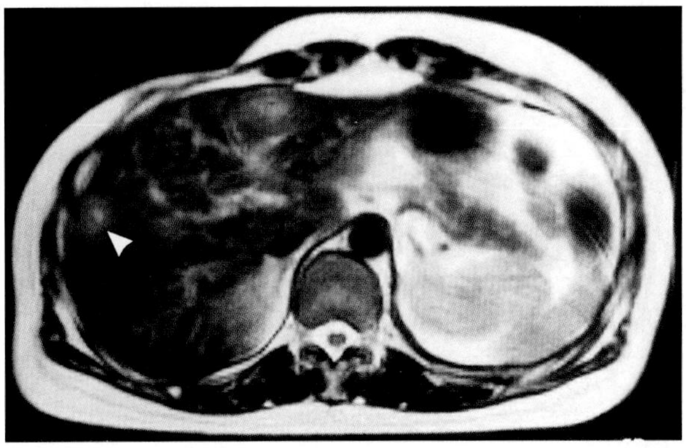

图3-34　乳腺癌肝转移

T2加权像上见左右叶包膜下各有一病灶，右叶病灶（箭头）中央为小圆形高信号，外围为边缘模糊低信号环，呈“靶征”。

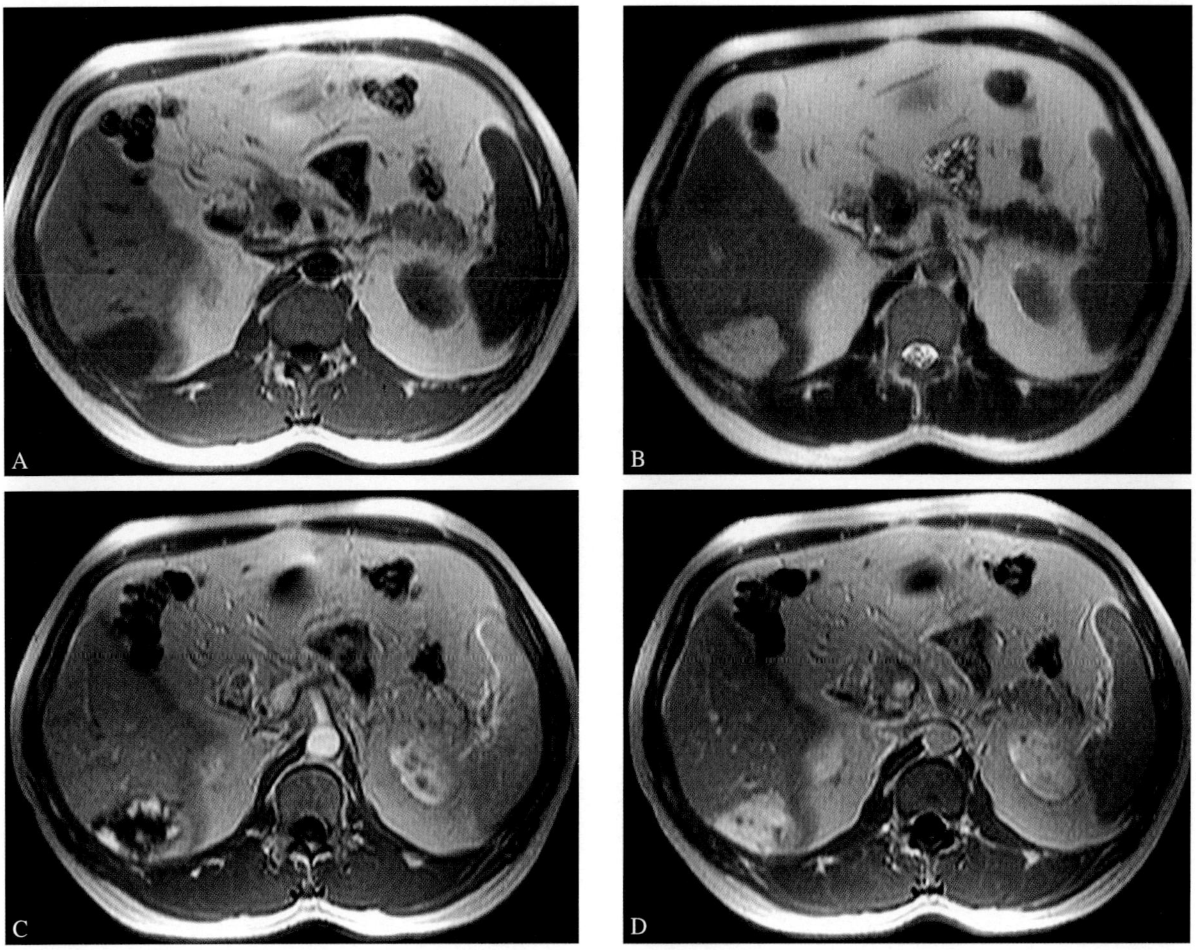


图3-35　肝右后叶血管瘤

A. T1加权像上病灶呈相对低信号；B. T2加权像上呈高信号，边缘清楚锐利；C. 多时相动态增强的动脉期病灶边缘呈结节状明显强化；D. 延迟期造影剂逐渐充填病灶，病灶信号明显高于肝实质。

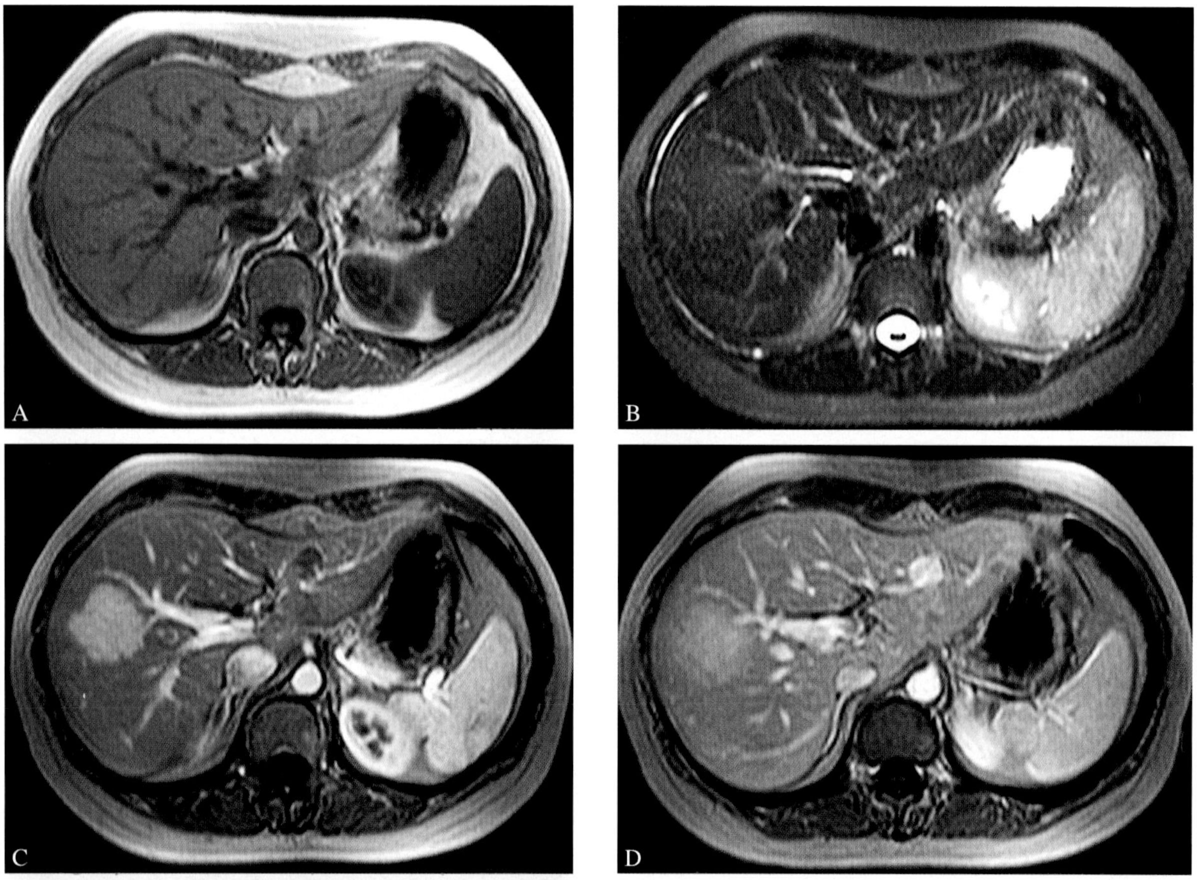


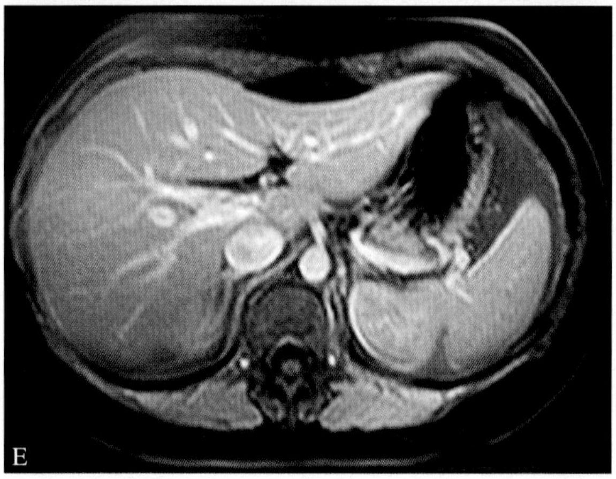


**图3-36　肝右前叶局灶性结节增生**

A. T1加权像上病灶呈等信号；B. T2加权像上呈略高信号，边缘显示不清；C. 动态增强的动脉期病灶呈实体明显强化；D. 门静脉期病灶造影剂有退出，但信号仍高于肝实质；E. 延迟期病灶与肝实质呈等信号。

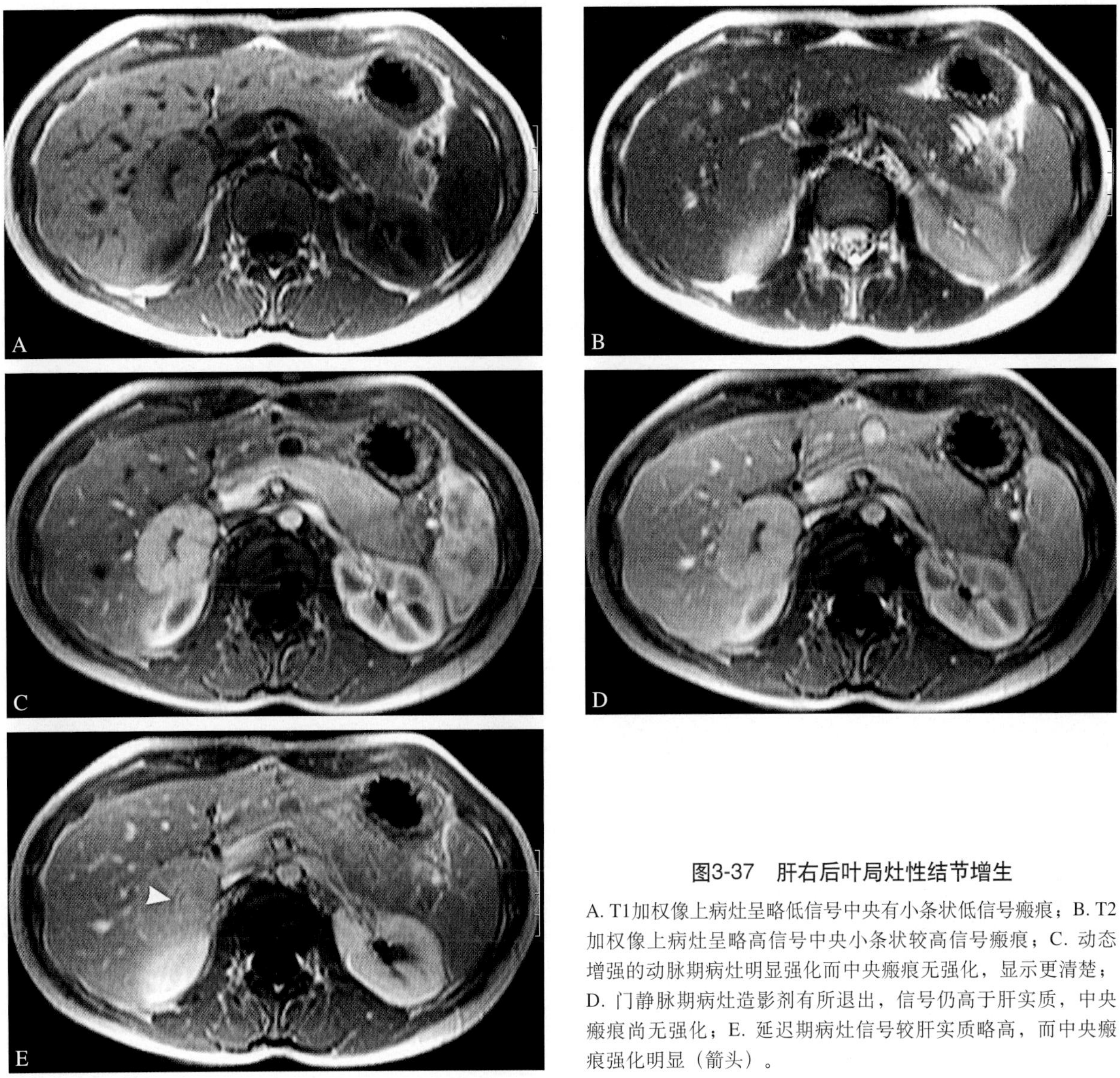


**图3-37　肝右后叶局灶性结节增生**

A. T1加权像上病灶呈略低信号中央有小条状低信号瘢痕；B. T2加权像上病灶呈略高信号中央小条状较高信号瘢痕；C. 动态增强的动脉期病灶明显强化而中央瘢痕无强化，显示更清楚；D. 门静脉期病灶造影剂有所退出，信号仍高于肝实质，中央瘢痕尚无强化；E. 延迟期病灶信号较肝实质略高，而中央瘢痕强化明显（箭头）。

### （六）肝脓肿

常见的肝脓肿是细菌性肝脓肿，由于抗生素的广泛使用，其影像表现复杂多变。典型的表现为类圆形或不规则形，边缘模糊并欠光整，可呈多房性或蜂窝状。脓腔内的脓液 T1 加权像上为低信号，T2 加权像上为高信号，少数因脓液脱水或含蛋白量较高而在 T1 加权像上呈等或略高信号，T2 加权像上呈等信号。脓肿壁在 T1 加权像上为略低信号，T2 加权像上为略高信号。脓肿周围可见 T2 加权像上呈略高信号的水肿带。动态增强后，脓肿壁的肉芽组织因新鲜程度不同而有不同的表现，新鲜肉芽组织于动脉期即明显强化，于门静脉期及延迟期持续强化，信号高于周围肝实质；较为成熟的纤维组织呈逐渐强化的增强方式，在延迟期与无强化的液化坏死腔形成明显对比（图 3-41），通常脓肿壁的强化是诊断肝脓肿的一个重要依据。

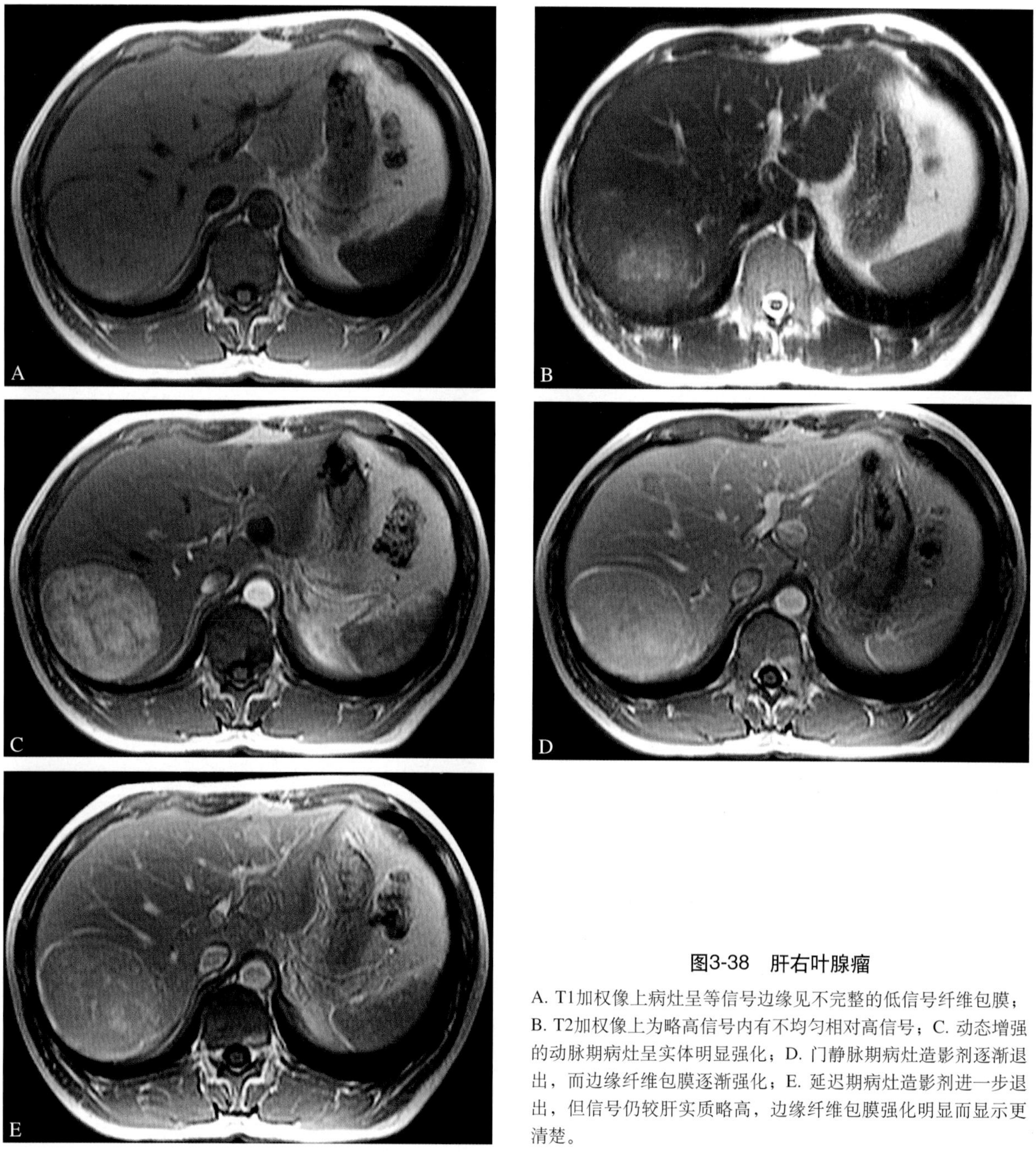


图3-38 肝右叶腺瘤

A. T1加权像上病灶呈等信号边缘见不完整的低信号纤维包膜；B. T2加权像上为略高信号内有不均匀相对高信号；C. 动态增强的动脉期病灶呈实体明显强化；D. 门静脉期病灶造影剂逐渐退出，而边缘纤维包膜逐渐强化；E. 延迟期病灶造影剂进一步退出，但信号仍较肝实质略高，边缘纤维包膜强化明显而显示更清楚。

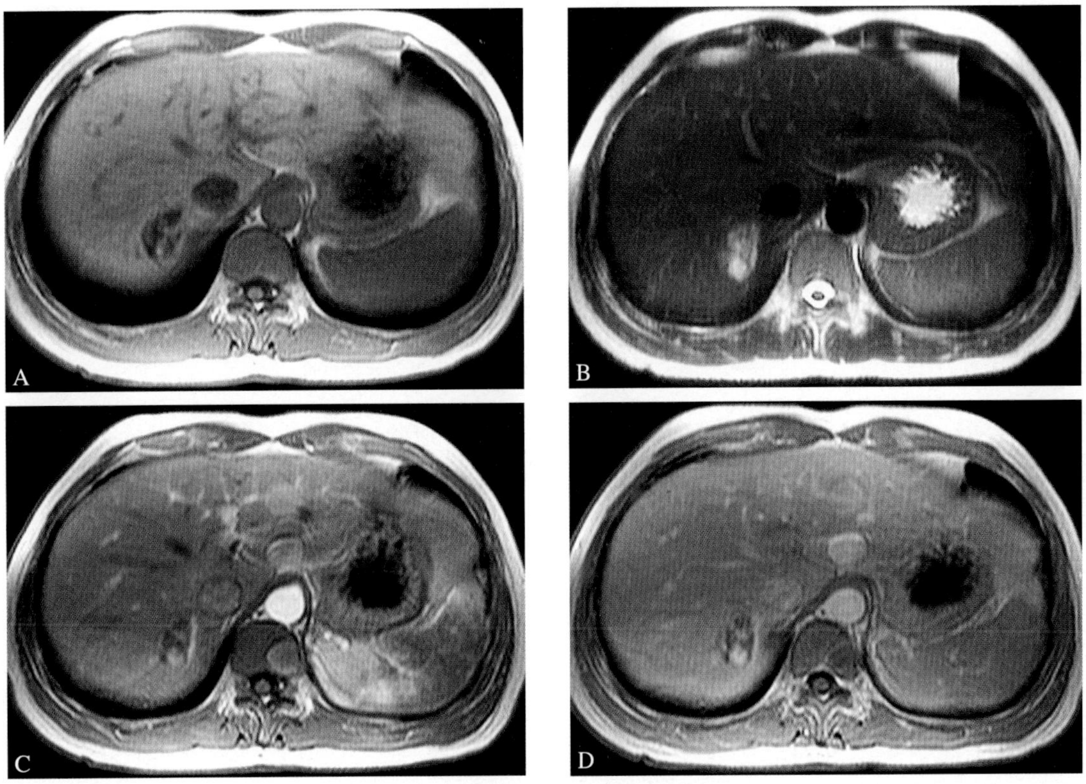


图3-39　肝右后叶血管平滑肌脂肪瘤

A. T1加权像上病灶呈高、低混杂信号，边缘清楚；B. T2加权像上为不均匀高信号；C、D. 动态增强的动脉期及延迟期病灶内部分有强化。

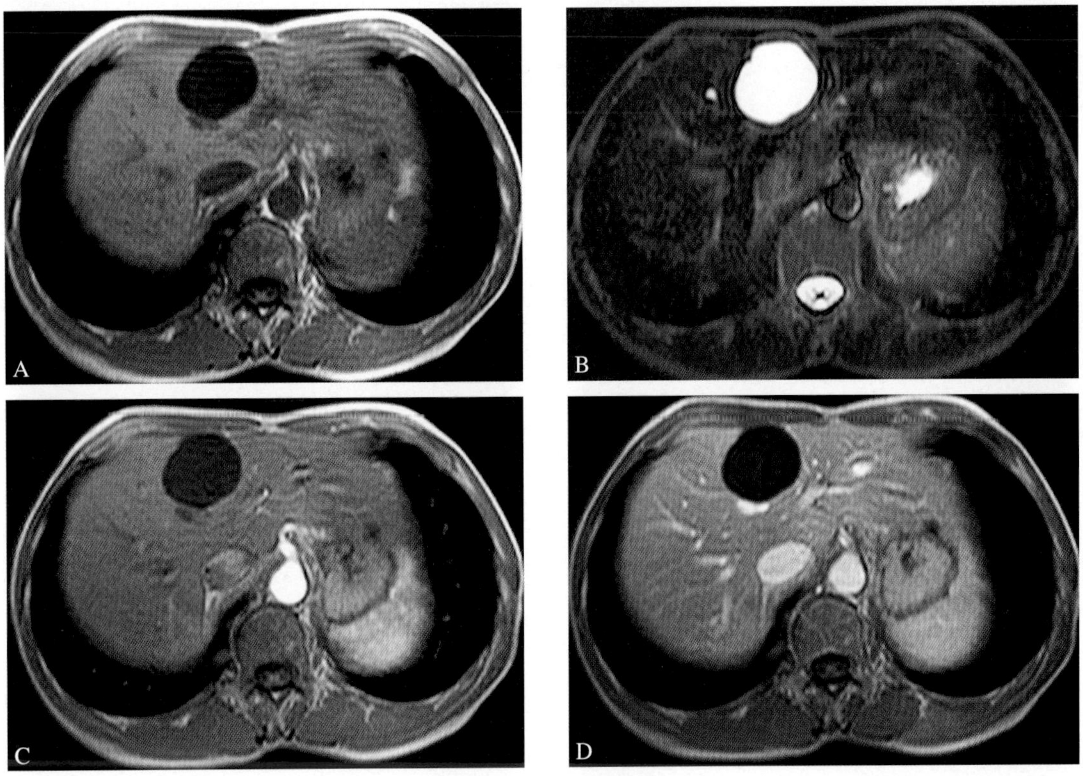


图3-40　左内叶肝囊肿

A. T1加权像上病灶呈均匀低信号；B. T2加权像上呈明显高信号，边缘清楚锐利；C、D. 动态增强的动脉期及延迟期均无强化，并因周围肝实质的强化而显示更清楚。

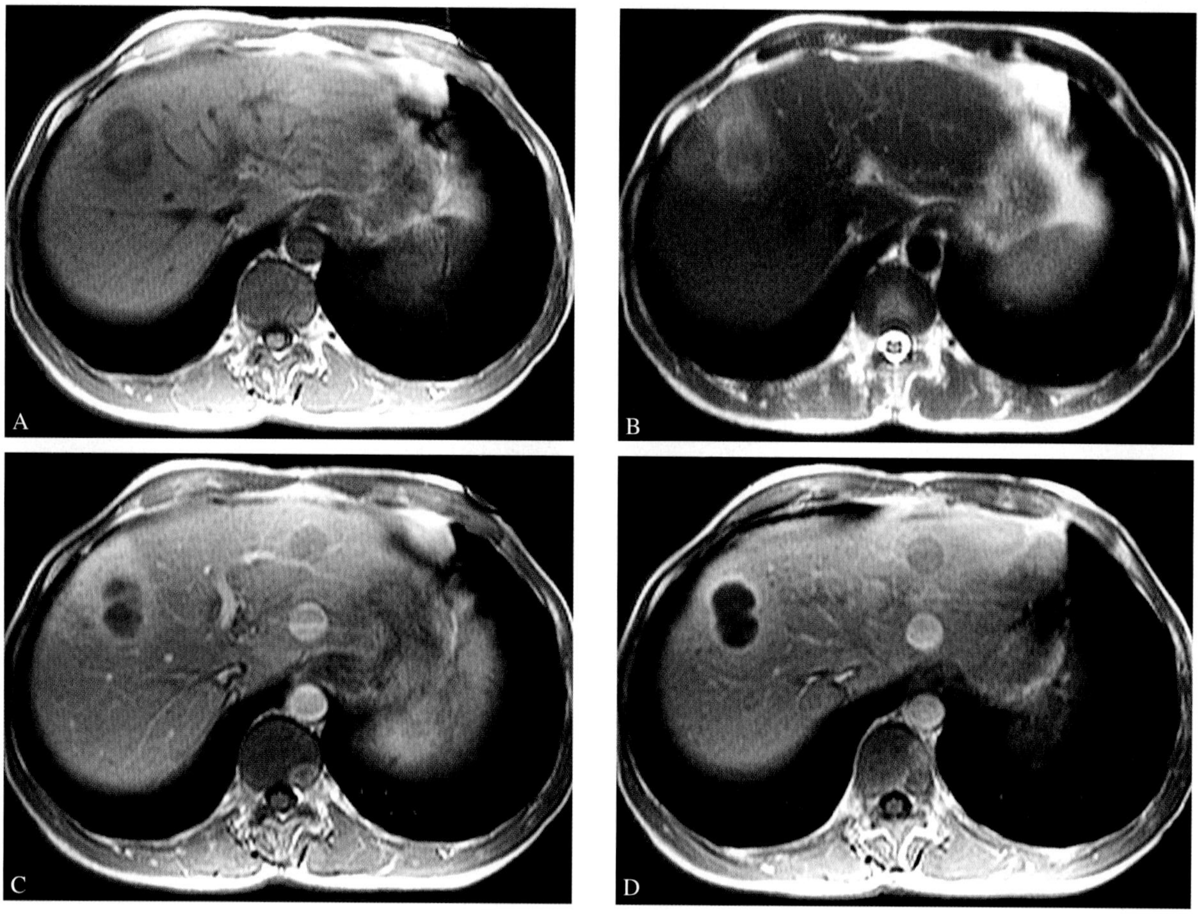


图3-41 右前叶肝脓肿

A. T1加权像上病灶呈等低信号边缘相对低信号脓肿壁；B. T2加权像上病灶呈略高信号边缘高信号脓肿壁，并周围肝实质可见类楔变相对高信号水肿区；C. 动态增强的动脉期周围水肿区强化较明显，脓肿壁略有强化；D. 延迟期病灶边缘包膜强化明显，而脓腔内液化坏死区始终无强化。

（刘崎）

## 参考文献

[1] 陈敏华主编. 消化系疾病超声学. 北京: 北京出版社, 2003.

[2] 吴孟超主编. 肝脏外科学. 上海: 上海科学技术出版社, 1982.

[3] 周永昌, 郭万学, 主编. 超声医学. 北京: 科学技术文献出版社, 2006.

[4] Lim JH, Kim CK, Lee WJ, et al. Detection of hepatocellular carcinoma and dysplastic nodules in cirrhotic livers: accuracy of helical CT in transplant patients. AJR, 2000, 175:693-698.

[5] Kim T, Federle MP, Baron RL, et al. Discrimination of small hepatic hemangiomas from hypervascular malignant tumors smaller than 3 cm with three-phase helical CT. Radiology, 2001, 219(3):699-706.

[6] Choi D, Kim S, Lim J, et al. Preoperative detection of hepatocellular carcinoma; ferumoxides-enhanced MR imaging versus combined helical CT during arterial portography and CT hepatic arteriography. AJR, 2001, 176(2): 475-82.

[7] Fukukura Y, Hamanoue M, Fujiyoshi F, et al. Cholangiolocellular carcinoma of the liver: CT and MR findings. J Comput Assist Tomogr, 2000, 24(5): 809-812.

[8] Kim S, Chung JJ, Kim MJ, et al. Atypical inside-out pattern of hepatic hemangiomas.

AJR, 2000, 174(6):1571-1574.
[9] Ruppert-Kohlamyr AJ, Uggowitzer MM, Kugler C, et al. Focal nodular hyperplasia and hepatocellular adenoma of the liver. AJR, 2001, 176(6): 1493-1498.
[10] Ichikawa T, Federle MP, Grazioli L, et al. Hepatocellular adenoma: multiphasic CT and histopathologic findings in 25 patients. Radiology, 2000, 214(3):861-868.
[11] Kanematsu M, Hoshi H, Itoh K, et al. Focal hepatic lesion detection: comparison of four fat-suppressed T2-weighted MR imaging pulse sequences. Radiology, 1999, 211(2):363-371.
[12] Schima W, Saini S, Echeverri JA, et al. Focal liver lesions: characterization with conventional spin-echo versus fast spin-echo T2-weighted MR imaging. Radiology, 1997, 202(2):389-393.
[13] Tang Y, Yamashita Y, Namimoto T, et al. Liver T2-weighted MR imaging: comparison of fast and conventional half-Fourier single-shot turbo spin-echo, breath-hold turbo spin-echo, and respiratory-triggered turbo spin-echo sequences. Radiology, 1997, 203(3):766-772.
[14] Earls JP, Rofsky NM, De Corato DR, et al. Hepatic arterial-phase dynamic gadolinium-enhanced MR imaging: optimization with a test examination and a power injector. Radiology, 1997, 202(2):268-273.
[15] Braga HJV, Choti MA, Lee VS, et al. Liver lesions: manganese-enhanced MR and dual-phase helical CT for preoperative detection and characterization-comparison with receiver operating characteristic analysis. Radiology, 2002, 223(3):525-531.
[16] Gabata T, Matsui O, Kadoya M, et al. Delayed MR imaging of the liver: correlation of delayed enhancement of hepatic tumors and pathologic appearance. Abdom Imaging, 1998, 9(1):167-182.
[17] Yu JS, Kim KW, Kim EK, et al. Contrast enhancement of small hepatocellular carcinomas: usefulness of three successive early image acquisitions during multiphase dynamic MR imaging. AJR, 1999, 173(3):597-604.
[18] Pauleit D, Textor J, Bachmann R, et al. Hepatocellular carcinoma: detection with gadolinium- and ferumoxides-enhanced MR imaging of the liver. Radiology, 2002, 222(1):73-80.
[19] Semelka RC, Helmberger TKG. Contrast agents for MR imaging of the liver. Radiology, 2001, 218(1):27-38.
[20] Grazioli L, Olivetti L, Fugazzola C, et al. The pseudocapsule in hepatocellular carcinoma: correlation between dynamic MR imaging and pathology. Eur Radiol, 1999, 9(1):62-67.
[21] Dromain C, de Baere T, elias D, et al. Hepatic tumors treated with percutaneous radio-frequency ablation: CT and MR imaging follow-up. Radiology, 2002, 223(1):255-262.
[22] Vilgrain V, Boulos L, Vullierme MP, et al. Imaging of typical hemangioma of the liver with pathologic correlation. Radiographics, 2000, 20(2):379-397.
[23] Buetow PC, Pantongrag-Brown L, Buck JL, et al. Focal nodular hyperplasia of the liver: radiologic-pathologic correlation. Radiographics, 1996, 16(2):368-388.
[24] 陆建平，王飞，王莉，等. 肝脏局灶性结节增生的MRI诊断. 中华放射学杂志，1996, 30(8):564-565.

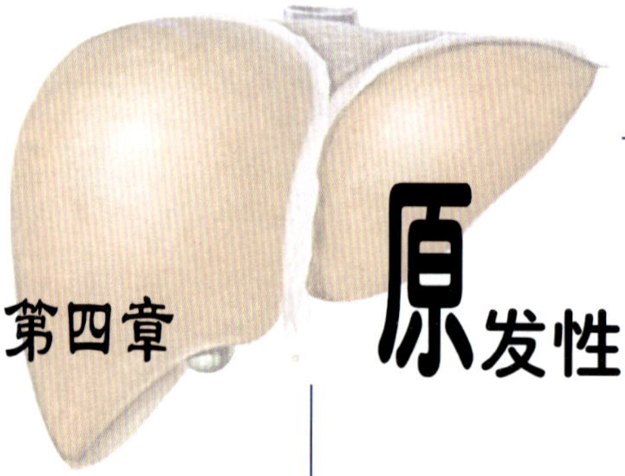

# 第四章 原发性肝癌的诊断

奚韬 沈锋

原发性肝癌早期多无症状，一旦出现临床症状，病情进入中晚期，又因为常常以肝硬化为背景，致使临床症状复杂，缺乏特异性[1]。20世纪60年代以前，肝癌的诊断甚为困难，绝大多数病例仅在死亡后尸检时才能得到诊断，少数病例因晚期典型的临床表现和体征出现后才能得到“临床诊断”。70年代随着甲胎蛋白的应用，肝癌高危人群这一概念的引入，诊断水平有了质的提高。80年代以后由于B超、CT、磁共振的广泛应用，肝癌的诊断由难变易，即使多数早期肝癌的诊断也并不困难。但对微小肝癌，尤其是甲胎蛋白阴性者，诊断方面仍存在值得进一步研究之处。

肝癌的诊断应遵循两个基本原则。第一个原则是早期，对已出现明显症状和体征者，诊断常无困难，而早期肝癌常无症状或体征，或临床表现缺乏特异性，因此必须加强肝癌的筛查工作，筛查的对象如果选择为自然人群，则耗资巨大，效率甚低，因此目前将“高危人群”的定期体检作为筛查的手段，可达到事半功倍的效果。肝癌“高危人群”指的是男性，40岁以上，有肝炎病史或肝硬化者[2]。因而，临床医生对有肝癌高危因素的人群应注意检诊，有可疑症状者加强诊断力度，以免漏诊。另一个原则是全面，即诊断中不仅包括定性诊断，即回答是不是肝癌的问题，还应包括定位诊断，即了解肝癌的位置、大小、有无转移灶，以及与肝内外主要血管和胆管的解剖关系等，前者确立肝癌的诊断，后者对治疗方法的选择有重大指导价值。

## 第一节　肝癌诊断的方法

### 一、临床表现

肝癌大多发生在肝硬化的基础上，故其症状如肝区不适、食欲缺乏、疲乏无力等大致与肝硬化相同。肝癌病人所见的脾大、腹壁静脉曲张、蜘蛛痣、肝掌等皆因肝硬化所至。如肝癌发生转移，可因转移部位的不同产生相应的症状和体征。凡是中年以上，特别有肝病史的男性患者，如有原因不明的肝区疼痛、上腹饱胀、食欲减退、乏力、消瘦、不明原因的低热、进行性肝大者，应提高警惕，进行严密观察和深入检查。如进行性肝大，扪诊时扪到肝区有肿块或结节，质硬有压痛，则诊断易成立。对于早期无临床症状或临床表现缺乏特异性者，如属于肝癌“高危人群”，定期作AFP、B超等检测，可能发现较早期的肝癌[3]。

### 二、肝癌血清标志物的检测

#### （一）甲胎蛋白（AFP）

AFP系由胎儿肝细胞、卵黄囊细胞内粗面内质网糖颗粒所合成，胚胎早期开始合成，出生后 1 ~ 2 周消失或仅存微量（<20μg/L）。当机体发生肝癌时，癌变的肝细胞又可以合成 AFP 并释放入血，不同的肝癌类型其血清中 AFP 的水平有很大差异，约 10% 的肝癌不产生 AFP，30% 的肝癌产生微量。此外，其他的内胚层肿瘤如胃肠道肿瘤、生殖系统肿瘤、胰腺癌、胆囊癌、肺癌等均可不同程度地产生 AFP。血清 AFP 检测是当前肝癌诊断方面常用而又最重要的血清标志物，对肝细胞癌有相对的专一性。应用琼脂扩散法和对流免疫电泳法，阳性率分别为 67.9% 和 80%，极少假阳性。采用高敏方法，如反向间接红细胞凝集法（简称血凝法）、放射火箭电泳自显影法（简称火箭法）和放射免疫法等检测患者血清中 AFP 含量，其阳性率显著提高，但假阳性也随之增加。如几种方法配合对照并作动态观察，诊断正确率可达 90% 以上，甚至肿瘤直径仅 1.0cm 的早期患者借助 AFP 检测而确诊[4]。但 AFP 也有一定的缺陷，其一是一些肝炎、肝硬化患者有时也可出现 AFP 低浓度阳性，临床上对这类患者可通过动态观察 AFP 水平和肝功能变化进行分析，或通过甲胎蛋白异质体的检测，多能作出可靠判断。其二是尚有 30% ~ 40% 的肝癌患者 AFP 为阴性，需辅以血清酶学或其他方法才能作出诊断。

### （二）甲胎蛋白异质体

在 AFP 应用于临床的同时，有人发现原发性肝癌患者的凝胶电泳图中 AFP 常有不同的移动度，而胎儿及新生儿的血清 AFP 的移动度相同，由此提出 AFP 异质体的概念。AFP 异质体主要用于 AFP 升高患者的鉴别诊断。由于引起 AFP 升高的除肝癌外，尚有其他一些疾病，如肝炎和肝硬化、胃肠道肿瘤、生殖系统肿瘤等，甲胎蛋白异质体检测的意义在于可将 AFP 升高的疾病进行鉴别诊断。应用小扁豆凝集素亲和交叉免疫电泳自显影法检测肝癌患者的血清 AFP 异质体，其阳性率可达 84%，对 AFP<400μg/L 的肝癌、临床 I 期以及小肝癌的阳性率分别为 79.5%、74.1% 和 71.4%。若同时检测 AFP 和 AFP 异质体，则可使肝癌的阳性率提高至 92%，从而提高了肝癌的早期诊断率[5]。

### （三）其他肝癌血清标志物

主要用于 AFP 阴性肝癌的诊断。国内外报道用 γ- 谷氨酰转肽酶同工酶（γ-GT-II）、5′-核苷酸磷酸二酯酶同工酶Ⅴ（5′-NPDase Ⅴ）、$\alpha_1$ 抗胰蛋白酶（$\alpha_1$-AT）、醛缩酶同工酶（ALD-A）、异常凝血酶原（APT）、α-L- 岩藻糖苷酶（AFU）和酸性同工铁蛋白诊断肝癌，其阳性率分别可达 89%、83%、66.2%、71.15%、69.4%、81.2% 和 72.1%；对 AFP 阴性的肝癌患者阳性率分别可达 84%、79.2%、64.5%、69.23%、65.5%、76.1% 和 72%。目前临床上一般应用 AFP、AFP 异质体和其他标志物的联合诊断，可较大程度提供肝癌诊断的血清学依据[6-10]。

## 三、超声显像

B 型超声可显示肿瘤的大小、形态、部位以及肝静脉或门静脉有无癌栓等，其诊断符合率可达 84.1%。原发性肝癌在超声图像上的表现根据回声强度不同可分为强回声、等回声、低回声和混合回声；小肝癌呈圆形或不规则圆形，癌周围有声晕，多表现为低回声；巨块型肝癌多由数个结节融合，边缘可辨认或模糊不清，形态多不规则；弥漫型肝癌呈密集的粗颗粒状的中小光点与强回声条索，其间散在多个细小的低回声结节。B 型超声具有无创伤、操作简便和在短期内可以重复检查等优点，是目前肝癌影像学诊断中最常用的诊断方法，也可以作为高危人群筛查的工具，有助于发现早期肝癌，其分辨率低限为 1cm[11]。临床上在肝癌手术之前，外科医生如能在 B 超专科医生的协助下一同进行 B 超检查分析，进一步明确肝癌的部位及与大血管的关系，对术前的准确评估和手术的顺利实施至关重要。同时，术中 B 超目前也应用十分广泛，有助于肝癌切除的根治性，应作为肝癌肝切除术术中的常规技术[12]。

## 四、CT 扫描

CT 可反映肝癌的病理形态表现，如病灶的大小、形态、部位、个数，以及病灶内有无出血坏死、钙化等。从病灶边缘情况可了解其侵犯性，包括有无肿瘤包膜和血管癌栓。CT 具有较高的分辨率，已成为肝癌定性和定位诊断的常规检测技术，诊断符合率可达 90% 以上，可检出 1.0cm 左右的早期肝癌[13]。CT 能明确显示肿瘤的位置、数目、大小及与周围脏器和重要血管的关系，对判断能否手术切除很有价值。通常平扫下肝癌多为低密度占位，边缘有清晰或模糊的不同表现，部分有晕圈征，大肝癌常有中央坏死液化。增强扫描有滴注法、大剂量快速注射、快速注射加动态扫描等，以后者增强效果最好。近来国内已应用CT加肝动脉造影，即先在肝动脉内注入碘化油（lipiodol）后再行CT检查，有时能显示2mm小肝癌，大大提高了小肝癌的检出率[14, 15]。此外，借助计算机技术可行CT图像上血管的三维重建，进一步明确肿瘤与肝内外大血管的关系，利于手术施行。

## 五、磁共振成像（MRI）

MRI技术为继CT后又一常用的影像诊断技术，自1981年应用于临床以来，磁共振成像技术发展十分迅速，其优点有：①能获得横断面、冠状面和矢状面三种图像；②对软组织的分辨能力优于CT；③无放射性损害；④对良、恶性肝内占位，尤其在肝癌与肝血管瘤的鉴别方面优于CT；⑤无需增强即可显示门静脉和肝静脉的分支，有癌栓时T1呈中等信号而T2呈高信号强度[16]。据报道MRI对>2cm肝癌检出率为97.5%，而<2cm为33.3%。通常肝癌结节在T1加权像呈低信号强度，在T2加权像示高信号强度。但也有不少癌结节在T1示等信号强度，少数呈高信号强度。肝癌有包膜者在T1加权像示肿瘤周围有一低信号强度环，而血管瘤、继发性肝癌则无此现象。肿瘤侵犯血管是原发性肝癌的重要特征之一，当肿瘤侵犯血管时，可显示血管的受压推移，如有癌栓形成时，受累血管的信号流空现象消失，其在T1加权像为中等信号强度，而在T2加权像表现为高信号强度。增强扫描后MRI的分辨能力较强，近年来随着新型MRI增强剂如超顺磁氧化铁等的应用以及各种快速扫描技术的发展，MRI显示出较CT更优越的早期肝癌鉴别诊断能力，图像分辨率明显提高，可检出直径在1cm乃至更小的微小肝癌[17]。

## 六、肝血管造影

肝血管造影是诊断肝癌的重要手段[18]。造影方法有肝静脉造影、脾门静脉造影、脐静脉造影和肝动脉造影。就影像记录方式而言，有普通X线摄影血管造影、数字减影血管造影（DSA）以及CT血管造影（CTA，CTAP）等。近年来更多采用肝动脉造影以诊断肝癌，它可确定病变部位、大小、数目和分布范围，从而可估计手术的可能性和选择最合适的治疗方法，对小肝癌的定位诊断是目前各种影像学检查中最敏感者。此法的阳性符合率可达90%以上，小肝癌的阳性率也可达80%左右。特别是采用超选择性肝动脉造影、滴注法肝血管造影、数字减影肝血管造影（DSA）或肝动脉造影后CT扫描（CTA），可进一步提高小肝癌的诊断率，能检出的最小肿瘤仅0.5cm。肝癌的肝动脉造影主要特征是显示增生的肿瘤血管团、肿瘤染色、阴影缺损、动脉变形、移位、扩张以及动静脉瘘等。临床上对于AFP持续升高，排除了非肝癌引起的AFP升高，而又经其他影像学检查未发现明确病灶者，应考虑行肝动脉造影，一旦造影发现病灶，如病情允许可直接进行化疗栓塞治疗。本法缺点是为侵入性检查方法，会给患者带来一定的痛苦，有时还可能出现并发症，肝、肾功能不全，有出血性倾向或碘过敏者均不宜做这一检查；对少血供型肝癌或肝动脉解剖变异者，有时可造成漏诊或误诊，尤其是肝左外叶的癌肿出现这种情况的机会更多[19]。

## 七、肝炎病毒感染指标

乙型肝炎的抗原抗体检测（乙肝五项检测）能提供我国肝癌患者最常见的肝病背景。HBV与肝癌之间的关系已较为明确，近年细胞分子水平的研究也支持HBV是肝癌的重要病因之一[20]。我国绝大多数肝癌患者HBsAg阳性，HBcAb的阳性率更高，因此HBV阳性可作为肝癌诊断的重要依据[21]。血清HBV标志物的检测方法有琼脂扩散、免疫对流、补体结合试验、血凝法、放射免疫测定（RIA）及酶免疫测定（EIA）等，前三者因灵敏度差已遭淘汰，RIA和EIA是目前最为灵敏和常用的检测方法。近年来用聚合酶链反应（PCR）方法检测HBV-DNA，对了解患者HBV感染的程度有较大帮助。与欧美及日本不同，我国肝癌患者中HCV流行率约7%左右，因此HCV检测在我国肝癌诊断中的价值较低[22]。

## 八、放射性核素肝扫描

放射性核素肝扫描是原发性肝癌诊断的重要方法之一，应用 $^{198}Au$、$^{99m}Tc$、$^{131}I$ 玫瑰红、$^{113m}In$ 等进行肝扫描，常可见肝大，失去正常形态，在占位性病变处表现为放射性稀疏或缺损区，对肝癌诊断的阳性符合率为 85% ~ 90%。但对直径小于 3cm 的肿瘤，不易在扫描图上表现出来。放射性核素肝扫描对临床型肝癌的定位诊断是一种比较好的方法，但有时也出现假阳性（9.7%）和假阴性（5.1%）。前者主要是解剖变异、肝硬化、胆囊增大或肝脏其他疾病而误诊为肝癌；后者主要是肿瘤小不能显示而漏诊。传统的放射性核素扫描仪空间分辨率低，速度慢，只是静态显像，鉴别占位性病变性质困难，目前正逐渐被 B 型超声、CT、MRI 等所取代。改进后的技术如动态显像和放射性核素断层扫描（ECT）等，对肝癌的定位诊断符合率可达 90% ~ 95%，也是鉴别肝实质性占位与肝血管瘤的有效方法。此外，用对肿瘤具有靶向性的抗体，结合核素后的靶向性扫描，或称阳性扫描也是一种新的核素扫描诊断技术，如 $^{131}I$ 标记抗 AFP 单克隆抗体在肿瘤的部位积聚，由于肿瘤和正常肝组织之间产生放射强度的差异，通过 γ 闪烁照相和电子计算机减显技术，使病灶部位出现正相图像，有报道 8 例肝癌中，有 6 例获得肝内肿瘤的阳性扫描 [23]。

## 九、正电子发射断层显像

正电子发射断层显像（positron emission tomography，PET）是一种无创伤探测生命元素的生理、生化代谢的显像技术，是核医学发展的一个新的里程碑。在疾病发生的早期，往往先有代谢方面的变化，进而再逐渐发展到病理解剖的变化，PET 则可在发病早期，即在病理变化出现之前，根据疾病引起的局部组织代谢的改变发现疾病的存在，因此在肿瘤诊断中的应用逐渐增多。由于葡萄糖高代谢状态是所有恶性肿瘤的生化特征，肿瘤增生加快与葡萄糖分解代谢加速呈正相关。用放射性核素标记的多种化合物，最常用的是 $^{18}F$- 脱氧葡萄糖（$^{18}FDG$），它与天然葡萄糖一样可为细胞利用，但由于 $^{18}FDG$ 的分子结构与天然葡萄糖有差异，不能和葡萄糖一样被完全代谢而滞留于细胞内，在肿瘤细胞内放射性浓度不断增加，经放射显影扫描、计算机图像重建而获得断层显像。PET 在肝癌的诊断方面有助于良、恶性肝脏占位性病变的鉴别诊断，特别是在判断治疗后肝内有无癌组织残留、有无复发及肝外脏器有无转移等方面具有重要的价值 [24]。但目前该检查的费用还甚为昂贵，尚不能普及。

## 十、X 线检查

肝右叶的肿瘤可发现右膈肌抬高、运动受限或局部隆起。肝左外叶或右肝下部巨大肝癌在行胃肠钡餐检查可见胃或结肠肝曲被推压现象。此外，还可显示有无食管静脉曲张和肺、骨等转移灶。

## 十一、肝穿刺活组织检查

可获得病理诊断，在国外应用较广，也比较安全。国内的经验是对经血清学、影像学检查仍不能作出临床诊断，又高度怀疑为肝脏恶性肿瘤者，可采用 B 型超声引导下经皮肝穿刺活检组织学检查。但有时因获得的组织量少，作出病理诊断有一定困难或有假阴性的可能 [25]。

## 十二、腹腔镜检查

本法能窥视到肝脏外周部位的肿瘤，并可取活检行病理学检查，对肝实质中央的小肝癌不适用，且创伤较大，可能引起肿瘤医源性播撒和出血等并发症，故其临床应用受到很大限制。

# 第二节 肝癌的诊断步骤

尽管肝癌有上述诸多诊断方法，但临床上应结合个体的状况，合理使用，原则是敏感、低创和经济，还要兼顾定性和定位诊断两个方面。为达到上述目的，必须将各种诊断方法综合应用并分步骤进行。应注意以下几点：①对象应包括有临床表现者，肝癌手术史者，以及高危人群，重视后者的筛查可发现早期肝癌；② B 超和 AFP 检测是第一线的筛查工具，部分患者如 AFP ＞ 400μg/L，B 超发现肝脏占位即可确立诊断；③重视肝病背景，慢性肝炎和肝硬化基础之上出现肝脏的微小占位即应警惕肝癌的可能；④重视对常见肝脏良性或恶性肿瘤的鉴别，最常见者为肝海绵状血管瘤、肝囊肿、转移性肝癌，以及目前发现逐渐增多的肝脏局部脂肪浸润；⑤ AFP 持续阳性（可＞或≤ 400μg/L），但 B 超、CT 或 MRI 不能发现肝占位的情况甚为多见，此类患者一般有三种诊断措施，一是在保肝治疗的基础上动态观察 AFP 和 B 超的变化；二是行肝动脉造影，如发现有微小占位可直接实施治疗；三是疑肝外源性 AFP 升高，可作相应检查，部分术后 AFP 上升的患者行放射性核素扫描或 PET 检查可发现肝外转移灶；⑥ AFP 阴性但肝脏存在占位者是诊断方面的一个难题，尤其是较微小的占位。可先行 MRI 或 CT 扫描，尤其是增强的 MRI 检查具有相当高的敏感性，同时检测肝癌的其他标志物，结合肝病背景，部分患者能确诊。不能确诊者可作 B 超动态观察或肝动脉造影，还不能确诊者可考虑肝穿刺活检或剖腹探查。考虑到微小占位肝穿刺活检的阳性率较低，也可在细针穿刺后注入无水酒精，B 超显像如见酒精在局部均匀弥散呈“圆月”样高回声区，并较长时间潴留，为小肝癌征象，如弥散不均匀呈分枝状，或迅速消失，多为肝硬化结节、血管瘤或局部脂肪浸润。东方肝胆外科医院曾报道 556 例小肝癌据上述经验行肝癌诊断，临床诊断与病理诊断符合率为 98.5%，手术切除率达 92.6%。

## 第三节　肝癌的鉴别诊断

原发性肝癌在诊断过程中，应与下列疾病相鉴别。

### 一、继发性肝癌

肝脏亦为转移性癌肿好发器官。通常继发性肝癌病情发展较缓慢，AFP 检测一般为阴性，多无肝炎病史或肝硬化表现。除肝脏病变症状、体征和影像学表现外，多有原发病灶的相应表现，因此检查肝脏以外器官有无原发癌肿病灶是鉴别诊断的主要方法。也有少数病人肝脏呈现较典型的继发性肝癌的临床表现和影像学特征，但原发病灶隐匿，经多种检查难以被发现，此种情况下宜先针对肝脏病变进行有效治疗，在治疗过程中密切观察。

### 二、肝硬化

通常肝硬化患者病史较长，多有肝炎史，患者经休息后症状可缓解，早期肝稍大，后期可缩小变硬，有肝硬化的体征表现，如脾大、食管胃底静脉曲张、蜘蛛痣、肝掌等，AFP 为阴性或低浓度阳性，放射性核素肝扫描、B 型超声检查、肝动脉造影或 CT 检查等均有助于鉴别诊断。但如遇肝脏较大、质硬有结节时，尤其 AFP 低浓度阳性时常是鉴别诊断的一个难题，客观上大部分患者的大结节肝硬化本身处于向癌变的动态演进过程中。对这类患者应密切观察 AFP 的动态变化和 AFP 与肝功能的关系（肝硬化患者出现 AFP 阳性时，多有肝功能改变），作 AFP 异质体检查。影像学检查方法中 B 超扫描有助于小肝癌和肝硬化结节的鉴别，尤其是动态观察。用超顺磁氧化铁等作为增强剂的 MRI 检查对两者具有很高的鉴别能力，必要时作肝动脉造影后 CT 扫描（CTA），通过上述方法的合理使用，鉴别诊断并不困难。

### 三、肝脓肿

急性细菌性或阿米巴性肝脓肿一般较易鉴别，根据病史、B 超检查发现液性暗区，肝穿刺吸出脓液等能最后确诊。但目前因对疑有肝脓肿者，广谱抗生素的应用较早较广，因此部分肝脓肿并不按照常见的病理过程发展，在 B 超、CT、MRI 等影像学检查上仅体现为实质性肿块者较常见，尤其是慢性细菌性肝脓肿的表现甚不典型，易致误诊。鉴别诊断时 AFP 等标志物检测，影像学检查如 CT、MRI 等均有帮助，如仍不能明确鉴别者，应在广谱、足量抗生素正规应用的前提下，B 超动态观察肝脏肿块的变化。如肿块不缩小或者反而增大，应作肝穿刺活检或剖腹检查。

### 四、肝包虫病

多见于牧区，有牛、羊、犬等接触史，病史较长，患者全身情况好，常不伴肝硬化，Casoni 试验和补体结合试验常为阳性，B 超检查为液性暗区，AFP为阴性等，均有助于鉴别。但对肝泡状棘球蚴病有时与AFP阴性的肝癌病人不易鉴别，过去常需病理检查才能确诊。不过此类患者常有发热、黄疸等表现，结合病史、CT、MRI等影像学检查，对鉴别诊断有一定帮助。

### 五、肝脏良性肿瘤

通常病情发展慢，病程长，患者全身情况好，多不伴有肝硬化，AFP为阴性。由于肝海绵状血管瘤、肝腺瘤、局灶性结节增生、肝脂肪瘤、肝错构瘤等在MRI、CT上多数有特征性的表现，目前诊断多不困难。肝穿刺活组织病理检查也可提供有力的鉴别诊断依据。

### 六、邻近肝区的肝外肿瘤

来源于多种组织的腹膜肿瘤，包括右肾、右肾上腺、胰腺、胃、胆囊等器官的肿瘤，可在上腹部乃至肝门区出现肿块，借助AFP、CEA、CA19-9等标志物以及B超、CT等影像学检查，结合其他特殊检查如上消化道内镜检查、胃肠钡餐检查、静脉肾盂造影、气腹造影、选择性腹腔动脉造影等，一般均可作鉴别诊断。但临床上有时对巨大肝区肿瘤来源于肝脏或腹膜后，肝脏和邻近脏器如胆囊、结肠等均有肿瘤但原发灶的定位问题，偶有鉴别诊断方面的困难，需穿刺活检或剖腹探查。

### 参考文献

[1] 沈锋，吴孟超，陈汉. 肝癌诊治中依然存在的一些困难. 中国肿瘤，2005, 14(3): 142.

[2] 吴孟超. 原发性肝癌的诊断和治疗进展. 中华外科杂志，1998, 36(9): 515.

[3] 吴孟超，陈汉，沈锋. 原发性肝癌的外科治疗——附5524例报告. 中华外科杂志，2001, 39(9): 25.

[4] Alpert E. Editorial: Alpha 1-fetoprotein: need for quantitative assays. N Engl J Med, 1974, 290(10): 568-569.

[5] 张柏和，吴孟超，陈汉. 抗人小扁豆凝集素结合型甲胎蛋白异质体单大抗体诊断肝癌的临床意义. 中华肿瘤杂志，1991, 13(5): 328.

[6] Chedid D. Antigenic marks of hepatic cellular carcinoma. Cancer, 1990, 65: 84.

[7] Hayes DF, Bast R, Desch CE, et al. A tumor marker utility grading system (TMUGS): a framework evaluate clinical utility of tumor markers. J Natl Can Inst, 1996, 88:1456.

[8] Aoyagi Y Suzuki Y, Isemura M, et al. The fucosglation index of alpha-fetoprotein and its usefulness in the early diagnosis of hepatocellular carcinoma. Cancer, 1988, 61:769-774.

[9] 张世民，吴孟超，陈汉，等. 糖苷酶谱在肝细胞癌中诊断的价值. 中华肿瘤学杂志，1992, 14(5): 143.

[10] DeugnierY, LetreutA, GlaiseD, et al. Serum α-L - fucosidase new marker for the diagnosis of primary hepatic carcinoma. Hepatology, 1984, 4: 889.

[11] 张丽，郭佳. 原发性肝癌超声特性和组织病理分型相关性分析. 中国超声医学杂志，2009, 25(2): 149.

[12] 吴伯文，潘泽亚，吴孟超，等. 术中B型超声在肝胆手术中的应用. 第二军医大学学报，2000, 21(5): 438.

[13] 程红岩，徐爱民，陈栋. 多层螺旋CT 薄层增强3期扫描在诊断小肝癌中的作用. 中华放射学杂志, 2002, 36(11): 1028.

[14] Soyer P, Chacroun K, Pelage JP, et al. Hepatocarcinoma invasion of the portal vein: detection using lipiodol computed tomography. Apropos of 2 cases[J ]. J Radiol, 1999, 80: 47-49.

[15] Jang HJ, Lim JH, Lee SJ, et al. Hepatocellular carcinoma: are combined CT during arterial portography and CT hepatic arteriography in addition to triple-phase helical CT all necessary for preoperative evaluation? Radiology, 2000, 215: 3732.

[16] 程红岩，章韵. 3cm以下小肝癌的磁共振成像与病理对照研究. 中华放射学杂志，1994, 28(6): 403.

[17] 程红岩，章韵. 48例小肝细胞癌的影像分析. 现代医用影像学，1994, 3(3): 99.

[18] Neson TM. Anatomic variants of the celiac, superior mesenteric and inferior mesenteric arteries and their clinic significance. Clin Anat, 1988, 226: 17.

[19] Tarazov PG, Polysalov VN , Prozorovsklj KV ,et al. Ischemic complications of transcatheter arterial chemoembolization in liver malignancies . Acta Radiol, 2000, 41: 156.

[20] Bruix J , Llovet J M. Hepatitis B virus and hepatocellular carcinoma. J Hepatol ,2003 ,39 (Suppl 1) : S59.

[21] 戴志澄，祁国明. 中国病毒性肝炎血清流行病学调查. 北京: 科学技术文献出版社，1996, 19.

[22] Deuffic S, Poynard T, Valleron AJ. Correlation between hepatitis C virus prevalence and hepatocellular carcinoma mortalit in Europe. J Viral Hepat, 1999, 6: 411.

[23] Van de Wiele C, Revet s H, Mertens N. Radioimmunoimaging. Advances and prospects. Q J Nucl Med Mol Imaging, 2004; 48:317.

[24] Khan M A, Combs C S, Brunt E M, et al. Positron emission tomography scanning in the evaluation of hepatocellular carcinoma. Ann Nucl Med, 2000, 14: 121.

[25] Silva MA, Hegab B, Hyde C, et al. Needle track seeding following biopsy of liver lesions in the diagnosis of hepatocellular cancer: a systematic review and meta-analysis. Gut, 2008, 57: 1592.

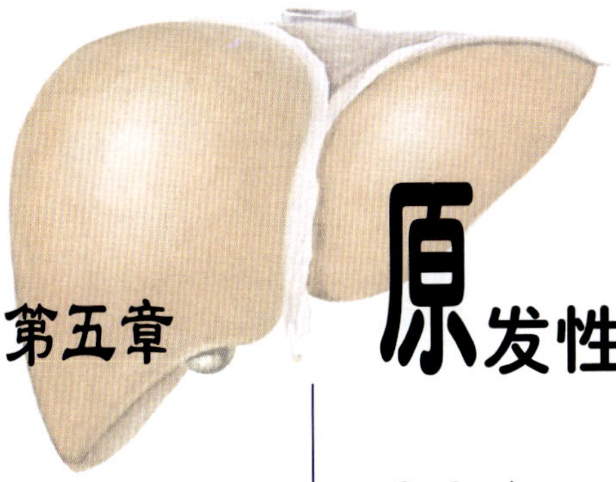

# 第五章 原发性肝癌治疗选择策略


翟 吴 沈
健 东 锋


随着对肝癌研究的深入以及各种肝癌治疗新技术和新药物的发展，目前肝癌的治疗手段逐渐丰富，肝癌治疗呈多样化。针对不同病情的肝癌患者，其合理治疗选择相对较为困难，目前缺少规范。合理治疗的选择需考虑患者的全身情况、患者肝功能的储备情况以及肿瘤局部本身所具有的特点等多方面因素，目前在国际上尚无统一的治疗选择标准。其原因主要在于肝脏疾病本身的特殊性，即除肿瘤局部因素对患者生存有影响外，患者肝硬化程度也可影响到患者生存。肝癌患者最终有相当部分是由于肝硬化所导致的肝功能衰竭或上消化道出血而死亡，而并非肿瘤局部因素。因此合理的选择治疗需要对患者肿瘤进展情况和肝硬化程度两方面均进行较为合理的评估。虽然多家研究机构先后推出了十余种肝癌的分级或分期评估系统，但是至今为止，国际上对肝硬化和肝脏肿瘤仍无十分理想的评估标准和方法。多数治疗规范制定仍主要集中在早期肝癌的手术、移植和微创的治疗选择上，如欧洲肝癌研究协会制定的 BCLC 分期系统等，这些分期方法对中晚期肝癌的治疗尚无确定的广泛接受的选择标准。此部分患者的临床治疗选择较为混乱，国内现多根据临床医生的经验进行治疗选择，目前也缺乏大量的循证医学基础，需要在今后的研究中进一步证实。

## 第一节 肝脏储备功能检测及评估

近年来肝脏外科取得了快速发展，在大的肝脏外科中心肝切除的死亡率小于 3%[1]。但各种治疗，特别是手术治疗后，肝功能衰竭仍然是外科治疗后主要的死亡原因。因此，治疗前必须准确评估患者肝脏的储备功能。大量的临床研究表明多种因素与术后患者的肝功能衰竭有关，如患者肝硬化的程度、肝脏的储备功能、肝脏手术中创伤的大小（切除的范围、肝门阻断时间与术中失血情况）等。针对目前国内临床 80% 以上的肝癌患者均合并有程度不同的肝炎、肝硬化背景的情况，术前需要对此进行仔细评估，以决定治疗的策略和具体的实施方式，这对于有效的预防和减少术后肝功能衰竭的发生率，降低死亡率极为重要。

目前术前肝脏储备功能检测及评估方法主要包括以下四个方面：①常规的肝功能检查，如胆红素、胆汁酸以及凝血酶原的变化等；②一些肝功能的半定量检测，如吲哚菁绿试验 (indocyanine green，ICG)、利多卡因代谢试验 (monoethylglycinexylidide，MEGX)、口服葡萄糖耐量试验和胰高血糖素负荷试验、氨基比林廓清实验、$^{13}$C- 美沙西定呼气试验等；③影像学检测方法，包括肝脏体积的测定、功能性肝脏体积测定评价等；④肝功能的其他检测包括门静脉压力的测定、肝脏纤维化指数等。

## 一、肝功能的常规检测

常规肝功能检查可对肝功能进行初步的评价，主要指标为胆红素、肝脏酶类检查，如血清谷草转氨酶（aspartate aminotransferase，AST）、血清谷丙转氨酶（alanine aminotransferase，ALT），其他尚有碱性磷酸酶（alkaline phosphatase，ALP）、γ-谷氨酰转移酶（γ-glutamyltransferase，γ-GT）、亮氨酸氨基肽酶、5'-核苷酸酶、血清白蛋白和转铁蛋白、血脂和脂蛋白等，均可从不同侧面反映肝脏的功能状态。

1. 胆红素　红细胞破坏的终末产物。血清胆红素浓度反映了人体内此种代谢终末产物的生成和排泄之间的平衡，实验室检查包括间接（非结合胆红素，肝脏代谢前的胆红素）和直接（结合胆红素，肝脏代谢后的胆红素）两种胆红素。分别具有不同的含义，如间接胆红素升高可提示溶血或肝细胞的损伤或坏死；直接胆红素升高提示肝脏胆汁排泄障碍或胆道梗阻。少数遗传性疾病也可出现这两种胆红素特殊的代谢异常，如Gilbert病可表现为先天性非结合型高胆红素血症。

2. 肝转氨酶　肝脏疾病时受损肝细胞中酶的释放可导致血清转氨酶升高。转氨酶升高的程度通常反映肝坏死的严重性，除酒精性肝炎外一般很少超过200～300IU/L。

3. 碱性磷酸酶活性　人体内多种组织细胞均具有ALP的活性，包括肝、胆管、小肠、骨、肾、胎盘以及白细胞等，因此这些组织的病变均可出现ALP水平的改变。非肝胆系统的疾病如妊娠、正常生长期和骨肿瘤等，以及肝胆系统疾病如肝细胞损害和胆道梗阻等均可出现ALP水平升高。具体而言，ALP活性升高具有三方面的含义：①酶自身的合成增加；②酶从胆道的排泄障碍、排泄受阻；③细胞损伤时酶的释放增加。肝脏外科临床上上述三种情况均可出现，但以肝外胆道梗阻时ALP升高最为明显，其次肝内胆汁郁积以及肝肿瘤等情况也可出现ALP酶的表达异常。研究发现ALP升高的程度可一定程度上预示肝脏疾病或转移病变的严重性。大多数情况下，ALP升高都有明显的原因；但如升高原因不明时，可用电泳等方法检查肝功能中相关酶类，特别是其同种异构酶的变化，以进行鉴别诊断。临床上最常用的方法是同时检测5-核苷酸酶、亮氨酸氨基肽酶以及GGT的活性。这些酶与ALP同时升高时，常提示肝脏疾病的存在。

4. 白蛋白　血清白蛋白是评价肝脏合成功能的重要指标。虽然白蛋白的代谢机制到目前为止仍不十分清楚，但在人体中白蛋白仅在肝脏合成，因而其水平的高低可一定程度上反映肝脏蛋白质的合成功能。研究发现多种因素可以影响白蛋白水平的高低，临床上用白蛋白对肝功能进行分析判断时，需要除外肝脏以外影响因素的作用，如患者营养状态、甲状腺激素或肾上腺皮质类固醇水平的高低，以及某些疾病所致的白蛋白排出过多的情况，如烧伤、败血症、肾病综合征、蛋白丢失性肠病等白蛋白大量丢失的情况。在排除其他上述特殊因素后，血清白蛋白浓度是评价肝脏合成功能变化的较客观指标。由于白蛋白正常合成速率为110～200mg/(kg·d)，半衰期较长，故白蛋白浓度仅能反映出肝功能的慢性变化过程。

5. 血清前白蛋白(pre-albumin，PA)　同白蛋白，PA是肝脏合成的一种糖蛋白，属于血清快速转化蛋白，在肝脏的合成率为99%。由于其半衰期短（约1.9天），故能较白蛋白(Alb)更为敏感地反映肝脏炎症及患者肝功能损害的情况，与其他指标如总胆红素相结合，可用于肝脏功能评估及指导治疗。

6. 转铁蛋白　在肝脏合成，其半衰期较白蛋白短，故测定血清转铁蛋白能够反映肝功能亚急性变化的情况。此外，在急性或慢性肝病时脂类和脂蛋白电泳也有改变，主要是由于合成异常所致，有关此类蛋白的测定方法虽有很多研究，但迄今未在临床广泛应用。

7. γ-球蛋白　由单核－吞噬系统合成，主要组成成分包括免疫球蛋白(IgG、IgA和IgM)和C反应蛋白。肝功能损害时往往导致血清白蛋白降低，而由肝外合成的球蛋白增高，尤其是γ-球蛋白。在免疫性疾病时，γ-球蛋白可显著升高，但对肝硬化患者，除外自身免疫性疾病后，γ-球蛋白升高可认为是肝硬化程度或肝功能损伤的重要预测指标[2]。认为术前γ-球蛋白>26%，术后发生肝功能衰竭的可能性明显增高。

8. 凝血试验　凝血酶原时间可用于肝功能衰竭的判断。凝血酶原时间延长不仅提示缺少凝血酶复合物，而且提示缺少凝血因子 IX 和 XII。对于单个凝血因子检测，如凝血因子 V 的浓度低于 10%，说明肝功能损害严重，预后不良。此外凝血因子 VIII 与 V 的比值也具有一定的参考意义。

## 二、肝功能的半定量检测

除了肝脏的常规功能检测外，一些肝脏的半定量功能检测也可从不同程度反映肝脏的功能。其中 ICG 和 MEGX 在临床研究较多，日本、香港、欧美等国家将它们与总胆红素或肝脏残余体积测定结合，用于临床上肝功能评估及治疗的选择。

1. 吲哚菁绿试验 (ICG)　ICG 静脉注入后可选择性地被肝细胞摄取，再逐步排入胆汁中，ICG 不从肾排泄，也不参加肠肝循环，因而检测 ICG 的吸收和排泄情况可以反映肝脏的储备功能。一般正常人静脉注射 ICG 15 分钟后 97% 从血中消失，通常以 15 分钟血中 ICG 潴留率 (ICGR15) 或 ICG 最大清除率 ($ICGR_{max}$) 作为衡量肝储备功能的指标，也有研究以 ICG 血浆消失率作为衡量指标。ICG 排泄试验能够客观地反映肝脏吸收及排泄功能，对外科术式的选择、手术时机的确定有一定的作用。

有人将 ICG 与总胆红素结合用于肝脏手术治疗的选择，认为在胆红素正常情况下，$ICGR_{15}$<10% 可行右半肝、扩大右半肝或左三叶切除，$ICGR_{15}$ 在 10% ~ 19% 可耐受左半肝切除，$ICGR_{15}$ 在 20% ~ 29% 可行段切除，$ICGR_{15}$ 在 30% ~ 39% 可考虑行肿瘤局部切除术，在 $ICGR_{15}$>40% 则只能行“肿瘤挖除术”（图 5-1）[3]。在肝癌合并门静脉高压手术治疗选择方面，当 $ICGR_{15}$<20%，肝脏体积代偿良好者可实施肝切除 + 门奇断流联合手术；$ICGR_{15}$>20%，则实施联合手术前应充分准备，加强肝脏对手术的耐受性；而当 $ICGR_{15}$>25%，特别是肝硬化致肝脏明显缩小者，不宜施行联合术。

此外 ICG 检测目前尚有一些局限性，其原因一是目前 ICG 的检测标准范围并不一致，其二是术后发生肝功能衰竭患者的 $ICGR_{15}$ 波动范围较大，而 ICG 本身只是对肝脏吸收排泄功能的反映，多因素分析显示 ICG 也不是患者术后肝功能衰竭的相关因素。因此，ICG 在肝功能评估中的确切作用还有待深入研究。

2. 利多卡因代谢试验　利多卡因经细胞色素 P450 系统的氧化去甲基化作用后，可生成单乙基甘氨酰二甲苯胺（monoethylglycinexylidide, MEGX），最终得以清除。静脉注射利多卡因 15 分钟后测定 MEGX 清除量，可定量评定肝脏的功能。此方法临床上常应用于肝移植供体和受体肝功能的监测等过程。利多卡因清除率受下列三个因素影响，包括有活力的肝细胞数、肝细胞色

**表5-1　肝功能常规检测**

| 实验室检查 | 肝脏疾病时的变化 | 临床意义 |
|---|---|---|
| 丙氨酸转氨酶 | 升高 | 肝细胞坏死 |
| 白蛋白 | 降低 | 慢性肝功能损害 |
| 碱性磷酸酶 | 升高 | 胆道梗阻 |
| | | 肝肿瘤、转移性肝肿瘤 |
| 天门冬氨酸酶 | 升高 | 肝细胞坏死 |
| 胆红素 | 升高 | 肝脏结合和排泄功能障碍 |
| γ-谷氨酰转肽酶 | 升高 | 肝外胆道梗阻 |
| | | 慢性酒精中毒、心肌梗死和神经肌肉疾病 |
| 亮氨酸氨基肽酶 | 升高 | 胆汁郁积 |
| 5’-核苷酸酶 | 升高 | 胆汁郁积 |
| 转铁蛋白 | 降低 | 肝功能亚急性改变和营养状态改变 |

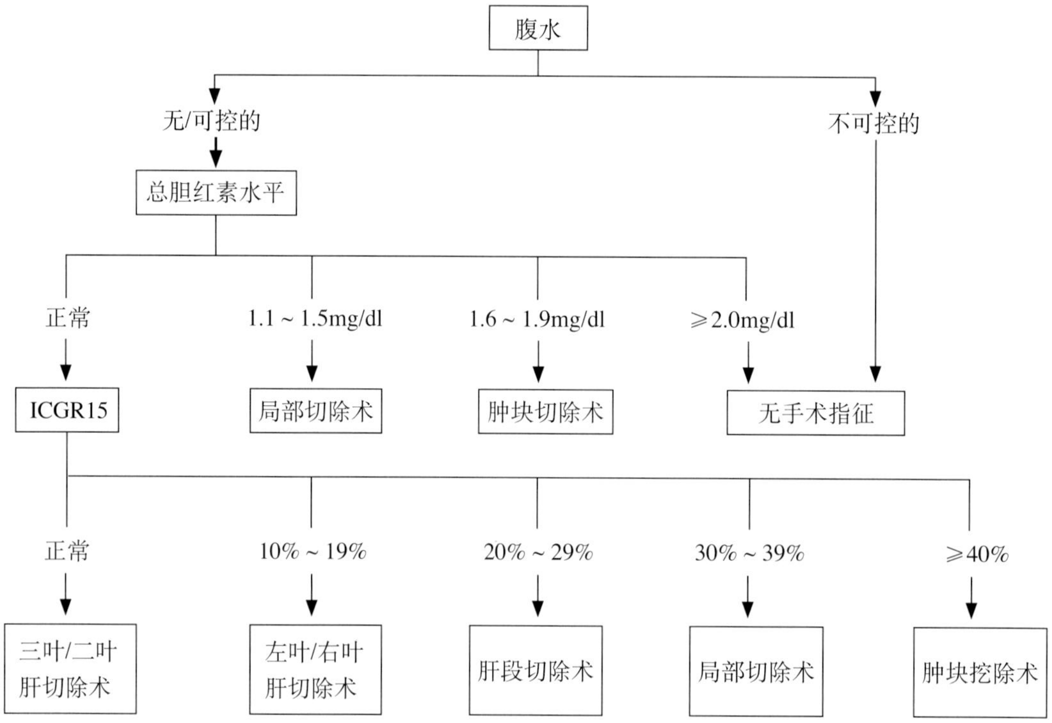

图5-1 结合ICG与总胆红素的肝脏手术治疗评估体系（可以指导治疗的选择）

素 P450 酶的活力以及肝血流量。Ercolani 等在 200 例患不同肝脏疾病的患者及 23 名器官捐赠者中进行 MEGX 试验，结果显示当 MEGX<25 ng/ml 时，患者在肝切除术后易发生肝功能不全；而当 MEGX<10 ng/ml 时，肝硬化患者的平均寿命不超过 1 年[4]。Ravaioli 等也认为术前 MEGX 值低于 25 ng/ml，与肝切除术后肝功能不全及术后并发症有关[5]。此外也有研究发现残余肝脏体积与 MEGX 的存在一定的相关性，可用术前及术后 MEGX 的变化来反映肝脏残余体积的变化，进而对术后肝功能进行评估。

3. 氨基比林呼吸试验 (aminopyrine breath test，ABT)　体内代谢时氨基比林在肝脏细胞色素 P450 酶的催化下，去除 N 位上的 2 个甲基，最终生成氨基安替比林，去除的甲基最终代谢生成二氧化碳。口服放射性核素 $^{14}$C 标记的氨基比林后，间隔 2 小时收集呼出的 $CO_2$ 样本，通过检测呼出气中 $CO_2$ 可反映肝脏细胞色素 P450 酶的功能。此试验反映肝脏内微粒体的功能，即有活力肝组织的功能，可较敏感地反映肝细胞的代谢功能，准确反映肝细胞的炎症、坏死及纤维化情况，可用于判断患者预后。

肝硬化患者 ABT 值明显降低，若与临床生化指标、Child-Pugh 分级相结合，可用于肝衰竭诊断。肝炎后肝硬化患者的 ABT 值与 Child-Pugh 分级显著相关，可一定程度上反映肝脏的功能储备并用于预后患者判断。Wojcicki 等认为 ABT 在肝硬化分期方面的敏感性要高于利多卡因代谢试验[6]。监测门静脉分流术患者 ABT 的结果显示，术后存活 1 年以上者的 ABT 值显著高于 1 年内死亡者。而每日监测肝移植患者的 ABT，能较其他肝功能检查更好地预测急性排斥反应。但将 ABT 作为反映肝脏储备能力的手段还存在其局限性。细胞色素 P450 可受许多内外因素诱导活化或抑制，如吸烟、药物等，间接影响 ABT 结果。

4. 口服葡萄糖耐量试验 (oral glucose tolerance test)　肝病患者易发生糖耐量异常，其原因可能是：①肝细胞破坏，胰岛素受体数减少；②糖原合成酶、葡萄糖激酶等活性下降，葡萄糖利用障碍；③外周组织对胰岛素不敏感。通过葡萄糖耐量试验曲线图形可以反映肝细胞线粒体能量代谢的状态和糖原合成的能力。有研究也将其用于肝切除术后风险的评测，如葡萄糖耐量试验曲线呈

P 型患者，可行肝切除术，术后恢复顺利；而曲线呈 L 型者，则对手术的耐受性差，术后易发生肝功能衰竭。

5. 胰高血糖素负荷试验 (glucagon loading test，GI)　肝脏是胰高血糖素作用的主要靶器官，胰高血糖素通过刺激肝细胞中 cAMP 的合成来调节糖、脂肪及蛋白质的代谢。通过测定胰高血糖素刺激后血中 cAMP 的浓度变化，可以间接反映肝功能的状况。如肝硬化患者在胰高血糖素负荷后，血糖调节能力明显减弱，血糖峰值浓度与基础浓度之差，可反映与肝硬化患者的肝功能状况。

6. $^{14}$C- 美沙西定呼气试验　$^{14}$C- 美沙西定口服吸入血后，在肝细胞滑面内质网 ( 微粒体 ) 内可由加单氧酶系即细胞色素 P450、烟酰胺腺嘌呤二核苷酸磷酸、细胞色素 P450 还原酶对其进行 O 位脱甲基反应，产生甲醛，后者继续氧化为 $^{14}CO_2$ 经肺排出体外，最后由 Breath-Mat 呼气质谱仪检测。$^{14}CO_2$ 排出的速率和量，即能反映肝细胞加单氧酶系的活力。加单氧酶系是微粒体内最主要的生物氧化酶系，肝脏的生物转化功能主要在肝细胞微粒体内完成，所以通过 $^{14}$C- 美沙西定肝功能呼气试验可检测加单氧酶系的氧化功能，反映相关的肝细胞器内质网的结构、数量及功能，进而体现了肝细胞的存活状况。有人利用 Breath-Mat 呼气质谱仪对正常人和肝硬化患者进行了测定，证实该试验能即时反映肝细胞储备及代偿情况，且得到的结果为完全量化的数据，为临床肝脏部分切除患者围术期肝功能的评价提供了量化的数据指标 [7]。

## 三、影像学检查对肝脏储备功能评价

1. 肝脏体积测定　研究发现肝脏体积与患者肝硬化程度有一定相关性。CT 测量发现肝硬化患者肝脏体积随着肝硬化程度增高而逐渐减少，Child A、B、C 三组平均肝脏体积分别为 $(1092 \pm 276)cm^3$、$(868 \pm 162)\ cm^3$、$(652 \pm 76)\ cm^3$ ($P<0.001$)[8]。而外科临床研究发现肝最小剩余体积与肝储备功能相关。肝储备功能好时，即使剩余体积小，也不会发生肝衰竭；反之，即使保留了更多的肝脏，也有发生肝衰竭的可能。因此准确地评估肝脏剩余体积就是术前准确估计肝储备功能的问题。正常人可切除 70% 的肝脏，而肝硬化者一般不能超过 50% 的肝脏体积，因此术前肝脏残余体积测定有助于指导外科手术治疗选择。特别是有研究将肝脏体积和 Child 分级结合评估，进行外科手术治疗的选择。多项研究认为当无肝硬化患者肝脏残余体积 $\leq 25\%$，而伴有肝硬化患者肝脏残余体积 $\leq 40\%$ 时，患者术后严重并发症明显增加 [9]。Shirabe 发现所有死于术后肝衰竭患者的剩余肝体积均 $<250ml/m^2$。剩余肝体积 $< 250ml/m^2$ 者术后肝衰发生率为 38%，而 $>250ml/m^2$ 者肝衰发生率为 0[10]。也有作者联合 Child-Pugh 分级、ICG 清除率以及肝脏体积测量等指标，用于原发性肝癌肝切除的指导，但肝脏残余体积多少为安全线，仍然有争议，需通过进一步研究加以认识。

2. 功能性肝脏体积测定　去唾液酸糖蛋白受体 (asialoglycoprotein receptor，ASGPR) 是一种存在于人和哺乳动物肝细胞表面的特异性受体。用锝标记的去唾液酸糖蛋白半乳糖化人血清白蛋白 (technetium galactosyl human serum albumin，$^{99m}$Te-GSA) 可识别 ASGPR，作为 ASGPR 的配体，可用单光子发射计算机断层成像技术 (single photon emission computed tomography, SPECT) 扫描测定，以反映功能性肝脏体积。研究发现该技术对于手术前的风险评估和预测术后并发症比肝脏体积测定更有意义。Kokudo 等研究了 111 例肝切除术患者的 Child-Pugh 评分、ASGPR 血液廓清率、ASGPR 肝脏 15 分钟摄取率、ICGR15、ASGPR 浓度、全肝 ASGPR 量、肝实质体积、切除实质分数、术中出血量、残余肝 ASGPR 量等指标。发现仅残余肝 ASGPR 量在预测术后肝衰竭方面具有相关性，当它低于 0.05mmol/L 时术后肝衰竭发病率为 100%[11]。

## 四、肝脏储备功能的其他检测方法

除上述检测方法在临床应用外，还有多种肝储备功能分析方法曾在临床上试用，如磺溴酞钠排泄试验、动脉血酮体比例检测、半乳糖廓清试验等，但以上方法由于种种原因（如经济性或操作的简便性等）均未能在临床上得到广泛应用。而对肝功能的准确评估目前依然成为临床上研究的热点和难点，特别是肝癌患者绝大多数伴有肝硬化，术前对于肝硬化肝脏的功能评估，目前仍然没有一个十分理想的方法。除了前述检测 ICG 进行手术风险评估外，欧洲研究者对门静脉压力测定以及肝纤维化的无创测定研究较多，认为可能在肝硬化肝功能评估上也起一定作用。

### （一）门静脉压力测定

Bruix 最早检测了肝硬化患者的门静脉压力变化情况，认为门静脉压力可一定程度反映肝脏纤维化和肝实质损害的程度。根据门静脉压力的高低可以指导临床上手术治疗的选择。他们认为术前测定肝静脉楔压或者肝静脉压力梯度，可以反映门静脉压力的情况，证实当肝静脉压力梯度（hepatic venous pressure gradient, HVPG）≥ 10 mmHg, 时，患者行肝切除术后发生不可逆性肝功能失代偿的机会明显升高 [12]。为此欧洲肝癌研究协会制定的 BCLC 分期中，将门静脉压力的测定作为肝癌治疗选择的重要依据（图 5-2）。

### （二）肝纤维化的评估

已有研究证实肝脏手术后肝功能衰竭的发生与肝脏炎症的活动以及纤维化程度密切相关。但肝脏炎症以及肝纤维化程度仍难以用较为客观的指标来衡量。转氨酶等现有的肝功能指标的变化并不能完全反映肝脏的炎症状况和肝脏本身的纤维化程度。有研究用肝脏的组织学炎症分级来预测术后肝功能衰竭发生的可能，但术前要获取非肿瘤性的肝脏组织较为困难。近期有研究报道一些指标既能反映肝炎活动程度，又能反映肝脏纤维化程度，因而可能对术后肝功能衰竭发生有较好的预测性。如血清中的 IV 型 7S 胶原（7S collagen），其在血中浓度的升高，与术后肝性脑病、不可逆性胸腔积液和腹水的发生密切相关。而当 7S 胶原≥ 12 ng/ml 时，所有患者都死于术后肝功能衰竭 [13]。

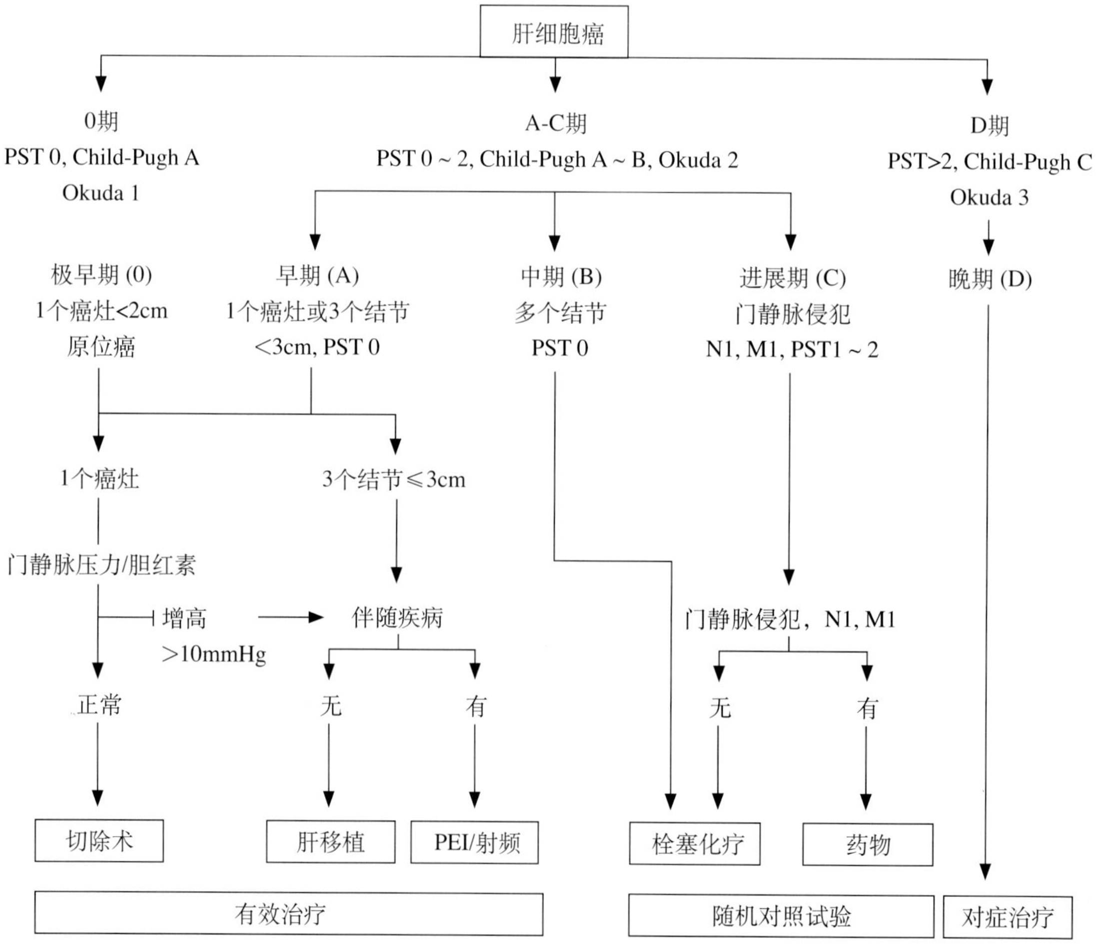

图5-2　BCLC分期标准用门静脉压力的高低作为标准来指导治疗的选择

也有研究将常规血清学检查组合形成纤维化指数用于肝纤维化的无创评估。自 2001 年以来，在国际一流杂志上发表的肝脏纤维化诊断模式超过 9 种，如 Fibrotest [14]、Forns 指数 [15]、纤维化可能性指数 [16]、欧洲肝纤维化模型 [17]、上海肝纤维化组模型 [18]。Fibrotest 认为 $\alpha_2$- 巨球蛋白、GGT、球蛋白、总胆红素以及载脂蛋白 A1 等 5 个指标；而上海肝纤维化组模型认为 $\alpha_2$- 巨球蛋白、年龄、GGT、透明质酸等 4 个指标可用于肝脏纤维化程度检测评估。这些模型中涉及的多数参数是目前实验室常用血液学检测指标，联合应用对于 HBV、HCV 感染后肝纤维化 ( 肝硬化 ) 的诊断有一定的临床应用价值。其无创特性备受关注，但这种指数与纤维化程度的相关性，与肝功能的储备的相关性，以及是否可用于肝癌手术后风险的预测需要进一步探讨研究。

## 五、肝功能的分级、分期系统

除了对肝功能进行评估外，研究者还结合不同指标发展出了不同的肝癌分级和分期评估系统，用于肝癌治疗的选择和预后。常用的包括 CHILD-PUGH 分 级、MELD (Model for End Stage Liver Disease)、OKUDA、CLIP(Cancer of the Liver Italian Program )、TNM(tumor/node/metastasis)、BCLC(Barcelona Clinic Liver Cancer )、JIS（Japanese Integrated Score）分期以及中国肝癌协会分期等，这些标准针对肝癌不同的研究人群制定，有各自的适用人群，因而不能在全球范围内统一应用。同时在现有研究基础上制订的这些分级及分期方法仍有很大缺陷，需要在今后进一步深入研究加以修改及补充。

### （一）Child-Pugh 评分系统

Child-Pugh 评分系统是最早应用于临床的肝癌分期系统，应用最为广泛、简单、可靠，可以用于初步预测肝脏疾病治疗后的死亡率和并发症发生率。一般来说，Child-Pugh A 级可耐受 50% 的肝脏切除，Child-Pugh B 级可耐受 25% 的肝脏实质切除。而 Child-Pugh C 级则是肝切除术的绝对禁忌证。但 Child-Pugh 评分系统并未涉及影响肿瘤预后的一些重要相关因子，因而相对而言，其用于详细的治疗指导及预后评估仍有缺陷，多作为重要参考因素，与其他相关因素结合构成不同的分期方法。

### （二）MELD 评估体系

2001 年 Kamath 等提出了新的评价体系，既终末期肝病模型 (Model for End Stage Liver Disease，MELD)[19]。MELD 评分通过血浆胆红素浓度、肌酐浓度和国际标准化比值计算得出，计算方法较为复杂，公式为 3.8 × loge[ 胆红素 (mg/dl)]+11.2 × loge(INR)+9.6 × loge[ 肌酐 (mg/dl)]+6.4 × ( 病因：胆汁性或酒精性 0；其他 1)。他们最初将 MELD 成功地用于评估肝硬化患者经 TIPS 后的短期生存率，以后发现它还可以较准确判断终末期肝病患者 1 周、3 个月、1 年死亡危险度。这个模型的正确性在 4 组患者中得到验证：包括失代偿期肝硬化住院患者、非胆汁性肝硬化门诊患者、原发性胆汁性肝硬化患者、自 1980 年以来患肝硬化的患者，这些患者 3 个月病死率的统计值分别为 0.87、0.80、0.87 及 0.781。因此 MELD 评分被认为可评价终末期肝病患者病情严重程度，代替 Child-Pugh 评分决定终末期肝病患者肝移植的先后顺序。

### （三）TNM 分期

AJCC(American Joint Committee on Cancer) 在 2002 年改良简化了原肝癌分期标准 [20]，改进后的第 6 版 TNM 分期能更有效的对预后进行评估，并在全球均得到一定的应用，接受程度较为广泛。改进后的 TNM 分期在原有基础上包含

表5-2　肝脏疾病的Child-Pugh分级

| | A级 | B级 | C级 |
|---|---|---|---|
| 营养 | 正常 | 中等 | 差 |
| 腹水 | 无 | 用利尿剂控制较好 | 用利尿剂控制欠佳 |
| 肝性脑病 | 无 | 1级 | 2或3级 |
| 凝血酶原时间 | >正常值0 ~ 2s | >正常值2 ~ 4s | >正常值4s以上 |
| 总胆红素* | 0 ~ 2mg/dl | 2 ~ 3mg/dl | >3mg/dl |
| 白蛋白 | >3.5g/dl | 2.5 ~ 3.5g/dl | <2.5g/dl |

了反映肿瘤的生物学特性的相关因素（肿瘤大小、数目及血管侵犯），对不同病因、不同肝癌临床病理特点的患者的预后判断均有一定的预测作用。但最为重要是TNM分期没有考虑到影响肝癌患者生存的肝功能这一重要因素，因而其对预后的作用存在重大缺陷。2001年国际肝癌协作组分析了手术治疗的143例生存期超过5年的肝癌患者后，发现影响5年生存率的唯一因素是肝脏的纤维化情况。因此为了弥补TNM分期不足，AJCC/UICC联合应用肝脏纤维化评分方法及TNM评分来评估患者预后（表5-3）。

### （四）Okuda分期

Okuda分期由Okuda等在1985年提出[21]。它是第一个将肿瘤情况与肝功能包括腹水、白蛋白以及胆红素结合在一起的评分方法，它更是目前唯一一个提供了未加干预措施的各期肝癌患者生存期资料的评分方法。但是Okuda评分法没有纳入一些重要的与预后有关的因素，如血管的侵犯、肿瘤的数目等；并且总胆红素3mg/dl的标准也过高。因此，Okuda评分对于早期肝癌的鉴别能力较差，难以将之与进展期肝癌区别开来。

### （五）BCLC分期法

BCLC分期法是1999年巴塞罗那肝癌小组提出的[22]。它是在几个RCT研究的基础上，结合肿瘤性质、肝功能、身体状况等作出的一种分期。作者将肝癌患者分为4期：早期（Stage A，能接受根治性治疗的患者）、中期（Stage B）和进展期（Stage C）（中期和进展期定义为不能采用根治性治疗的患者）及晚期（Stage D，生存时间预计不超过3个月者），归纳出每期中对预后有明显作用的因素，合并后形成新的分期方法，每期又适用于不同治疗措施。BCLC分期法最大的特点是其对治疗的指导作用以及对早期患者的鉴别作用，临床实用性很强。但是对中晚期肝癌的指导作用有限，且目前尚无BCLC分期法在亚洲医疗中心中应用的研究报告，其适用性尚需进一步探讨。（表5-4）

### （六）CLIP评分法

CLIP评分法（表5-6、7）是由意大利肝癌小组于1998年对435名肝癌患者进行回顾性分

**表5-3 美国肿瘤联合会和国际抗癌联盟TNM分期方法（2003）**

| | |
|---|---|
| 原发肿瘤（T）分期 | |
| Tx | 原发肿瘤大小无法测量 |
| T0 | 没有原发肿瘤的证据 |
| T1 | 单个肿瘤结节，无血管浸润 |
| T2 | 单个肿瘤结节，并伴血管浸润；或多个肿瘤结节，最大径均≤5cm |
| T3 | 多个肿瘤结节，最大径>5cm；或肿瘤侵犯门静脉或肝静脉的主要分支 |
| T4 | 肿瘤直接侵犯除胆囊以外的邻近脏器；或穿破内脏腹膜 |
| 淋巴结转移（N）分期 | |
| Nx | 淋巴结转移情况无法判断 |
| N0 | 无局部淋巴结转移 |
| N1 | 有局部淋巴结转移 |
| 远处转移（M）分期 | |
| Mx | 无法评价有无远处转移 |
| M0 | 无远处转移 |
| M1 | 有远处转移 |
| TNM分期 | |
| I期 | T1N0M0 |
| II期 | T2N0M0 |
| IIIa期 | T3N0M0 |
| IIIb期 | T4N0M0 |
| IIIc期 | 任何TN1M0 |
| IV期 | 任何T任何NM1 |

表5-4　Okuda分期

| 积分 | 0 | 1 |
|---|---|---|
| 肿瘤体积 | <50%肝脏 | >50%肝脏 |
| 腹水 | 无 | 有 |
| 总胆红素 | <3mg/dl | ≥3mg/dl |
| 白蛋白 | >3mg/dl | ≤2.5mg/dl |
| Stage Ⅰ | 0分 | |
| Stage Ⅱ | 1～2分 | |
| Stage Ⅲ | 3～4分 | |

析后提出的[23]。对各参数在预后方面的作用进行了更精确的量化。他们应用Cox多元分析模型筛选出4个与预后有关的因素：Child-Pugh评分、肿瘤形态、甲胎蛋白、门静脉栓子，根据其风险系数构建了这个评分方法。此方法按照肝脏受累超过或者低于50%来划分，这就决定了这项评分法无法用于识别早期患者，另外，它也缺乏癌症相关症状的评价，而后者是癌症患者预后评价的关键内容。

**（七）JIS分期**

JIS分期（Japanese integrated score）是2003年Kudo等将TNM分期与Child-Pugh评分结合起来，整合成一个新的评分方法一JIS评分法[24]。近期在4 500例患者中进行研究证实，JIS评分的正确性优于CLIP评分。但此评分系统尚未在日本以外的国家得到应用。

**（八）香港中文大学预后系数(Chinese University Prognostic Index, CUPI)评分系统**

CUPI评分系统是2001年香港中文大学在对926名华裔肝癌患者采用Cox多元回归分析后

表5-5　BCLC分期特点

| 分期 | 活动能力 | 肿瘤数目 | Okuda | 肝功能 |
|---|---|---|---|---|
| A：早期肝癌 | | | | |
| A1 | 0 | 1 | Ⅰ | 无门脉高压以及黄疸 |
| A2 | 0 | 1 | Ⅰ | 门脉高压，黄疸正常 |
| A3 | 0 | 1 | Ⅰ | 门脉高压，黄疸升高 |
| A4 | 0 | 3,<3cm | Ⅰ～Ⅱ | Child-Pugh A～B |
| B:中期肝癌 | 0 | >3cm，多发 | Ⅰ～Ⅱ | Child-Pugh A～B |
| C:进展期肝癌 | 1～2 | 血管侵犯、远处转移 | | Ⅰ～Ⅱ　Child-Pugh A～B |
| D:晚期肝癌 | 3～4 | | All | Child-Pugh C |

活动能力为身体状况（performance status）评分情况

表5-6　CLIP评分法

| 评分 | 0 | 1 | 2 |
|---|---|---|---|
| Child-Pugh | A | B | C |
| 肿瘤数目/体积 | 单发/体积＜50% | 多发/体积＜50% | 多发/体积＞50% |
| AFP (ng/ml) | ＜400 | ≥400 | |
| 门静脉栓子 | 无 | 有 | |

表5-7　CLIP评分与患者的生存情况

| CLIP评分 | 平均生存时间（月） | 1年生存率(%) | 2年生存率(%) |
|---|---|---|---|
| 0 | 36 | 84 | 65 |
| 1 | 22 | 66 | 45 |
| 2 | 9 | 45 | 17 |
| 3 | 7 | 36 | 12 |
| 4～6 | 3 | 9 | 0 |

总结出来的[25]。它包含TNM分期、临床症状、腹水、甲胎蛋白、总胆红素和碱性磷酸酶等6个参数，依其回归系数确定相应分值，并根据总的积分将患者分为高、中、低三个危险组，经过比较，作者认为在合并有乙型肝炎的HCC患者中，CUPI评分法较TNM分期法、Okuda评分法、CLIP评分法能更好地将患者进行分组，并对患者预后进行评估。但目前尚无明确证据证明其在其他种族肝癌人群中的适用性。

**（九）中国肝癌协会分期**

中国分期是2001年正式实行的[26]。它是在中国1977年肝癌分期基础上，结合AJCC/UICC的TNM分期、肝功能的Child分级以及影像学检查结果而形成的一种分期方法。但是中国2001分期法相对于目前国际上出现的几种分期法来说，方法相对复杂，并且分期是建立在肝癌患者术后分析的基础上，但将之应用到大多数无法手术患者之前尚需进一步临床试验验证。

综上所述，各分期、分级在预后评估及治疗指导上都做了一定的探索。但鉴于肝脏疾病本身的特殊性，好的评估体系必须考虑到患者全身情况、肝功能的情况，以及肿瘤局部情况。在上述多种分期系统中，TNM和BCLC分期应用最广，受认可程度最高，但二者存在一定缺陷。如TNM虽然引进了肝纤维化评分，但对肝功能涉及不够。BCLC对中晚期肝癌治疗选择作用较为局限性等。此外，研究发现肿瘤患者的生存和预后很大程度上与肿瘤分子生物学特性相关，而目前现有分期对此方面尚未涉及，关于肝癌的多种蛋白质组学的研究可能为此提供新的研究方向。

有研究者以特殊信号转导通路激活状态对肝癌进行分类。初步研究表明，可以根据其分子生物学特点对肿瘤进行分期，也就是肝癌的“分子分型”问题。通过基因表达谱分析，可用一组或一群基因将肝癌分成不同的亚型，如具有干系特征的肝细胞癌亚群，不同特征的复发肝癌等[27-28]。最近有人报道了一个在HBV患者中区分HCC预后的基因标记，通过406个基因标记分析揭示两个不同亚型HCC患者之间分子通路机制的生物学差异[29]。该研究小组还报道了另外一种具有干系特征预后极差的HCC亚群，表现出了可能源自祖细胞的肝母细胞瘤样基因标志特征[30]。此外也有多项研究应用基因表达谱分析以探索与术后肿瘤复发相关的基因标记[31, 32]。

总之，随着对肝代偿功能、肿瘤起源等研究的深入，特别是分子生物学、基因组、蛋白组学等研究的进一步发展，人们对肝脏疾病本质的认识也不断地加深，从而也不断地为临床肝功能的评估提供新的思路和方法。但总体而言，目前的肝功能评估体系以及肿瘤分期仍然需要进一步完善。针对肝硬化、肝癌的研究进展，极有可能发现一些新的诊断和评估指标，为肝脏疾病的治疗提供指导，降低手术治疗后的并发症，提高治疗的针对性。

## 第二节　原发性肝癌的治疗原则

经过超过半个多世纪的肝癌基础和临床工作者的艰苦探索，人们对肝癌疾病本身的认识逐步深入，肝癌的治疗手段逐步丰富多样化，而肝癌的临床疗效也有了很大进步和提高，逐渐由“癌中之王、不治之症”变成为“部分可治之症”。其进步主要体现在以下三个方面。一是外科技术的进步使得手术切除在临床得到了极大的应用，仍然是患者获得长期生存的主要方法。随着对肝脏解剖、代谢规律认识的逐步加深，手术技巧的进步提高以及手术经验的积累，一方面外科手术适应证有逐渐扩大的趋势，原先一些认为不可切除的肝脏困难部位的手术，现在已经变得可以切除，一些复杂手术也变得确实可行，如离体肝移植、劈裂式肝移植等。而另一方面体现在手术扩大的同时，患者的创伤愈变愈小，部分大的肝脏中心手术失血量明显下降，甚至向“零”出血方向发展，患者围术期康复更加良好；其二是肝癌的早期诊断率有显著提高，在此基础上的早期治疗极大提高了患者的无病生存率。AFP在普查中的应用，CT、MRI等影像学的发展，使肝癌的治疗进入亚临床阶段。多个中心的研究资料显示患者就诊时早期肝癌的比例已提高至30%～40%，此部分患者手术或移植治疗后5年生存率已达到或超过70%，而随着新的筛查手段和方法的应用，肝癌早期诊断的比例还可能大幅度提高，从而给患者带来更多的生存改善；其三是肝癌的治疗手段逐渐多元化。TACE、PEI、放疗、化疗、新的靶向药物治疗等为肝癌治疗提供了多种选择。对早期肝癌而言，微创治疗的发展使肝癌患者得到了与手术切除相当的5年生存率，特别是射频消融治疗。对中晚期肝癌而言，虽然单一方法对此类患者疗效有限，但一些治疗组合可很大程度改善患者的生存，如TACE联合微创治疗、TACE联合放疗等，这些方法的应用很大程度延长了患者的带瘤生存时间。因此，针对不同的肝癌个体，肝癌的治疗原则应体现在早期、规范合理以及综合三个方面。

## 一、早期诊断和治疗

早期发现、早期治疗仍应是提高患者生存的重要途径。

此部分患者治疗效果最佳，但关键问题是如何早期发现，寻找新的诊断筛查标准，这是我们着力进行的一方面工作，而另一方面，利用现有的诊断平台的改进，提高患者早期就诊的比例也是早期发现的重要环节，为此加大对肝癌高危人群宣传教育的力度，提高患者的体检及危患意识也是提高诊断率的关键环节。

## 二、规范合理的治疗

治疗过程中应体现治疗的规范性和合理性原则。

实际上也就是治疗的规范化治疗基础上的个体化原则。其中规范化包含有两方面的含义，其一是为首次诊治的患者选择合适的首次治疗方法；其二是为进行过初次治疗后的患者选择合适的后续和序贯治疗，此部分包含有综合治疗的含义，在第三部分综合治疗中有更加详细的阐述。

针对合理的治疗选择，因不同地区、不同国家的肝癌患者各自具有不同的发病特点（发病原因、背景及病理特征），因而不同地区的肝癌研究组织和机构分别推出了不同的治疗指南，包括美国国家综合癌症网（National Comprehensive Cancer Network, NCCN）、美国肝病研究协会（American Association for the Study of Liver Diseases, AASLD）、英国胃肠病学会（British Society of Gastroenterology, BSG）等，针对我国肝癌特点国家抗癌协会也先后推出了多版肝癌的治疗指南。但总体而言，各治疗指南目前所形成的规范具有一定的局限性，指导作用有限，需要进一步补充和完善。肝癌治疗中目前所开展的循证医学的研究尚十分有限（表5-8），以目前所能提供的肝癌循证医学的证据而言，主要包括以下三个方面，即①肝癌早期切除（微创治疗、肝移植）可提高患者的无瘤生存率；② TACE可延长中晚期肝癌的带瘤生存；③索拉非尼可延长中晚期肝癌的生存时间。因此多数指南的制定仅包含上述三方面的内容，指南局限于早期肝癌的手术切除、微创和肝移植治疗选择、中期肝癌的TACE治疗选择以及晚期肝癌的靶向药物治疗。针对肝癌临床实践中所遇到患者的上述三种情况以外的复杂状况，大多数仍根据医生的临床经验指导治疗，特别是中晚期肝癌、复发肝癌的治疗等复杂肝癌的治疗，我国临床治疗现状具有一定的特殊性，需要针对肝癌治疗中的难点及复杂课题进行更为深入、更广泛的研究。

目前已进行的有关肿瘤的随机对照研究中（RCT），严格意义上仅有不到100个是关于原发性肝癌的循证医学依据，且这些研究在设计及方法学上有待优化。具体而言，从循证医学角度可将研究的循证支持分为三个级别，包括Ⅰ类证据：为双盲RCT，提供较强的循证医学依据；Ⅱ类证据：非随机研究，提供较弱的循证依据；Ⅲ类证据为病例对照研究或回顾性分析，其所提供的证据级别最低。

从表5-8中我们可以看到，目前有证据的治疗方案多数是根据病例对照研究或回顾性分析研究的结果所提出的，少数依据为随机对照研究（如索拉非尼）。因此很多指南的治疗指导意义也需要通过进一步大样本的临床随机对照研究来加以证实，特别是前述临床研究所涉及的难点和复杂问题。

关于肝癌治疗的个体化，这是目前肝癌临床正在探讨，也是我们将来肝癌临床治疗的重要发展方向。在形成针对肝癌普遍群体的治疗选择规范的同时，应该认识到肝癌的每一发病个体是具有其特殊性的。个体肝癌肿瘤生物学特性、肿瘤发生的微环境以及对不同治疗的不同的敏感性可能都会影响肝癌个体的治疗，并最终影响患者的生存。因此在遵循规范治疗的同时，需要结合基础研究的进展，对个体患者的肿瘤生物学特性、对不同治疗的敏感性等个性特点进行分析判断和预后预测。并在此基础上，形成针对不同特点的

**表5-8　肝癌治疗的相关循证医学研究**

| 治疗方法 | 获　益 | 证据强度 |
|---|---|---|
| 手术治疗 | | |
| 　手术切除 | 延长生存 | 3iiA |
| 　辅助疗法 | 不确定 | 1iiA |
| 　肝移植 | 延长生存 | 3iiA |
| 　新辅助疗法 | 治疗反应 | 2iiDiii |
| 局部治疗 | | |
| 　经皮治疗 | 延长生存 | 3iiA |
| 　经皮无水酒精注射 | | |
| 　射频消融 | 更好的局部控制 | 1iiD |
| 　化疗栓塞 | 延长生存 | 1iiA |
| 　动脉化疗 | 治疗反应 | 3iiDiii |
| 　内部照射($^{131}$I, $^{90}$Y) | 治疗反应 | 3iiDiii |
| 系统性治疗 | | |
| 　索拉非尼 | 提高生存 | 1iA |
| 　全身化疗 | 无益处 | 1iiA |
| 　干扰素 | 无益处 | 1iiA |
| 　他莫昔芬 | 无益处 | 1iA |

推荐强度分A～D四级：A. 结果一致的Ⅰ级临床研究结论；B. 结果一致的Ⅱ、Ⅲ级临床研究结论或Ⅰ级临床研究的推论；C. Ⅳ级临床研究的结论或Ⅱ、Ⅲ级临床研究的推论；D. Ⅴ级临床研究的结论或任何级别多个研究有矛盾或不确定的结论。

UK Cochrane中心证据分级(2001)：1a. 同质RCT的系统评价；1b. 单个RCT (可信区间窄)；1c. 全或无病案系列；2a. 同质队列研究的系统评价；2b. 单个队列研究 (包括低质量RCT,如随访率<80%)；2c. 结果研究,生态学研究；3a. 同质病例对照研究的系统评价；3b. 单个病例对照；4. 病例系列研究(包括低质量队列和病例对照研究)；5. 基于经验未经严格论证的专家意见

小众群体或个体特殊的治疗手段。以国内目前情况而言，肝癌的个体化治疗仍处于起步研究阶段，合理的个体化的治疗选择目前仍较困难，需要同目前最新的肝癌的基础研究进展结合，并通过严格的临床验证才可应用于临床。

## 三、综合治疗

综合治疗是患者生存的重要保证。肝癌高复发、高转移及治疗困难的特性决定了患者在疾病的发展过程中不可能依赖单一的治疗方法，需要将多种方法合理地结合起来，以取得最佳的治疗效果，这便是肝癌综合治疗的最终目标。

对早期肝癌而言，手术切除、微创治疗以及肝移植均可对患者取得较好的疗效，但最佳效果的取得需要将根治性治疗本身、围术期处理、复发的预防和治疗等方面有机的结合，因而也涉及多种方法的合理应用及组合的问题，如肝癌术后最佳辅助及新辅助治疗方案的确定以及不同复发情况下治疗方案的确定等。对中晚期肝癌而言，要么患者就诊时已失去手术治疗机会，要么即便进行了手术治疗其术后早期复发率相对较高(75%～80%)。此时，单独采用现有的任何一种治疗方法对此类患者而言，也存在治疗效果不理想情况，由此也需要将多种治疗方法合理组合，以达到治疗中1+1>2的治疗效果。

国内外的肝癌研究者对综合治疗进行了多方面的研究和探索，其概念也有所延伸。由多种治疗方法的单纯组合发展为多个学科之间的协同联合研究。由于早期肝癌的手术切除（肝切除术、微创治疗，肝移植），中期肝癌的TACE治疗，以及晚期肝癌的索拉非尼治疗三方面的效果已得到了确切的循证医学的证据。因此多数临床的综合治疗研究在这三个方面基础上进行组合应用，以求进一步提高肝癌的治疗效果。如对早期肝癌手术与TACE联合的研究、微创治疗与介入治疗（TACE）组合的研究，对中晚期肝癌TACE治疗联合放射治疗组合的研究等；以索拉非尼为代表的多靶点靶向治疗药物的出现为综合治疗增添了不断扩大的探索领域，此类新技术新药物可能在术后辅助治疗、与TACE的联合治疗等方面为肝癌的治疗带来改观。肝癌综合治疗的研究在不断地延伸和扩大，前期的回顾性及前瞻性研究结果也证实这些治疗组合可起到协同增效的作用。但是应该认识到合理的综合治疗规范的制定还需要依托于大量更高级别的研究证据，需要经过严格的循证医学研究来进一步证实和确认。

此外，综合治疗中应避免过度治疗的隐患。在针对肿瘤治疗的同时，需加强对肝功能的保护。毕竟对肝硬化肝癌患者而言，肝硬化和肿瘤均可威胁到患者的生命，针对肿瘤的过度治疗对肝功能同时也可造成巨大的损伤。临床上不乏肝脏局部肿瘤控制良好，但患者因肝功能失代偿或上消化道出血而死亡的患者，综合治疗在多种方法联合应用时，一定要注意不同方法选择的合适的时间，应用的间隔以及治疗可能带来副作用的控制，不可将这些方法简单的叠加，重复应用，

否则将起到事倍功半的效果。

总之，依托现有的循证医学的证据，肝癌治疗原则应该遵循早期、合理规范、综合这三方面的原则。早期肝癌的治疗选择相对较多，但也需要根据患者肝功能、全身情况和肿瘤局部情况三方面的因素择优选取。对于中晚期肝癌，单一方法往往难以取得理想效果，此时应注重多种方法、多学科之间的综合协同治疗。在把握总体治疗原则的基础上，一方面需要加强肝癌个体化治疗的研究，另一方面还应特别重视过度治疗的问题，对肝硬化较重、肝功能处于临界状态的患者，综合治疗方法的选择应极为谨慎，以避免出现医疗上的“好心办坏事”。

## 第三节　原发性肝癌治疗方法的选择

目前而言肝癌的治疗方案主要包括以下四大类，外科手术治疗（部分肝切除术和肝移植）、局部微创消融治疗、介入治疗以及药物治疗。现将治疗选择方法简述如下。

### 一、手术切除治疗

手术治疗仍然是 HCC 治疗的主要手段，特别是早期肝癌患者[33]。术前经严格评估选择治疗的患者，术后 5 年生存率可达到 50% ~ 70%，并且术后的死亡率从 20 世纪 80 年代的 15% 降至目前的低于 3%。目前国际上大的肝癌研究中心手术治疗的效果有逐步提高的趋势，除外科操作技术水平的提高及操作更加规范外，其主要原因在于肝癌早期诊断比例有所提高，如欧洲 BCLC 标准进行选择，其早期肝癌（病灶 ≤ 3cm，数目 ≤ 3 个）手术治疗比例可达 20% ~ 40%，患者 5 年生存率达 70%，接近早期肝移植手术的效果。上海东方肝胆外科医院 1999−2003 年共施行 6 646 例肝癌手术，患者术后 1、3、5 年总生存率分别为 85.9%、64.6%、53.2%[34]。其中早期肝癌 2 367 例（≤ 5cm），≤ 3cm 和 3 ~ 5cm 者分别为 792 例和 1 575 例，术后 1、3、5 年生存率分别为 93.1%、77.1%、66.1% 和 90.0%、72.3% 和 58.2%，也显示早期肝癌经及时处理后可获得较好的长期生存。除以上所述早期肝癌的手术治疗可获得较好的治疗效果外，肝癌手术切除在手术适应证的把握、手术切除方式等方面仍存在很多问题，国际上对这些问题的处理也并无固定的模式，需要进行更深入综合对比研究，以提供更多的循证医学的证据。

关于肝癌手术适应证的把握，目前仍有争论。特别是对大肝癌、肝硬化肝癌以及肝癌合并癌栓的外科治疗，其治疗的价值及治疗方式仍在进一步的研究中，各大中心选择仍有不同。对于大肝癌的外科手术治疗，由于各研究中心的外科治疗水平和经验不同，因而对大肝癌手术技术的把握也有所不同，因此对大肝癌的界定和治疗选择也有所差异，其治疗的效果也因治疗选择和方式的不同而有所差异。

临床观察到大肝癌可具有不同的病理特征，一是在肝移植的病理标本分析时发现肿瘤越大的肝癌血管浸润及转移程度越高，这是研究者建议对大肝癌采用非手术疗法的理论基础；另一方面，部分关于肿瘤起源的理论发现不论肿瘤大小，肿瘤的血管侵犯及其侵袭转移在肿瘤的发生时期已经决定，因而部分巨大肿瘤其肿瘤本身的恶性程度（转移侵袭性）可能并不太高，这部分患者即便肿瘤巨大，但通过手术可完整切除，患者往往可获得良好的治疗效果。这也得到大量临床病例的证实。因此对具体一个大肝癌的患者而言，需要临床医生结合肿瘤多方面的特点，以决定是否选择手术治疗。如肿瘤是否单发？是否并发血管侵犯，肿瘤与肝内重要血管的位置及边界如何？如多发，肿瘤病灶是否都位于肝脏的一侧？是否并发血管或胆管癌栓等。我们认为至少对界限清楚、包膜完整、肝功能代偿良好的大肝癌原则上应一期采取手术治疗，而不应采取其他治疗，以免因肿瘤进展而失去手术机会。

肝癌的手术治疗中存有争议的问题还包括肝癌的姑息性治疗。相当部分大肝癌往往与肝脏重要血管及组织结构关系密切或者残余肝脏功能不足，手术切除时为保证重要结构或残余肝脏的功能，手术往往达不到彻底的根治，存在肿瘤细胞的残留。而对肝癌伴血管癌栓或胆管癌栓的患者，少数患者手术时可将肿瘤及肿瘤侵犯的血（胆）管一并切除，达到临床根治，而多数患者手术时仅能做到肿瘤切除和血管癌栓的吸除和取出，此时也存在肿瘤残留的问题，属于姑息性治疗。对这些情况而言，手术切除的价值就存在争议和疑问。有研究报道姑息性切除后，肝脏局部的微环境可促进残癌的生长。但也有研究认为姑息性切除大部分肿瘤的作用仍然要超过以TACE等非手术治疗的作用。近来也有部分研究报道术中将多种方法联合应用可提高对肿瘤的治疗效果，如将手术切除＋术中射频治疗相结合的方法对部分患者也可取得较理想的长期生存。因此对姑息性肝癌手术治疗的作用需要进行更为严格的研究加以证实。

手术切除中的另一个重要问题是对肝脏硬化程度的评估。目前尚无一个客观的指标可对肝脏的硬化程度，及其相应的可耐受的最大手术进行客观的评价。虽然child评分系统、以ICG为基础的评估系统以及以门静脉压力为基础的BCLC评估体系已在临床应用指导治疗选择，但这些评估系统仍然具有一定的局限性。Child-Pugh评分系统主要选择Child A级患者进行手术治疗。BCLC以门静脉压力（肝静脉游离梯度压HVPG）及黄疸指数作为手术治疗选择的标准，认为当HVGP ≤ 10mmHg时，患者可选择手术治疗；当HVGP ≥ 10mmHg时，则选择移植或微创治疗。而以IGG为基础的评估方法则根据ICG表达的不同范围选择手术的方式（见图5-1)。上述三种选择方法在治疗选择标准上有所不同，因而不同地区肝硬化肝癌最终选择的治疗方法是有所不同的，也存在争议。如部分肝硬化肝癌在欧洲可能被排除在手术选择之外，而在亚洲特别是我国和日本此部分患者仍接受手术治疗，并且获得了一定的长期生存，收到较好的临床治疗效果。

在肝硬化评估的基础上，手术切除方式的选择也存在争议。特别是关于肝脏规则性肝切除和局部的段叶切除选择的分歧较大，目前此方面也尚无随机对照研究结果。其关键在于目前对肝癌根治性切除的概念尚无统一的定义。规则性肝切除术可能带来更大切除范围和更大的切缘距离，但同时带来的创伤也更大，患者所需的康复时间也相对延长。而局部段叶切除术进行以解剖性段为基础的手术切除，有研究报道也可达到根治切除的目的，同时减轻了手术创伤，因而在临床得到较广泛的应用[35]，但二者孰优孰劣目前尚缺乏足够证据。我们认为对肝硬化较重的患者施行肝切除术时，应注意对残余肝脏功能的保护，手术时不可强调过分根治，施行以段为主的肝切除术为佳。过大的手术切除范围一方面创伤过大，肝功能恢复较慢；另一方面，由于手术后肿瘤复发率高，初次手术治疗时还需考虑为患者的后续治疗留有余地，因此保护好患者残余肝脏功能也是后期综合治疗的需要，此部分患者经外科治疗后可获得50%的5年生存率。对无肝硬化、残余肝脏功能充足的患者（胆红素正常以及ICG正常、无门静脉高压相关证据，包括肝静脉压力梯度<10mmHg、无食管静脉曲张、无脾大、血小板计数>$100 \times 10^9$/L）则可适当扩大手术切除的范围，以求达到最大限度的根治，此部分患者经手术治疗后的5年生存率可达到70%。手术方式的选择如何达到最佳，需进行更深入的临床研究来加以证实。

## 二、肝 移 植

肝移植也是目前患者的主要治疗方法，特别是肝硬化肝癌，肝移植术具有其优越性，其一，肝移植术能将肝内病灶完全去除，降低了复发率；其二，当合并有肝硬化及门静脉高压等其他病变时，移植能将这些因素一并解决；其三，切除的肝脏方便做全面的病理学检查，以便更加准确地估计预后。但肝移植也存在手术风险大、费用高、供肝缺乏等问题，因此也存在手术适应证的合理选择问题。目前国际上比较通用的肝移植标准为Milan标准，即单个肿瘤直径<5cm，或肿瘤数目<3个，最大直径<3 cm。认为其4年总体生存率达85%[36]、5年生存率从58%到74%不等[37]。

Milan标准在临床上得到较广泛的应用，取得了较好治疗指导作用，但目前也存在扩大和缩小手术适应证的争议。

一方面，从临床资料而言，肿瘤的大小和数量较易于从影像学资料中获取，方便应用，但并不是肿瘤生物学特性的直接反映；肿瘤血管侵犯和肿瘤的分化程度等因素能更直接反映肿瘤的生物学特性[38, 39]，但这些指标的准确评估依赖于肝脏活组织病理检查，临床上获取较为困难，因而影响到术前评估。有研究用肝组织的穿刺活检进行术前评估，但此操作为有创性，且穿刺所获得的样本量较少，因而检测并不一定能获得理想的结果。所以到目前为止，移植选择指标仍未达到理想的状态。对肝癌个体而言，用现有的以影像学为基础的选择方法进行评估，与用最终临床手术标本病理检查评估相比，往往对肝脏肿瘤的实际分级情况存在低估的现象，因而有研究者认为应该适当控制移植选择的适应证以进一步提高疗效。

另一方面，由于肝源的缺乏，许多患者在等待移植的过程中可出现死亡，或者因肿瘤的进展而失去了手术的机会。文献报道等待移植过程中，患者 1 年中的退出率达到了 25% ~ 37.8% [42-43]。因此部分学者认为 Milan 标准过于严格，适当扩大适应证可能提高部分患者生存情况。美国加利福尼亚大学因此又提出 UCSF（University of California, San Francisco）标准，扩大了肝移植的选择标准，将单个肿瘤直径提高到 6.5cm，2 个或 3 个结节直径小于 4.5cm，所有肿瘤的直径总和不超过 8cm。Yao 等发现按照 UCSF 标准进行肝移植治疗的患者，其 1 年和 5 年的生存率达到了 90% 和 75.2%[40]。Duffy 等报道，按照 Milan 标准以及 UCSF 标准比较术前的影像学以及肿瘤病理学，患者移植术后 5 年的生存率是相近的 [41]。并且认为扩展后的 UCSF 标准可使 5% 的等待患者获得移植机会，且手术治疗效果与原选择方法相比相接近，因而主张扩大手术适应证。

关于移植术前的辅助治疗，由于等待过程中患者疾病进展而退出的比例较高，有研究者将 TACE、局部消融等治疗方法用于等待移植的患者以延缓肿瘤的发展，减少患者的退出率，降低术后复发的风险。文献报道射频消融（RFA）可获得有效的肿瘤局部控制率（完全坏死率 12% ~ 55%）[44-46]；TACE 可获得 22% ~ 29% 有效缓解率 [47-51]，降低退出率；Mazzaferro 报道 50 例符合 Milan 标准的患者在接受单次 RFA 治疗后无一例退出。而符合 Milan 标准者接受 TACE 治疗后，短时间内（178 天）无人退出。但与之相反，也有其他研究者报道在接受相同治疗、等待较长时间后，患者仍因肿瘤进展而退出等待，其中等待 6 个月时累计退出率为 15%，等待 12 个月时累计退出率为 25%。此方面关于 TACE 在肝移植术前的辅助作用需要通过进一步的 RCT 研究加以证实。

关于手术切除与肝移植的疗效比较，目前也有争议，特别是对于早期肝癌的治疗选择。

对肝功能正常的早期患者而言，手术切除的肝癌患者 5 年生存率可达 50%-70%，而根据米兰标准，肝移植术后患者的 5 年生存率也可达 70% 以上，因而此时治疗的选择也存在两难。Ponnie 等研究发现在符合 Milan 标准的患者中，去除是否存在镜下血管侵犯这一因素时，选择肝移植或者肝部分切除术，二者生存期无显著差异。并且多因素分析表明：丙肝感染、肿瘤大小、肿瘤数目、镜下血管侵犯是影响预后的因素，而选择手术切除或者肝移植术都不是影响预后的因素 [52]。

对于首选肝移植或者肝切除术治疗，支持者均各自具有不同的理论依据。提倡移植者认为肝切除术后肿瘤发生的土壤——硬化的肝脏仍然存在，因而术后肿瘤发生的微环境仍然存在，手术后肿瘤复发率高；而且首次的肝切除术造成的粘连、瘢痕会影响患者后期进行的肝移植的术中操作 [53]，因此建议同等条件下优先选择肝移植术。而肝切除术的支持者认为肝部分切除术与肝移植在患者术后的生存期上相近，并且即使肿瘤复发，肝切除术后还可进行第二次补救性的肝移植术，其术后生存率与第一次行肝移植术相比也无明显差别 [54-56]，因此认为在目前肝移植存在供体短缺，移植价格昂贵等不足的前提下，提出了将肝切除术作为肝癌治疗的首选方法，而将肝移植作为肝切除术的补救治疗方法的治疗模式。所以针对早期肝癌的肝移植或肝切除的选择仍然存在困难，应根据治疗单位实际情况、患者肿瘤及肝功能情况等多方面因素综合判断进行选择。我们认为在我国当前情况下对于肝功能正常的早期肝癌患者，可考虑首先选择手术切除，必要时行补救性肝移植手术。而对于肝功能为 Child-Pugh B 或者 C 级的患者，如果符合肝移植标准，应首先选择肝移植治疗。

此外，为了缓解肝供体不足的困难，近 10 年来活体肝移植得到广泛应用。活体肝移植有两个特点：①活体肝移植可以选择移植的时机，可以减少由于疾病的进展而患者的退出情况；②移植的适应证可以适当放宽。目前肝癌患者行活体肝移植术后的效果临床数据较少。回顾性研究发现活体肝移植与尸肝移植术后的生存率相仿[57-59]。但最近一些研究发现，活体肝移植术后肝癌的复发率高于尸体肝移植，但是原因目前尚不清楚[60-64]。活体肝移植是个复杂的过程，有报道供体的死亡率达到 0.3% ~ 0.5%[62-64]。所以，对于选择活体肝移植治疗，必须严格选择供体以及受体，并且要考虑到伦理、社会以及法律各方面因素[65]。

## 三、局部消融治疗

微创治疗作为肝癌手术治疗的重要补充，几年来也得到充分发展，多种方法均在临床上应用并验证了其治疗效果。在对肿瘤有效控制的前提下，微创安全性高，耐受性好，并发症少，因而临床应用逐渐提高。局部消融疗法可按其原理分为两类，一类为利用化学物质损毁瘤体，如经皮无水酒精瘤内注射（percutaneous ethanol injection，PEI），用醋酸瘤内注射等；一类为利用极端温度摧毁瘤体，如射频消融（radiofrequency ablation，RFA）、微波消融（microwave ablation）、激光消融或高强度超声（high intensity focused ultrasound , HIFU ）。另外，光促疗法（photodynamic therapy, PDT）是另外一种消融方法，其原理为：光敏物质在瘤体特异性聚集后，在非热能激光激发下，发生光化学反应而激活，最终达到促使细胞死亡的目的。

关于微创治疗效果的多因素分析提示初始治疗完全缓解、Child-Pugh 评分、结节数目或者大小以及基线时的 AFP 等因素与治疗效果密切相关。因此，局部消融治疗（PEI、PMCT、RFA）主要应用于 Child-Pugh A 级小肝癌（<3cm）。对直径 <3cm 的肿瘤，80% 患者治疗后可以达到完全缓解。而对于直径 3 ~ 5cm 的肿瘤，尽管 RFA 与 PEI 也可取得一定疗效，其对肿瘤的有效控制率也可达到 50%[66]，治疗后 5 年生存率达到 40% ~ 70%[67-68]，但与手术相比，此类患者治疗的局部控制率相对较低及复发率较高，因此不建议将其作为首选治疗。

### （一）经皮无水酒精瘤内注射（PEI）

PEI 为 Sugihara 等研究者于 1982 年开始应用于临床。它通过经皮穿刺针将无水酒精或 95% 酒精注射到肝脏肿瘤局部，从而达到使肿瘤凝固坏死的作用。这是一个安全、方便、价廉的技术，对于直径 <2cm、<3cm 以及 <5cm 的肿瘤，其完全缓解率可分别达到 90% ~ 100%、70% 和 50%。对于 Child A 级并且达到完全控制的患者，其 5 年生存率可达 50%[69-70]。治疗时每次注射无水酒精的量一般根据肿瘤的直径计算：对于 <5cm 的肿瘤以 1.5ml/cm 计算；≥ 5cm 者以 1ml/cm 为宜，临床上以影像学观察到治疗后肿瘤被酒精完全渗透为有效治疗标准。初次注射量可略多，以后逐次减少。上海东方肝胆医院对 302 例肝癌患者行无水酒精治疗，结果显示治疗后患者 AFP 下降率达 65.6%，转阴率为 23.7%，1 年和 3 年的生存率分别为 85.9% 和 44.4%。对于直径≤ 3cm 的肝癌，肿瘤可完全坏死，甚至消失，达到临床治愈。对 >5cm 的肿瘤也可抑制或减缓肿瘤生长速度，达到姑息治疗的目的。

### （二）射频治疗（RFA）

1995 年 Rossi 等成功报道了经皮毁损小肝癌获得成功，之后逐渐在临床上开始应用。它通过高温烧灼，使肿瘤细胞在高温高热下发生凝固性坏死。因其通过电极头部发出中高频的射频波，导致组织细胞进行等离子震荡产生热量，杀死局部肿瘤细胞。因而其作用的范围大小及作用程度与电极的功率、电极形状等因素密切相关。在使肿瘤坏死同时，其可在肿瘤周围的血管凝固形成一个反应治疗带，有利于减少肿瘤供血，防止肿瘤转移。东方肝胆外科医院于 1999 年 12 月到 2007 年 4 月，共对 1 709 例肝癌患者进行射频消融治疗，其中男性 1 393 例，女性 316 例，年龄 9 ~ 84 岁（平均 53.7 岁 ±4.2 岁），肿瘤直径 0.6 ~ 8.2cm（平均 3.1cm±0.63cm），1、3、5 年生存率分别为 88.2%、67.1% 和 37.6%。在获得较好肿瘤局部控制率基础上，延长了患者生存。国外的一项 3 670 例患者报道中，RFA 治疗的死亡率为 0 ~ 5%，并发症的发生率为 8% ~ 9%[71]。但值得注意的是，RFA 热凝作用易为患者带来邻近重要结构或脏器损伤。而且对于紧邻大血管部位的肿瘤而言，相邻血管流动可带走射频电极所产生的热量，即热消沉现象，导致治疗时对肿瘤破坏的不彻底性，因而对紧贴血管肿瘤的治疗而言，治疗的有效性和局部控制率仍不甚理想。

（三）经皮微波热凝治疗（percutaneous microwave coagulation therapy，PMCT）

PMCT于1994年开始应用于临床，其作用机制与PRFA相似，因而适应证相似。与RFA不同，其热量的产生是通过电极的微波带来的，也具有定位准确、对正常肝组织损伤小、副作用低、安全性好、方便实用的特点。尤其对于手术后复发，病灶在肝实质内，小、多发、近肝门部大血管胆管部位的肿瘤，手术切除有困难，肝功能较差，年老体弱的患者，将是一种适合的选择。研究报道患者在治疗后1、2、3、4年生存率分别为98%、83%、62%、41%。

（四）关于微创治疗方法之间的比较

由于微创治疗的适应证较为相似，因而也存在微创治疗方法之间的比较问题，包括RFA、PET、PMCT三者。多项RCT试验证实RFA无论在肿瘤的控制还是在患者的长期生存上，都更有优势。Lencioni等[72]研究表明RFA在局部生存率方面明显优于PEI。在RFA组中，肿瘤完全控制率达到91%，而平均治疗次数为1.1次；在PEI组中，肿瘤完全控制率只有82%，平均治疗次数为5.4次。术后1年以及2年的无瘤生存期PRFA组为98%和96%，PEI组为83%和62%。Shiina等[73]认为RFA在总的生存期方面优于PEI，且治疗次数减少（2.1次 *vs* 6.4次），住院天数缩短(10.8天 *vs* 26.1天)。Lin[74]等研究认为，RFA治疗在局部复发(3年局部复发率,14% *vs* 34%)，总生存期(3年生存期，74% *vs* 51%),以及无瘤生存期(3年无瘤生存期，43% *vs* 21%)均优于PEI。关于RFA与MCT的比较，目前为数不多的RCT研究认为RFA与MCT在治疗效果，并发症的发生率方面无明显差异。

（五）关于手术和微创治疗之间的比较

目前对于小肝癌来讲，手术切除、肝移植术以及消融治疗均有很好的疗效。近期也有研究分析了早期肝癌（Child-Pugh A级，单个小肿瘤，直径<2cm患者）[74]经手术治疗与微创治疗的结果，认为微创（RFA与PEI）与手术切除相比，均可作为治疗的首选方案。Huang GT[75]等对76例患者进行RCT研究，发现对于≤3cm、数目≤2个的小肝癌，PEI与手术治疗疗效接近。PEI组和手术切除组术后1年和5年的生存期分别为100%和46%与97.4%和81.8%；而相应的无瘤生存率分别为76.1%和44.6%与89.5%和48.2%，二者在术后复发与生存期上无统计学差异。Chen MS[76]通过对180例患者的RCT研究，报道了对于5cm以下单个肿瘤的患者行RFA与手术治疗的结果，认为二者在长期生存及无瘤生存上也不存在显著性差异。RFA组与手术治疗组术后1年和4年的生存期分别为95.8%和67.9%与93.3%和64%。无瘤生存率分别为85.9%和46.4%与81.6%和51.6%。因此对小肝癌的治疗选择而言，对于不适宜手术的小肝癌，如肝硬化较重，部位深在的小肝癌，微创可能会取得更佳的治疗效果，而对于易切除的3cm小肝癌，局部消融治疗有局部控制率不佳的缺点，因此此类患者应先争取手术治疗。

此外，关于微创治疗的适应证，近年也有扩大的趋势。特别是RFA治疗通过各种技术的改进和方法的更新，目前也已开始应用于大肝癌以及多发性肝癌的治疗。有研究结合精确计算消融区域以提高大肿瘤的治疗效果；也有研究者尝试在RFA过程中使用含盐注射液、冷却电极顶端、双极射频装置、合成电极以及在RFA中阻断血流等方法以进一步提高疗效。还有一些作者为了减少热消沉作用对肿瘤坏死的影响，将射频治疗与血流阻断方法合用，如用带气囊导管阻断肝动脉、TAE以及TACE等，从而减少治疗过程中热量的分散，提高消融的范围和治疗效果。

## 四、经动脉插管治疗

（一）经皮肝动脉化疗栓塞（transcatheter arterial chemoembolization, TACE）

肝脏是由门静脉以及肝动脉双重血供的器官，正常情况下门静脉血供占75%～85%，肝动脉血供占20%～25%。但是对于肝细胞癌来讲，肿瘤的血供基本上都是肝动脉供应的，达到90%～100%。TACE就是基于肿瘤的血液供应特点而形成的一种治疗方法。根据栓塞物的不同组合，经动脉插管栓塞（TAC）至少有3种模式，包括①TAC+碘化油（L-TAC）；②TAC+

栓塞微粒（TAC+E)；③ TAC+ 碘化油 + 栓塞微粒 (TAC+E+L)，以达到栓塞肿瘤血管的作用。

经皮肝动脉插管化疗栓塞 (TACE) 广泛用于肝癌的术前、术后辅助治疗、晚期肝癌以及复发性肝癌的治疗。原则上只要肝脏代偿功能良好，患者无其他重要脏器的功能不全，都可进行 TACE。但对于已出现肝功能不全表现的患者，如肝细胞性黄疸，中、大量腹水以及其他重要脏器有器质性病变，致功能不全时则为禁忌。虽然 TACE 在临床上应用较多，但其确切作用仅在不可切除的中晚期肝癌的治疗中得到证实。术后的辅助治疗、肝移植术前的辅助治疗以及与局部消融术的联合治疗等方面作用尚待深入研究。

关于 TACE 的治疗作用，由于 TACE 后不能完全杀死肿瘤细胞，故只能通过影像学及相关肿瘤指标的变化来反映 TACE 的治疗效果，因此，要准确评估 TACE 的作用仍较困难。研究报道 TACE 可获得 15% ~ 55% 的局部肿瘤控制率，其对肿瘤完全控制率只有 0 ~ 4.8%。研究发现多种因素可影响到 TACE 的效果，包括患者 AFP 水平、肿瘤分型、肿瘤的数目、门静脉癌栓、肿瘤有无包膜以及碘油沉积的程度等，特别是患者的肝功能状况、肿瘤大小及肿瘤本身所具有的血供特点，可能会对患者 TACE 的疗效有重要影响。这也是临床上 TACE 治疗强调根据肝功能及肿瘤血供特点给药的理论基础。

对 1978 年到 2002 年间发表的随机对照试验进行系统性分析，发现有 7 项对比栓塞术与保守治疗的研究，其中 5 项是以多柔比星或顺铂为基础的化疗栓塞。两项研究提示栓塞治疗有生存意义。栓塞术 / 化疗栓塞术比对照组显示生存获益 [77]。总体而言，HCC 患者中位自然生存时间在 16 个月左右，而化疗栓塞术使中位生存时间延长到 20 个月。关于 TACE 中单药和用药组合的问题，目前国际上尚无此方面的临床随机对照研究。因此也没有足够证据确定最佳化疗药物选择和最佳治疗方案。仅有的对照研究显示，表柔比星应用较对照组能延长患者生存期。而一项 Ⅱ 期临床试验中发现多柔比星缓释颗粒治疗患者可获得约 70% 的客观缓解率。其高反应率与缓释颗粒内药物缓慢释放，作用时间长（在 1 周时间内)、局部浓度高、系统毒性轻密切相关 [78]。

关于 TACE 对于不可切除肝癌的治疗作用，已有多个 RCT 研究证实 TACE 可以延长患者的生存率。Llovet 等报道 TACE 组 2 年生存率为 63%，而对照组为 27%；Lo 等报道 TACE 组 3 年生存率为 26%，而对照组为 3%。这些研究表明 TACE 对于延长不可切除肝癌的生存期是有效的，但是这些研究对于病例的选择标准具有一定的局限性，即患者不是晚期肝癌，不伴有门静脉主干癌栓，并且肝功能基本正常。

关于术前 TACE 的作用，目前尚有争议，尚无证据表明可以防止肿瘤复发以及延长术后的生存。其争论主要表现在：① TACE 引起的相关并发症可能会对后续手术治疗带来影响，如增加了肝脏与周围的粘连，带来手术治疗的风险；② TACE 增加了手术治疗后肝功能衰竭的风险；③ TACE 延迟手术的时机，扩大了可能存在的肿瘤进展的机会；④增加了由于肿瘤复发再次行 TACE 的难度；⑤术前 TACE 所致肿瘤的坏死，增加残余肿瘤细胞在手术时血液转移的风险 [79-83]。对上述问题，不同的非随机的病例对照研究得出了不同的结论。日本研究显示术前行 TACE 组的术后 5 年生存率为 28.6%，明显低于对照组的 50.6%，特别是没有肝硬化的肝癌以及小肝癌。而在两组 RCT 研究中，Yamasaki[84] 等选择 97 例小肝癌患者，结果表明在无瘤生存以及总生存期上，术前 TACE 并不具有优越性。Wu 等研究了 52 例能切除的大肝癌患者，发现术前行 TACE 组总生存期低于对照组，并且肝外转移高于对照组（57% *vs* 23%)。但这些研究对入组患者的选择未进行较为严格的分层，需针对患者及肿瘤本身不同的生物学特点进行更深入的分层对照研究加以证实。

关于术后预防性 TACE 的作用，目前也存在争议。不同研究小组往往得出不同甚至相反的结论。上海东方肝胆外科医院一组 823 例肝癌手术治疗的资料表明，TACE 可显著延长Ⅲ、Ⅳ a 期 (TNM 分期）患者术后的无瘤生存 [85]；另外一组通过对 433 例原发性肝癌患者术后的随访研究表明，接受预防性 TACE 者术后 1 年内肿瘤复发率 (20%) 低于未接受者 (39.13%，$P<0.05$)；术后 1 年以上复发率无差异 ($P>0.05$)。目前关于术后

TACE 治疗有 2 个 RCT 研究，Li[86] 等认为术后行 TACE 提高生存期以及无瘤生存期。另一个研究证实术后应用 TACE 能降低复发（术后 1、2、3 和 4 年无瘤生存率分别为 64.5%、54.9%、32% 和 25.6%, 而对照组分别为 43%、22%、11.7% 和 5.9%；$P<0.05$)，但对延长总生存期无作用 [87]。所以我们认为术后行 TACE 对预防复发是有效果的，特别对于肿瘤多发、>5cm 以及有血管侵犯的易复发高危人群，术后行 TACE 尤为重要。

关于 TACE 与其他治疗方法的联合治疗研究较多，有 TACE+PEI、TACE+RFA、TACE+ 放疗以及肝移植术前等待时期的 TACE 治疗等。这些组合模式的作用在临床上已得到验证，并且有研究表明 TACE+PEI、TACE+RFA 的协同作用比单独应用一种治疗方法疗效更为显著。关于 TACE 与 PEI 联合的 RCT 研究结果，Koda 等认为在小肝癌中联合应用能显著降低复发率，但对生存期无影响 [88]。对于 >3cm 的肿瘤，PEI 治疗前结合 TACE 能显著提高无瘤生存率，但在总生存期方面无明显差异。关于 RFA 与 TACE 联合治疗方面，Cheng 等通过随机对照研究，用 TACE+RFA ($n$= 96)、单纯 TACE($n$=95) 以及单纯 RFA($n$=100) 三种方法治疗 >5cm 的肿瘤，结果表明不管是单结节或者多结节肿瘤，联合治疗的总生存期均明显高于单独的 TACE 或者 RFA 治疗组。而在对 142 例小肝癌患者的 4 个队列研究中发现，TACE 联合 RFA 治疗是一种有效、安全的方法 [89-92]。此外，研究发现 TACE 与放疗的联合应用对于治疗门静脉癌栓也有一定效果。回顾性对照研究发现 TACE 联合放疗对提高生存期有明显作用。相关 meta 分析发现肝功能 Child A 或者 B 级、肿瘤大小平均 8.5cm、伴有门静脉癌栓入选患者，联合治疗后其 1、2 和 3 年的平均生存率分别为 62%±25%，30%±17% 和 21%±7%，中位生存时间为 15 个月，显著高于对照组，但该联合治疗的作用目前尚缺乏 RCT 的研究证实。

### （二）经皮肝动脉放疗栓塞（transcatheter arterial radioembolization, TARE）

TARE 是通过肝动脉插管方法将放射性核素送到肿瘤组织局部，形成对肿瘤的局部照射和杀伤，也被称为选择性内照射。对于肝癌患者，如果肝功能正常，无远处转移，可选择此治疗方法 [93]。

$^{131}$I 标记的碘化油治疗是目前比较常用的 TARE 方法，它对于不可切除肝癌有 17% ~ 92% 的反应率 [94]。它的局限性在于对于 >5cm 的肿瘤的治疗效果有限；而对于 <5cm 的单个肿瘤，如果肿瘤有完整的包膜，则其治疗效果较好。Leung 等报道用 $^{131}$I 治疗一组 26 例不可切除的肝癌，反应率为 52%，中位生存期为 6 个月，显著高于对照组 [95]。$^{131}$I- 碘化油治疗对于伴有门静脉癌栓的肝癌患者也有一定的疗效。Raoul 等通过对伴有门静脉癌栓的 Okuda Ⅰ期或Ⅱ期患者进行 $^{131}$I- 碘化油治疗的 RCT 研究，比较使用 $^{131}$I- 碘化油治疗以及支持治疗，发现 $^{131}$I 治疗组有良好的耐受性，并且生存期明显高于对照组 [96]。关于 $^{131}$I- 碘化油治疗与 TACE 治疗比较，Raoul 等通过多中心随机对照试验，比较 73 例 $^{131}$I- 碘化油治疗和 69 例 TACE 治疗患者，发现 $^{131}$I 组有良好的耐受性且其血管并发症较少，但生存期以及肿瘤的缩小程度两种治疗方法并无明显差异 [97]。Bhattacharya 等比较碘化油 -TAC 以及 $^{131}$I 治疗不可切除肿瘤的效果，发现二者治疗后患者 6 个月的生存率分别为 40% 和 58%，1 年生存率分别为 25% 和 25%[98]。

关于 TARE 的术后辅助治疗作用，多个研究发现肝癌切除术后联合 $^{131}$I 治疗可以降低复发率并延长患者生存时间。Lau 等通过对 43 例肝部分切除术后患者进行 RCT 研究发现，术后 6 周内行 $^{131}$I 治疗患者的中位无瘤生存时间为 57.2 个月，而对照组为 13.6 个月；5 年生存率治疗组为 66.7%，而对照组为 36.4%；5 年的无瘤生存率治疗组为 61.9%，对照组为 31.8%[99]，三者均具有显著性区别。

## 五、药 物 治 疗

关于肝癌的药物和新技术的研究，近些年肝癌的新的治疗方法不断呈现，有多种新技术（药物）先后进入临床试用。临床上不断发现有新的药物在个体治疗上可导致肿瘤完全消退，如生长抑素、雌激素类药物等，但在随后的多中心随机对照研究中又否定了其治疗作用，因而很多新药的作用还在进一步的研究、探索和循证中。

关于激素类药物对肝癌的治疗作用，虽然有

个案报道治疗可导致肿瘤的消退，但大样本的随机对照研究表明其对于 HCC 治疗无明显的生存获益，针对他莫昔芬（Tamoxifen）和保守治疗作用差异比较的 7 项 898 例肝癌患者的 meta 分析发现，激素治疗既无抗肿瘤活性，也无延长患者生存的作用。此后两项大型的 RCT 研究也均未发现他莫昔芬可使患者生存获益[100, 101]，因此这一药物在晚期肝癌患者的治疗方面无效。

关于系统性化疗对肝癌的作用，目前共有 9 项 RCT 研究。目前研究发现体内以及体外抗肿瘤作用最强的药物是多柔比星和顺铂。目前报道的多柔比星治疗肝癌的部分缓解率在 10% 左右，但多柔比星治疗并不能使患者生存获益。香港报道了一项顺铂 / 干扰素 / 多柔比星 / 氟尿嘧啶（PIAF）的联合化疗方案与多柔比星单独应用的作用比较的 RCT 研究[102]。认为联合方案的客观缓解率为 20.9%，而多柔比星组为 10.5%。PIAF 与多柔比星组中位生存期分别为 8.76 个月和 6.83 个月，二者无显著差异，但联合治疗 PIAF 方案死亡率为 9%，明显高于单用多柔比星组，其主要并发症为乙型肝炎病毒的活动以及肝脏功能的衰竭。

关于生长抑素在肝癌治疗方面的作用，Kouroumalis 等报道使用短效奥曲肽（2 次 / 日）应用可显著提高患者的生存期，治疗组以及对照组平均中为生存时间分别为 13 月和 4 月[103]，具有显著性区别。但 Becker 等通过 RCT 研究发现长效生长抑素治疗对于延长患者生存并无作用，治疗组以及对照组中位生存时间分别为 4.7 个月和 5.3 个月[104]，没有统计学意义上的差别。同样与上述研究相似，还有多种新的药物相继进行了临床前的试用研究，但其作用都未能在随机对照研究中得以证实，包括西奥骨化醇 (Seocalcitol，一种维生素 D 样抗增殖分子 )[105]、胸苷酸合成酶抑制剂诺拉曲塞（Nolatrexed）等[106]。

此外，近年来随着人们对 HCC 分子机制的认识，特别是针对肝癌发生发展、复发及转移的一些关键靶点研究的进展，肝癌特异性干预靶点的药物治疗取得了重大进展。这些靶点药物可特异阻断细胞增殖和肿瘤发生的关键信号转导通路，如血管生成、端粒酶的活化等，最终通过多种途径起到抑制肝癌细胞生长的作用。目前有多种新的药物正在进行临床前或临床研究，包括索拉非尼、埃罗替尼、舒尼替尼等，可能为 HCC 的治疗开辟新的途径和道路。

索拉非尼是目前被证实治疗晚期肝癌唯一有效的口服多激酶抑制剂[107]，已被 FDA 以及 SFDA 批准上市。这一药物同时作用于肝癌发生机制的两条信号通路：一是通过抑制 VEFGR2 和 PDGFR 阻断肿瘤血管生成；二是通过阻断 Ras/MAPK 信号转导通路的活化抑制肿瘤细胞增殖。在Ⅲ期临床中，索拉非尼治疗组患者的中位生存期为 10.7 个月，而安慰剂组为 7.9 个月（$P<0.001$）。这一结果不仅有统计学意义，也具有临床价值，这使得索拉非尼成为晚期 HCC 治疗的新标准[108]。

埃罗替尼可针对 EGFR 催化域达到阻断 Ras/MAPK 的信号转导通路。目前临床前以及临床研究均表明埃罗替尼在 HCC 中具有抗肿瘤活性。在 HCC 细胞株的体外研究中，埃罗替尼单独或者与化疗药物合用，均可明显抑制细胞增殖，诱导促进肿瘤细胞凋亡。一项短期Ⅱ期临床试验研究了埃罗替尼治疗 38 名中晚期 HCC 的疗效[109]，证实患者治疗后可获得 13 个月的中位生存期，显著高于对照组。

HCC 是一种极度高血供的恶性肿瘤，并且存在大量促血管生成因子的过度表达。有研究显示，血浆 VEGF 浓度可能具有预后价值。试验表明贝伐单抗具有抗肿瘤活性（客观有效率 10%），约 60% 患者治疗后疾病稳定期超过 4 个月[1102]。舒尼替尼是 VEGFR 抑制剂，在目前报道的Ⅱ期临床中，以 50mg/d 的剂量治疗，患者可获得 10.5 个月的中位生存时间，但副作用较重（10% 患者）[111]。而 37.5mg 剂量中毒性相对较小[112]。

此外，几乎一半的 HCC 患者存在 Akt/mTOR 信号转导通路激活。PI3K 到 p70S6K 为蛋白转录的正向调节点，活化的 p70S6K 磷酸化 40S 核糖体 S6 蛋白启动激通路，促进肿瘤细胞存活，其中 mTOR 分子调节对肿瘤生长至关重要。西罗莫司作为 mTOR 抑制剂，已经在临床研究中证实对 HCC 具有抗肿瘤活性。

综上所述，手术治疗（肝切除术 + 肝移植术）、微创治疗、TACE 以及新技术（药物）治疗构成了目前肝癌治疗的主要方面。这些方法各自有不同的适应证，有些在临床上应用已久，有些是一些新出现的方法，但随着肝癌外科治疗观念的进步、理念的更新、新技术的应用和发展，肝癌的外科治疗更加向着个体化、综合和规范治疗的方向发展，老方法可以出现新的适应证和新的组合应用方式，而新方法则不断地拓宽其应用领域，相信随着肝癌外科技术的发展，肝癌外科的治疗选择会更加合理规范，肝癌的治疗效果会有更加显著的提高。

## 参考文献

[1] Makuuchi M, Sano K. The surgical approach to HCC: our progress and results in Japan. Liver Transpl, 2004, 10:S46–S52.

[2] 梁 鹏, 尹 杰,王 璇, 等. 血γ-球蛋白评价肝脏储备功能的临床研究[J].中国普外基础与临床杂志, 2008, 4(4):274-277.

[3] Takeaki Ishizama, Kiyoshi Hasegawa, Taku AokiI, et al. Neither multiple tumors nor portal hypertension are surgical contraindications for hepatocellular carcinoma[J]. Gastroenterology, 2008, 134:1908-1916.

[4] Ercolani G, Grazi GL, CEIlliva R, et al. The lidocaine MEGX test as an index of hepatic function: its clinical usefulness in liver surgery[J]. Surgery, 2000, 127(4):464-447.

[5] Ravaioli M, Grazi GL, Principe A, et al. Operative risk by the lidocaine test (MEGX) in resected patients for HCC on cirrhosis[J]. Hepatogastroenterology, 2003, 50(53):1552-1555.

[6] Wojcieki J, Kozlowski K, Dtozdzik M. Comparison of MEGX (monoethylglyeine-xylidide) and antipyrine tests in patients with liver cirrhosis[J]. Eur J Drug Metsb Pharrrmeokinet, 2002, 27(4):243-247.

[7] Heideche CD, Martin WG, Muller DF, et al. Acute liver allograft rejection and liver function: quantitative evaluation using the $^{14}C$ aminopyrine breath test[J]. Transplant Proc, 1993, 25(4):2640-2641.

[8] 黎一鸣，吕凡，白芝兰，等. 国人正常肝脏体积计算公式的研究及意义[J]. 陕西医学杂志, 2002, 7, 31(7):634-663.

[9] Vautbey JN, Chaoui A. Standardized measurement of the future liver remnant prior to extended liver resection: methodology and clinical associations[J]. Surgery, 2000, 127(5):512-517.

[10] Shirabe K, Shimada M, Gion T, et al. Postoperative Liver failure after major hepatic resection for hepatocallular carcinoma in the modern era with special reference to remnant liver volume[J]. J Am Sur, 1999, 188(3):304-310.

[11] Kokudo N, Vera DR, Tada K, et al. Predictors of successful hepatic resection:prognostic usefulness of hepatic asialoglycoprotein receptor analysis[J]. World J Surg, 2002, 26(11):1342-1347.

[12] Bruix J, Castells A, Bosch J. Surgical resection of hepatocellular carcinoma in cirrhotic patients: Prognostic value of preoperative portal pressure[J]. Gastroenterology, 1996, 111(4):1018-1022.

[13] Shoji Kubo, Tadashi Tsukamoto, Kazuhiro Hirohashi, et al. Correlation between preoperative serum concentration of type IV collagen 7s domain and hepatic failure following resection of hepatocellular carcinoma[J]. Annals of Surgery, 2004, 239(2):186-193.

[14] Imbert-Bismut F, Ratziu V, Pieroni L, et al. Biochemical markers of liver fibrosis in patients with hepatitis C virus infection: a prospective study[J]. Lancet, 2001, 357:1069-1075.

[15] Forns x. Ampurdanes S, Llovet J M, et al. Identification of chronic hepatitis C patients without hepatic fibrosis by a simple predictive model[J]. Hepatology, 2002, 36 (4 Pt 1):986-992.

[16] Sud A, Hui JM, Farrell GC, et al. Improved prediction of fibrosis in chronic hepatitis C using measures of insulin resistance in a probability index[J]. Hepatology, 2004, 39(5):1239-1247.

[17] Rosenberg WM, Voelker M, Thiel R, et al. Serum markers detect the presence of liver fibrosis: a cohort study[J]. Gastroenterology, 2004, 127:1 704-1 713.

[18] Zeng M D, Lu L G, Mao Y M, et al. Prediction of significant fibrosis in HBeAg-positive patients with chronic hepatitis B by a noninvasive model[J]. Hepatology, 2005, 42(6):1437-1445.

[19] Kamath PS, Wiesner RH, Malinchoc M, et al. A model to predict survival in patients with end-stage liver disease[J]. Hepatology, 2001, 33(2):464-470.

[20] Greene FL, Page DL, Fleming ID, et al, eds. AJCC Staging Manual[M] 6th ed. Chicago: Springer, 2002, 131-144.

[21] Okuda K, Ohtsuki T, Obata H, et al. Natural history of hepatocellular carcinoma and prognosis in relation to treatment[J]. Cancer, 1985, 56(4):918-928.

[22] Llovet JM, Bru C, Bruix J. Prognosis of hepatocellular carcinoma: the BCLC staging classification[J]. Semin Liver Dis, 1999, 19(3):329-338.

[23] The Cancer of the Liver Italian Program (CLIP)Investigators. A new prognostic system for hepatocellular carcinoma: a retrospective study of 435 patients[J]. Hepatology, 1998, 28(3):751-755.

[24] Kudo M. Prognostic staging system for hepatocellular carcinoma(CLIP score):its value and limitations, and a proposal for a new staging system, the Japan Integrated Staging score (JIS score)[J]. J Gastroenterol, 2003, 38(3):207-215.

[25] Leung TW, Tang AM, Zee B,et al. Construction of the Chinese University Prognostic Index for hepatocellular carcinoma and comparison with the TNM staging system, the Okuda staging system, and the Cancer of the Liver Italian Program staging system: a study based on 926 patients[J]. Cancer, 2002, 94(6):1760-1769.

[26] 中国抗癌协会肝癌专业委员会. 原发性肝癌的临床诊断与分期标准[J]. 实用癌症杂志, 2001, 16(6):672.

[27] Villanueva A, Newell P, Chiang DY, et al. Genomics and signaling pathways in hepatocellular carcinoma[J]. Semin Liver Dis 2007, 27(1):55-76.

[28] Boyault S, Rickman DS, de Reynies A, et al. Transcriptome classification of HCC is related to gene alterations and to new therapeutic targets[J]. Hepatology, 2007, 45(1):42-52.

[29] Lee JS, Chu IS, Heo J, et al. Classification and prediction of survival in hepatocellular carcinoma by gene expression profiling[J]. Hepatology, 2004, 40(3): 667-676.

[30] Lee JS, Heo J, Libbrecht L, et al. A novel prognostic subtype of human hepatocellular carcinoma derived from hepatic progenitor cells[J]. Nat Med, 2006, 12(4):410-416.

[31] Iizuka N, Oka M, Yamada-Okabe H, et al. Oligonucleotide microarray for prediction of early intrahepatic recurrence of hepatocellular carcinoma after curative resection[J]. Lancet, 2003, 361:923-929.

[32] Kurokawa Y, Matoba R, Takemasa I, et al. Molecular-based predicition of early recurrence in hepatocellular carcinoma[J]. J Hepatol, 2004, 41:284-291.

[33] Llovet JM, Burroughs A, Bruix J. Hepatocellular carcinoma[J]. Lancet, 2003, 362(9399): 1907-1917.

[34] 吴孟超，陈汉，沈锋. 原发性肝癌的外科治疗——附5524例报告[J]. 中华外科杂志，2001, 39(1):25-29.

[35] Marin-Hargreaves G, Azoulay D, Bismuth H.Hepatocellular carcinoma: surgical

indications and results[J]. Crit Rev Oncol Hematol, 2003, 47(1):13-27.

[36] Mazzaferro V, Regalia E, Doci R, et al.Liver transplantation for the treatment of small hepatocellular carcinomas in patients with cirrhosis[J].N Engl J Med, 1996, 334(11):693-699.

[37] Figueras J, Ibanez L, Ramos E, et al. Selection criteria for liver transplantation in early-stage hepatocellular carcinoma with cirrhosis: results of a multicenter study[J]. Liver Transpl, 2001, 7(10):877-883.

[38] Jonas S, Bechstein WO, Steinmuller T,et al. Vascular invasion and histopathologic grading determine outcome after liver transplantation for hepatocellular carcinoma in cirrhosis[J]. Hepatology, 2001, 33(5):1080-1086.

[39] Klintmalm GB. Liver transplantation for hepatocellular carcinoma: A registry report of the impact of tumor characteristics on outcome[J]. Ann Surg, 1998, 228(4):479-490.

[40] Yao FY, Ferrell L, Bass NM, et al. Liver transplantation for hepatocellular carcinoma: expansion of the tumor size limits does not adversely impact survival[J]. Hepatology, 2001, 33(6):1394-1403.

[41] Duffy JP, Vardanian A, Benjamin E, et al. Liver transplantation criteria for hepatocellular carcinoma should be expanded: a 22-year experience with 467 patients at UCLA[J]. Ann Surg, 2007, 246(3):502-511.

[42] Maddala YK, Stadheim L, Andrews JC, et al. Drop-out rates of patients with hepatocellular cancer listed for liver transplantation: outcome with chemoembolization[J]. Liver Transpl, 2004, 10(3):449-455.

[43] Yao FY, Bass NM, Ascher NL, et al. Liver transplantation for hepatocellular carcinoma: lessons from the first year under the Model of End-Stage Liver Disease (MELD) organ allocation policy[J]. Liver Transpl, 2004, 10(5):621-630.

[44] Mazzaferro V, Battiston C, Perrone S,et al. Radiofrequency ablation of small hepatocellular carcinoma in cirrhotic patients awaiting liver transplantation: a prospective study[J]. Ann Surg, 2004, 240(5):900-909.

[45] Lu DS, Yu NC, Raman SS,et al. Percutaneous radiofrequency ablation of hepatocellular carcinoma as a bridge to liver transplantation[J]. Hepatology, 2005, 41(5):1130-1137.

[46] Pompili M, Mirante VG, Rondinara G,et al. Percutaneous ablation procedures in cirrhotic patients with hepatocellular carcinoma submitted to liver trans-plantation: assessment of efficacy at explant analysis and of safety for tumor recurrence[J]. Liver Transpl, 2005, 11(9):1117-1126.

[47] Majno PE, Adam R, Bismuth H, et al. Influence of preoperative transarterial lipiodol chemoembolization on resection and transplantation for hepatocellular carcinoma in patients with cirrhosis[J]. Ann Surg, 1997, 226(6):688-701.

[48] Graziadei IW, Sandmueller H, Waldenberger P,et al.Chemoembolization followed by liver transplantation for hepatocellular carcinoma impedes tumor progression while on the waiting list and leads to excellent outcome[J]. Liver Transpl, 2003, 9(6):557-563.

[49] Maddala YK, Stadheim L, Andrews JC, et al.Drop-out rates of patients with hepatocel lular cancer listed for liver transplantation: outcome with chemoembolization[J]. Liver Transpl, 2004, 10(3):449-455.

[50] Decaens T, Roudot Thoraval F, Bresson-Hadni S,et al. Impact of pretransplantation transarterial chemoembolization on survival and recurrence after liver transplantation for hepatocellular carcinoma[J]. Liver Transpl, 2005, 11(7):767-775.

[51] Porrett PM, Peterman H, Rosen M, et al. Lack of benefit of pretransplant locore gional hepatic therapy for hepatocellular cancer in the current MELD era[J]. Liver Transpl, 2006,

12(4):665-673.
[52] Poon RT, Fan ST, Lo CM, et al. Difference in tumor invasiveness in cirrhotic patients with hepatocellular carcinoma fulfilling the Milan criteria treated by resection and transplantation impact on long-term survival[J]. Ann Surg, 2007, 245(1):51-58.
[53] Adam R, Azoulay D, Castaing D, et al. Liver resection as a bridge to transplantation for hepatocellular carcinoma on cirrhosis: a reasonable strategy[J]. Ann Surg, 2003, 238(4):508-519.
[54] Tanaka S, Noguchi N, Ochiai T,et al. Outcomes and recurrence of initially respectable hepatocellular carcinoma meeting milan criteria: Rationale for partial hepatectomy as first strategy[J]. J Am Coll Surg, 2007, 204(1):1-6.
[55] Poon RT, Fan ST, Lo CM, Liu CL, Wong J. Long-term survival and pattern of recurrence after resection of small hepatocellular carcinoma in patients with preserved liver function: implications for a strategy of salvage transplantation[J].Ann Surg, 2002, 235(3):373-382.
[56] Belghiti J, Cortes A, Abdalla EK, et al. Resection prior to liver transplantation for hepatocellular carcinoma[J]. Ann Surg, 2003, 238:885-923.
[57] Lo CM, Fan ST, Liu CL,et al. The role and limitation of living donor liver transplantation for hepatocellular carcinoma[J]. Liver Transpl, 2004, 10(3):440-447.
[58] Hwang S, Lee SG, Joh JW,et al. Liver transplantation for adult patients with hepatocellular carcinoma in Korea: comparison between cadaveric donor and living donor liver transplantations[J]. Liver Transpl, 2005, 11(10):1265-1272.
[59] Thuluvath PJ, Yoo HY. Graft and patient survival after adult live donor liver transplantation compared to a matched cohort who received a deceased donor transplantation[J].Liver Transpl, 2004, 10(10):1263-1268.
[60] Kulik L, Abecassis M. Living donor liver transplantation for hepatocellular carcinoma[J]. Gastroenterology, 2004, 127: S277-S282.
[61] Fisher RA, Kulik LM, Freise CE,et al. Hepatocellular carcinoma recurrence and death following living and deceased donor liver transplantation[J]. Am J Transplant, 2007, 7(6):1601-1608.
[62] Lo CM, Fan ST, Liu CL, et al.Living donor versus deceased donor liver transplantation for early irresectable hepatocellular carcinoma[J]. Br J Surg, 2007, 94(1):78-86.
[63] Cronin, Millis JM , Siegler M. Transplantation of liver grafts from living donors into adults too much, too soon[J]. N Engl J Med, 2001, 344(21):1633-1637.
[64] Trotter JF,Wachs M, Everson GT, Kam I. Adult-to-adult transplantation of the right hepatic lobe from a living donor[J]. N Engl J Med, 2002, 346(14):1074-1082.
[65] Lo CM, Fan ST, Liu CL et al. The role and limitation of living donor liver transplantation for hepatocellular carcinoma[J]. Liver Transpl, 2004, 10(3):440-447.
[66] Sala M, Llovet JM, Vilana R, et al. Initial response to percutaneous ablation predicts survival in patients with hepatocellular carcinoma[J]. Hepatology, 2004, 40(6):1352-1360.
[67] Lencioni R, Cioni D, Crocetti L,et al. Early-stage hepatocellular carcinoma in patients with cirrhosis: long-term results of percutaneous image-guided radio frequency ablation[J]. Radiology, 2005, 234(3):961-967.
[68] Omata M, Tateishi R, Yoshida H. Treatment of hepatocellular carcinoma by percutaneous tumor ablation methods: ethanol injection therapy and radiofrequency ablation[J]. Gastroenterology, 2004, 127:S159-S166.

[69] Livraghi T, Giorgio A, Marin G et al. Hepatocellular carcinoma and cirrhosis in 746 patients: long-term results of percutaneous ethanol injection[J]. Radiology, 1995, 197(1): 101-108.

[70] Lencioni R, Pinto F, Armillotta N et al. Long-term results of percutaneous ethanol injection therapy for hepatocellular carcinoma in cirrhosis: a European experience[J]. Eur Radiol, 1997, 7(4): 514-519.

[71] Mulier S, Mulier P, Ni Y, et al. Complications of radiofrequency coagulation of liver tumours[J]. Br J Surg, 2002, 89(10):1206-1222.

[72] Lencioni RA, Allgaier HP, Cioni D, et al.Small hepatocellular carcinoma in cirrhosis: randomized comparison of radio-frequencythermal ablation versus percutaneous ethanol injection[J]. Radiology, 2003, 228(1):235-240.

[73] Shiina S, Teratani T, Obi S, et al. A randomized controlled trial of radiofrequency ablation with ethanol injection for small hepatocellular carcinoma[J]. Gastroenterology, 2005, 129(1):122-130.

[74] Lin SM, Lin CJ, Lin CC, et al. Randomised controlled trial comparing percutaneous radiofrequency thermal ablation, percutaneous ethanol injection, and percutaneous acetic acid injection to treat hepatocellular carcinoma of 3 cm or less[J]. Gut, 2005, 54(8):1151-1156.

[75] Huang GT, Lee PH, Tsang YM,et al. Percutaneous ethanol injection versus surgical resection for the treatment of small hepatocellular carcinoma: a prospective study[J]. Ann Surg, 2005, 242(1):36-42.

[76] Chen MS, Li JQ, Zheng Y, Guo RP, et al. A prospective randomized trial comparing percutaneous local ablative therapy and partial hepatectomy for small hepatocellular carcinoma[J]. Ann Surg, 2006, 243(3):321-328.

[77] Varela M, Real MI, Burrel M, et al. Chemoembolization of hepatocellular carcinoma with drug eluting beads: efficacy and doxorubicin pharmacokinetics[J]. J Hepatol, 2007, 46(3):474-481.

[78] Nagasue N, Galizia G, Kohno H,et al. Adverse effects of preoperative hepatic artery chemoembolization for resectable hepatocellular carcinoma: a retrospective comparison of 138 liver resections[J]. Surgtry, 1989, 106:81-86.

[79] Adachi E, Matsumata T, Nishizaki T,et al.Effects of preoperative transcatheter hepatic arterial chemoembolization for hepatocellular carcinoma. The relationship between postoperative course and tumor necrosis[J]. Cancer, 1993, 72(12):3593-3598.

[80] Uchida M, Kohno H, Kubota H, et al. Role of preoperative transcatheter arterial oily chemoembolization for resectable hepatocellular carcinoma[J]. World J Surg, 1996, 20(3):326-331.

[81] Luo YQ, Wang Y, Chen H, Wu MC. Influence of preoperative transcatheter arterial chemoembolization on liver resection in patients with resectable hepatocellular carcinoma[J]. Hepatobiliary Pancreat Dis Int, 2002, 1(4):523-526.

[82] Sasaki A, Iwashita Y, Shibata K,et al. Preoperative transcatheter arterial chemoembolization reduces long-term survival rate after hepatic resection for resectable hepatocellular carcinoma[J]. Eur J Surg Oncol, 2006, 32(7):773-779.

[83] Wu CC, Ho YZ, Ho WL,et al.Preoperative transcatheter arterial chemoembolization for resectable large hepatocellular carcinoma: a reappraisal[J]. Br J Surg, 1995, 82(1):122-126.

[84] Yamasaki S, Hasegawa H, Kinoshita H, et al. A prospective randomized trial of the preventive effect of pre-operative transcatheter arterial embolization against recurrence of hepatocellular carcinoma[J]. Jpn J Cancer Res, 1996, 87(2):206-211.

[85] 奚韬，闫振林，王葵，等. 术后经导管动脉化疗栓塞对不同病理特征肝癌的抗复发作用[J]. 中华外科杂志，2007, 45(9):587-590.

[86] Li JQ, Zhang YQ, Zhang WZ,et al. Randomized study of chemoembolization as an adjuvant therapy for primary liver carcinoma after hepatectomy[J]. J Cancer Res Clin Oncol, 1995, 121(6):364-366.

[87] Izumi R, Shimizu K, Iyobe T, et al. Postoperative adjuvant hepatic arterial infusion of lipiodol containing anticancer drugs in patients with hepatocellular carcinoma[J]. Hepatology, 1994, 20(2):295-301.

[88] Koda M, Murawaki Y, Mitsuda A, et al. Combination therapy with transcatheter arterial chemoembolization and percutaneous ethanol injection compared with percutaneous ethanol injection alone for patients with small hepatocellular carcinoma: a randomized control study[J]. Cancer, 2001, 92(6):1516-24.

[89] Buscarini L, Buscarini E, Di Stasi M, et al. Percutaneous radiofrequency thermal ablation combined with transcatheter arterial embolization in the treatment of large hepatocellular carcinoma[J]. Ultraschall Med, 1999, 20(2):47-53.

[90] Seki T, Tamai T, Nakagawa T, et al. Combination therapy with transcatheter arterial chemoembolization and percutaneous microwave coagulation therapy for hepatocellular carcinoma[J]. Cancer, 2000, 89(6):1245-1251.

[91] Yamakado K, Nakatsuka A, Akeboshi M, et al. Combination therapy with radiofrequency ablation and transcatheter chemoembolization for the treatment of hepatocellular carcinoma: short-term recurrences and survival[J]. Oncol Rep, 2004, 11(1):105-109.

[92] Veltri A, Moretto P, Doriguzzi A,et al.Radiofrequency thermal ablation (RFA) after transarterial chemoembolization (TACE) as a combined therapy for unresectable non-early hepatocellular carcinoma (HCC) [J]. Eur Radiol, 2006, 16(3):661-669.

[93] Lau WY. Radiotherapy with emphasis on radioembolization for liver tumors// Blumgart LH & Fong Y. 2nd ed. Surgery of the Liver and Biliary Tract Volume Ⅱ. London:WB Saunders, 2000:1545-1564.

[94] Ho S, Lau WY, Leung TW, Johnson PJ. Internal radiation therapy for patients with primary or metastatic hepatic cancer: a review[J]. Cancer, 1998, 83:1894-1907.

[95] Leung WT, Lau WY, Ho S, et al. Selective internal radiation therapy with intraarterial iodine-131-Lipiodol in inoperable hepatocellular carcinoma[J]. J Nucl Med, 1994, 35(8):1313-1318.

[96] Raoul JL, Guyader D, Bretagne JF, et al. Randomized controlled trial for hepatocellular carcinoma with portal vein thrombosis: intra-arterial iodine-131-iodized oil versus medical support[J]. J Nucl Med, 1994, 35(11):1782-1787.

[97] Raoul JL, Guyader D, Bretagne JF, et al. Prospective randomized trial of chemoembolization versus intra-arterial injection of $^{131}$I-labeled-iodized oil in the treatment of hepatocellular carcinoma[J]. Hepatology, 1997, 26(5):1156-1161.

[98] Bhattacharya S, Novell JR, Dusheiko GM, et al. Epirubicin-Lipiodol chemotherapy versus 131-iodine-lipiodol radiotherapy in the treatment of unresectable hepatocellular carcinoma[J]. Cancer, 1995, 76(11): 2202-2210.

[99] Lau WY, Leung TW, Ho SK,et al. Adjuvant intra-arterial iodine-131-labelled lipiodol for resectable hepatocellular carcinoma: a prospective randomised trial[J]. Lancet, 1999, 353(9155):797-801.

[100] Barbare JC, Bouche O, Bonnetain F, et al. Randomized controlled trial of tamoxifen in advanced hepatocellular carcinoma[J]. J Clin Oncol, 2005, 23(19):4338-4346.

[101] Chow PK, Tai BC, Tan CK,et al. High-dose tamoxifen in the treatment of inoperable hepatocellular carcinoma: a multicenter randomized controlled trial[J]. Hepatology , 2002, 36(5):1221-1226.

[102] Yeo W, Mok TS, Zee B, et al. A randomized phaseⅢ study of doxorubicin versus cisplatin/interferon alpha-2b/doxorubicin/fluorouracil PIAF combination chemotherapy for unresectable hepatocellular carcinoma[J]. J Natl Cancer Inst, 2005, 97(20):1532-1538.

[103] Kouroumalis E, Skordilis P, Thermos K, et al.Treatment of hepatocellular carcinoma with octreotide: a randomisedcontrolled study[J]. Gut, 1998, 42(3):442-447.

[104] Becker G, Allgaier HP, Olschewski M, et al. Long-acting octreotide versus placebo for treatment of Advanced HCC: A randomized controlled double-blind study[J]. Hepatology, 2007, 45(1):9-15.

[105] Beaugrand M, Sala M, Degos F, et al. Treatment of advanced hepatocellular carcinoma by seocalcitol a vitD analogue: an international randomized double-blind placebocontrolled study in 747 patients[J]. J Hepatol, 2003, 42(1):17A.

[106] Gish RG, Porta C, Lazar L, et al. Phase Ⅲ randomized controlled trial comparing the survival of patients with unresectable hepatocellular carcinoma treated with nolatrexed or doxorubicin[J]. J Clin Oncol, 2007, 25(21):3069-3075.

[107] Wilhelm S, Carter C, Lynch M,et al. Discovery and development of sorafenib: a multikinase inhibitor for treating cancer[J]. Nat Rev Drug Discov, 2006, 5(10):835-844.

[108] Llovet J, Ricci S, Mazzaferro V, et al. Sorafenib improves survival in advanced Hepatocellular Carcinoma (HCC): results of a phase Ⅲrandomized placebo- controlled trial[J]. J Clin Oncol, 2007, 25:LBA1.

[109] Philip PA, Mahoney MR, Allmer C, et al. Phase Ⅱ study of erlotinib (OSI-774) in patients with advanced hepato-cellular cancer[J]. J Clin Oncol, 2005, 23(27):6657-6663.

[110] Zhu AX, Blaszkowsky LS, Ryan DP, et al. Phase II study of gemcitabine and oxaliplatin in combination with bevacizumab in patients with advanced hepatocellular carcinoma[J]. J Clin Oncol, 2006, 24(12):1898-1903.

[111] Faivre S, Raymond E, Douillard JY, et al. Assessment of safety and drug induced tumor necrosis with sunitinib in patients with unresectable hepatocellular carcinoma (HCC) [J]. J Clin Oncol, 2007, 25(18S):3546.

[112] Zhu AX, Sahani DV, di Tomaso E, et al. A phaseⅡ study of sunitinib in patients with advanced hepatocellular carcinoma [J]. J Clin Oncol, 2007, 25(18S):4637.

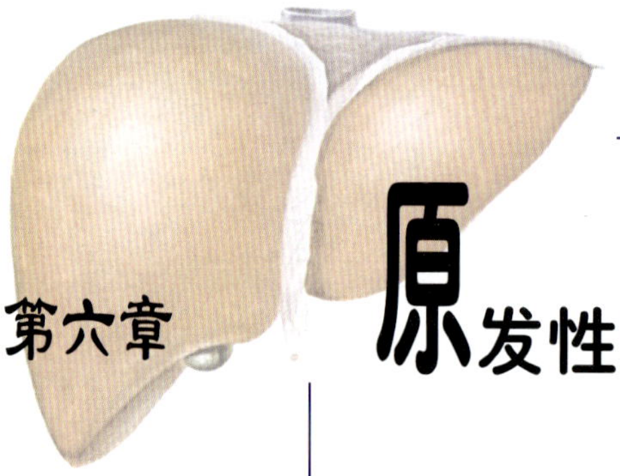

# 第六章 原发性肝癌的手术治疗

周伟平

## 第一节 原发性肝癌手术的发展简史

20 世纪 50 年代国内开展肝脏解剖研究，通过对大量新鲜腐蚀标本和固定标本的观察，较全面地描述了我国正常人肝脏的内部结构，并提出了 5 叶 4 段肝脏解剖理论，为安全施行肝切除术奠定了基础，在此基础上开展了规则性肝切除。由于我国肝癌患者常常合并严重的肝硬化，加上临床所见多属晚期，扩大范围的肝切除术术后死亡率高达 25% 以上，右半肝和右三叶切除术后死亡率达 50%，手术死亡的主要原因为出血和术后肝功能衰竭。60 年代初开展的常温下间歇肝门阻断切肝，具有减少术中出血、缩短手术时间、减少并发症和术后死亡等优点，逐渐成为肝切除术控制出血的主要方法，并一直沿用至今[1]。为深入了解肝切除对肝功能的影响以减少术后肝功能衰竭的发生，又同时开展了肝切除术后肝脏代谢变化、肝门阻断的安全时限等实验研究，这些工作有利于减少术后并发症的发生。此外，又研究了中肝叶切除术，解决了这一肝脏内部解剖关系最复杂部位的外科手术问题，使国内肝脏外科技术得到进一步提高。

20 世纪 70 年代早期由于 AFP 的检测应用于肝癌诊断，临床上小肝癌的发现逐渐增多，加上肝硬化合并率高，提出了局部根治性切除的理论并逐渐在临床实施，使肝癌总的手术死亡率降低至 5% ~ 10%，多个单位报道小肝癌肝切除已无手术死亡，肝癌总的术后 5 年生存率为 10% ~ 20%，小肝癌则达到 50% ~ 70%。第二军医大学肝胆外科（1977 年）在 636 例肝癌临床治疗研究的基础上，对肝切除适应证和方法的选择、肝创面处理和双套管负压引流、术后的中西医综合治疗等作了充分阐述。同时也研究了除肝切除外的其他治疗方法，如肝动脉结扎、肝动脉灌注、液氮冷冻等，为以后综合治疗概念的形成奠定了基础。同时探讨了影响肝癌术后复发的因素，并开始重点研究复发的预防和治疗。陈汉等（1979 年）较早报道了 8 例肝癌术后复发的再切除，为此后该项工作成为国内肝癌外科的特色奠定了基础。

20 世纪 80 年代我国肝脏外科技术进一步提高，有关肝癌肝切除的一整套技术均得到了进一步完善[2]。低温或常温下的无血肝切除术、术中 B 超引导下的肝切除术等技术相继出现；对于紧贴第一、二肝门的既往较难切除部位的肝切除也屡有报道；吴孟超（1989 年）报道 921 例肝癌切除术，手术死亡率降至 0.43%，术后 5 年生存率为 30.0%。其中小肝癌 282 例，无手术死亡，术后 5 年生存率为 75.0%。姑息性手术如肝动脉结扎、插管治疗、冷冻、微波、术中瘤内无水酒精注射等亦引起重视。与此同时，介入性局部治疗开始出现具有代表性的放射介入治疗（TACE）在国内广泛推广，一定程度上延长了患者的带瘤生存并使部分患者得以二期切除，至今仍是绝大多数非手术患者首选的治疗方法。B 超引导下瘤内无水酒精注射（PETT）被证实对单发或多发的小肝癌较为有效并在国内一些医院开始应用。导向治疗等亦已在此阶段内进行了较多尝试，靶抗原主要为肝癌细胞膜抗原、AFP、铁蛋白等，亦有较多以碘油为载体，弹头则主要为 $^{131}I$、$^{90}Y$ 等放射性同位素及一些化疗药物。80 年代肝癌复发的再手术，以及无法切除的巨大肝癌经肝动脉结扎（HAL）、经肝动脉化疗栓塞（HACE）或经肝动脉放射介入治疗（TACE）等，待肿瘤缩小后再作二期切除这两个新概念的提出是肝癌外科又一重大突破。国内较大宗的临床资料显示再切除术后 5 年生存率在 50% 左右，二期切除的 5 年生存率可达到 60% 以上。复发再切除方法的建立突破了传统认为肝癌术后一旦复发不再手术的观念，二期切除方法的建立使部分中晚期患者获得根治的希望。

20 世纪 90 年代以来确立了肝癌综合治疗的概念，其含义包括对可切除性肝癌术后复发的预防和治疗，对无法切除肝癌的二期切除和延长患者的带瘤生存时间 [3]。在抗复发综合治疗方面，东方肝胆外科医院的资料表明，术后低剂量化疗加细胞因子的免化综合治疗，经植入于肝动脉或门静脉的药物输注装置（DDS）灌注抗癌药物，肿瘤浸润性淋巴细胞（TIL）或细胞毒 T 淋巴细胞（CTL）过继免疫治疗均有助于降低术后复发。术后经肝动脉放射介入治疗（TACE）的价值尚有待进一步证实，上海中山医院肝癌研究所的资料表明，术后经导管肝动脉化疗栓塞（TACE）在预防肿瘤复发、早期发现残留癌和及时治疗上有重要的价值。在二期切除方面，其概念已包含经手术探查或未探查证实的无法切除肝癌，经手术或非手术方法促使肿瘤缩小后的二期切除。但在肿瘤的可切除性的判断上尚存在技术差异，对肿瘤包膜完整、无子灶、无血管侵犯的巨大肝癌，只要条件许可仍应采取一期切除。此外 90 年代以来半离体肝切除或离体肝切除技术已在少数单位施行。对肝癌压迫或癌栓引起的梗阻性黄疸或门静脉主干癌栓也开始倾向于积极的外科手术治疗。肝癌综合治疗方案的优化和个体化已得到充分重视。90 年代以来，肝癌总体外科疗效得到了较大提高，东方肝胆外科医院自 1960–1998 年共施行肝癌切除 5 524 例，术后 5 年生存率从 60 ~ 70 年代 16.0% 提高到 90 年代的 48.6%。小肝癌（≤ 5cm）的 5 年生存率也由 80 年代的 75.0% 提高到 90 年代的 83.3%，其中 ≤ 3cm 小肝癌的 5 年生存率达到 85.3%，中山医院同期 2 276 例肝癌切除病人的 5 年生存率也达到 44.3%，而对全国 10 个省市 3 250 例原发性肝癌临床资料分析中，1 505 例手术治疗患者的 5 年生存率也达到 51.6%。

## 第二节　肝脏外科解剖

### 一、肝脏大体解剖

#### （一）肝脏形态

肝脏是人体最大的消化腺，重量在成人约占体重的 1/40，约 1 200 ~ 1 500g，成人肝体积为 25.8cm（左右径）×15.2cm（前后径）×5.8cm（上下径）。

肝近似楔形，分为膈、脏两面，前、后、左、右四缘。

肝膈面光滑，大部分与横膈相贴，其前上方有镰状韧带与膈肌相连，前缘在脐切迹处有肝圆韧带与腹壁相连，镰状韧带向后上方延伸并向左、右贴附横膈而成左、右冠状韧带，冠状韧带又向左、右伸展形成左、右三角韧带，在右冠状韧带前后页之间，有部分肝膈面没有腹膜覆盖，称裸区（图 6-1）。

肝脏面有一“H”形的沟，左纵沟由脐静脉窝和静脉韧带沟组成，右纵沟由胆囊窝和腔静脉窝组成，横沟连接左、右纵沟的中份，是肝动脉、门静脉、肝管、神经及淋巴管出入之处，此处又称第一肝门（图 6-2）[4]。

肝的前缘，又称肝下缘或前下缘，从左到右有三个切迹，左侧的为脐切迹，中间的为胆囊切迹，右侧的为右下缘切迹。

肝后缘钝圆，对向脊柱；左缘锐薄；右缘钝圆。肝除脏面各沟和裸区外，均有腹膜覆盖。

#### （二）肝脏韧带

1. 镰状韧带　是连接肝脏和膈以及脐以上的

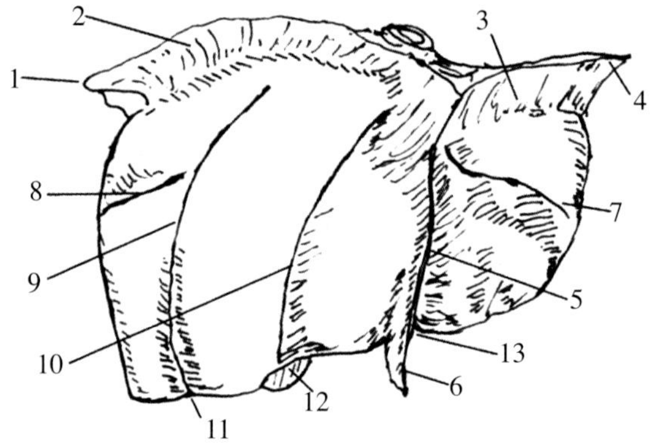


图6-1 肝膈面观

1-右三角韧带 2-右冠状韧带 3-左冠状韧带 4-左三角韧带 5-镰状韧带 6-肝圆韧带 7-左段间裂 8-右段间裂 9-右叶间裂 10-正中裂（主裂） 11-右下缘切迹 12-胆囊切迹 13-脐切迹

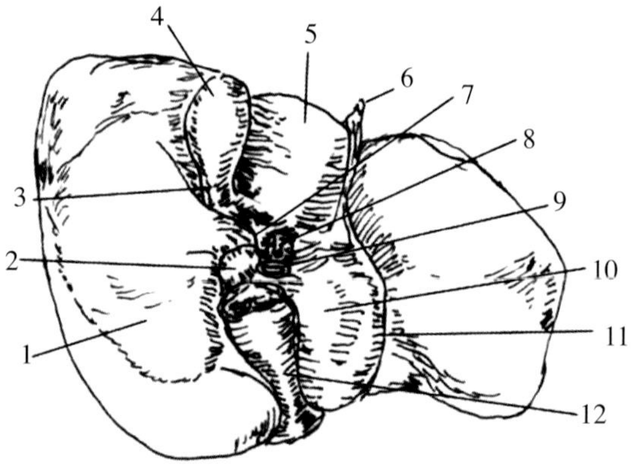


图6-2 肝脏面观

1-右肾压迹 2-尾状突 3-右切迹 4-胆囊 5-方叶 6-肝圆韧带 7-胆总管 8-肝动脉 9-门静脉 10-尾状叶 11-静脉韧带 12-下腔静脉

前腹壁、呈矢状位的镰刀形双层腹膜皱襞。镰状韧带是左叶间裂在肝表面的标志，在肝左外叶切除术中，因为镰状韧带宽而薄，常用来覆盖肝断面。

2. 肝圆韧带　脐静脉在出生后闭锁形成的结缔组织索为肝圆韧带，它向前连于腹前壁的脐环，向后止于门静脉左干的囊部。闭锁的脐静脉可以通过探条扩通，向内置管可以进行门静脉测压、门静脉造影和门静脉化疗等。

3. 冠状韧带　呈冠状位，是肝膈面和脏面腹膜反折至横膈所形成。它分前、后2叶，2叶向左、右逐渐相贴，形成左、右冠状韧带。在右冠状韧带的中央部分为肝静脉进入下腔静脉处，即为第2肝门，后面有下腔静脉，在手术分离右冠状韧带时，注意勿损伤这些重要血管。

4. 三角韧带　左、右三角韧带实际是左、右冠状韧带向左、右方的延续，左三角韧带内常含有血管，甚至是较大的血管支，除血管外，迷走肝管经这一韧带通行是最多见的，切断左三角韧带时应作妥善处理。

5. 肝胃韧带　系连接于肝脏静脉韧带和胃小弯之间的双层腹膜，右缘移行至肝十二指肠韧带。肝胃韧带下份沿胃小弯处的两层腹膜之间，有胃左动、静脉和迷走肝左动脉及迷走神经肝支行过。

6. 肝十二指肠韧带　连接于肝门横沟与十二指肠起始段的双层腹膜，右缘游离，左侧与肝胃韧带相接。肝十二指肠韧带两层腹膜间含有门静脉、肝固有动脉、胆总管、肝神经丛、淋巴管和淋巴结，又称肝蒂。

7. 肝肾韧带　为右冠状韧带后叶向右肾上部反折形成，分离肝肾韧带时应避免损伤右肾上腺静脉。

8. 肝结肠韧带　为连接肝的脏面同结肠右曲之间的韧带，有时并不出现。

### （三）肝叶与肝段的划分

肝脏有3个主裂（正中裂、左叶间裂和右叶间裂）、2个段间裂（左段间裂和右段间裂）和一个背裂。肝脏的分叶、分段以及各叶、段的名称，国内外有所不同。国内最常见的是肝脏5叶6段分段法，即正中裂将肝分成左、右两个半肝，左叶间裂将左半肝分为左外叶和左内叶，右叶间裂将右半肝分为右前叶和右后叶，背裂分出了尾状叶，5叶即左外叶、左内叶、右前叶、右后叶、尾状叶。6段是指：左外叶被左外叶段间裂分为上、下两段，右后叶被右后叶段间裂分为上、下两段，正中裂将尾状叶分为左、右两段（图6-3）。这些叶段都有独立的血供，肝切除范围和名称则可相应命名为左、右半肝切除、左、右3叶切除、左外叶切除、中肝叶切除等[5]。

法国Couinaud1957年[6]根据肝内血管结构与分布规律，将肝脏分为8个功能段：Ⅰ段为尾状叶，Ⅱ段为左外叶上段，Ⅲ段为左外叶下段，Ⅳ段为左内叶，Ⅴ段为右前叶下段，Ⅵ段为右后

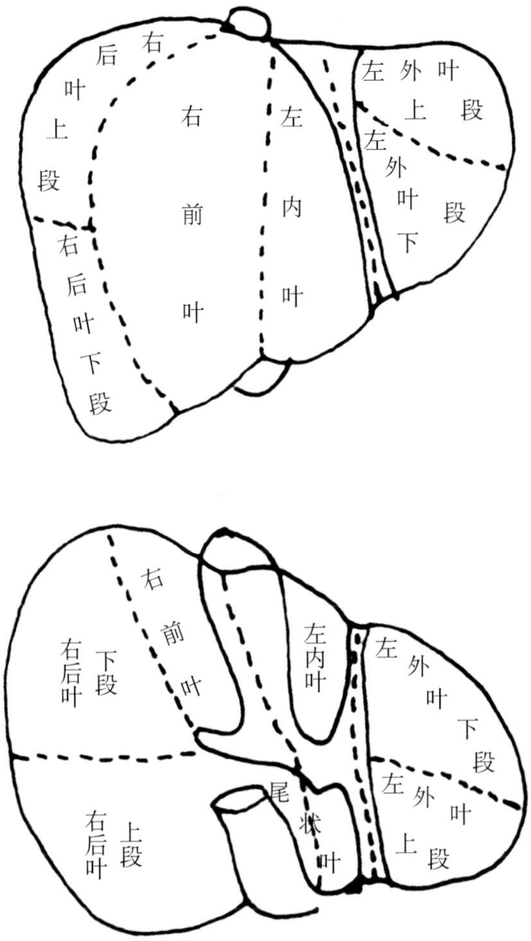


图6-3　“5叶6段”分叶分段法

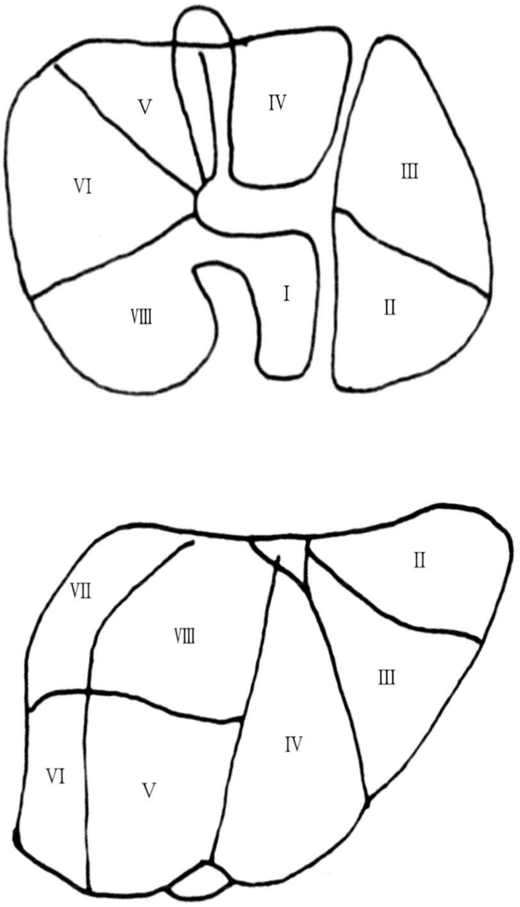


图6-4　Couinaud分段法

叶下段，Ⅶ段为右后叶上段，Ⅷ段为右前叶上段（图6-4）。将这些某一功能段切除称为肝段切除术，若同时切除2个或2个以上的肝段，则称联合肝段切除术。

## 二、肝脏血管系统

肝脏的血管包括入肝的门静脉、肝固有动脉和出肝的肝静脉。正常肝脏血液供应量的70%～80%来自门静脉，20%～30%来自肝动脉；但供氧则相反，肝动脉供氧量占全肝的60%～80%，门静脉供氧量只占20%～40%。

### （一）门静脉系统

门静脉的主干位于肝十二指肠韧带内胆总管的后方，其左前方有肝动脉，右前方有胆总管，门静脉主干长约5.1cm±0.13cm，管径平均约1.70cm±0.43cm。门静脉的主干入肝时的分支有三种类型，分为左、右两大主干者占82%，分为三支者占18%，有时门静脉干终末成左支和右后叶支，而门静脉右前叶支，是由左干分出的（图6-5）。

1. 门静脉左干及分支　门静脉左干分为横部、角部、矢状部和囊部4部分。整个左半肝和左尾状叶的门静脉血管均由这4部发出（图6-6）。横部长约2～4cm，平均2.6 cm，发出分支分布于尾状叶、左内叶和右前叶。角部长约1～1.5cm，发出左外叶上段支。矢状部长约1～3 cm，发出约2～4支门静脉左内叶支。囊部是矢状部末端的膨大部分，其外侧发出一支粗大的分支（或数支略小的分支）呈扇形分布于肝左外叶下段区称左外叶下段支。在行肝左外叶切除时，肝切面应偏向镰状韧带和左纵沟的外侧，以免伤及矢状部或囊部；同理，在行右三叶切除时，肝切面应稍

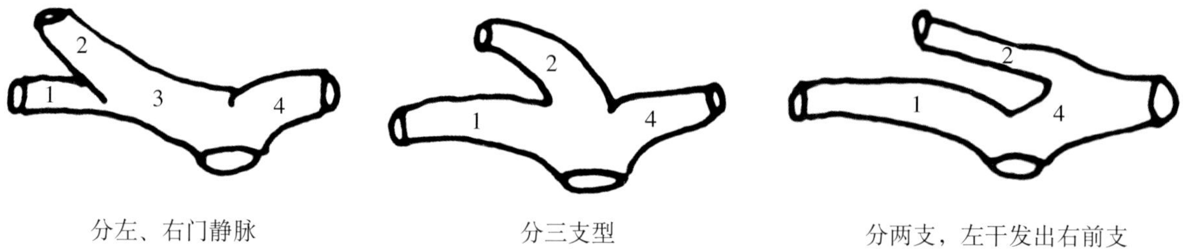


图6-5 门静脉主干分支类型

1-右后叶门静脉 2-右前叶门静脉 3-右门静脉 4-左门静脉

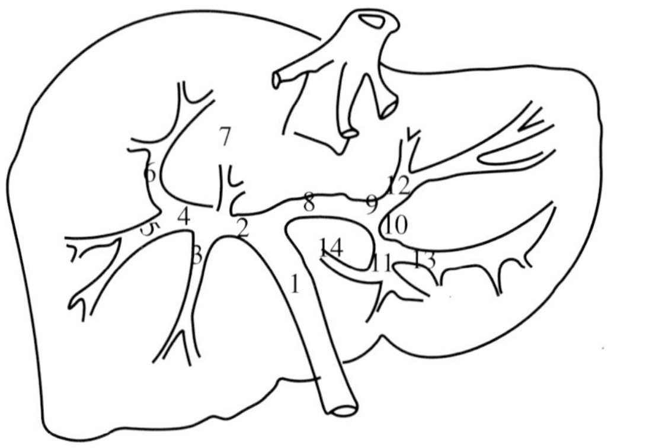

图6-6 门静脉肝内分支

1-门静脉主干 2-门静脉右干 3-右前叶门静脉 4-右后叶门静脉 5-右后叶下段支 6-右后叶上段支 7-尾状叶右段支 8-门静脉左干横部 9-角部 10-矢状部 11-囊部 12-左外叶上段文 13-左外叶下段文 14-左内叶文

偏向镰状韧带和左纵沟的内侧。

2. 门静脉右干及分支 门静脉右干粗大而短，长约 1 ~ 2 cm，直径约 1cm，与门静脉主干成 120° 角，右干的分支类型变异较多，门静脉右支多数（76.9%）在入肝前就分成右前叶支和右后叶支，20.11% 终为右前叶支、右后上段支和右后下段支，2.99% 右支先发出右后上段支，然后终为右前叶和右后下段支，右支起自左支者不足 10%。在单右门静脉干的肝脏中，右干分支有三型：①典型分支（规则型）：右干分为右前叶门静脉和右后叶门静脉，约占 74.4% ~ 76.9%；②右前叶支型 右干延续成右前叶门静脉支，而右后上段支及右后下段支均从右干发出，约占 19.5% ~ 20.0%；③右后叶支型：右干延续成右后叶门静脉，右前叶上、下段支均从右干发出，约占 3.6% ~ 5.1%（图 6-7）。

### （二）肝动脉系统

肝固有动脉直接分成肝左、肝右动脉者占 63.39% ~ 77%，肝固有动脉呈三支型终末为肝左、肝中及肝右动脉的占 2% ~ 5.7%，此外，还有肝固有动脉终末为肝中和肝右动脉或肝左及肝中动脉。肝动脉在肝内分支、分布和行径基本与门静脉一致，但要比门静脉不规则得多[7]。

1. 肝左动脉 直径 0.25 ~ 0.35cm，分支、走行变异较多。肝左动脉典型分支是分为左内叶动脉和左外叶动脉，左外叶动脉又分为上段、下段支，分布于左外叶的上段和下段，这种典型分支只占半数左右。左尾状叶动脉起源于肝左动脉近侧，多为一支，分布于尾叶的左半部。

2. 肝中动脉 起自肝左动脉、肝右动脉、肝固有动脉或肝总动脉，出现率 57.6% ~ 86.6%。肝中动脉主要营养左内叶，有分支至左外叶和尾状叶。

3. 肝右动脉 直径 0.3 ~ 0.42cm，自肝固有动脉发出后向右上走行，多数经肝总管后方门静

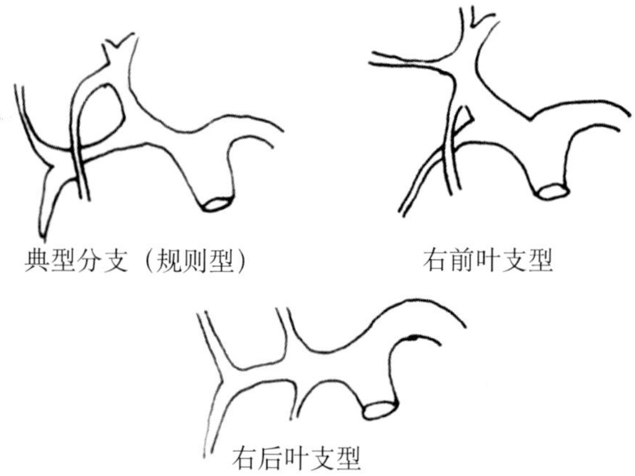


图6-7 门静脉右干分支类型

脉前方进入胆囊三角内（80%），少数走行于肝总管前面（20%），在胆囊三角内，肝右动脉分出胆囊动脉，在右肝门，肝右动脉走行于右门静脉和右肝管的浅面，并分出右尾状叶动脉、右前叶动脉和右后叶动脉。

4. 迷走肝动脉　是最多见的肝动脉变异。国外一组 1 000 例肝移植的供肝解剖研究结果显示[8]：肝固有动脉正常分支者 75.7%，迷走肝左动脉发生率为 9.7%，迷走肝右动脉发生率为 10.6%，迷走肝左、肝右动脉同时发生率为 2.3%。迷走肝左动脉大多由胃左动脉发出（图 6-8），在胃贲门手术或食管下端手术时，应注意这种变异动脉的存在，以免损伤。迷走肝右动脉（图 6-9）近半数由肠系膜上动脉发出，在胰头手术及门腔吻合术中，应注意这种变异的存在，以免损伤。了解肝动脉的变异在肝脏移植外科中有很重要的意义。

**（三）肝静脉系统**[9-11]

肝静脉系统包括左、中、右三大支主干静脉（图 6-10）和从肝实质直接开口于下腔静脉分散的小肝静脉，称肝短静脉。肝静脉在肝内与门静脉、肝动脉和肝管相互穿插，犹如合掌时各手指相互交叉一样。

1. 肝左静脉　主要引流肝左外叶和部分左内叶的静脉血。肝左静脉主干长约 3.28cm，外径 1.03cm，距膈面 0.5 ~ 1cm。肝左静脉起源于左外叶前下缘，向后上方行走，行程中收集、接纳 3 ~ 4 支小静脉，最后在左叶间裂偏左侧汇聚成干。肝左静脉与肝中静脉合干后汇入下腔静脉者占 84.3%，合干平均长 1cm，肝左、肝中静脉均独立汇入下腔静脉者占 15.7%。

肝左后上缘静脉位于肝左外叶后上缘，有时位置甚为表浅，透过肝包膜可以看见，其根部在近下腔静脉处注入肝左静脉主干，或直接注入下腔静脉，它的出现率为 65.5% ~ 86%，行肝左外叶切除，游离左冠状韧带、左三角韧带时易伤及此静脉导致大出血。

2. 肝中静脉　该静脉起始于肝左内叶前下缘和右前叶前下缘，其主干行走于正中裂内，由左右两大支汇合而成，收集左内叶与右前叶静脉血，有时肝中静脉的右前叶支，收集部分右后叶下段血液回流。肝中静脉主干平均长 5.55cm，外径 1.08cm。

3. 肝右静脉　主要收集右后叶和部分右前叶的静脉血，外径平均 1.34cm，是肝静脉中最粗大的一支。肝右静脉多呈主干型，一般有 2 ~

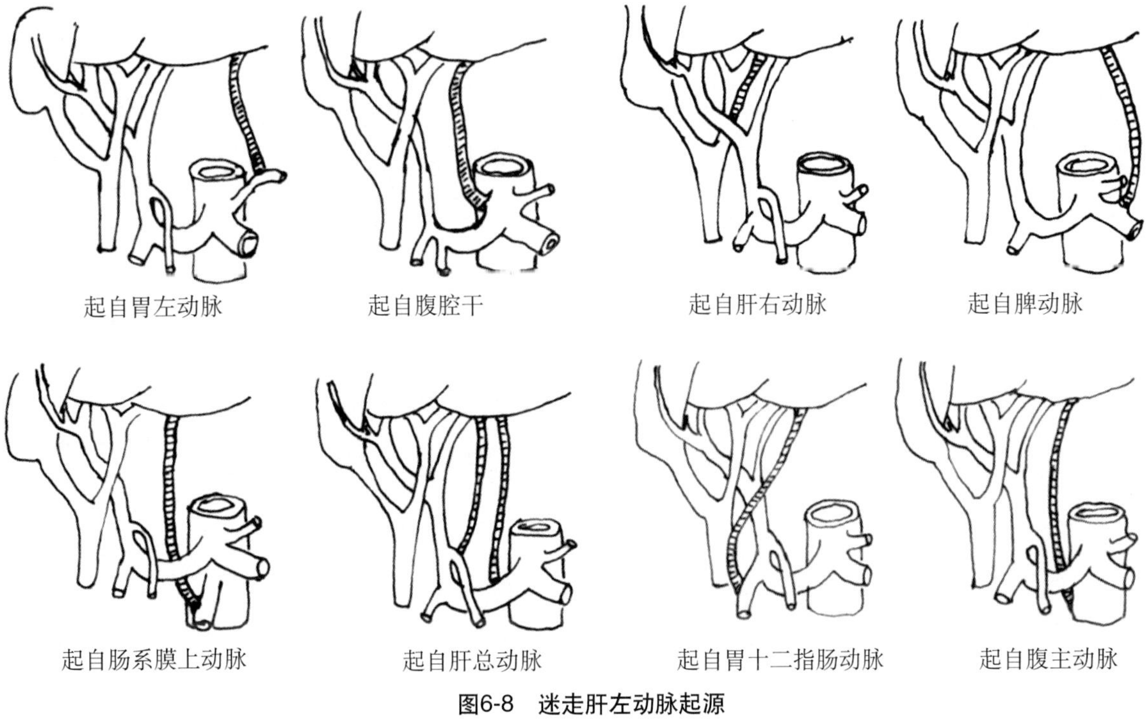


图6-8　迷走肝左动脉起源

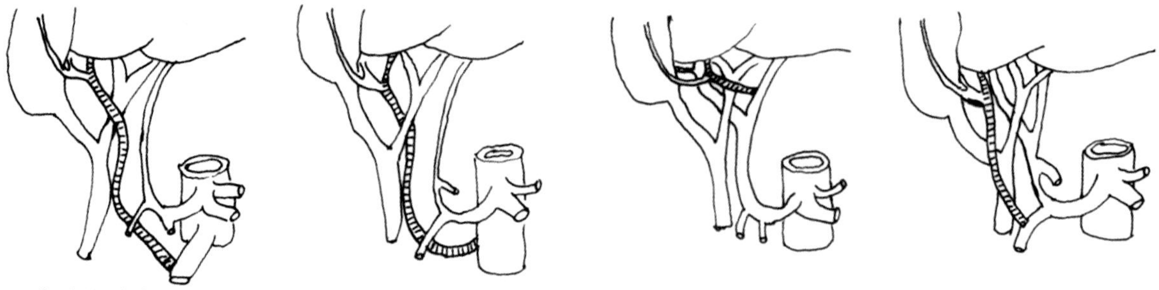

起自肠系膜上动脉　　起自腹主动脉　　起自肝左动脉　　起自胃十二指肠动脉

**图6-9　迷走肝右动脉起源**

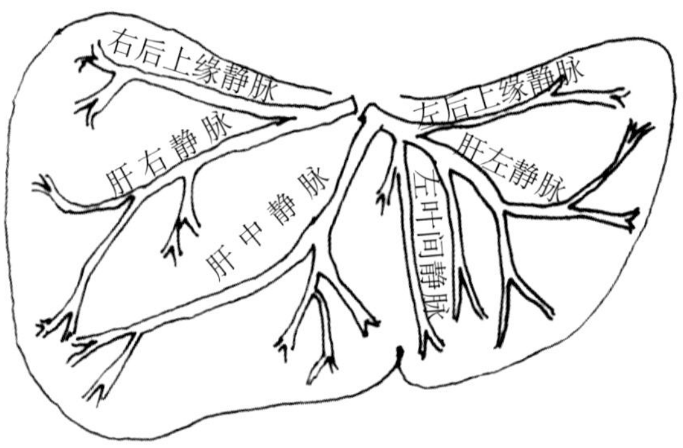


**图6-10　主肝静脉及分支**

3支静脉沿途汇入主干。在进入腔静脉前，常有一支来自右后叶上缘的静脉（称为右后叶上缘静脉）汇入主干，术中当分离右冠状韧带近腔静脉窝时易伤及此静脉。

4. 肝短静脉　在肝的后面下腔静脉两侧，有数支直接注入肝后下腔静脉左前壁和右前壁的小静脉，称肝短静脉。一般有4～8支，有报道最多达31支[12]。

其中常见一支较粗大的静脉，由肝的右后下外侧，紧贴肝的脏面之浅层，向内上方行走，汇入腔静脉右前壁，有时直径可达1.5cm，称为右后下静脉（图6-11）。注意术中易误伤该静脉而引起大出血。

## 三、肝脏胆汁引流系统

### （一）肝内胆道系统

在肝实质内肝胆管与门静脉、肝动脉三者同包绕在结缔组织鞘内伴行。其分支的命名，按肝脏的分叶、分段来命名。即左、右肝管（第一级分支），左内叶、左外叶、右前叶及右后叶肝管（第二级分支），各段之肝管（第三级分支）[13]。

1. 左肝管　引流左半肝的胆汁，由左外叶肝管和左内叶肝管汇合成。左肝管平均长1.6cm，管径0.64cm。

左肝管汇合类型有：①左外叶下段肝管与左外叶上段肝管汇合成左外叶肝管，左外叶肝管与左内叶肝管汇合成左肝管，此型占73%；②左内叶肝管与左外叶下段肝管先汇合，再与左外叶上段肝管汇合成左肝管，此型占19.2%；③左外叶上、下段肝管与左内叶肝管在门静脉横部深面同一点汇合，此型占7.8%；④无左肝管型，即左内叶肝管与左外叶肝管直接汇入右肝管，占13.4%（图6-12）。

2. 右肝管　引流右半肝胆汁，由右前叶和右后叶肝管汇合成右肝管，并有尾叶右段的肝管汇入。右肝管较短，平均长0.8cm，管径平均0.6cm。

右肝管变异较左肝管多，有右肝管者69.9%～73.3%，无右肝管者26.7%～30.1%，无右肝管者的汇合变异较为复杂（图6-13）。

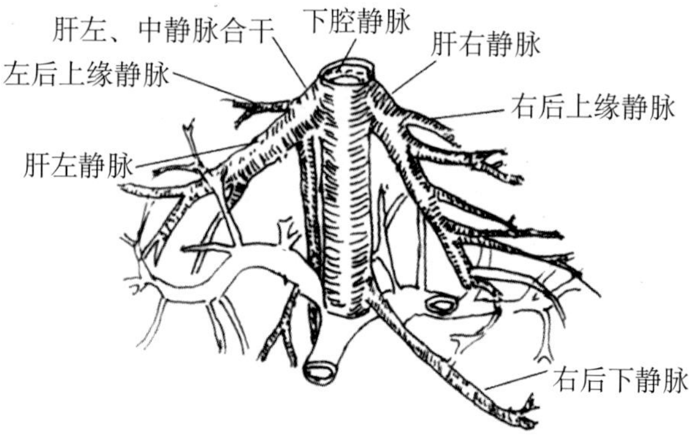


**图6-11　粗大的右后下静脉（背面观）**

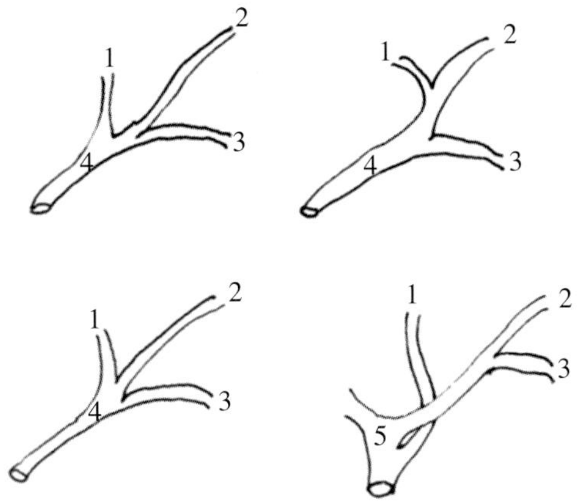


**图6-12　左肝管汇合类型**

1-左内叶肝管　2-左外叶下段肝管　3-左外叶上段肝管　4-左肝管　5-右肝管

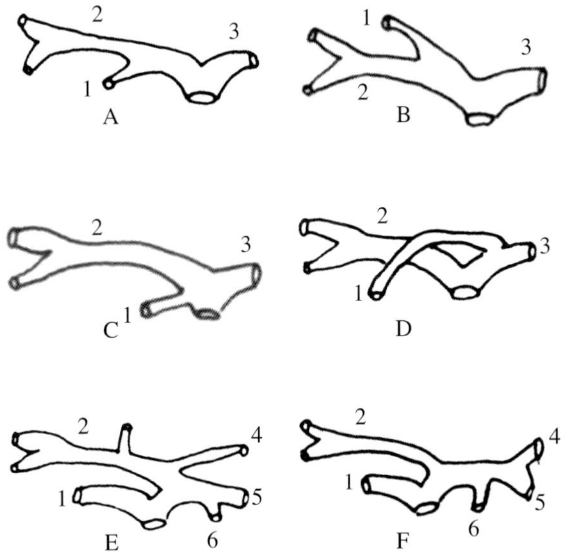


**图6-13　右肝管汇合类型**

1-右前叶肝管　2-右后叶肝管　3-左肝管　4-左外叶上段肝管　5-左外叶下段肝管　6-左内叶肝管

（1）有右肝管的汇合类型：①右前叶上段肝管和右前叶下段肝管汇合形成右前叶肝管，行向内上方；右后叶上段肝管和右后叶下段肝管在右后叶门静脉的深面汇合形成右后叶肝管，然后绕过右前叶门静脉，在右前叶门静脉起始点的深面与右前叶肝管汇合成右肝管，此型多见，占91%（图6-13A）；②右后叶肝管与右前叶肝管在右门静脉起始点浅面汇合成右肝管，此型少见，占9%（图6-13B）。

（2）无右肝管的汇合类型：①右前叶肝管与右后叶肝管同时在一点汇入左肝管，最常见（图6-13C）；②右前叶肝管在门静脉深面与左肝管汇合（图6-13D）；③右后叶肝管与左肝管汇合（图6-13F）；④右后叶肝管与左肝管的段间支汇合后再注入左肝管（图6-13E）。

3. 尾状叶肝管　位于肝门横沟的后面，1～5支不等均较细小。尾状叶的左、右段肝管分别开口于左右肝管者占70%，均注入左肝管者占16.7%，注入右肝管者近15.3%。

4. 迷走肝管　称Luschka管，是第一肝门以外见于肝实质表面或肝外的细小胆汁引流管。肝周韧带内常存在迷走肝管，最多见的是左三角韧带，常有较粗大的迷走肝管，它是左外叶肝管的延续，食管下端手术中切断左三角韧带时，可能伤及迷走肝管，出现胆汁性腹膜炎。

**（二）肝外胆道系统**

1. 胆囊　位于右锁骨中线与第9肋软骨交界处，梨形，长7～10cm，宽3～5cm，容积30～60ml，压力2.94kPa（30cm$H_2O$），其大小可随生理功能改变。胆囊的变异临床有胆囊缺如、肝内型胆囊、游离胆囊、双胆囊、胆囊憩室等。病理情况下胆囊可萎缩，甚至呈条索瘢痕状。

2. 胆囊管　胆囊颈部延续成胆囊管，直径约0.2～0.3cm，长2.4～4.0cm，胆囊管在十二指肠上缘约2.5cm处与肝总管汇合成胆总管，其汇合方式变异较多。手术时应特别注意。

胆囊管、肝总管和肝下缘构成的三角区域称为胆囊三角（Calot三角），三角内有胆囊动脉（90%）和肝右动脉（82%）通过，此外还有迷走肝右动脉、副肝管可能经过此三角，因而是肝胆手术中的重要解剖部位。胆囊管内黏膜呈螺旋样皱折，称为Heister瓣，胆囊结石容易嵌钝于此。

3. 副肝管　是第一肝门区左、右肝管以外从某肝叶实质走出并同肝外胆道相汇合的其他肝管，出现率为11%～20%（图6-14）。副肝管几乎全部出自右半肝，多为右后叶肝管，少数为右前叶肝管，肝胆手术中应对副肝管有所警惕。

4. 肝总管　左、右肝管在肝门处汇合为肝总管，位于肝十二指肠韧带内肝动脉的右前方，门

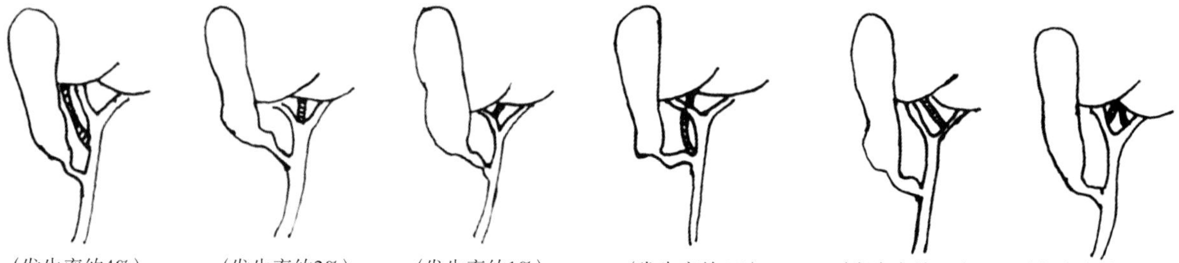


图6-14 常见副肝管类型

静脉的前方，长约 3～5cm，直径约 0.5cm，与胆囊管汇合成胆总管。

5. 胆总管 长 7～9cm，直径 0.5～0.8cm。分为十二指肠上段、十二指肠后段、胰腺段和十二指肠壁内段。在十二指肠壁内段，扩大成壶腹部，或称肝胰壶腹（Vater 壶腹），约 70% 以上胆总管与胰管在此汇合，形成共同通道进入十二指肠，该处有括约肌围绕，称壶腹括约肌（Oddi 括约肌），其十二指肠乳头处出口狭小，约 0.2～0.6cm，这是结石常易嵌顿处。

6. 肝外胆管的常见变异（图 6-15）。

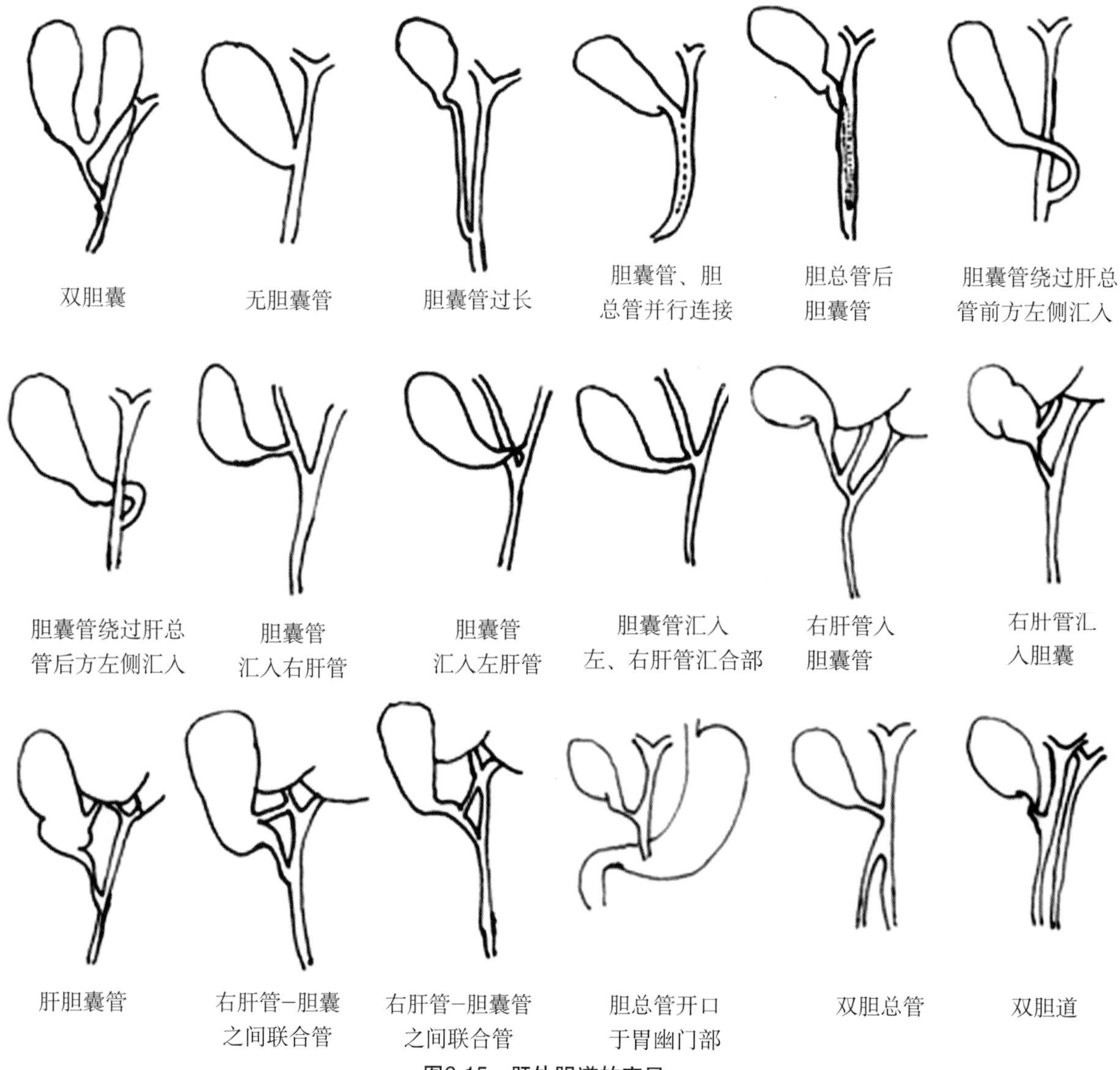


图6-15 肝外胆道的变异

## 四、肝脏的淋巴和神经

### （一）肝脏的淋巴管

肝内的淋巴管起于肝小叶间的组织间隙中，肝内的淋巴系统主要功能是输送蛋白质，其蛋白质含量相当于血浆蛋白质的80%，较身体其他部位淋巴的蛋白质含量为高。肝脏的淋巴管分为浅、深两部分，并在肝表面彼此吻合。任何导致肝内静脉压升高的因素，均可使肝的淋巴流出量增加，肝硬化患者中，肝表面淋巴管扩大，当淋巴回流超过淋巴系统的回流能力时，即可渗漏出成为腹水，这是腹水形成机制之一。肝门淋巴结病理性肿大，可压迫门静脉致门静脉高压；胆囊颈部淋巴结肿大有时被认为是结石；有时原发性肝癌可经肝门淋巴结转移。

### （二）肝脏的神经

到肝内的神经纤维主要来自腹腔的交感丛和迷走神经分支。它们围绕着肝动脉和门静脉，在肝十二指肠韧带中形成肝丛。胆管和胆囊同时受交感和副交感神经支配。肝血管只有交感神经支配。此外，还有右膈神经分出来的膈腹感觉支，其纤维分布于肝包膜内，还有部分神经纤维与肝丛结合，随肝丛分布于胆囊、胆管及肝内，故肝区痛和胆绞痛可放散到肩部，与右膈神经传入中枢有关。

# 第三节　肝癌手术治疗适应证

手术切除目前仍然是肝癌的主要治疗手段，随着对肝癌研究的不断深入，肝癌手术的概念也不仅限于肝切除，其内容也不断丰富，包括：①根治性切除；②肝动脉结扎、肝动脉置管；③术中局部治疗；④二期切除（降期后切除）；⑤复发再切除；⑥肝移植；⑦减容手术；⑧肝癌破裂出血的手术治疗。在手术适应证的选择上，应从四个方面考虑：患者的全身状况、肝功能及门静脉高压症情况、肿瘤情况及治疗效果。

## 一、手 术 切 除

### （一）适应证[15]

1. 患者全身情况良好，心、肺、肾功能无严重损害。

2. 肝功能代偿良好，无腹水，白蛋白≥30g/L，白蛋白/球蛋白比不倒置，蛋白电泳γ-球蛋白＜25%，ALT＜正常上限值的2倍，胆红素正常（肿瘤压迫肝门胆管或胆管癌栓所致的阻塞性黄疸除外）；凝血酶原时间经纠正后不低于50%；无重度胃底－食管静脉曲张。

3. 肿瘤局限于肝的一叶或半肝，3个以下肿瘤位于肝的一叶或左、右肝，有可能切除者；门静脉主干或左、右干有癌栓者，只要肿瘤能切除，也可行手术治疗，同时取栓；肝癌无远处转移（如侵犯膈肌、肠管等邻近脏器亦可一并切除，有单个肺转移者可同时或分期行肺叶切除，或切肝后肺转移灶用其他疗法）；根治性切除后复发，肿瘤较小或局限；不能切除肝癌降期后。

### （二）禁忌证

1. 患者全身情况差，或伴严重心血管、肺、肾疾病时。

2. 肝功能已属于Child C级。

3. 有严重出血倾向，凝血酶原时间延长经治疗仍低于50%。

4. 肝癌为弥漫性，或已超过肝的两叶以上，或第一、二、三肝门已受侵犯，或伴广泛门静脉癌栓，或有远处广泛转移。

5. 合并有明显的门静脉高压症伴胃底－食管静脉曲张或腹部静脉曲张。

在肝癌切除适应证选择方面，对全身情况及肝功能情况的要求国内、国外基本一致，对于小肝癌合并严重门静脉高压症，国外不再纳入切除指征，而是首选肝移植治疗；国内除移植治疗外，还有切除肝癌同时行脾切除＋门奇断流术来治疗，亦有一定疗效。在肿瘤的选择上，国内与国外还存在分歧，国外较严，国内偏宽[16]。肝癌 TNM 分期系统不断修订[17]，越来越强调血管侵犯和肿瘤数目这两个重要预后因素，根据巴塞罗那分期治疗系统（BCLC staging and treatment schedule）[18]，仅符合 T1N0M0 才能纳入切除指证，由于肝癌微血管侵犯术前难以确定，也可能有部分 T2 肝癌患者也被纳入切除范围，手术切除后 5 年生存率可达 50% ~ 70%，而国内符合 T1 ~ T4 肝癌患者均有可能被纳入切除范围；门静脉主干或左、右干有癌栓者，因已属晚期，在国外已不纳入切除指征[19]。

切肝前应对肝脏和腹腔进行仔细探查，有无腹水及腹内脏器转移，肿瘤的部位、大小、范围及与周围粘连情况，肝门有无受累，肝门淋巴结肿大、转移情况，门静脉主干有无癌栓，下腔静脉是否受侵，肝硬化有无及其程度。术中 B 超以及双手对肝脏进行全面的仔细触诊可以发现术前影像学检查未能发现的微小肿瘤，术中 B 超还能帮助肝内深部小肿瘤的定位，了解肝内大血管的走行以及和肿瘤之间的关系，从而选择合适的肝切面，有条件的单位应将术中 B 超检查列为肝癌切除手术常规。在探查过程中，动作要轻柔，以免引起肿瘤破裂出血和医源性肿瘤肝内播散。

肝癌切除包括规则性肝切除和不规则性肝切除，规则性肝切除包括肝段切除、联合肝段切除、肝叶切除、半肝切除和三叶切除；不规则性肝切除包括局部剜除、楔形切除、梭形切除。选用何种切除方式，取决于肝硬化程度，肝硬化重的小肝癌患者取局部不规则性肝切除提高了手术安全性，远期疗效与肝叶切除相仿。至于切缘，小肝癌 2 ~ 3cm，大肝癌 1 ~ 2cm，对于靠近肝门、包膜完整的大肝癌，为保证手术安全，近肝门侧可贴肿瘤包膜切除。

## 二、肝动脉结扎术（HAL）肝动脉插管药物灌注（HAI）

### （一）HAL 适应证

肝癌在手术探查中，如发现肿瘤无法切除（包括肝癌破裂出血肿瘤无法切除，且出血难以控制者），或者已行姑息性切除，而又符合以下条件时，可作肝动脉结扎术：①门静脉主干无阻塞现象，如门静脉无癌栓，无严重门静脉高压；②无严重肝硬化、黄疸及腹水；③术前肝功能无严重损害；④肿瘤不超过全肝 3/4 者；⑤对于血供丰富型的肿瘤，肝动脉结扎术更为适宜，疗效也好。

### （二）HAL 禁忌证

①肝硬化严重，伴有腹水，术前肝功能损害明显；②门静脉主干有大量癌栓，或肝内门静脉分支广泛癌栓者；③有严重门静脉高压，伴食管 - 胃底重度静脉曲张者；④肿瘤超过全肝 3/4 者。

在肝硬化重的患者，肝动脉结扎术后有明显的肝、肾功能损害；肝动脉系统变异较多，术中有时不能完全阻断肝动脉血流；还有肝动脉结扎后侧支循环很快建立，阻断只能为暂时性的，从而影响疗效，所以目前很少单用肝动脉结扎来治疗肝癌。

### （三）肝动脉插管药物灌注（HAI）

肝动脉插管药物灌注（HAI）是经胃十二指肠动脉、胃右动脉或胃网膜右动脉插管至肝固有动脉或肝左、右动脉，植入全埋入式药物输注装置（DDS），灌注抗癌药物。随着放射介入技术的发展，对术前诊断已不能切除的肝癌患者也可通过股动脉插管将导管放置于肝动脉，另一端与泵连接并埋于皮下。HAI 适应证基本同 HAL，对肝功能要求、门静脉癌栓要求稍低于 HAL，单用 HAI 后局部反应及肝肾功能损害无 HAL 重，最适合肝硬化患者，若肿瘤体积超过全肝 70%，且肝硬化严重，可不结扎肝动脉，而行 HAI。HAI 可单独应用，也可与 HAL、HAE（经导管肝动脉栓塞）、放疗等联合应用，起到“多联”后增强疗效的协同作用。术后注意定期用肝素液冲洗，使置管保持长期通畅以进行定期化疗。

## 三、术中局部治疗

术中局部治疗包括术中冷冻、术中微波、术中射频、术中无水酒精注射术等。

### （一）术中冷冻治疗的适应证

①合并严重肝硬化，不能耐受手术；②肿瘤靠近大血管，不宜手术切除；③主瘤切除后，余

肝或切缘有残瘤者；④复发性肝癌，因余肝小，切除后肝功能有可能失代偿者；⑤肿瘤直径一般不超过 6cm。

整个肝癌必须冷冻至 -35℃才能获得可靠的肿瘤坏死，肿瘤细胞死亡并非是冷冻的直接结果，而是快速冷冻形成的冰球破坏正常细胞结构而致细胞死亡。冷冻治疗的主要并发症有术中出血、冻伤邻近脏器、凝血障碍、血小板减少、肌红蛋白尿、急性肾衰竭、肝脓肿和胸腔积液等，总并发症发生率为 15% ~ 60%，死亡率 1.6%。与大的门静脉、肝静脉以及下腔静脉相邻的大于 5 ~ 6cm 的肝癌周边很难获得足够低的温度来杀灭肿瘤细胞，局部复发率达 2.5% ~ 42%。

### （二）术中热凝治疗

包括术中微波、术中射频、术中激光气化治疗。术中热凝治疗的适应证基本同冷冻治疗，但有效治疗直径一般不超过 3.5cm。微波可使肝脏局部温度达到 120℃，使小血管凝结闭塞，有较好的止血效果，有时可用来对创面进行止血，也可用于不能切除肝癌破裂出血的止血。但由于微波或激光头的快速加热可使组织干燥、炭化，影响热的传导，形成的坏死区小，从而使治疗的有效性受到限制。而射频热凝治疗由于产热机制不同于前两者，能形成均匀有效的坏死区，局部复发率 3.6%，与射频相关的并发症也少，发生率为 12.7%，包括发热、局部疼痛、胸腔积液、皮下血肿等，邻近脏器热损伤、肝肾功能不全和凝血障碍等少见。

### （三）术中无水酒精注射

一般用于：①主瘤切除后，余肝或切缘有残瘤者；②肝硬化重，肿瘤深在，或靠近肝门，切除难度大者；③肿瘤直径一般不超过 3cm。仅仅术中一次酒精注射不能达到肿瘤完全坏死，还需术后多次注射以巩固疗效。

### （四）术中局部治疗的禁忌证

如肿瘤紧贴胆囊、肝门部胆管或与胃、肠等腹腔脏器紧贴，局部冷冻或热凝治疗都不合适，有可能造成相邻结构和组织的热损伤。

## 四、二期切除

### （一）定义

在首次手术过程中，由于肝癌过大，或肿瘤累及肝门区，不能一期切除的病例，经过反复暂时去动脉化或肝动脉插管化疗等为主的综合治疗，使肿瘤缩小或余肝增生，使瘤体偏离肝门，转为能够切除治疗者，亦有人称为二期切除、序贯切除或分段切除。近年来由于介入疗法普遍应用，使许多患者不必手术，可直接采用肝动脉化疗栓塞（TACE）、经皮冷冻、经皮微波（PMCT）、射频消融（RFA）、经皮瘤内酒精注射（PEI）、放疗、全身化疗、免疫疗法等，使肿瘤缩小而获得手术切除机会，有人也称之为二期切除。对于不能手术切除的肝癌经手术或非手术疗法缩小后而获得的切除，国际抗癌联盟（UICC）都定义为降期后切除（tumor downstaging and followed by resection）[17, 20]。

降期治疗的对象是“不能切除的肝癌”，需要强调的是“可切除肝癌”的术前辅助治疗不能纳入到降期治疗范畴。“不能切除的肝癌”是指：大肝癌如切除则术后肝功能代偿不够，或两叶的多发肝癌，或肝癌伴肝外扩散，或肝癌伴门静脉主干、肝静脉或下腔静脉癌栓。

### （二）降期治疗的目的

通过各种治疗手段使肿瘤缩小，卫星灶消失，门静脉、肝静脉和腔静脉癌栓退缩或消失，肝外转移灶消失，剩余肝脏代偿肥大，由不能切除转变为可切除。

### （三）降期治疗的方法

肝动脉结扎（HAL）、肝动脉插管（HAI）、经导管肝动脉化疗栓塞（TACE）、经动脉内照射（$^{90}Y$- 微球、$^{131}I$- 抗铁蛋白抗体内照射、$^{131}I$- 碘油内照射）、外照射、术中或经皮局部消融（射频、冷冻、微波、瘤内无水酒精注射）、全身化疗、术前荷瘤侧肝叶门静脉栓塞以及上述几种方法的联合或序贯应用。虽然各个中心治疗方式的选择和组合、剂量、疗程以及治疗周期不尽相同，但应遵循的原则是根据每个肝癌患者的全身情况、肝功能情况、肿瘤发展情况以及对治疗的反应来确定方案，尽量做到个体化。

（四）适应证

肿瘤经降期治疗后，影像学检查提示肿瘤完全坏死，治疗前升高的 AFP 也已降至正常，有无必要再切除？有报道二期切除后的标本病理检查显示约 70% 的标本有残癌，其中有不少是术前影像学诊断是完全坏死的。因此，肿瘤成功降期后需及时手术切除，以免贻误时机。

肝癌降期后再切除的适应证：①肿瘤直径缩小 50% 以上，AFP 升高者显著下降；②肝功能恢复正常；③降期治疗中的各种不良反应消失，体重上升，全身情况耐受手术切除；④影像学检查显示肝癌在技术上有切除可能（主瘤缩小同时与邻近卫星灶融合，周边形成包膜，境界清楚）。肝癌降期后再切除的禁忌证同手术切除。需要强调的是，在降期治疗的任一阶段，只要达到切除条件即可施行手术，不应过分强调肿瘤的缩小程度以及 AFP 一定要降到正常。在肝切除过程中，可能由于各种治疗，粘连会比较严重，术中出血可能较多；但由于降期治疗使肿瘤形成了纤维包膜，且大部分肿瘤已消灭，术中肿瘤播散的可能性也相应减少。

大约有 15% 的不能切除肝癌患者能成功降期，肝癌降期后切除的 5 年生存率为 24.9% ~ 57%。

## 五、复发后再切除

复发性肝癌的手术适应证同首次肝切除。对亚临床期复发小肝癌的手术切除，其疗效与小肝癌疗效一样好。在切除中应注意，应作有限范围的肝段切除或亚段切除，尽量不作肝叶或半肝切除。

## 六、肝 移 植

肝移植治疗肝癌的适应证：米兰标准为更多西方国家所接受，即单个肿瘤直径≤ 5cm 或多发肿瘤不超过 3 个且肿瘤最大直径< 3cm，伴或不伴肝硬化，无血管侵犯，无淋巴结或肝外转移。符合米兰标准的肝癌肝移植治疗后 5 年生存率可达 70%，复发率< 10%。关于肝移植治疗肝癌的标准，国内、国外有不少，对肿瘤大小和肿瘤数目要求不尽相同。BCLC 分期治疗系统不建议放宽米兰标准，建议对排队等候供肝时间可能超过 6 个月的肝癌患者，可先行经皮酒精注射、射频消融、TACE 等移植前辅助治疗。我国肝癌高发，供肝缺乏，费用昂贵，肝移植尚不适宜肝癌的常规疗法。

## 七、肝癌破裂出血的手术治疗

肝癌破裂出血诊断明确，如患者无黄疸、腹水，肝功能尚好，经短期治疗血压仍然难以维持者，可立即手术止血。若手术中发现肿瘤小而局限，位于肝的一叶或一段，患者情况尚好，血压稳定，可作肝叶或局部切除，半肝切除要慎重。如多发肝癌中的一个肿瘤破裂出血，可切除破裂瘤结节，其余肿瘤术中肝动脉结扎或术后 TACE 治疗。肝癌若不能切除，可行肝动脉结扎，右半肝肿瘤破裂出血结扎肝右动脉，左半肝肿瘤破裂出血结扎肝左动脉；在术中结扎肝动脉后，也可在破裂肿瘤创面上压迫明胶海绵、止血药物、大网膜或纱布条；也可用术中微波对破裂肿瘤进行热凝止血；切忌在肿瘤上面缝合止血。

## 八、姑息性减容手术

姑息性肿瘤减容手术是对无法手术切除的肝癌患者，切除肉眼可见的肿瘤，允许微小子灶的存在，尽可能保留正常肝组织[21]。其适应证为：①有临床症状；②肿瘤生长缓慢；③非手术治疗也有效；④手术简单安全。禁忌证：肿瘤发展迅速，肝内肝外广泛转移者。肿瘤减容手术的方式有：术中切除主瘤后，对残余子灶行切除、冷冻治疗、微波治疗、射频治疗和酒精注射治疗等，术后再行其他辅助治疗。该手术的可能益处是减轻了肿瘤对机体的负担，提高了残瘤对放化疗的敏感度；肿瘤体积减小，放化疗剂量及周期也相应减少；再者，减轻了患者的症状。该手术也存在的可能风险是术后免疫抑制会促进肿瘤的生长；部分患者术后恢复慢，导致术后的其他有效治疗措施无法实施。

## 第四节　肝癌围术期处理

### 一、术前病情判断

#### （一）询问病史、体格检查

术前询问病史，包括癌、癌旁、肝癌破裂和肝外转移情况；与肝癌诊断有关的，如乙肝史和肿瘤家族史；与肝脏手术有关的，如既往肝炎活动和肝硬化进展情况，合并心血管病、糖尿病、慢性肺病、慢性肾病、上消化道出血、血液病和长期应用激素等情况。术前进行体格检查，了解精神面貌、营养状况、初评心肺功能、肝癌活动度和相邻脏器关系、肝外转移情况（淋巴结、骨、皮下转移）以及有无肝硬化门静高压征象。

#### （二）常规检查

包括血、尿、粪三大常规检查；肾功能、血糖、血钾、血钠、血氯、二氧化碳结合力和血型检测；胸片、心电图、肺功能检查；上消化道钡餐或胃镜检查（了解有无严重食管 - 胃底静脉曲张）。

#### （三）肝癌相关项目检查

AFP、AFP 异质体、CEA、CA19-9 等肿瘤标志物检查有助于肝癌定性诊断。B 超、CT、MRI、DSA 等检查以行定位诊断，帮助了解肿瘤的部位、大小、数目、供血类型、重要管道（门静脉、肝静脉、下腔静脉、胆管）受侵、与邻近脏器间的关系、肝内及肝外转移情况。

全面的肝功能检查包括血清胆红素、血清白蛋白和球蛋白、血清 ALT 和 AST、血清 γ-GT、血清碱性磷酸酶、血清总胆汁酸、血清胆碱酯酶、血脂、凝血酶原时间和血清蛋白电泳等。Child 分级将肝功能分为 A、B、C 三级，A 级一般能耐受肝叶切除术，B 级仅耐受部分小肝癌的局部切除术，C 级为手术禁忌。

肝脏储备功能检查有吲哚菁绿 15 分钟排泄滞留试验（ICG-R15）、口服葡萄糖耐量试验（OGTT）、利多卡因试验（LID）、胰高血糖素负荷试验、动脉血酮体比率测定（AKBR）等，肝脏储备功能检查国内没有普遍开展。国际上评价肝脏储备功能通用的指标仍是吲哚菁绿 15 分钟排泄滞留试验（ICG-R15），国外有人总结了不同类型肝切除对 ICG-R15 的要求：ICG-R15<10%，能够耐受三叶或半肝切除；ICG-R15<20%，能够承受单段肝切除；ICG-R15<30%，能够承受亚段肝切除；ICG-R15>30%，仅能局部切除。

乙肝标志物检查包括 HBsAg、HBsAb、HBeAg、HBeAb 和 HBcAb 检查。HbsAg（+）见于乙型肝炎急性期、慢性活动型肝炎以及 HbsAg 健康携带者；HBsAb（+）一般在乙肝痊愈后或接种乙肝疫苗后出现，表示机体对乙肝病毒有保护性的免疫力；HBeAg（+）表示病毒在血液中复制并有传染性；高滴度 HBcAb（+）表示病毒感染并复制，低滴度 HBcAb（+）表示既往感染过乙肝病毒。HBV-DNA 测定可了解体内乙肝病毒的数量，对判断乙肝活动、了解病毒复制、指导抗病毒治疗和判断抗病毒疗效有帮助。在急性乙型肝炎期，施行肝切除术易发生术后肝衰竭，慢性活动性肝炎需经抗病毒和保肝治疗病情稳定后方能手术。丙型肝炎和肝癌也有密切关系，丙肝抗体亦需检查。

### 二、术前准备

#### （一）加强营养

给予高碳水化合物、高蛋白、多种维生素和低脂饮食。高糖能增加糖原储备，减少糖异生，从而减少体内蛋白质分解。对进食少者，可经静脉补充葡萄糖和胰岛素。高蛋白饮食可促进肝细胞再生。维生素 B 类对糖、蛋白质和脂肪代谢有重要作用。维生素 C 和维生素 E 均有抗氧化能力，有利于肝细胞的再生。

#### （二）纠正低蛋白血症

肝癌多伴有肝硬化，对血浆蛋白低者，可输人血白蛋白或新鲜血浆，使白蛋白水平在 30g/L 以上。

#### （三）改善凝血功能

入院后即肌注或静脉应用维生素 $K_1$，以改善凝血功能，尤其是凝血酶原时间延长者。对血小板低者，可于术前输注血小板悬液。

#### （四）纠正水、电解质紊乱

肝硬化患者多伴有水、钠潴留和低蛋白血症，食欲缺乏致钾摄入量减少和利尿剂的应用可致低钾，低蛋白血症可致腹水，故术前应纠正水、电解质紊乱，维持酸碱平衡，输血浆、白蛋白以提高胶体渗透压。

### （五）静脉护肝治疗

静脉输注 GIK 液（葡萄糖、胰岛素、氯化钾），加用甘利欣、维生素等，对肝硬化伴有乙肝病毒复制者，可同时抗病毒治疗。

### （六）合并病的处理

肝癌患者合并糖尿病不少见，术前一般通过控制饮食和应用胰岛素来稳定血糖，控制空腹血糖＜ 8.45mmol/L，餐后血糖＜ 11 mmol/L。其他合并疾病如高血压、心脏病、肺病、消化道溃疡、肾病和血液病等也应积极处理。合并有门静脉高压症的中、重度食管 - 胃底静脉曲张者，术前进软食，口服降门静脉压药物。

### （七）特殊患者的处理

对于 70 岁以上的老年患者，应每天监测血压、血氧饱和度，做动脉血气分析以了解肺功能，查心脏彩超以了解心功能。对于小儿患者，病情观察更应仔细，应根据年龄和体重计算输液量，术前准备小儿胃管、尿管和手术器械。肝癌巨大有自发破裂危险者，应减少活动，包扎腹带以减少腹压的变化，禁做胃镜、上消化道钡餐和肺功能检查，保持大便通畅。

### （八）肠道准备

一般作普通肠道准备，术前晚予以硫酸镁 25g 和温开水 1 000ml 口服；对于肿瘤巨大肠管有可能受侵者，应作清洁肠道准备，即术前 3 天起进半流质饮食，口服液状石蜡，术前 1 天进流质饮食，术前晚予以硫酸镁 50g 和温开水 1 000ml 口服，术前 3 天起口服甲硝唑、卡那霉素等抗生素。

### （九）术前抗生素应用

单纯肝癌手术，术前半小时静脉推注广谱抗生素，如术时较长，则于术中追加剂量。

### （十）心理支持

术前做好患者和家属的心理工作，在心理上增强抗病能力，使其能顺利配合手术和手术后的康复。

### （十一）其他准备工作

术前根据手术大小，备足量血。术晨留置胃管。

## 三、术中注意事项

### （一）麻醉

肝脏手术一般都采用气管插管吸入性全麻或吸入性全麻 + 连续硬膜外麻醉，应避免使用乙醚、氧化亚氮、吗啡、巴比妥类和含氨基等对肝脏有损害的麻醉药物。应保证两条以上静脉通道，其中一条是经颈内静脉或锁骨下静脉置管来监测中心静脉压（CVP），可以经此管道快速输液、输血。所有管道均应建在上腔静脉系。对巨大肝癌手术，估计术中出血可能较多时，应准备血液回输装置。

### （二）切肝量的决定

应根据肿瘤大小、残余肝代偿情况、肝硬化程度、肝功能的 Child 分级、肝脏储备功能、合并其他肝病情况（如脂肪肝）以及患者的年龄、体重来决定肝切除量。肝脏明显硬化者，切肝不超过全肝的 50%。

### （三）减少术中出血的手段

麻醉上肌松要好；术中为了减少出血量，尽量维持中心静脉压在 5cm$H_2O$ 左右；根据肿瘤部位和大小合理选择切口，巨大肝癌切除多采用以患侧为主的双侧肋缘下“人”形切口，必要时取胸腹联合切口以利显露；肝周韧带要充分游离。

术中 B 超可定位肝内深部小肿瘤，了解肿瘤与大血管的关系，指导切肝有助于减少出血。应用超声刀（CUSA）、水刀（WJ）等器械断肝，使手术更加精细，减少了术中出血量，也不会对肝内粗大管道造成损伤，甚至不用阻断肝门。

采用合适的肝血流阻断方式，包括入肝血流阻断和出肝血流阻断。只阻断入肝血流的有：①常温下阻断第一肝门（亦称 Pringle 法）；②单纯门静脉阻断法。该法不严重影响肝的氧供，减少了对肝功能的损害；③半肝血流阻断法。保留了不切除肝叶的正常血供，相对减轻肝脏的缺血性损伤，尤其适用于肝硬化较重的病例。阻断入肝血流同时阻断出肝血流的有：①选择性肝静脉阻断。通过选择性地阻断某一肝静脉从而使得紧贴此静脉的肿瘤切除变得更为安全，不但减少肝静脉反流性出血，还可以防止肝静脉破裂引起的大出血和空气栓塞；②阻断下腔静脉的全肝血流阻断法，包括经典全肝血流阻断法（阻断腹主动脉，现少用）和改良全肝血流阻断法（不阻断腹主动脉，也称 Heaney 法）；③不阻断下腔静脉的全肝血流阻断法。可根据病变的具体情况，将阻断入肝血流的几种方法和阻断出肝血流的几种方法组合使用。

（四）肝创面处理

切肝后，要仔细检查创面上有无胆汁渗漏和出血，如有，则一一“8”字缝扎。肝断面对拢缝合的止血效果较确切，适用于肝硬化不重、面积不大的创面，但要避免对拢后形成死腔，术后发生感染。肝硬化重且肝创面大者，强行对拢缝合会加重断面肝脏的缺血，也影响断面肝脏的静脉血回流，加重腹水的生成，影响肝功能的恢复，应避免；可用氩气刀喷凝断面，并覆盖止血粉、止血纱布和生物蛋白胶等止血药；也可用游离或带蒂大网膜覆盖创面，肝左外叶切除后的肝创面还可用镰状韧带覆盖。

创面处理后，创面旁应放置引流管，一方面可以观察引流液的量和性质，另一方面可以预防术后积血、积液导致的膈下感染。

## 四、术后处理

（一）病情观察

术后一般要进行 24 ~ 48 小时的连续心电监护，包括呼吸、脉搏、血压、血氧饱和度，记录各种引流管引流量，对术中出、入量大或有长时间低血压的手术，术后还应常查血生化和做血气分析，调整治疗，维持水、电解质平衡。

（二）维持良好的呼吸和循环功能

术后常规吸氧，根据中心静脉压和血细胞比容来调整输液和输血量。小儿、老人和有心肺疾患者，应注意控制输液量和输液速度。

（三）止血药的应用

术后 1 ~ 2 天内静脉应用凝血药物，有维生素 $K_1$、酚磺乙胺、氨甲苯酸和氨甲环酸等，还可输新鲜血浆、冷沉淀，对凝血功能差者，还可应用凝血酶原复合物、纤维蛋白原、Ⅶ因子等。

（四）补充适量水分、热量和营养

对成人而言，每日控制液体量为 2 500 ~ 3 500ml；热量每日 1 600 ~ 2 000kcal，以碳水化合物为主，每日给葡萄糖 200 ~ 300g，每 100g 葡萄糖中加入维生素 C 1.0g 和胰岛素 16 ~ 20U，适量补充氯化钾，以组成 GIK 液；还需补充维生素 $B_6$ 和维生素 $B_1$；术后肠道恢复通气后，应尽早恢复饮食来补充营养。

（五）抗生素的应用

术后 3 ~ 5 天应用广谱抗生素，以防感染。在应用中，应考虑避免使用肝毒性的药物。发生膈下感染后，应穿刺抽液作细菌培养，根据菌株和药敏试验选择抗生素。

（六）制酸剂的应用

肝癌术后应常规应用制酸剂，以防术后消化道应激性溃疡，常用药物有奥美拉唑、法莫替丁和西咪替丁。

（七）引流管的管理

引流管有术前放置的胃管、尿管和术中放置的腹腔引流管，如开胸还有胸腔闭塞引流管。首先要保持引流管的通畅，腹腔引流管有时会被血凝块堵住，要及时冲通。一般术后 2 ~ 3 天拔除胃管和尿管。如引流液不多，腹腔引流管一般于术后 3 ~ 5 天内分次拔完；如引流量多或有胆汁样液体引出，则保持原位引流。胸腔闭塞引流管一般术后 2 ~ 3 天拔除。

（八）肝功能的检查及护肝治疗

麻醉、术中肝门阻断和出血均会对肝脏造成损伤，在术后会有一过性的肝功能损害，表现为 ALT 和血清胆红素的升高以及血清白蛋白的降低，一般经过 7 ~ 10 天就逐渐恢复正常。护肝药物有 GIK、能量合剂、多种维生素、甘利欣和思美泰等；对肝切除范围较大且肝硬化较重者，可于术后 3 ~ 5 天应用小剂量激素（地塞米松或氢化可的松）；对术后白蛋白水平低者，应间断补充人血白蛋白或血浆。通常术后第 1、3、7 天复查肝功能；除此，还应观察患者术后精神状况的改变，若出现神志恍惚、不正常的兴奋或扑翼样震颤时，提示有肝性脑病发生的可能，除按肝性脑病处理外，还应处理好感染、水电解质紊乱等代谢异常。

# 第五节　肝脏的显露及控制出血的方法[1-3]

## 一、肝脏的显露方法

肝脏深居于膈下，其前方大部分为肋弓掩

盖，后面有脊柱、肋骨和肌肉，还有许多韧带将肝脏固定于上腹部的膈下。因此，充分显露肝脏及其周围组织是肝切除术的重要步骤之一。良好的显露肝脏，必须包括合适的体位、选择适当的切口和充分游离肝周围的韧带。

### （一）体位

根据病变范围及手术方式选择合适的体位，有利于手术操作。一般左半肝或左外叶切除时，患者采取平仰卧位；右半肝或右三叶切除时，于患者的右肩部和腰部各垫一沙枕，使身体向左倾斜 30° ~ 60°，右上肢固定于头架上，也有采用平仰卧位施行右半肝切除术。

### （二）切口

选择切口的原则是达到对第一肝门的门静脉、肝动脉和胆管及第二肝门的肝静脉有良好的显露，以利手术进行。对于复杂的右肝手术，如加用腹腔悬吊拉钩，也可以获得良好的暴露，可避免开胸，减少手术后并发症。常见的手术切口有 4 种。

1. 上腹部正中切口　上腹部正中切口的切开和缝合都比较简单，适用于肝左外叶下段较小肿瘤切除。

2. 右肋缘下切口　长的右肋缘下切口自剑突至第 12 肋前，切口的内侧端要将右腹直肌切断，采用此切口时，可以先切开中间部分，探查后如果肿瘤可以切除，则向两侧延长。肿瘤位于右半肝时，一般采用此切口。

3. 双肋缘下“人”字形切口　行肝左外叶切除、左半肝切除、中肝叶切除、右肝三叶切除、Ⅷ段切除或肝移植手术时，一般均采用此切口。切口的大小根据患者的体型、肋弓的宽窄、肿瘤的位置和大小来决定，必要时中间可以向剑突延伸或切除剑突。

4. 胸腹联合切口　右侧胸腹联合切口对右肝能够获得良好的显露，特别是对于肝右后叶上段的巨大肿瘤。先作右肋缘下切口，然后切除第 7 肋软骨。由于胸腹联合切口并发症多，加上外科操作技术的提高和对肝右后叶及肝裸区结构的充分熟悉，近 20 多年来，已很少采用胸腹联合切口作肝切除术。

### （三）分离肝脏周围韧带和粘连组织

为了充分显露肝脏，必须将病侧肝脏的周围韧带和粘连组织彻底分离。如作左外叶或左半肝切除时，需将肝圆韧带、镰状韧带、左侧冠状韧带、左三角韧带和肝胃韧带等全部切断；作右半肝切除或右三叶或中肝叶切除时，应将肝圆韧带、镰状韧带、右冠状韧带、右三角韧带、肝肾和肝结肠韧带完全切断，同时还要将肝裸区充分分离直达下腔静脉，使右侧肝脏完全游离。

如病变较小而位于肝下缘，只需作肝楔形或局部切除时，可不必完全分离上述诸韧带，仅分离病变周围的有关韧带和粘连组织即可。分离肝脏周围韧带和粘连组织时，必须妥善结扎血管，以免引起出血。

## 二、控制肝出血法

肝脏血流丰富，手术时容易出血，因此，控制肝脏出血是肝切除术成功的关键。近 30 年来，肝切除控制肝血流的方法有了很大的改进，大大减少了术中术后出血量和输血量，降低了术后并发症和手术病死率[7]。外科医师必须根据具体情况，灵活应用，处理好各种不同情况下发生的肝出血。

### （一）局部肝血流阻断法

该法主要适用于局部肝切除、肝楔形切除或两个侧方肝叶切除。

1. 肝褥式缝合法　这是早年所常用的肝止血法，目前仍是肝活组织检查或病变较小而又位于肝边缘或肝组织较薄部位的肝切除术的常用方法。其方法是：用穿以 7 号丝线的大弯圆针，在离肝切口边缘 1 ~ 1.5cm 处作一排贯穿肝组织全层的间断交锁褥式缝合，切除肝组织后，肝切面的较大血管和胆管用丝线结扎，最后将切面靠拢缝合或不靠拢而用大网膜覆盖肝切面。肝组织很脆弱，在褥式缝合打结时，肝组织极易被结扎线所切割，因此，也可以在结扎线下填入明胶海绵或大网膜等，然后收拢打结。

2. 肝钳法　此法适用于肝部分切除或肝左外叶切除，有时也可用于右半肝切除。方法是先游离患侧病肝，然后用特制肝钳夹住肝组织，离钳子外侧 2 ~ 3cm 处切开肝实质，在肝内将血管和胆管逐个结扎切断，直至整个病变切下，松去肝钳，肝切面如仍有出血，可用丝线作“8”字形缝合结扎，直至无出血，再将镰状韧带或大网膜覆盖肝断面。

肝钳法在30多年前曾作为控制肝出血的一种重要方法，因此，出现了许多类型的肝钳，其中林天佑发明的肝钳形如肠钳，膈面臂有一排钝性钉子，可防止滑脱。肝钳的使用虽然较方便，但存大很大缺点，如肝实质比较厚时，止血效果不确实，有时钳夹部位距肝切缘太近，在切肝时，肝钳容易滑脱，失去止血作用。目前此法已弃用。

3. 乳胶管束扎法　此法有如止血带作用，适用于左外叶切除术。方法是将患侧肝脏分离后以乳胶管围绕肝组织扎紧，在离乳胶管2～3cm处切开肝实质，边分离肝组织，边将肝内血管和胆管结扎切断。此法操作简单，但其缺点是止血不满意，且在切肝过程中容易滑脱，目前也已很少应用。

**（二）肝门处肝外血管结扎法**

此法适用于各种肝叶切除术，是肝切除术中一种比较合理的方法。它是按肝内解剖和血管分布，将切除部分的肝血管结扎，使待切除肝组织与欲保留肝组织之间出现明显分界，再切除病肝，这样可使切除的范围比较明确，不致遗留过多缺血肝组织或切入正常肝组织内。这种方法又称规则性肝切除术。

具体方法是从肝门处开始，先切开肝十二指肠韧带，找出肝动脉向肝门追踪，将患侧肝动脉结扎切断，再将Glisson包膜切开分离胆管，结扎切断患侧胆管，最后分离出门静脉，结扎切断相应的门静脉支。也可先将肝门上下缘的浆膜切开，在Glisson鞘上、下缘推开肝实质，沿鞘外分离，直至可以套入结扎线，在Glisson鞘外将患侧门静脉、肝动脉和胆管的分支一并结扎，这种鞘外结扎法不易损伤门静脉，操作比较容易。

肝静脉可在肝内或肝外处理，但由于肝静脉诸干的肝外部分都比较短，不易充分显露，且静脉壁又薄，容易撕破，易发生大出血或空气栓塞，一般是以肝内处理为宜，即在切肝的同时，将患侧肝静脉结扎切断，这样比较安全。如需在肝外处理，可在肝的膈面将右冠状韧带分开，显露出肝静脉进入下腔静脉处，沿肝静脉干的走向切开肝组织，细心分离出肝静脉干，并结扎切断。如作半肝切除时，不能将肝中静脉结扎，而只能在肝内将其患侧属支结扎切断。如作右半肝或右三叶切除时，要注意妥善处理好右后侧肝静脉和肝短静脉，以避免发生大出血。右后侧肝静脉和肝短静脉位于肝的后面，直接进入下腔静脉，在肝外部分极短，多数肝短静脉都很纤细，用血管钳连同肝组织一并钳夹、切断、结扎，要比肝外逐个结扎省时，又不会损伤下腔静脉。

当血管、胆管和肝静脉处理完毕后，可沿肝表面分界处或肝裂处切开肝包膜，再用刀柄分离实质，遇肝内血管和胆管要逐支予以切断、结扎。分离肝组织也可用手指折断肝实质，其中较大的血管和胆管都比较韧，不易为手指所切断，可用血管钳逐一钳夹、结扎、切断。但这种手指折断法只适用于无肝硬化时的切肝术。笔者的经验是用血管钳将肝实质连同血管和胆管一并钳夹。由于肝实质比较脆弱，易被血管钳夹断，而肝内管道比较韧不易被夹断，于是留下的肝内血管和胆管被血管钳夹住后，切断结扎。按此法逐步深入肝实质，直到肝叶离断。这种边离断肝组织边结扎管道的方法能够有效地控制出血。肝外结扎血管法必须熟悉肝门的解剖，特别注意血管与胆管的变异，否则，可能造成意外的损伤，或者错扎血管与胆管，造成严重并发症。

虽然肝外血管结扎法是比较合乎肝脏解剖的理想方法，但由于肝门处的血管变异较多，分离血管困难，会延长手术时间；或由于肝门有粘连，不易显露血管，解剖时容易损伤，造成大出血；或者即使完成肝外血管结扎，而由于肝内血管互相交通，肝表面常无明显分界线，切肝时肝切面出血仍然很多。因此，肝外血管结扎法既费时，出血又多，故目前临床上实际应用较少。

**（三）肝门血流阻断法**

这是一种简单而能有效地控制肝内血流的方法，适用于各种类型肝切除术，是目前临床上常用的肝切除控制肝出血的方法。其方法是先游离切断患侧肝脏有关诸韧带和粘连组织，然后用一根乳胶管扎紧肝十二指肠韧带（包括肝动脉、门静脉和胆管），使肝脏处于缺血状态。接着，立即沿着预定的肝切线或肝裂的解剖位置切开肝包膜，钝性分开肝实质，血管和胆管在肝内逐个予以结扎、切断。如此边分离肝实质边结扎切断血管和胆管，直至病变肝组织完全切下。然后松去乳胶管。如肝切面仍有渗血，可用丝线作“8”字形缝扎。此法的主要问题是肝血流阻断会对肝功能有影响，在常温下阻断肝门的时间不能过长。动物实验证明阻断肝门血流的安全时间为15～20分钟。为了延长肝脏对血流阻断的耐受时间，过去曾用全身低温或腹腔降温方法，但此法操作复杂，且降温后可导致凝血机制紊乱，故目前已弃用。我们通过动物实验究，采用常温下间歇阻断肝门的方法，每次阻断时间为15～20分钟，如一次阻断未能将肝组织切下，即将乳胶管松去，间歇3～5分钟后，再作第二次阻断。如此间断进行，直到肝组织完全切下为止。一般阻断1～2次，均可完成切肝操作。如合并肝硬化者，每次阻断时间最好不超过15分钟，30多年来我们用此法共施行各种类型肝切除术5 000多例，阻断次数最少1次，最多6次，以1～2次为多，阻断时间最长25分钟，最短8分钟，以15～20分钟占多数，均没有因此而引起任何并发症。由此认为，这种方法具有不必降温、操作简便、不需要分离肝门的血管和胆管、出血少、手术时间短、适用于各种类型肝切除术等优点，目前已被广泛采用。但应用此法时必须指出，在切肝时应熟悉肝内解剖，特别在处理肝门区时，必须辨认清楚主要血管和胆管的走向，只能将通向患侧肝脏的血管和胆管分支结扎切断。

**（四）半肝血流阻断法**

此法与肝门处肝外血管结扎法相似。其方法是在肝门横沟处分离出左侧或右侧肝门，用乳胶管或粗线套扎左侧或右侧肝门血管和胆管，切除病肝。此法优点是可以保留残肝的正常血供，减轻肝脏的缺血性损伤。缺点是分离肝门血管费时、手术时间长、出血多，如不慎损伤门静脉右干或左干及门静脉的尾状叶支，可引起大出血。

**（五）无血切肝法**

这是一种阻断肝脏全部血流，使肝脏处于完全无血情况下进行的肝切除术，适用于常规方法不能切除的肝肿瘤，或波及肝静脉和下腔静脉的严重肝外伤等。方法有两种，一是低温无血切肝术，又称器官隔离低温灌注术；二是常温无血切肝术，又称常温下全肝血流阻断术。前者阻断时间长（可达1小时以上），有足够时间提供复杂的肝切除操作，但缺点是操作复杂，低温灌注带来的生理、生化和凝血等方面的改变比较严重，术后并发症多，现已基本上不使用。后者操作简便，术中血压波动小，术后生理、生化和凝血等方面改变少，肝肾功能在安全时限内变化不大，但缺点是阻断的时间不宜过长，动物实验表明其安全时间为30分钟，临床上有报道个别病例阻断时间达60分钟，而肝肾未发现不可逆的损害。

## 第六节 各种类型的肝切除术[1, 2]

按照肝内血管的分布规律所作的肝脏分叶切除肝脏，称肝叶切除术。其方法是沿肝裂切除肝组织，是目前常用的肝切除术。常见的肝叶切除术有左外叶切除术（Ⅱ、Ⅲ段切除术）、左半肝切除术（Ⅱ、Ⅲ、Ⅳ段切除术）、右半肝切除术（Ⅴ、Ⅵ、Ⅶ、Ⅷ段切除术）、右三叶切除术（Ⅳ、Ⅴ、Ⅵ、Ⅶ、Ⅷ段切除术）、中肝叶切除术（Ⅳ、Ⅴ、Ⅷ段切除术）、左三叶切除术（Ⅱ、Ⅲ、Ⅳ、Ⅴ、Ⅷ段切除术）、右后叶切除术（Ⅵ、Ⅶ段切除术）和尾状叶切除术（Ⅰ段切除术）等[8]。其中以左外叶切除术最容易，因为左叶间裂在解剖位置上比较恒定，表面标志比较明显，同时左外叶也比较薄，主要的血管比较浅在，故手术操作也就比较容易。此外，还有切除范围较小的肝段或不规则性肝部分切除术。

### 一、肝左外叶切除术（Ⅱ、Ⅲ段切除）

左外叶位于左叶间裂的左侧，按Couinaud分段，分为Ⅱ、Ⅲ段。膈面以镰状韧带为界，脏面以左纵沟为标志。

**（一）手术步骤**

1. 当探查发现病变仅限于左外叶，需作左外叶切除时，即将肝圆韧带切断、结扎。用血管钳夹住肝圆韧带断端，把肝脏轻轻往下拉，显露镰状韧带，在靠近腹前壁剪开镰状韧带。注意应保留一定宽度的镰状韧带，以便在肝切除后覆盖肝断面之用。至肝顶部处，将左外叶向下轻推，在靠近肝膈面剪开左冠状韧带，结扎切断左三角韧带，这样，肝左外叶就已全部游离。

2. 在镰状韧带左侧0.5～1.5cm处切开肝包膜，并钝性分开肝实质，遇血管或胆管逐一钳夹、切断、结扎（图6-16、17）。当沿左纵沟深

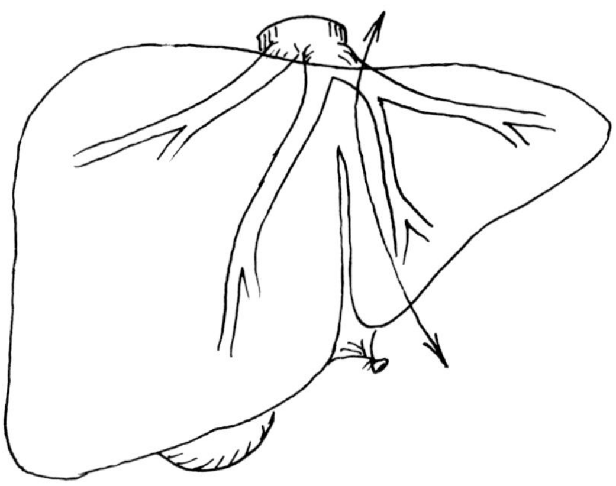

图6-16　肝左外叶切除切线

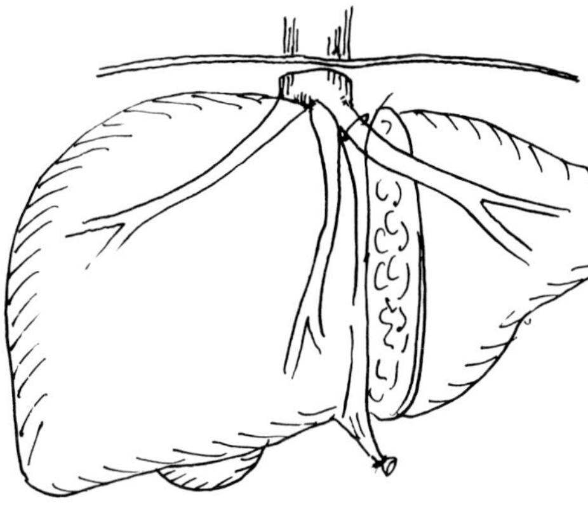

图6-17　肝左外叶切除肝切面

处分离到左门静脉矢状部时，用刀柄将肝组织轻轻向左侧推开，解剖出从矢状部外侧缘发出到左外叶的2～3支门静脉支，用血管钳夹住后切断，以丝线结扎两道。伴随左门静脉支行走的左外叶肝动脉和肝胆管也同时切断、结扎。然后向肝后上方分开肝实质，在左冠状韧带起始部深面2～3cm，离肝上缘约3～4cm处，即可见到肝左静脉。用刀柄沿肝左静脉方向轻轻向左侧推开肝实质，但不必将血管周围的肝组织完全剥离，即以血管钳穿过肝左静脉底部，连同肝组织夹住、切断，并以丝线结扎两道。最后余下的左上缘部分肝组织连同其中的左后上缘肝静脉用血管钳一并夹住、切断和结扎。这时左外叶则完全离断。

3. 当左外叶切除后，即用细丝作“8”字形缝合结扎。完全止血后，再用盐水冲洗手术创面，除去血凝块。将镰状韧带向下翻转，覆盖肝断面，并用细丝线缝合固定（图6-18）。如镰状韧带的宽度不够，也可用肝胃韧带或大网膜覆盖肝断面。检查无出血后，于左膈下放置一根双套管引流，引流管自腹壁另戳口引出。

**（二）肝左外叶切除的注意事项**

1. 左三角韧带内常有血管存在，应行缝合结扎，以免术后结扎线脱落出血。

2. 切断肝左静脉时应尽量远离汇合处，避免损伤肝中静脉根部，同时应缝扎，防止线结脱落。

3. 部分左后上缘静脉在出肝后汇入下腔静脉，应单独缝扎。

## 二、左半肝切除术（Ⅱ、Ⅲ、Ⅳ段切除）

左半肝包括左外叶和左内叶，为Couinaud分段法的Ⅱ、Ⅲ、Ⅳ段，以正中裂为界。左半肝切除就是将这两个肝叶切除。

**（一）手术步骤**

1. 先切断肝圆韧带、镰状韧带、左冠状韧带、左三角韧带、肝胃韧带和一部分右冠状韧带。将左半肝向上翻起，切开肝十二指肠韧带，找出肝左动脉，予以双重结扎后切断。

2. 在肝门横沟左侧剪开Glisson鞘，分离出左肝管和左门静脉干，予以结扎，但暂不切断。分离左肝管和左门静脉干也可在Glisson鞘外进行，在鞘外将其结扎。然后将肝脏推向下方，显露第二肝门，在下腔静脉左壁切开肝包膜，用刀

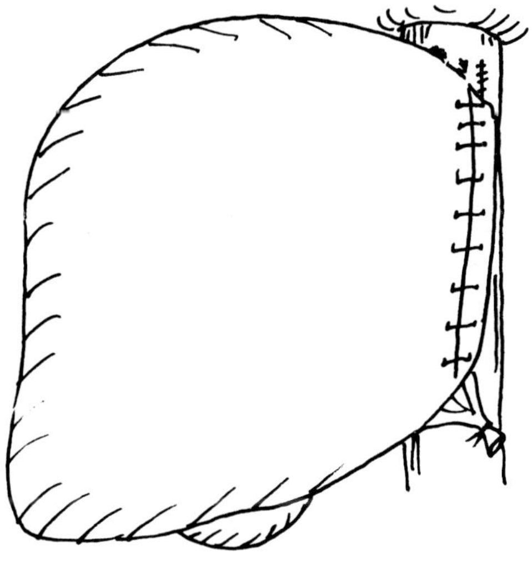

图6-18　肝左外叶切除后肝创面

柄钝性分开肝实质，显露出肝中静脉和肝左静脉的根部及其分叉部。再用刀柄钝性分开肝左静脉，用动脉瘤针或弯血管钳穿过其底部肝实质，将肝左静脉结扎，暂不切断。注意切不可将肝中静脉结扎。

3. 左半肝切除时的肝表面标志（图 6-19） 在肝的膈面从下腔静脉左壁到胆囊其切迹的连线；在脏面以胆囊左壁为界，达横沟上缘时转向左侧抵于左纵沟，位于左外叶和尾状叶之间。

切肝时，沿正中裂左侧 0.5 ~ 1.0cm 处切开肝包膜，钝性分开肝实质，所遇管道均在肝内予以结扎、切断（图 6-20）。将肝脏向上翻转，切开胆囊左侧的肝包膜和肝实质，分离时肝切面应斜向横沟左侧，到左纵沟与横沟交界处，将已结扎的左门静脉横部和左肝管用血管钳夹住后切断、结扎。再将已经结扎的肝左静脉连同肝上缘部分肝组织用血管钳夹住切断、结扎，于是左半肝即完全离断。

4. 肝断面缝扎止血后，用一片游离或带蒂大网膜覆盖肝创面，并用丝线缝合固定。左膈下放置双套管引流（图 6-21）。

### （二）左半肝切除的注意事项

1. 分离左半肝和左门静脉横部时，应尽量靠近左纵沟，即离门静脉分叉部越远越好，以免损伤起源于门静脉左干横部的尾状叶左支或右前叶门静脉支（右前叶门静脉直接起源于门静脉主干或门静脉左干横部的占 26.4%）。

2. 由于肝中静脉走在正中裂内，在分离肝实质时，避免损伤肝中静脉，尽可能不要将其主干结扎，只将肝中静脉左侧的属支结扎即可。

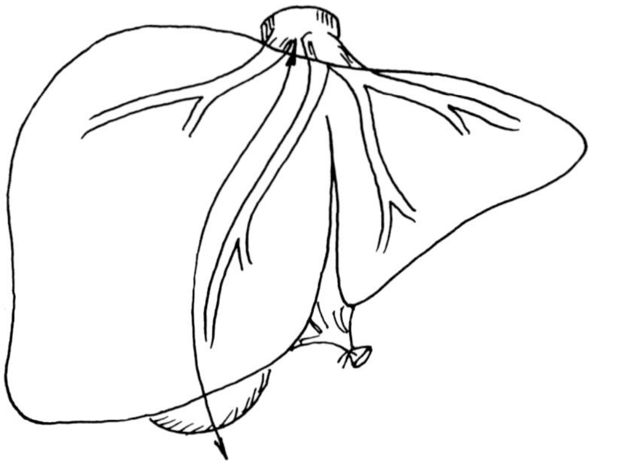

图6-19 左半肝切除肝切线

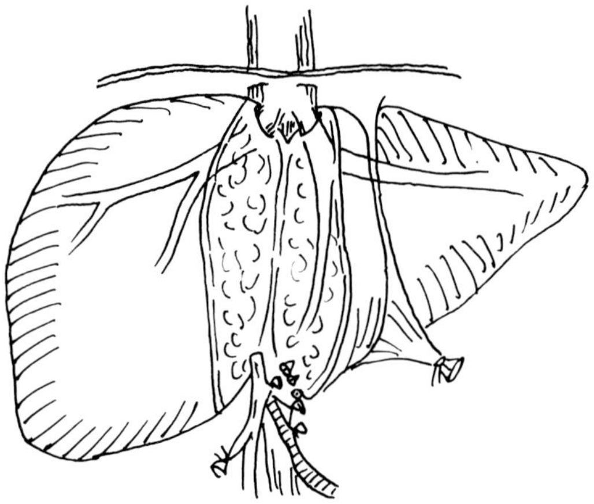

图6-20 左半肝切除肝切面

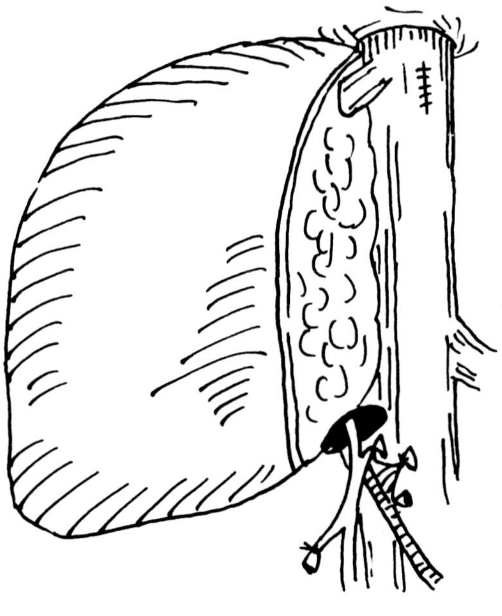

图6-21 左半肝切除肝创面

3. 对左半肝的巨大肿瘤、肝门处显露困难或肝门处有粘连者往往不能达到结扎左半肝管道的目的，在这种情况下，也可以先游离左半肝的所有韧带及周围组织，在常温下间歇阻断肝门血管，造成肝脏暂时缺血。接着，沿正中裂左侧 0.5 ~ 1.0cm 切开肝包膜，钝性分开肝实质，各种管道在肝内逐一予以结扎、切断，直到左半肝完全切除。但在处理第一和第二肝门时，必须认清解剖关系，确定是进入或来自左半肝的血管和胆管时，才能予以结扎、切断。

## 三、右半肝切除术（Ⅴ、Ⅵ、Ⅶ、Ⅷ段切除）

右半肝包括右前叶、右后叶和尾状叶右段，为Couinaud分段法的Ⅴ、Ⅵ、Ⅶ、Ⅷ段。膈面是以胆囊切迹和下腔静脉右壁之间的连线，后面以下腔静脉为界。

### （一）手术步骤

1. 右半肝要比左半肝大，过去常需作胸腹联合切口，才能充分显露右半肝，现在一般采用右肋缘下切口，不必开胸。此外，右半肝的肝断面也比左半肝宽，故手术操作难度要比左半肝切除术大。

2. 右半肝切除就是将右前叶、右后叶和尾状叶右段全部切除。先分离肝圆韧带、镰状韧带、右冠状韧带、右三角韧带、肝结肠韧带和肝肾韧带。同时还要钝性分开肝裸区直达下腔静脉。分离肝肾韧带和肝裸区，注意勿损伤右肾上腺及其血管。于是右半肝即完全游离。

3. 切除胆囊，因为胆囊颈部覆盖住肝门右切迹，而该切迹又为门静脉右干、右肝管和肝右动脉所在部位，同时胆囊床也是肝门右纵沟所在部位。故右半肝切除前，须将胆囊切除，方能显露出肝门右切迹和右纵沟。

4. 胆囊切除后，用一乳胶管通过小网膜孔，扎住肝十二指肠韧带，在常温下阻断肝门血流，使肝脏暂时缺血。接着，在肝的膈面上自下腔静脉右壁到胆囊切迹开肝包膜，钝性分开肝实质，所遇血管或胆管包括肝中静脉的右侧属支均用血管夹住、切断、结扎；但不可将肝中静脉主干结扎（图6-22、23）。将肝脏向上翻转，沿胆囊窝切开肝脏，钝性分开肝实质直达肝门右切迹，显露门静脉右干、右肝管和肝右动脉。用刀柄将肝组织向右侧轻轻推开约2cm，然后用弯血管钳将这些管道连同肝组织一并夹住、切断、结扎。处理肝短静脉时，术者可用左手示指保护好下腔静脉。在下腔静脉右壁，顺示指外侧自下而上用血管钳轻轻分离肝短静脉，并夹住、切断、结扎，此时必须注意勿损伤下腔静脉。最后将右后上缘肝静脉连同周围肝组织一并夹住、切断、结扎。至此，右半肝已完全离断（图6-24）。

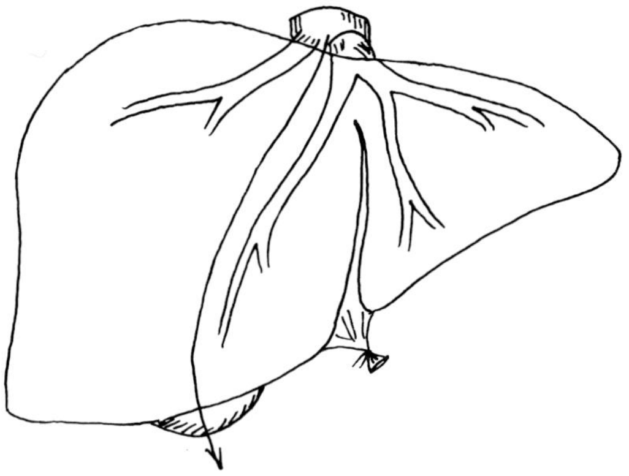

图6-22　右半肝切除肝切线

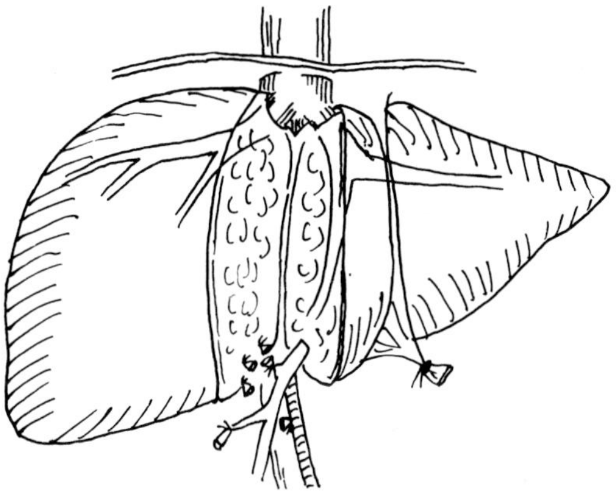

图6-23　右半肝切除肝切面

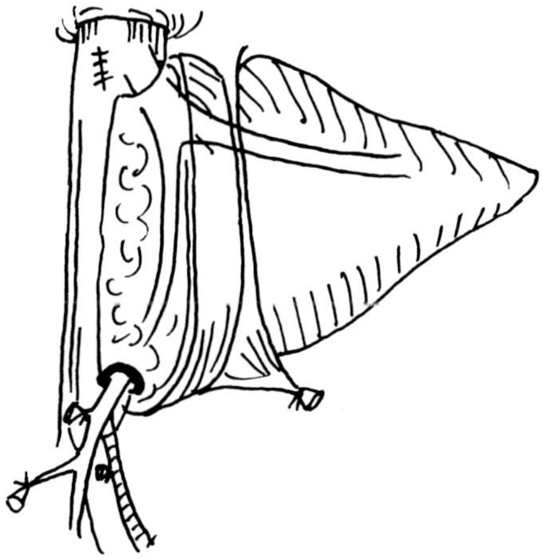

图6-24　右半肝切除肝创面

5. 右半肝切除后，松去阻断肝门的乳胶管。用热盐水纱布垫压敷肝断面，彻底止血，检查无出血和胆汁外漏后，肝断面用一片游离或带蒂大网膜覆盖，并用丝线缝固定。右膈下放置一根双套管引流，从右上腹部原切口或另戳口引出。如果开胸，则于右侧胸腔入一根多孔硅胶管引流，将已切断的镰状韧带和肝圆韧带重新固定于原来位置上，以防术后发生肝下垂，引起上腹部不适。

（二）右半肝切除的注意事项

1. 在分离右冠状韧带时，应紧靠肝面剪开，轻轻推开疏松结缔组织，显露肝后的下腔静脉。此时应注意勿损伤下腔静脉、肝右静脉、右后上缘肝静脉以及肾上腺静脉。

2. 右半肝切除时，应靠近正中裂右侧 0.5 ~ 1.5cm 处，以免损伤在正中裂的肝中静脉，右半肝的切面应自膈面斜向下腔静脉右壁。

3. 在分离和结扎肝右静脉时，应妥善结扎两道以免滑脱。如损伤肝右静脉或结扎线滑脱而引起的大出血时，不要急于用血管钳去夹，以免损伤下腔静脉。此时，术者可立即用左手示指在膈下压住下腔静脉，拇指压住肝右静脉，即可止血。然后吸净血液，看清肝右静脉断裂处，用丝线缝扎。

4. 肝短静脉除右后侧肝静脉较粗大外，其余均很细小，数目也多少不等，容易撕破，故应在肝外细心逐个分离结扎。

## 四、右三叶肝切除术
## （IV、V、VI、VII、Ⅷ段切除）

右三叶肝切除术是将右半肝和左内叶肝全部切除，即 Couinaud 分段法的 IV、V、VI、VII、VIII 段切除术，又称右侧极量肝切除术或右肝大部切除术。切除右三叶必须以左外叶肝足以维持正常的肝功能为提前，否则术后容易发生肝功能衰竭等严重并发症。因此，合并肝硬化而左外叶肝又无代偿性增大者，均不宜做右三叶肝切除术。切除右三叶肝应沿镰状韧带右侧 0.5 ~ 1.0cm 处和下腔静脉右壁之间切肝，脏面从左纵沟的右侧转向肝门横沟上缘经肝门右切迹达下腔静脉右壁。

（一）手术步骤

1. 患者的体位、切口的选择和肝脏的游离范围均如右半肝切除术，并切除胆囊，阻断肝门，控制肝血流。

2. 从下腔静脉右壁至镰状带右侧 1cm 处切开包膜，纯性分开肝实质，肝内的血管和胆管逐一结扎切断（图 6-25、26）。将右侧肝脏向上翻转，沿左纵沟右侧和肝门横沟上缘切开肝包膜，用刀柄分开肝实质，显露左门静脉干的矢状部和囊部。此时尽量向左内叶侧推开肝实质，显露左内叶的门静脉支、肝管和动脉支，予以结扎切断。注意不要损伤左门静脉干的横部、矢状部和囊部以及左外叶的肝胆管和动脉支。沿肝门横沟上缘分开肝实质，在肝门右切迹处尽量将肝组织向右侧推开，充分显露右门静脉干、右肝管和肝右动脉，并将其结扎、切断。然后向上分出肝右和肝中静脉，在肝实质内予以结扎、切断。右后上缘肝静脉连同肝组织一并结扎、切断。肝切面应斜向下腔静脉右壁。肝短静脉的处理同右半肝切除术。

3. 右三叶肝切除后，松后肝门阻断乳胶管。肝断面彻底止血。检查无出血和胆汁外漏后，用一片带蒂或游离大网膜覆盖肝断面，并用丝线固

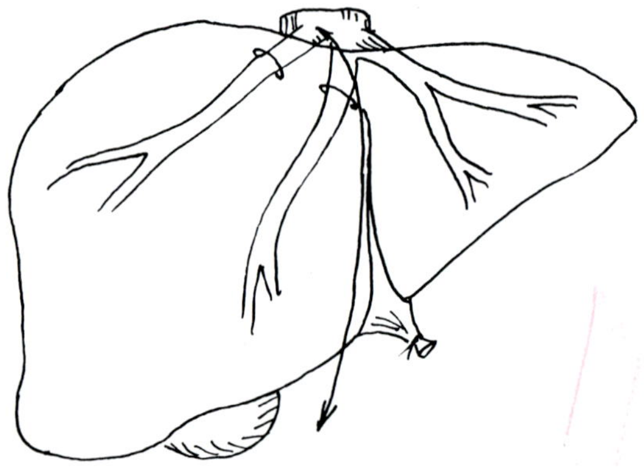

图6-25 右三叶切除肝切线

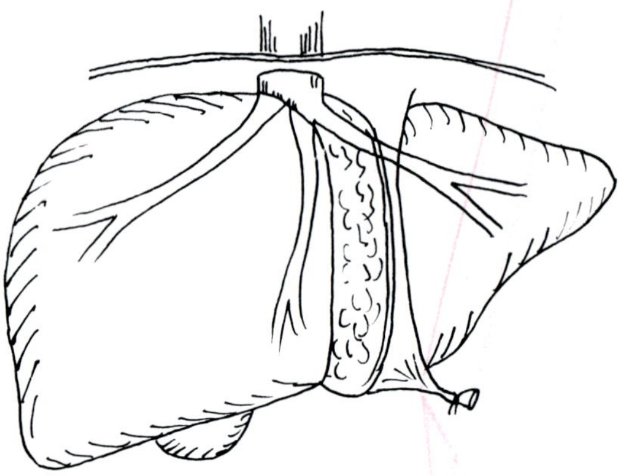

图6-26 右三叶切除肝切面

定。镰状韧带和肝圆韧带重新固定于原来的位置。右膈下放置一根引流管（图 6-27）。

**（二）右三叶肝切除时的注意事项**

1. 在分离左内叶肝的管道时，应特别注意解剖关系，千万不可将左门静脉的横部或矢状和囊部结扎，否则会导致左外叶肝坏死。一般可在左门静脉的横部上缘及矢状部和囊部内侧缘分开肝组织，确定是左内叶门静脉支后，才能予以结扎。同时还应特别注意左肝管的走向，只能结扎左内叶肝胆管，切不可损伤左外叶肝胆管。

2. 处理右半肝门静脉支和肝胆管时，应远离门静脉和肝总管分叉部的左侧，避免损伤在左门静脉干和左肝管。

3. 处理肝中静脉时，也应注意不可损伤肝左静脉，结扎肝中静脉前应认清肝左、肝中静脉合干部位，然后将肝中静脉分出一段，远离肝左静脉处结扎之，这样才不致误伤肝左静脉。

4. 肝中静脉壁比较薄，分离时容易撕破。发了避免撕破后发生大出血和空气栓塞，可以在肝实质内显露该静脉后用弯针穿过静脉底部的肝组织，连同肝组织缝合结扎。

5. 右三叶肝切除术的肝切面应从肝的膈面斜向右侧脏面达下腔静脉右壁，避免垂直切肝而损伤下腔静脉。

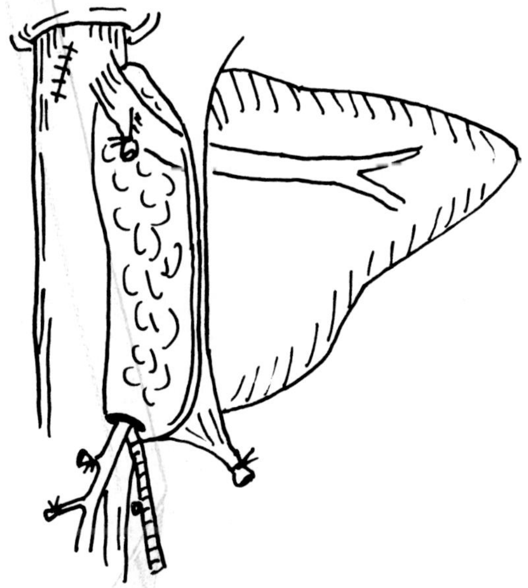

图6-27 右三叶切除肝创面

## 五、中肝叶切除术（IV、V、VIII段切除）

中肝叶是左内叶和右前叶的总称。将这两个肝叶切除称中肝叶切除术，又称 IV、V、VIII 段切除[9]。它适用于治疗中肝叶的肿瘤或胆囊癌合并肝转移者。中肝叶的左界为左叶间裂，右界为右叶间裂。它的脏面为肝门所在部位，膈顶部为肝静脉处进入下腔静脉处。中肝叶的背面紧贴下腔静脉。中肝叶的血液供应是来自左、右门静脉干的左内叶支和右前叶支，以及来自肝左、右动脉的左内叶动脉和右前叶动脉。有少数病倒，门静脉右前叶支源于门静脉左干的横部，且存在肝中动脉。它的血液回流是经过居于正中裂的肝中静脉入下腔静脉。

**（一）手术步骤**

1. 过去常作胸腹联合切口，现在一般采用上腹部“人”字切口或右肋缘下切口。

2. 切断肝圆韧带、镰状韧带、右冠状韧带、右三角韧带、肝结肠韧带和肝肾韧带，钝性推开肝裸区直达下腔静脉，充分游离右侧肝脏。

3. 在肝顶部第二肝门处，充分显露下腔静脉和肝中静脉。沿肝中静脉走向切开肝实质，约离肝表面 2 ~ 3cm 处即可见到肝中静脉主干，在肝内予以结扎，暂不切断。这样即不会撕破肝中静脉，也不会损伤下腔静脉，更不会因为肝中静脉与肝左静脉合干时而损伤肝左静脉。如因肿瘤巨大不能先处理肝中静脉时，也可以在切肝的最后阶段予以结扎、切断。

4. 当肝中静脉结扎后，即切除胆囊，显露右切迹。在右切迹处切开 Glisson 鞘，推开肝实质，显露右前叶的门静脉支、胆管和动脉支，确认无误后，予以结扎、切断，但不可损伤右门静脉干、右肝管和肝右动脉。然后在胆总管左侧分离出肝左动脉，在它的行径上靠近左纵沟处即可找到左内叶动脉，予以结扎、切断。沿肝门横沟到左纵沟切开包膜，在左肝管及左门静脉干的上缘推开肝组织，于门静脉左干的矢状部和囊部内侧分离出左内叶门静脉支和肝管，予以结扎切断。

5. 当肝中静脉的血管完全控制后，再将肝十二指肠韧带阻断，沿右叶间裂和左叶间裂的膈面标界处切开肝包膜，钝性分开肝实质，肝内的小血管和胆管逐个结扎、切断（图 6-28、29）。

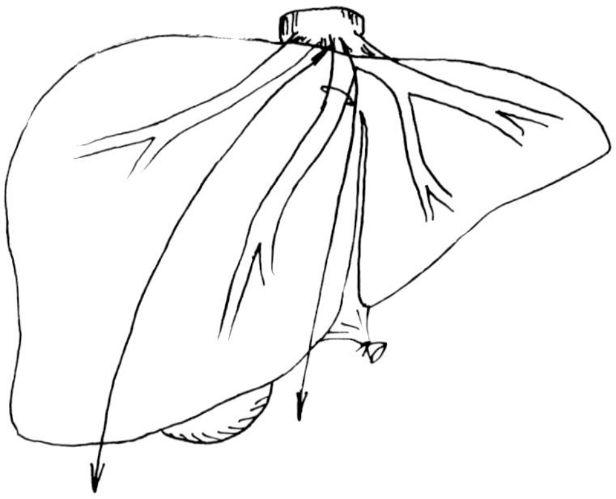

图6-28 中肝叶切除切线

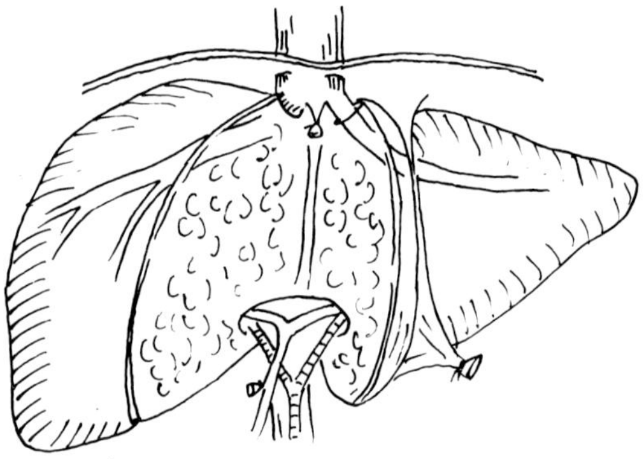

图6-29 中肝叶切除肝切面

在分离肝实质时，应避免损伤肝左静脉、肝右静脉以及左外叶和右后叶的管道。当分离到后面肝实质时，应注意下腔静脉，将下腔静脉前壁的肝短静脉结扎、切断。最后切断肝中静脉，中肝叶连同胆囊整块取下。

6. 肝断面彻底止血后，用一片带蒂或游离大网膜覆盖两个肝断面和下腔静脉，并用丝线缝合固定，也可将两个肝断面对拢缝合（图6-30），于小网膜孔处和肝切面处各放置一根双套管引流。

如肝门部有粘连或肿瘤大而在肝门区处理血管和胆管有困难时，可先游离肝脏，采用常温下间歇阻断肝门法切肝，所有中肝叶的管道均在肝内处理。这种方法操作方便，手术时间可缩短，出血少，但切肝时应熟悉中肝叶的解剖和血管分布，遇主要大血管和肝管时，必须向中肝叶内分离出 1 ~ 2cm，确认是中肝叶走向或来自中肝叶者才能予以切断、结扎。

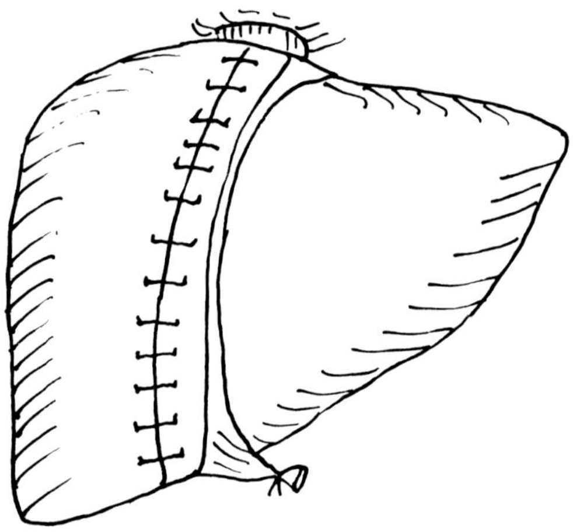

图6-30 中肝叶切除后创面对拢缝合

### （二）中肝叶切除时的注意事项

1. 中肝叶的左侧肝切面，应在左叶间裂和左纵沟的右侧 0.5cm 处开肝组织，这样不会损伤肝左静脉的叶间支和左门静脉干的矢状部和囊部。如肝左静脉的叶间支损伤出血，可将其结扎，但门静脉左干的矢状部或囊部损伤出血，切不可将其结扎，只能将其修补，以保证左外叶的血供。

2. 中肝叶的右侧切面，应在右叶间裂的左侧 0.5 ~ 1cm 处切开肝组织，这样可避开肝右静脉的主干。分离肝门右切迹时，只能将右前叶的管道结扎，切不可损伤右后叶的门静脉支、动脉支和胆管。

3. 在处理第一肝门时，应在横沟上缘 Glisson 鞘外切开包膜，推开肝组织，避免损伤门静脉左、右干和左、右肝管。当显露出下腔静脉时，应细心地沿下腔静脉前壁分开肝组织，所遇小血管均予以结扎、切断。待到第二肝门处，将肝中静脉结扎、切断。此时应注意不要损伤肝左和肝右静脉。

4. 中肝叶切除时，其两侧切面从肝的膈面斜、向下腔静脉，于下腔静脉前壁会师，使整个标本呈一楔形，即膈面宽、脏面窄。

## 六、左三叶肝切除术
## （II、III、IV、V、VIII段切除）

左三叶肝包括左半肝和右前叶肝，膈面以右叶间裂为界，脏面以肝门右切迹右端延伸至右肝下缘，向左沿肝门横沟上缘至左纵沟。左三叶除肝切除术就是将左半肝和右前叶肝全部切除，又称左侧肝极量切除术，包括 Couinaud 分段的 II、III、IV、V、VIII 段[10]。左三叶肝切除必须以右后叶肝有足够维持正常的肝功能为前提。因此，合并严重肝硬化者，不宜做左三叶肝切除。

**（一）手术步骤**

1. 左三叶肝切除术的切口是先作左肋缘下切口，经探查需作左三叶肝切除术时，将切口延伸至右侧作双肋缘下“人”字形切口。

2. 切断肝脏周围的所有韧带，包括肝圆韧带，镰状韧带，左、右冠状韧带，左、右三角韧带，肝胃韧带，肝结肠韧带和肝肾韧带以充分游离肝脏。

3. 切除胆囊，显露肝门右切迹。用乳胶管暂时阻断肝十二指肠韧带，控制肝脏血流后，立即沿右叶间裂左侧 1cm 处切开肝包膜（图 6-31、32），在膈顶部绕过第二肝门达下腔静脉左壁，钝性分开肝实质，肝切面应斜向左后方达下腔静脉左壁。注意不可损伤肝右静脉，只能将肝右静脉的左侧属支结扎、切断。将肝脏轻轻向上翻转，自右下缘斜向肝门右切迹切开肝组织，在右门静脉干、右肝管和肝右动脉上方的肝实质内将右前叶的门静脉支、胆管和动脉支结扎、切断。再沿肝门横沟上缘到左纵沟切开肝包膜，推开肝实质，在横沟与左纵沟交界处将左门静脉干、左肝管和肝左动脉结扎、切断。

4. 将左三叶肝轻轻提起，沿下腔静脉前壁钝性分开肝组织，所有管道均予以结扎切断。此时应特别注意勿损伤下腔静脉。达第二肝门时，用血管钳将肝中和肝左静脉连同肝组织分别夹住、切断、结扎。注意切不可损伤下腔静脉和肝右静脉。肝静脉均用丝线结扎两道，以免滑脱，发生致命大出血。

5. 左三叶肝切除后，肝断面（图 6-33）的出血点和胆汁外漏处均用丝线作“8”字形缝合结扎。检查无出血和胆汁外漏后，用一片带蒂或游离大网膜覆盖，于膈下放置双套管引流。

**（二）左三叶肝切除的注意事项**

1. 左三叶肝切除必须保留肝右静脉、右后叶门静脉和右后叶肝管，否则会影响右后叶的血液

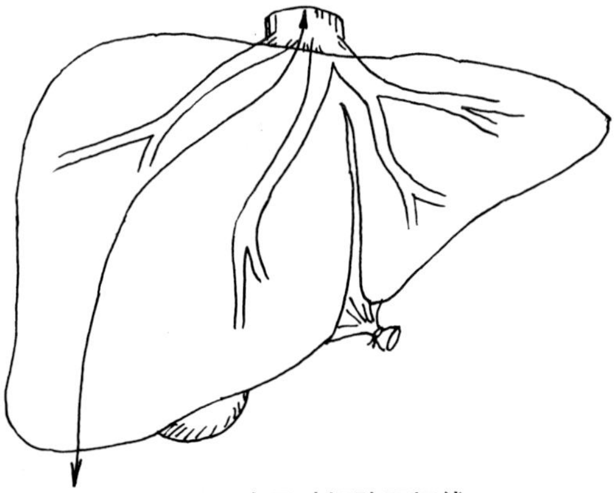

图6-31　左三叶切除肝切线

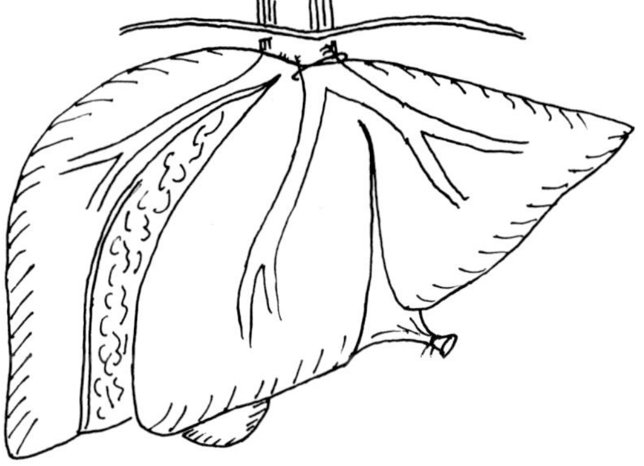

图6-32　左三叶切除肝切面

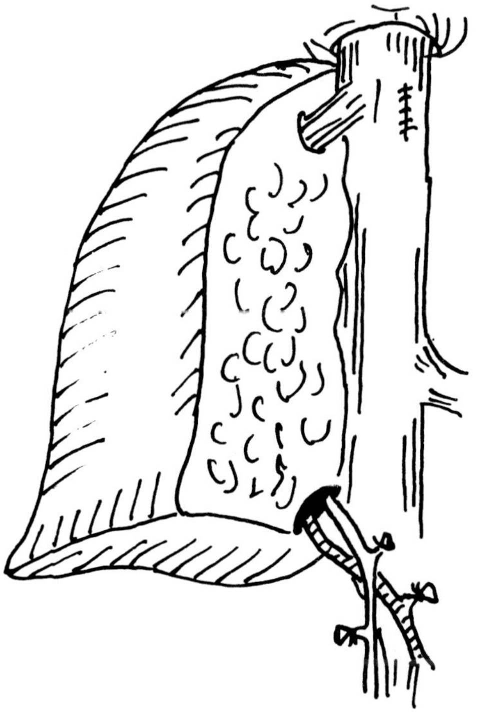

图6-33　左三叶切除后肝创面

循环和胆汁引流，造成严重后果。

2. 分离肝门区时，应在肝门横沟上缘Glisson鞘外和下腔静脉壁前方进行，以免损伤门静脉和肝总管的分叉部以及下腔静脉。

3. 左三叶肝切除在膈面是沿右叶间裂稍偏向左方切开肝组织，但右叶间裂在肝表面无明显标志。因此，手术时确定右叶间裂的位置比较困难。确定的方法是先在肝门右切迹向右延长线与右肝下缘交叉点作为肝下缘的标点，从这一向上达第二肝门下腔静脉左壁的连线作为肝膈面的切线。这样既容易掌握肝的切面，又可避开肝右静脉主干，不至于损伤肝右静脉。

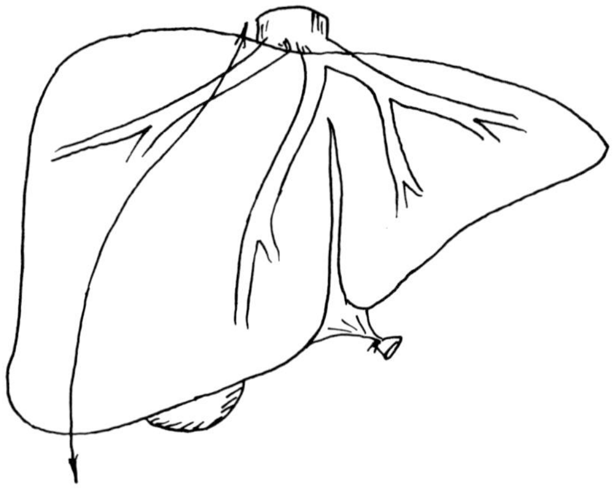

图6-34 右后叶切除肝切线

## 七、右后叶肝切除术（VI、VII段切除）

右后叶肝（Couinaud 分段的 VI、VII 段）位于右叶间裂的右侧。

### （一）手术步骤

1. 切除右后叶一般采用右肋下斜切口。

2. 充分游离右半肝的所有韧带和肝裸区，直达下腔静脉（包括切断肝圆韧带和镰状韧带），使右半肝能掌握在术者的手中。沿右叶间裂右侧0.5 ~ 1.0cm处切肝。但右叶间裂的情况与其他肝裂不同。在肝表面无明显标志，且其位置也常有变异。为了克服右叶间裂定位上的困难，可在阻断肝门控制肝血流后，沿肝门右切迹外侧分开肝实质，找出右后叶的门静脉支、胆管和动脉支，予以结扎。

3. 由于右后叶的血管已被结扎，当松去肝门阻断，恢复肝血流后，可显示出右后叶的分界线。再阻断肝门，沿此分界线（上自下腔静脉右壁，下至右肝下缘）切开肝实质，直达下腔静脉右壁，所遇血管和胆管均在肝内予以结扎、切断（图6-34、35）。肝短静脉的处理同右半肝切除术。肝右静脉可根据具体情况只结扎其右侧属支或将其主干结扎。如果在肝门区处理右后叶的门静脉支、动脉支和胆管有困难，或这些管道结扎后，右后叶的分界线不明显时，也可以在肝门阻断控制肝血流后，立即自第二肝门下腔静脉右壁切开肝实质，找出右肝静脉，将其结扎。然后沿右肝静脉走向分开肝组织，直达下腔静脉右壁，在肝的脏面于肝内分出右后叶的血管和胆管，予以结扎、切断。

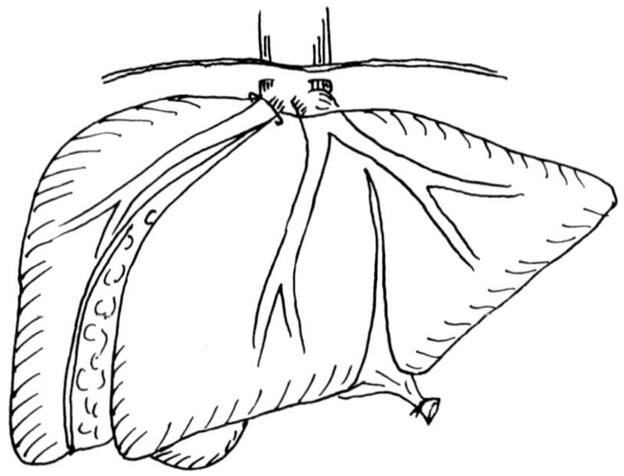

图6-35 右后叶切除肝切面

4. 沿下腔静脉右壁，将肝短静脉连同肝组织结扎、切断，则右后叶即可全部离断。

5. 肝断面经完全止血后用一片游离或带蒂大网膜覆盖，并用丝线缝合固定，有条件时也可将创面对拢缝合。右膈下放置双套管引流。

### （二）右后叶肝切除的注意事项

1. 右后叶肝膈面小而脏面大，右叶间裂的平面与水平面成30° ~ 50°角，角的开口向右侧，因此，右后叶肝切除时肝切面也应从膈面斜向内侧达下腔静脉。肿瘤常紧贴下腔静脉，应注意防止损伤，并妥善处理肝短静脉。

2. 右后叶肝肿瘤往往与膈肌有粘连，在分离粘连和肝裸区时，注意不要剪破膈肌，以免发生气胸，如剪破膈肌，应立即缝闭。

## 八、肝脏部分切除术

这是一种局部肝切除术。它不涉及肝门的大血管和胆管，只是将通向病变部位的血管分支和胆管切断、结扎。这种手术常用于病变较小而又不需要作肝叶或半肝切除者。如右肝下部的局限性肿瘤常作肝部分切除术，对病变较小而又合并有严重肝硬化者，最适宜于这种手术方法治疗，手术操作简单，术后并发症少。

如右肝部分切除时，可在阻断肝门控制肝血流后，距离病变2cm处切肝。术者用右手握住肝脏病变部位，右手用手术刀在预定的肝切线上切开肝包膜和表浅肝实质，钝性分开肝实质，遇到血管和胆管结扎、切断，对其中较粗的血管或胆管用丝线结扎2道。如此边离断肝组织，边结扎、切断血管和胆管，直到肝组织完全离断为止。当肝切除后，松开肝门阻断，恢复肝血流，用热盐水纱布垫压敷肝断面，出血点和胆漏处用丝线逐一作“8”字形缝合结扎。待彻底止血后，将肝创面对拢缝合。在肝切面下放置双套管引流。

## 九、尾状叶切除术（Ⅰ段切除）

按Couinaud分段法，肝尾状叶为Ⅰ段，向右侧延伸，与右肝无明显的分界，有人认为在肝后下腔静脉的后方有一薄层肝组织将尾状叶左、右两段连一体。尾状叶的左侧为静脉韧带，前方为第一肝门，后方为下腔静脉。行完整的尾状叶切除比较困难，广义的尾状叶切除指尾状叶部分切除，特别是指左段[11]。

### （一）手术步骤

1. 尾状叶切除一般采用双肋缘下“人”字形切口。

2. 进腹后先切断缝扎肝圆韧带，用电刀切开镰状韧带、左冠状韧带、左三角韧带和肝胃韧带，使肝左外叶完全游离；然后剪开右三角韧带，使右半肝完全游离。

3. 分别于肝十二指肠韧带、肝上下腔静脉和肝下下腔静脉处放置肝门阻断带，以备必要时行全肝血流阻断用（图6-36）。

4. 在肝十二指肠韧带的左缘，解剖出肝固有动脉，沿肝固有动脉向上分离，切断并结扎通向尾状叶的动脉分支。尾状叶右段动脉一般为1支，起源于肝右动脉，也有部分起源于右前叶动脉或右后叶动脉的根部；尾状叶左段动脉为肝左动脉的第一个分支，多为1支，有时也为2～3支。

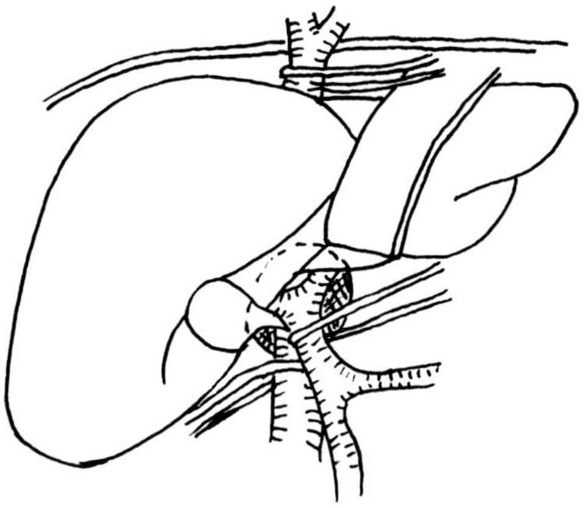

图6-36　预置全肝血流阻断带

5. 将肝左外叶向右上方牵拉，用剪刀剪开尾状叶与下腔静脉之间的腹膜反折，在下腔静脉前方逐渐向上分离结扎尾状叶通向下腔静脉的肝短静脉，使尾状叶左段与下腔静脉分离。然后将肝十二指肠韧带拉向左前方，分离结扎尾状叶右段通向下腔静脉的肝短静脉，此时需结扎一些肝右后叶通向下腔静脉的肝短静脉，其中有较粗大的右后侧肝静脉。

6. 将尾状叶右段从肝门横沟的后缘分离，两创面缝扎止血，并将尾状叶右段拉向左侧，向前下翻转尾状叶，逐渐将尾状叶左段切除。

### （二）尾状叶切除的注意事项

1. 一定要在肝十二指肠韧带、肝上下腔静脉和肝下下腔静脉处放置阻断带，以备必要时行全肝血流阻断。

2. 分离结扎尾状叶与下腔静脉之间的肝短静脉时，要根据肿瘤的位置和大小来决定从右侧还是左侧开始。

3. 由于肝短静脉较短、壁薄，加上肿瘤的阻挡，给分离结扎带来困难，可以用大小和弯度适宜的血管钳夹部分下腔静脉侧壁切断后远端贯穿缝扎止血，用4-0无创伤血管缝线缝闭肝短静脉的近端和部分下腔静脉壁。

4. 分离肝门横沟后缘时，一定要注意不要损伤门静脉左、右干。

5. 如果肿瘤较大，暴露困难，则先行肝左叶或右叶部分切除术后再切除尾叶，或以前入路法切除尾叶，即先行部分中肝叶切除术后再切除尾叶（图 6-37～39）。

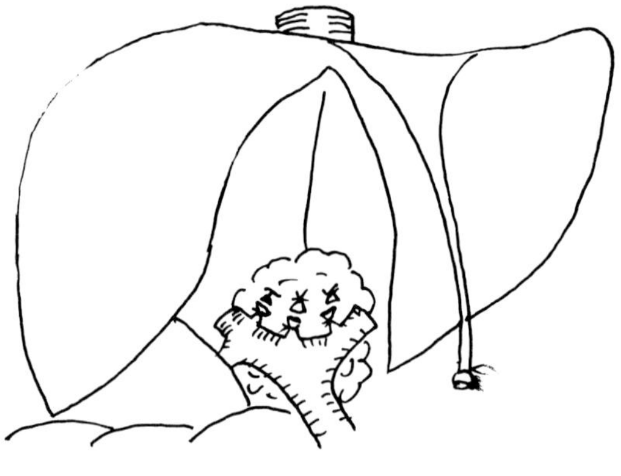

图6-37 肝肝尾状叶切除肝切面（前入路法）

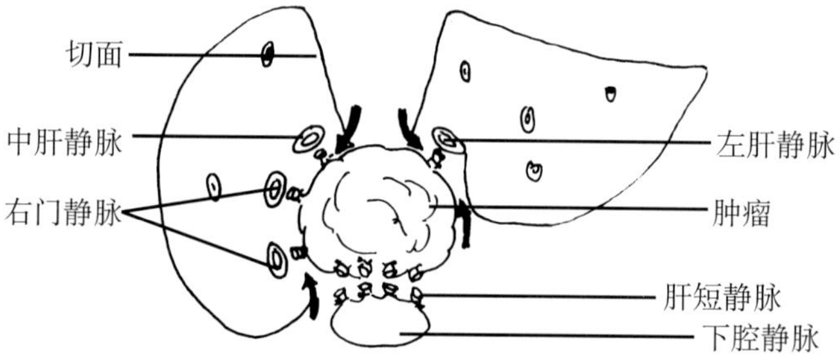


图6-38 肝尾状叶切除肝切面（横断位）

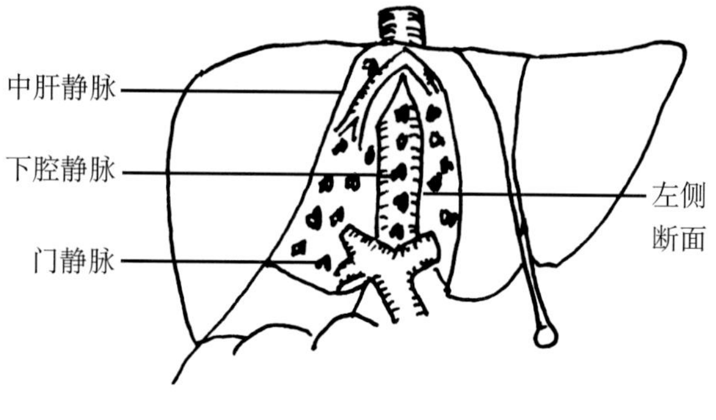


图6-39 肝尾叶切除后肝创面（前入路法）

## 第七节 肝癌手术并发症的处理[1, 22]

随着肝脏外科的发展、诊断和治疗手段的改进以及手术技术的提高，肝癌切除技术已日趋完善，虽然肝癌切除术的总体并发症的发生率及病死率与以往相比有了明显降低，但肝癌切除术并发症仍有发生。肝切除术后常见并发症有出血、肝功能衰竭、膈下感染、胆瘘和胸腔积液等。掌握这些并发症的预防和处理是非常重要的。

### 一、出　血

#### （一）术中大出血

1. 原因　①术野显露差；②过度牵拉肝脏，撕破大血管（尤其是肝静脉和肝短静脉）；③瘤体术中破裂。常见于分离瘤体和周围粘连时捅破瘤体，这些肿瘤多位于膈顶部、裸区，多见于行 TACE 治疗后、既往有肿瘤破裂史或再次手术的患者。有些患者在行硬膜外麻醉穿刺置管时，过度屈曲体位增加了腹内压导致瘤体破裂大出血；④有些因合并肝硬化，凝血功能减退，造成创面渗血不止。多发部位：术中大出血的多发部位在肝静脉（约占 47%～50%），因肝静脉管径粗、管壁薄，在切除肝门区肿瘤时易损伤致大出血；其次是肝短静脉，往往多见于行右半肝或右肝巨大肿瘤切除时，游离韧带后将肝脏向左过度翻转易撕破肝短静脉及肾上腺静脉；腔静脉管径粗、管壁亦厚，一般直接损伤腔静脉少见，多系肝静脉或肝短静脉在根部撕裂或滑脱，血管回缩而在腔静脉壁上形成一破口致大出血；门静脉因管壁厚，管径粗，且第一肝门易于控制，一般很少发生术中大出血。

发生术中大出血后，术者首先应保持镇静和沉着，正确判断大出血的来源，应该采用哪种止血措施，选择恰当的止血方法。

2. 肝短静脉或下腔静脉损伤出血　肝短静脉是从肝右后叶和尾叶回流至肝后腔静脉前壁、侧壁的数根细小静脉，当其损伤大出血时，避免盲目钳夹或缝扎，首先应指压破口止血，吸净积血，直视下缝合，如无效，可用辛氏钳沿下腔静脉纵向夹住破口，再行缝合、修补。如伴有腔静脉的损伤，破口大，出血凶猛，则应暂时用纱布填塞压迫止血，立即用辛氏钳分别夹住肝下和肝上的下腔静脉，在全肝血流阻断下修补损伤血管。或紧急开胸压迫肝后腔静脉，血止后直视下缝合腔静脉破口。

3. 肝右静脉损伤出血　肝右静脉主干粗、短且管壁薄，在第二肝门处汇入下腔静脉，此处损伤出血量大，血压会骤降，导致失血休克。术者应以左手示指置于下腔静脉后方并向前方顶起，拇指压住撕裂的肝静脉根部，暂时控制出血，吸净积血后直视下缝合破口；如血管已经离断，近端缩入肝组织内，可用中号弯针迅速在此处连同肝组织行“8”字缝合，即可止血。若怀疑并有腔静脉损伤，缝扎不能奏效时，应立即行全肝血流阻断术或在局部压迫止血的同时紧急开胸，在膈后顶压肝后腔静脉，出血会立即停止，然后再行缝合或修补血管。

4. 肝中静脉损伤　肝中静脉在肝深部从右下斜行向左上，大多与肝左静脉合干进入腔静脉，管腔粗大，壁菲薄。在行中肝深部肿瘤切除时，易损伤此血管，此时，最感困难的是血管破口深在，显露困难，止血往往难以奏效。可紧急填塞纱布压迫止血（或可同时行全肝血流阻断），扩大肝切口，切除肝表层部分肝组织，使肝创面呈口大底小状，充分敞开术野，便可直接看到血管破口处，在直视下进行缝合修补。

5. 肝左静脉损伤出血　出血部位多发生在肝左静脉根部与下腔静脉交汇处，止血方法是指压出血点，直接缝合，若无效可在局部暂时压迫止血，同时迅速切除肿瘤，敞开术野，直视下对血管近端出血处连同肝组织进行缝扎止血，然后用镰状韧带压迫缝盖于肝断面上。

6. 肝断面、手术分离区域出血　处理方法是对出血点逐一行仔细缝扎止血，并用止血纱布等贴压在肝创面上，再用一块游离大网膜覆盖在肝创面上，并将肝断面对拢压迫缝合，多可达到止血目的。对于凝血功能差的病例，术中应给予输新鲜血和应用止血药物，近来有用纤维蛋白胶、止血粉喷于创面止血，但是对较大活动性出血仍难以奏效。以上血管损伤和创面出血的处理如效果仍不好，可以采用纱布垫填塞压迫止血法，多能达到止血目的。

#### （二）术后继发性出血

一般多发生于肝切除术后当天至术后 48 小时，手术后出血常见的原因有：①术中止血不彻底；②血管结扎线脱落；③肝组织创面坏死，继发感染；④引流不畅，创面积液感染；⑤凝血功能障碍。常见部位有：肝周韧带；肝裸区后腹膜粗糙面；肝创面。

处理术后出血的关键是早期发现和早期治疗。如果出血量少、速度慢，则经快速输血、应用止血药物后多可以止血。一旦患者出现口干、腹胀、烦躁、脉搏增快等症状，引流管内有大量新鲜血液流出，甚至出现血压下降和休克，应当机立断，尽早剖腹探查止血。找到出血点后缝扎止血；有时因术后出血多血压低，进腹后找不到出血点，可继续输血、输液，待血压上升后再继续查找出血点。术后由于出血量多，血小板及凝血因子消耗较多，在缝扎出血点后，肝创面可覆盖止血粉、止血纱布和纤维蛋白胶。必要时再在创面旁填塞纱布，3～5 日后逐步拔除。避免术后继发出血关键在预防，为此，术中血管结扎要牢靠；按解剖关系切肝，避免残留过多失去血供之肝组织；关腹前应仔细检查手术区出血情况（包括肝创面、肝周韧带断面和后腹膜分离的粗糙面）；术中引流管放置到位，并保持术后通畅引流。

### 二、肝功能衰竭

肝功能衰竭是肝切除术后非常严重的并发症，是导致术后死亡的主要原因。它多发于合并有肝硬化的肝癌切除术后。

#### （一）临床表现

分急性和慢性两型。急性型往往在术后立即出现，表现为体温升高、脉搏和呼吸加快，伴有烦躁不安、昏睡、昏迷等症状，一般可在术后 48 小时内死亡。慢性型多发生在术后数日至数周内，表现为烦躁不安、谵妄、昏睡、黄疸加深、腹水增多、消化道出血、水电解质紊乱、少尿、无尿，最终因肝功能衰竭和肾衰竭死亡。

#### （二）发生原因及预防

1. 手术指征掌握不严。术前肝功能不正常，处于肝炎活动，没有经过积极保肝和抗病毒治疗就施行手术；有些患者虽然单从肝功能化验结果上看是轻度肝损害，符合手术条件，但是还要结合其他检查综合判断。

2. 没有把握好安全合适的肝切除量。应根据患者的肝硬化程度、术前肝功能状况、肿瘤的大小和部位、残余肝脏代偿增生情况、全身状况以及年龄等因素来决定切肝量，不能一味地追求根治而置安全性于不顾。有报道对肿瘤较大患者可先行肿瘤侧门静脉栓塞，使非肿瘤侧肝脏代偿增生后再行切除，可减少肝功能衰竭的发生。

3. 术中大出血和术后继发性腹腔大出血。是术后肝功能衰竭最多见的原因，其防治见前述。术后消化道大出血也是术后肝功能衰竭的一个原因，这类患者多伴有严重门静脉高压，术前上消化道内镜或钡餐检查可明确严重程度，对有重度食管 - 胃底静脉曲张者，若是大肝癌，应列为手术禁忌，若为小肝癌，可切肝同时行脾切除 + 门奇断流术。

4. 切肝时为了减少出血而阻断肝门时间过长。尤其在肝硬化程度较重的患者中，应避免一次性长时间阻断，可以分次阻断，每次阻断限于15 分钟以内，两次阻断间隔 3 ~ 5 分钟；或采用单纯门静脉阻断，不阻断肝动脉，保证了阻断时肝细胞的氧供；或采用半肝入肝血流阻断法，使切肝时健侧肝氧供、血供不中断；对近肝表面的小肝癌，可采取不阻断肝门切肝。

5. 术后感染。最常见的是腹腔感染。预防上要求切肝时不能残余过多失活肝组织，对拢缝合断面时不留死腔，腹腔引流管放置到位并保持术后通畅引流，一旦有积液应及时穿刺引流，合理全身应用抗生素。

6. 其他因素，如麻醉、镇痛、镇静等药物对肝脏的损害。

**（三）肝病的治疗**

1. 肝生素　静注肝细胞生长因子或胎肝细胞可以刺激肝细胞的生长。

2. 糖皮质激素　激素对促进肝细胞的恢复和激发其解毒功能是有益的，但应掌握原则：短时间（5 ~ 7 天），小剂量（药物有氢化可的松或甲泼尼龙）。应用同时须注意感染、出血、低钾的发生。

3. 常规保肝药物　有肝利欣、TAD、维生素、极化液、ATP 和 CoA 等，对肝功能亦有很大改善作用。

**（四）脑病的治疗**

1. 消除诱因　如肝癌切除术后引流管引流腹水较多，应立即拔除腹腔引流管，并缝合阻止腹水继续漏出；慎用利尿剂，避免大量利尿；慎用异丙嗪、地西泮、东莨菪碱等镇静剂；维持水电解质平衡及肾功能正常；避免细菌或真菌感染；因为缺氧加重氨对脑组织毒性，应持续吸氧。

2. 减少氨的产生吸收

（1）饮食指导。合理限制蛋白食物摄入，不宜过久，否则一方面不能维持氮平衡，另一方面反而加重肝脏负担，有损肝功能的好转。有人提出在肝性脑病急性期或有恶化趋势时，每天应限制蛋白质摄入在 20g，每隔 3 ~ 5 天，每天应增加 10g，摄入直到确定患者对蛋白质的耐受量。

（2）应用乳果糖降氨。其作用机制：①分解糖的细菌分解乳果糖，分解产物使结肠内酸化，$H^+$ 与 $NH_3$ 形成 $NH_4^+$，而 $NH_4^+$ 不被肠道吸收；②乳果糖使结肠有益菌增加，抑制分解蛋白质的细菌生长，减少了 $NH_3$ 的产生；③乳果糖被细菌分解后的有机酸能促进肠蠕动，减少蛋白质在结肠内停留时间，减少了产 $NH_3$ 量。可采用口服乳果糖或以乳果糖保留灌肠。另有口服新霉素、利福新亚胺、甲硝唑等抗生素及乳梨醇等疗法能明显减少氨吸收。

3. 增加氨在组织中的代谢

（1）*L*- 鸟氨酸 -*L*- 天门冬氨酸（商品名雅博司）。其作用机制为：谷氨酸与天门冬氨酸是分别将氨转化为尿素与谷氨酰胺的重要酶作用物，故谷氨酸 - 天冬氨酸可为这些解毒途径提供底物。配合乳果糖应用血氨下降明显。

（2）谷氨酸钠、谷氨酸钾为一老药，应用已有多年历史，其缺点是二者均系碱性，用量过大则易致碱中毒反而使血氨升高，其仅能暂时降低血氨，但不能改善脑组织氨浓度，在国外已弃用。

（3）除此另有应用苯甲酸钠或乙酸苯酯及口服补锌来增强组织中氨的代谢。

4. 减少假性神经递质　药物有左旋多巴、支链氨基酸（BCAA）和苯二氮䓬受体拮抗剂氟马西尼（Flumazenil）等治疗，有一定疗效。

**（五）全身支持治疗**

输白蛋白、新鲜血浆以全身支持，保证足

够的热卡量（1 600 ~ 2 000kcal/d），建立静脉高营养，主要成分是高渗糖。高渗糖在肝性脑病治疗中的作用为：①供热卡，减少组织分解；②促进氨与谷氨酸合成谷氨酰胺；③有利于减轻脑水肿。

## 三、膈下感染

膈下积液和脓肿是肝癌切除术后的一种严重并发症。肝切除术后肝创面大者，创面渗液多，或有胆瘘，如果术中引流管未放置到位，术后引流管未保持通畅引流，或引流管拔除过早，则会导致膈下积液，继发感染后形成膈下脓肿。

肝癌术后，如患者出现发热不退、白细胞及中性粒细胞升高者应行B超检查，如发现膈下液性暗区，则可以明确诊断。

一旦明确有膈下积液，应在B超引导下穿刺抽液并放置引流管引流，对穿刺液作细菌培养，根据菌株和药敏试验选择抗生素。

## 四、胆汁瘘[23]

### （一）肝癌切除术后胆瘘原因

肝门区肝癌（Ⅰ、Ⅳ、Ⅴ、Ⅷ段）切除术是发生术后胆瘘的高危因素，在处理此类肿瘤过程中手术医生可能更注重对大的血管、胆管的处理，而细小胆管的胆汁渗漏易被术中创面出血掩盖而不被察觉。左、右肝管或肝总管损伤性狭窄是导致远端胆管胆瘘另一原因。

### （二）胆瘘的预防

1. 尽量减少手术引起局部肝组织缺血坏死的机会，保证断端胆管结扎牢靠。

2. 肝切除时仔细结扎断面胆管，对拢创面前用干净棉垫轻压肝创面，然后看纱布有无胆汁，若有则仔细检查找到漏口给予缝扎。

3. 肝门区出血点应表浅缝合，以免扎伤、扎闭胆管。

4. 术中打开胆总管，经T管加压注水可发现创面胆漏口。

### （三）胆瘘的治疗

1. 术毕创面放置引流管，若术后有胆瘘，则继续保持通畅引流，一般在术后3 ~ 7天内逐渐减少而痊愈。有时引流管由于凝血块、网膜堵塞而不能将漏出胆汁引出，应在B超引导下穿刺置管引流，多能痊愈。

2. 顽固性胆瘘则胆汁引流量大，经久不愈，持续2周不愈就应行ERCP检查，行鼻胆管引流术或内支架引流术。

3. 生长激素对治疗胆瘘有很大帮助，但有可能促进肝肿瘤的复发、转移，应用时须谨慎。

## 五、胸腔积液

肝癌切除术后胸腔积液常见，多见于右肝癌切除术后。发生原因：①膈下积液；②右膈顶、后腹膜存在创面；③术后低蛋白血症；④肝周分离致淋巴管损伤、淋巴引流不畅。

如胸液少，无需处理，1 ~ 2个月后自行吸收。如量多引起呼吸困难、发热时，可经B超引导下穿刺抽液或置管引流，同时补充血浆或白蛋白。

## 六、肺部并发症

多与手术时间长、创伤大、膈肌抬高、呼吸运动受限或原有慢性肺病有关，尤多见于长期吸烟者及老年患者。术前让患者多做呼吸锻炼，术后经常转动体位和翻身拍背，鼓励患者多咳嗽排痰，给予雾化吸入。

## 七、切口感染和切口裂开

### （一）原因

消毒不严、手术时间过长、合并胆道及胃肠道手术、术后腹腔感染、术后腹水增多、术后发生肺部并发症或合并有糖尿病。

### （二）防治

合并糖尿病者，术前控制血糖水平。合并胆道和胃肠道手术时术前应用抗生素。进腹时在脂肪层电刀移动速度不能太慢，以免发生脂肪液化；术中遵循无菌操作原则，保护好切口；应逐层关腹，不留死腔；对切口大、术时长、肝硬化重估计术后腹水量多、小儿或慢性肺病的老年患者应作减张缝合。术后合理应用抗生素，勤查切口，勤换药。术后一旦发生切口裂开，应立即重新缝合，并加作减张缝合，延期拆线。

## 参考文献


[1] 吴孟超. 肝脏外科学. 2版. 上海:上海科技文献出版社, 2000:1-40.

[2] 黄志强. 肝脏外科. 北京:人民卫生出版社，1981:13-38.

[3] 黄洁夫. 肝脏胆道肿瘤外科学. 北京:人民卫生出版社, 1999:101-133.

[4] 韩永坚, 刘牧之. 临床解剖学丛书(腹盆部分册). 北京: 人民卫生出版社，1992:218-298.

[5] 马维义, 汪亚晴, 刘永寿. 临床实用解剖图谱(腹部分册). 北京:世界图书出版公司北京公司, 1998:213-254.

[6] Bismuth H. Surgical anatomy and anatomical surgery of the liver. World J Surg, 1982, 6:3-9.

[7] 黄瀛. 中国人解剖学数值. 北京:人民卫生出版社, 2002:157-162.

[8] Hiatt JR, Gabby J, Busutti RW. Surgical anatomy of the hepatic arteries in 1000 cases. Annals of Surg, 1994, 220:50-52.

[9] 刘树伟, 王怀经, 徐文香, 等. 肝后静脉的应用解剖. 中华外科杂志, 1991, 29:708-710.

[10] Zhou WP, Li AJ, Pan ZY et al. Selective hepatic vascular exclusion and Pringle maneuver: A comparative study in liver resection. European Journal of Surgical Oncology, 2008, 34: 49-54.

[11] 周伟平, 李爱军, 傅思源, 等. 前入路法肝静脉阻断切肝术. 中国实用外科杂志，2007, 27:392-394.

[12] 王岐本, 曾志成. 国人肝静脉. 中国现代医学杂志, 2006, 16:2619-2622.

[13] 刘瑾琨, 谭毓铨. 肝内胆管结构解剖与外科临床. 中国实用外科杂志, 1998, 18:66-67.

[14] Scott-Coner CE, Hall TJ. Variant arterial anatomy in laparoscopic cholecystectomy. Am J Surg, 1992, 163:590-592.

[15] 汤钊猷，余业勤. 原发性肝癌. 2版. 上海:上海科学技术出版社, 1999:281-434.

[16] 中国抗癌协会. 新编常见恶性肿瘤诊治规范(原发性肝癌分册). 北京:北京医科大学、中国协和医科大学联合出版社, 1999:33-71.

[17] 孙燕, 汤钊猷主译. 国际抗癌联盟(UICC)临床肿瘤学手册. 8版. 北京:人民卫生出版社, 2006:320-352.

[18] Bruix J, Sherman M. Management of hepatocellular carcinoma. Hepatology, 2005, 42:1208-1236.

[19] Llovet JM. Updated treatment approach to hepatocellular carcinoma. J Gastroenterol, 2005, 40:225-235.

[20] Lau WY, Ho SK, Yu SC,et al. Salvage surgery following downstaging of unresectable hepatocellular carcinoma. Ann Surg, 2004, 240:299-305.

[21] Okita K. Management of hepatocellular carçinoma in Japan. J Gastroenterol, 2006, 41:100-106.

[22] Yamashita Y, Hamatsu T, Rikimaru T, et al. Bile leakage after hepatic resection. Ann Surg, 2001, 233: 45-50.

[23] Lo CM, Fan ST, Liu CL, et al. Biliary complications after hepatic resection. Risk factors, managements, and outcome. Arch Surg, 1998, 133: 156-161.

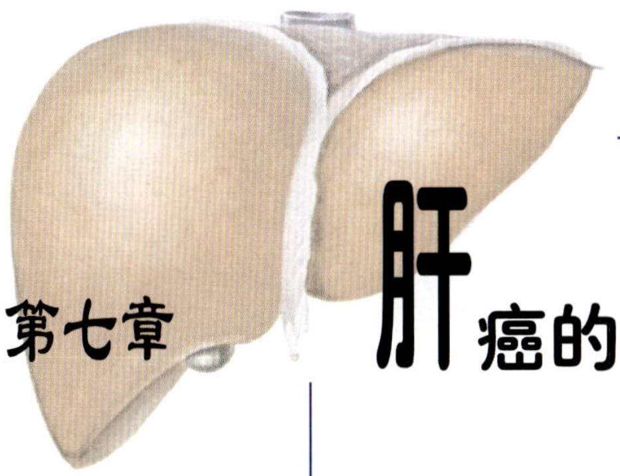

# 第七章 肝癌的肝移植治疗

张柏和 罗祥基 易滨 姜小清 吴孟超

## 第一节 肝癌肝移植的适应证

肝移植治疗肝癌走过了漫长的路程。早期的肝移植几乎都用于晚期肝癌患者，但是肝移植治疗肝癌的总体疗效让人沮丧，患者5年生存率不足20%，肝癌患者移植术后的高复发率和有限的生存率使肝癌从最初作为肝移植的主要适应证，到一度被认为是肝移植的相对禁忌证。然而，肝癌绝大多数具有病毒性肝炎和肝硬化的背景，尽管肝脏外科技术日益发展、肝癌综合治疗模式渐趋成熟，但能耐受肝叶切除并获得根治者不到20%，患者5年存活率低于5%。因此，全球移植界仍在不断探索采用肝移植的方法治疗肝癌。肝癌生长具有多中心的特点，同时由于门静脉高压的存在和硬化肝脏储备功能不良，肝切除的范围受到明显限制，因此肝部分切除术常常不能有效地完全清除肿瘤，而全部切除病变肝脏的肝移植则更有助于彻底清除肿瘤和减少复发。对于那些由于患有严重或二叶肝脏疾病进行肝脏切除手术而剩余肝脏不足以维持必要功能的患者，肝脏移植已经成为这些疾病的关键治疗措施。

肝移植治疗早期肝癌已取得了良好疗效，获得一致的肯定。关键问题是如何定义早期肝癌。虽然大家都认为肿瘤的大小、数量、分级、血管浸润程度及有无肝外淋巴结转移与移植术后的生存率及肿瘤复发率密切相关，但就具体标准而言仍有细小的差别。1996年，Mazzaferro等提出了Milan（米兰）标准：单个肿瘤直径≤5 cm，或多发肿瘤少于3个且最大直径≤3 cm，无大血管浸润，无淋巴结或肝外转移。这个标准的优点是疗效肯定，5年生存率在75%以上，复发率小于10%，仅需考虑肿瘤的大小和数量，便于临床操作。但是，多因素分析结果同时显示血管侵犯和AFP水平，而不是肿瘤大小和瘤灶数目，是独立性的预后影响因素。此后越来越多的研究揭示，Milan标准选择对于肿瘤的大小的限制过于严格，却忽略了血管侵犯这一肿瘤复发转移最直接相关也更为重要的因素，因此势必造成临床上应用与判断预后方面的局限性，一部分可能治愈的患者被排除在外。

Yao等在2002年提出的UCSF标准拓展了Milan标准，建议为：单个肿瘤，直径≤6.5 cm；或瘤灶数目≤3个，每个直径≤4.5cm，且直径合计≤8cm。其优点：疗效肯定，5年生存率为75.2%；扩大了Milan标准的范围。缺点：对肿瘤生物学特征考虑不足。pTNM分期是建立在术后的评分系统上，而不是术前的评估，由于其在预后判断方面的局限性，TNM分期并不能精确评估肝脏移植的候选人。有研究表明，肿瘤大小超过5cm、血管浸润以及组织学显示肿瘤分化程度较低等提示肝癌患者移植术后预后不良。

Pittsburgh 中心的 Marsh 等提出改良的 TNM 分期标准。Pittsburgh 改良 TNM 标准只将出现大血管侵犯、淋巴结受累或远处转移这三项中任一项作为肝移植禁忌证，而不将肿瘤的大小、数量及分布作为排除标准，由此显著扩大了肝癌肝移植的适用范围。但在术前很难对微血管或肝段分支血管侵犯情况作出准确评估，肝门等处的淋巴结肿大很可能是炎性的，需要行术中冰冻切片才能明确。一些中晚期肝癌患者可能由此受益，但其总体生存率却显著降低了，并由此减少了可能获得长期生存的良性肝病患者获得供肝的机会。2004 年美国器官分配网（UNOS）结合新的肝癌分期标准和终末期肝病模型建立的肝癌肝移植器官分配评分系统改良了肝癌分期（TNM）。后者不仅考虑了肝癌的进展情况，还结合患者的肝功能和全身情况进行综合评估，从而基本保证了符合 Milan 标准的肝癌与良性肝病有相对公平的机会获得供肝。其优点是：Ⅰ、Ⅱ期为 Milan 标准；与 MELD 联合，构成供肝分配评分系统。缺点：缺乏肿瘤生物学指标。此后，Iwatsuki 等综合肝癌瘤灶分布、肿瘤直径以及血管侵犯情况，制订出预后评分系统，其分级对肝移植预后和治疗方案选择具有重要指导价值。

关于肝癌的最佳诊断标准与术前治疗的角色依然存在争议。尽管超过一定大小的病变仅凭影像学表现就可诊断为肝癌，但较小的肝癌往往诊断较难。在美国，高达 25% 因肝癌而接受肝脏移植的患者最后未被证实患有肝癌。一些专家认为所有被认为应进行移植的患者都应该有病理学活检的确认，而另外一些专家则坚持认为结节小于 2cm 的患者才适合进行活检，这也为欧洲肝脏疾病研究委员会颁布的指南所支持。但活检可能造成肿瘤扩散和种植转移，还可能存在一定的并发症。

实际工作中各个移植中心很难完全按照某一固定的标准选择患者。德国 Broelsch 教授认为应扩大肝癌肝移植标准，肿瘤的大小和数量不是肝癌生物行为的全部指标，且当前的肿瘤分期系统还不完善，约 15% ~ 20% 可能做肝移植的患者被排除在标准之外。目前在国内移植界也尚无统一认识，极需要建立一个科学而适宜国情的受体选择标准来指导我国的临床实践。2005 年度中国肝移植注册数据显示，49% 的供肝移植给了肿瘤患者。但目前尚未制定出统一的符合我国国情的肝癌肝移植标准。如果拘泥于某个肝癌肝移植适应证的标准，可能会使一些患者失去肝移植机会。因此许多大的移植中心根据各自的经验，在 Milan 标准的基础上扩大了适应证。为此，我们应该制订出符合我国国情的肝癌肝移植标准，使肝癌肝移植规范化。

国内大多数学者并不主张对肝功能尚属于代偿范围的小肝癌首选肝移植治疗。目前在大多数移植中心，肝癌肝移植适应证都倾向于伴有严重肝硬化、无血管侵犯、无肝外转移的小肝癌。资料表明小肝癌肝移植后生存率较肝切除后稍高，而复发率较低。Poon 报道 52 例小肝癌行肝移植术，术后 1、3、5 年生存率分别为 88%、80% 和 71%，与肝切除术生存率接近；但在无瘤生存方面，肝切除组 1 年、5 年无瘤生存率为 74% 和 36%，移植组为 83% 和 60%；在复发方面，5 年复发率在肝移植组为 11.1%，肝切除术组为 82.6%；在远期存活方面，10 年生存率肝切除组为 35%，肝移植组为 60%，故小肝癌在术后无瘤生存和长期存活方面，肝移植优于肝切除。但由于肝移植费用高、供肝缺乏、手术风险相对较大、术后管理较为困难等原因，肝移植尚不宜作为可切除小肝癌的首选治疗，肝部分切除术仍将是目前治疗小肝癌的主要手段。而小肝癌合并严重肝硬化才是肝移植的最佳选择。尤其是难治性复发性肝癌，肝移植是最后唯一有效的治疗手段。东方肝胆外科医院报道复发性肝肿瘤的肝移植指征为：①肿瘤复发伴肝功能失代偿，无法进行其他有效治疗者；②复发性肝癌伴门静脉癌栓，未侵犯门静脉主干；③明确无肝外转移灶；④用其他治疗方法不能奏效者。对于肝母细胞瘤，由于肝母细胞瘤较肝细胞癌具有远期预后更好，当病变局限于肝脏且不可切除或手术切除后复发时，应该立即将患者列入肝移植候选人名单。

## 第二节 肝移植治疗的禁忌证

肝癌肝移植的禁忌证与其他肝脏疾病的肝移植类似，一些禁忌证是相对的，如果在手术前得以缓解，则可以进行移植手术。有些禁忌证则是绝对的，有的是由于术后存活期不可预料，另一些则是基于公平原则而不能将器官分配给那些根本不能满足原位肝移植（orthotopic liver transplantation, OLT）标准的患者。

## 一、年　龄

高龄是肝移植的一个重要相对禁忌证。年龄超过 70 岁而一般情况好、病情较轻行肝移植仍可获得较好的治疗结果。

## 二、酗　酒

酗酒是肝移植的相对禁忌证。尽管部分患者在术后饮酒的情况下依然能维持移植物功能，但那些因酒精性肝病而进行肝移植的大多数患者由于术后饮酒导致疾病的复发仍然是一个值得关心的问题。很遗憾，基本上没有什么可靠指标来预测患者术后是否酒精复饮，因此在术前很难预测哪些患者在术后具有最大的复发风险。

## 三、呼吸系统相关的禁忌证

肺部疾病（尤其是肺动脉高压）可能是肝移植的绝对禁忌证，因为严重的肺动脉高血压或肝、肺的缺血使患者不能经受移植手术的风险。在手术过程中，可发生多种血液学方面的危险，尤其在腔静脉钳夹与移植物再灌注时；这些变化可能引起患者心室功能损害。如果在移植前患者的肺动脉压经治疗后依然不能降到 35mmHg 以下，那么该患者将不能进行移植。

肝肺综合征确实可预测终末期肝脏疾病患者的发病率与死亡率。肝肺综合征患者在术后 1 年内的死亡率几乎是其他移植患者的 2 倍。然而，OLT 可能逆转早期肝肺综合征，因此可作为肝移植的适应证。由于多普勒超声检查对评估肺动脉压的参考价值有限，因此，推荐右心室内插管来对肺动脉高压者进行风险评估。

## 四、感染性疾病的禁忌证

### （一）HIV 感染

以前曾认为 HIV 感染是肝移植的绝对禁忌证。尽管存在争议，一些中心对 HIV 感染患者进行试验性肝移植，目前，还是将 HIV 感染作为 OLT 的相对禁忌证。HIV 阳性的 HBV 患者在移植术后经过预防 HBV 的复发治疗，其短期与长期存活率良好。国外多中心公布的资料显示，HIV 阳性患者与 HIV 阴性患者的术后 1 年生存率并无显著差别。目前，HIV 感染患者肝移植的绝对禁忌证是病毒多药耐受引起的不可控制的 HIV 感染、肾衰竭、白细胞性脑病、终末期营养不良、需要生命支持疗法以及可能的机会性感染。对 HIV 感染患者进行移植的中心应该擅长于 HIV 的治疗

### （二）其他感染性疾病

活动性、未控制的感染患者不能接受移植。患者在术后需要立即进行大剂量的免疫抑制剂，所以感染具有更高的危险。具有自发性细菌性腹膜炎的患者在移植前应接受有效治疗。耐药性细菌或真菌感染的患者需被剔除出移植名单，除非病原菌得到根除，因为在这种情况下进行的手术预后不良。对于耐药细菌（最常见的是耐甲氧西林金黄色葡萄球菌与耐万古霉素肠球菌）或真菌，推荐为期 4 ～ 6 周的适当抗细菌或真菌的治疗，并严格监督微生物培养，获得病原菌根除的证据。

## 五、门静脉癌栓

合并门静脉癌栓（PVTT）的肝癌患者是肝移植的相对禁忌证。理论上肝移植能将病肝及受肿瘤侵犯的门静脉系统一并切除，无疑更具有临床根治性。然而，几乎所有国内外文献报道了合并 PVTT 的肝癌患者肝移植后的高复发率。因此，绝大多数移植中心都将肝癌合并 PVTT 排除在肝移植的选择标准之外。但是，国内仍有不少 PVTT 的肝移植病例。郑树森报道 24 例肝癌合并 PVTT 患者施行肝移植，患者 1 个月内手术死亡率为 0，患者术后 6 个月、1 年以及 2 年累积生存率分别为 66.7%、29.5% 和 23.6%，显著高于常规手术切除组（$P$=0.0335）和未手术组（$P$=0.0316）。但该组患者 2 年无瘤生存率为 0，远期移植效果无疑令人失望。因此，郑树森主张，现阶段应将合并 PVTT 的肝癌肝移植治疗视为一种有效的姑息性手术方式，应持以审慎的原则来指导临床实践。

## 六、肝外转移

肝癌合并肝外转移无疑是肝癌肝移植的绝对禁忌证。对这类病人应严格遵循合理分配供体器官等医疗资源、追求长期无瘤生存率的最终目标。既往有肝外恶性病变（不包括非黑色素性皮肤癌或者可治愈的肿瘤）则属于相对禁忌证。

# 第三节　肝癌肝移植前评估

由于肝癌患者应该尽可能早地接受移植手术，所以，一旦患者被确诊为肝癌，应该尽快接受移植评估，移植前的准备工作就应该开始进行。尽管各家医院的程序与要求不尽相同，但大多数医院的程序均要求对患者的一般化学与血液学数据进行基本检查。

该工作包括检查患者是否存在隐性感染，后者可在免疫抑制的情况下复发。胸片检查以及结核菌素试验用来确定患者是否存在潜在结核杆菌感染。血浆反应素快速检查用来确定患者是否存在梅毒。也对 HIV 进行检测。在移植前任何感染都应该被治愈或控制。

一个全面的工作包括评估患者的一般情况及是否适合手术。该工作主要的检查包括心电图、胸片、超声心动图、心脏应激检查以及肺功能检查（包括一氧化碳弥散量与动脉血气检查）。该工作往往需要与相关专科的医生与专家共同合作，以更好地评估患者术前的风险。

从程序上讲，所有患者在术前均应对腹部、肝脏实质及脉管系统进行影像学检查。超声波被用来评估门静脉与肝管结构及确定肝脏的大小。CT 与 MRI 被用来排除肝癌或确诊超声显示的异常。上述检查之后必要时可能还需要一些额外检查，例如右心导管检查以排除肺动脉高压。

术后的死亡率与发病率可能与药物治疗的顺应性相关。如果不进行事先控制，成瘾性行为将对术后的移植物产生不良影响。由于患者的社会心理状态与社会支持对治疗的顺应性与结果有重要影响，因此全面评估患者的社会心理状态与经济能力也至关重要。

对于肝癌合并终末期肝脏疾病患者，应进行内镜检查明确有无食道胃底静脉曲张，并密切注意预防出血、肝性脑病的发生。

# 第四节　肝癌肝移植的伦理学

肝部分切除术仍是目前乃至今后相当长时间内肝癌治疗的首选术式，而肝移植是对肝功能失代偿的较早期肝癌及复发性肝癌外科治疗的有效措施。近年来，我国临床肝癌肝移植的发展极快，但在伦理学的把握方面仍有待提高。肝癌肝移植中的伦理学问题集中在受体知情同意、供肝来源与获取、供肝分配等方面。

## 一、受体知情同意

尊重患者的意愿是临床医学伦理学的原则之一，医生根据临床不同适应证制订治疗方案，给出医学建议。患者有权作出决定，同意或拒绝治疗方案。掌控独立意识和行为能力常与患者的自主权相关。患者的自主权要求患者具有作出决定的能力，被告知治疗方案带来的风险和利益，以及其他可能的治疗选择。患者的决定常受伦理、法律、宗教和患者个人特有文化的影响。医务人员与患者在医疗诊治和实施措施的决定和执行是构成医患关系的基础。医生与患者间的相互尊重、信任和协商是医患关系伦理的重要内容。

自主权和知情同意权是患者的基本权利。除个别外（如肝性脑病或儿童受体），必须允许肝癌患者参与有关实施肝移植的知情同意过程。重要的是，知情同意内容中不仅应告知移植手术过程，还应告知手术对移植术后生活的影响，以及需要密切随访和终身免疫抑制剂治疗。对活体供体肝移植，风险比其他活体捐献更大，应告知受体捐献者的风险，允许受体作出拒绝选择活体肝脏供体的最后决定。应特别尊重那些拒绝捐献者的决定。与成人－儿童活体肝脏捐献的情况不同，成人－成人的捐献者可能有不同的精神动力。后果是，供体手术的结果可能造成潜在成人受体承受巨大精神压力，而不能接受供体捐献。

我国人民的社会传统习惯和西方国家有很大不同，更加注重亲情关系，许多决定由家属完成，这是符合推定同意的伦理原则的。在最大限度保证患者知情的情况下，和家属详细的沟通是比较现实的做法。但应坚决杜绝使患者完全不知情的事情发生（昏迷和精神病患者除外）。

## 二、供肝来源的伦理学问题

充足高质量的供体器官是广泛器官移植的前提。供体主要来源于脑死亡的尸体，活体供体只占相当少的比例。由于供体不足，要增加器官供体引发了许多社会伦理和法律问题。

### （一）尸体供肝的伦理学问题

不论哪种捐献方式，自愿捐献是基本原则。尸体器官来源最关键的伦理学问题是知情同意问题。只有捐献者生前知情且出于自愿同意死后捐献器官才符合伦理学要求。一旦脑死亡法律标准确定，理论上可以大大增加潜在的尸体供肝。但受到传统观念的影响，具有自愿捐献意愿的人群极其有限。即便是脑死亡者，亲属也很难作出捐献决定。公民死后捐献器官是一种利国利民的利他行为，在伦理道德上应该推崇。因此，国家应该有明确的态度，并制定相关政策来推动与鼓励公民死后捐献器官。

关于死刑犯处决后器官的利用，如果死刑犯与普通公民一样捐献器官，并且其捐献是自愿同意的，是符合伦理学原则的。不过，由于死刑犯处于弱势地位，确认其自愿的知情同意是很重要的问题。

### （二）活体捐献的伦理学问题

活体肝移植是技术要求极其复杂的手术，供体必然会冒一定的风险，除知情和自愿外，要求医生本着高度负责的态度，充分了解供体的健康状况、肝功能及解剖结构，保证供体安全。优先考虑供体利益为其原则。二是供体的风险和利益应尽可能对等。一般来说，供体的最大利益是受体的生存，这也对受体手术成功率提出了更高要求。尤其是肝癌肝移植术后复发的问题使得总体效果仍欠佳，因此如何选择活体肝癌肝移植的受者也是专业医务工作者需要充分考虑的因素。当供体和受体两者的健康状况置他们于手术并发症或死亡的高风险时，外科医生有义务不接受活体捐献

## 三、供肝分配的伦理学问题

器官是一种稀有的卫生资源，因此不可能按需分配。供肝分配一定要遵循公正的伦理学原则。

我国一些医疗机构的肝移植患者中肝癌患者占了相当大部分，其中一部分是不宜施行移植手术的，尤其是门静脉大分支内有癌栓者做肝移植，并不提高患者生存时间和生命质量，却极大地浪费了有限的社会资源。现阶段我国早期肝癌的肝移植虽是一种有效的手术方式，但不应成为肝移植的主体和未来发展趋势。因此，在坚持积极综合治疗的同时，对于部分确已不宜接受肝移植的肝癌患者，不应施行肝移植手术，对个人或其家庭看似残酷，却节约了社会资源和财富。我国肝移植已经有相当的数量和规模。

目前，还有一个引起社会高度关注的问题是器官转让中的商业化倾向。全世界一致主张禁止人体器官买卖。捐献者无偿提供器官应该成为肝移植的另一重要准则。目前，各国法律，包括西方发达国家的法律都明确禁止器官买卖。至于能否在法律严格界定的情况下，提供某些补偿，如减免（部分）医疗费等，有待于进一步探讨 。我国肝移植已经有相当的数量和规模，建立一个全国的或区域的合法机构，合理公平地分配器官资源，更好地服务于待移植患者。西方国家普遍建立了联合器官共享网络系统，有效地利用了有限的供肝。目前我国已设立肝移植准入制度，但在保证供肝分配的公平方面尚存在问题。

## 四、加强宏观管理，发挥伦理委员会的作用

我国政府和卫生行政部门已经高度关注到在器官移植中存在的问题，国务院正在积极讨论制定相关条例。2006 年 7 月 1 日卫生部开始实施《人体器官移植技术临床应用管理暂行规定》，目的是解决器官移植的无序状态。2007 年 4 月 6 日国务院颁布《人体器官移植条例》，是我国首部关于器官移植的国家性法律文件，并于 2007 年 5 月 1 日开始实施，但未涉及脑死亡。与此同时，卫生部从 2007 年实施了开展器官移植医院的资质认证工作。这些措施为我国依法、有序、有效、开放式开展器官移植工作提供了有力保障，也为患者提供了器官移植后有效的长期随访与监管。

另外，必须真正发挥伦理委员会的作用。任何一例器官移植必须在术前由伦理委员会对该病例进行充分讨论，审查其科学价值和伦理学的可

接受性。伦理委员会的组成和活动必须遵循国际公认的工作准则，并保证做到审查的独立、公正、多面和透明。通过严格伦理审查，使知情同意原则和有利无害原则得以坚持，弱势群体利益得以确实保护，患者权利得到尊重。

## 第五节　移植前的肝癌治疗

移植前局部或全身治疗对于肝细胞肿瘤的地位还不清楚。移植前进行治疗的目的是降低移植候选者肿瘤复发与进展的风险。理论上讲，通过肝移植术将病变肝脏移除几乎不可能引起恶性肿瘤的转移。然而，供肝等待时间过长不可避免地会使相当一部分的小肝癌由于肿瘤进展而丧失手术时机。Sarasin 等研究提示，当等待肝脏的时间大于 8 个月，肝移植所能带来的益处将被肿瘤生长和扩散造成的风险所掩盖。因此，对长期等待供肝的患者主张先进行术前治疗。

术前经动脉化学栓塞（TAEC）治疗能否减少肝癌肝移植术后的复发，延长肝移植后患者的生存时间目前尚无定论。1995 年，Venook 及其同事指出，有些肝癌患者（少于 3 个结节，结节 <3 cm；或 1 个结节，结节 <5 cm）在原位肝移植前接受化学栓塞治疗远期预后较好。11 名患有不能切除的肝癌并在移植手术前接受化学栓塞治疗的患者中，有 10 名患者在平均 40 个月的时间内无肿瘤复发。由于很多研究均在移植手术前采用常规的化学栓塞治疗来预防肿瘤进展，因此目前这样的治疗措施被广泛用于等待期的肝癌患者治疗。

关于 TACE 有效性的随机数据是有限的，然而，尽管肿瘤较大，但确诊并接受 TACE 的患者与偶发肿瘤患者相比术后复发率较低，该事实提示 TACE 可能降低肿瘤的复发率，尽管其可能反映的是两组患者肿瘤生物学方面的差异。TACE 可以治疗肿瘤太小以致影像学无法发现的患者。但是，TACE 可能造成病肝充血水肿、肝动脉内膜损伤，增加肝移植术后并发症，所以术前行 TACE 应有选择性。目前有些移植中心采用口服化疗药代替术前 TACE。

经皮给予乙醇、乙酸以及射频消融术（RFA）也被用来治疗肝恶性疾病。乙醇可通过超声引导下细针穿刺注射，但仅仅对小病变（2 ~ 3 cm）有效。RFA 与乙酸可用来治疗大小为 5 cm 左右的病变，RFA 也可通过腹腔镜或腹腔手术的帮助下在手术室内进行操作，通常需要在超声波的指导下进行。对于较大的病变来说，直接 RFA 往往产生较 TACE 程度更大的坏死，但 RFA 可能出现针道扩散。更多的情况下采用联合治疗措施，尤其对于病变较大（例如超过美国器官共享网络额外权利标准）或等候移植时间可能过长的患者。

最近的数据表明，新辅助化疗能改善移植术后的生存状况。研究表明移植前进行消融治疗（乙醇注射、栓塞治疗、TACE 或 RFA）的研究表明，经消融治疗的肝癌患者在原位肝移植后无肿瘤复发的生存患者比例显著提高：69%（接受消融治疗者）：31%（未接受消融治疗者）($P < 0.001$)。而且肝癌的恶性生物学行为特征越高，术前治疗影响越大；肿瘤结节数目越多，获得的生存利益越多。

## 第六节　肝癌肝移植的常用术式

肝移植发展至今，常见术式有四种，即原位肝移植、背驮式肝移植、原位肝移植腔静脉成形术和活体肝移植。

1963 年 Starzl 等首创应用的原位肝移植术（OLT）被公认为是肝移植的经典术式，目前，经典的原位肝移植术仍是肝移植手术的主要术式之一，在肝癌患者，经典肝移植则是首选的术式。OLT 在手术中需将肝后的下腔静脉作为病肝的一部分一起切除，因而使无肝期的血流动力学明显不稳定，对肾功能的影响也较大，植肝时需吻合肝下下腔静脉，延长了无肝期的时间。部分重症患者难以耐受，术中需麻醉师密切配合。1984 年 Shaw 等创用了股静脉 - 门静脉 - 腋静脉体外静脉转流（VB）技术，很大程度上改善了下腔静脉夹闭及切除对机体的影响。此后，不少移植机构还应用单纯的股静脉 - 颈内静脉体外静脉转流，但体外静脉转流除需昂贵的医疗设备外本身存在许多弊端，如空气栓塞、凝血功能障碍、顽固性低温和手术操作复杂费时等。

背驮式肝移植由 Calne 于 1968 年首先提出，Tzakis 于 1989 年在成人肝移植中首次成功应用该术式，由于存在术中不阻断下腔静脉无需静脉转流，受体血流动力学稳定，手术相对创伤小、出血少等诸多优点，目前该术式已成为大多数肝移植中心原位肝移植的主流术式。但该术式除术中病肝切除外科手术技术要求较高，容易发生移植肝静脉流出道梗阻。对于肝癌患者，从理论上讲，手术一开始即阻断门静脉血流，对减少术中肿瘤细胞的扩散转移是有帮助的。另外，背驮式肝移植时，门静脉的离断有利于病肝的分离切除。

原位肝移植腔静脉成形术的主要优点是简化切肝分离步骤，缩短切肝及无肝期时间，肝上、下腔静脉吻合口较大，无移植肝流出道梗阻的顾虑。掌握该术式有助于手术医师在遇到术中意外大出血及再次肝移植等切肝较困难时移植手术的完成。

活体肝移植（LDLT）的技术首先由 Broelsch 和其助手在狗身上成功地完成。1988 年，Raia 和同事首次在儿童患者成功进行了活体供体肝移植手术，并在 1989 年再次获得成功。1989 年，Strong 和合作者也成功地为一个 17 个月大的患儿完成了活体供体肝移植手术，使用从其母亲分离的部分左侧叶肝进行移植。紧随其后，Broelsch 和助手报道他们成功进行了人活体肝移植，他们不仅在外科手术技术上走在前沿，并且为此新型手术建立了符合伦理道德的规定。LDLT 的最大优势是明显减少移植前的等待时间。活体供体移植可避免患者在等待肝移植的过程中出现严重的失代偿而危及手术的成功或导致患者死亡。LDLT 的另一个优势是可在数天、数周甚至数月前安排手术；相反尸体供体肝移植的手术则以“急诊”为主。LDLT 的可选择性允许受体接受药物治疗，以便在移植前稳定或改善他们的潜在疾病，使他们在接受手术时处于最佳状态。另外，LDLT 的冷缺血时间显著低于尸体供体肝移植。LDLT 的最大缺点是活体供体可能死亡和出现并发症。美国调查提供的资料表明，活体供体总的并发症发生率在 15% 至 28% 之间。最常见的并发症是胆道问题如胆瘘或胆管狭窄，其发生率为 6%。LDLT 另一个重要的缺点是肝右叶大小通常比整个尸体供肝小 1/3。故 LDLT 术后受体比尸体供体肝移植术后死亡的风险大。因此，LDLT 的最佳候选人是手术风险小并且因需要急症内科而必须尽快行肝移植的患者。目前国内外该技术日趋成熟，LDLT 是治疗不可切除的小肝癌以及进展期肝癌的一种有效手段，我国发展 LDLT 是大势所趋。

总之，国内各大移植中心对肝癌肝移植的适应证掌握日趋严格，国内移植界应认真总结经验教训，加强肝癌肝移植的研究，重视并妥善处理受体选择、围术期管理以及移植后复发等问题，以期获得肝癌肝移植最佳疗效。

（张柏和 罗祥基）

## 第七节 肝移植术前及术后处理

原发性肝癌施行肝移植的术前、术后处理属于围术期处理的范畴，由于本章篇幅的限制，有关肝移植术中处理、麻醉管理的内容在本节不做探讨。肝移植不可避免要涉及受体与供体，所以肝移植的术前处理当然包括二者的术前评估、准备和治疗，鉴于本章讨论的是原发性肝癌患者的肝移植术，本节主要探讨受体的术前及术后处理。

### 一、肝移植术前处理

#### （一）原发性肝癌患者的移植前评估

一旦原发性肝癌的患者具备肝移植（liver transplantation, LT）适应证，且无明确禁忌证，鉴于目前肝移植的巨大风险和高昂代价，对受体术前全面、准确的评估便必不可少[1]。评估的目的是为了准确了解患者移植前状况、估计移植风险大小，并且期望获得移植后最佳疗效。以医疗风险管理的观点来看，LT 术前评估就是测定 LT 风险发生的概率及其损失程度，为风险管理提供决策依据，随后的移植时机选择、术前准备治疗、术后处理等即是降低风险的措施。评估的主要内容包括如下方面：

1. 一般情况　原发性肝癌可发生在任何年龄，根据上海东方肝胆外科医院 1960–1998 年手术切除肝癌 5 524 例的资料统计，高峰年龄在 40 ~ 59 岁（66.1%），一般认为受体年龄不超过 65 岁。原则上供、受体 ABO 血型尽可能相同，至少符合输血原则。测量受体身高、体重、体型、肝脏大小，以便选择体积匹配的供肝或对之进行必要的处理。术前营养状况也与移植预后相关。

2. 肝癌的临床病理指标及治疗情况　原发性肝癌目前仍是国内 LT 的重要适应证。可能与预后相关的临床病理指标包括：肿瘤最大直径、分布、数目、包膜、TNM 分期、门静脉癌栓、胆管癌栓、AFP 水平等。患者在 LT 前可能已接受了手术切除、TACE、射频消融等治疗，了解治疗史对术中病肝游离切除、出血控制、血管及胆管吻合等尤为重要。

3. 肝脏局部解剖　无论选择何种 LT 术式，术前对受体肝脏及相关脏器局部解剖的了解都至关重要。术前腹部的影像学检查已成为常规，尤其是了解肝脏三个肝门区域、腹腔动脉系统的解剖。多普勒彩超、CTA 或 MRA 已广泛用于血管系统的成像，MRCP 对显示胆道更具优势。对肝癌而言肿瘤的精确定位、门脉和胆管有无癌栓更须关注。

4. 病毒感染及肝功能状况　国内原发性肝癌患者 HBV 感染率为 90%，CMV（巨细胞病毒）普通人群感染率约 85%。为了移植后病毒感染的防治，术前有必要检查：HBV、HCV、HDV、CMV、HSV、EBV、HIV 等。肝癌患者可以合并亚急性肝功能衰竭和慢性终末性肝病，而大部分入选患者肝功能状况较好。常用的指标有：PT、血总胆红素、肝硬化并发症的种类和程度、Child-Pugh 分级等。

5. 合并疾病及重要脏器功能　感染性疾病常会延迟 LT 手术，急、慢性感染、化脓性感染、隐匿性感染、结核、真菌感染等均需要进行专科检查确诊。心血管疾病[2]、内分泌疾病、胃肠疾病、精神神经系统疾病术前也要进行充分评估。术前应常规进行心、肺、肾功能检查以估计移植风险，肾功能不全必须区分功能性肾衰（肝肾综合征等）还是器质性肾衰竭。

6. 社会－心理与经济状况　移植前对患者及其家庭成员的社会－心理与经济状况进行评估，了解其对所患疾病、器官移植的认识、心理状态、精神疾病病史、文化信仰背景、经济状况、家庭支持情况，评估患者对预后的期望值、依从性、移植后生活质量、移植对原有精神疾病的影响、家庭支持系统的满意度、有无经济实力进行移植手术并维持术后长期治疗。

### （二）原发性肝癌患者的移植前准备

原发性肝癌患者一旦具备肝移植指征[3, 4]，即进入移植的术前准备阶段，术前评估也可以看作术前准备的一部分。移植前准备的目的只有一个，就是尽可能地使患者处于肝移植的最佳准备状态，从而尽可能地降低肝移植风险，获得良好的预后。肝癌患者的肝移植前准备相比其他疾病 LT 而言，既有相似之处，又有特殊要求[5, 6]。

1. 移植时机的选择　对原发性肝癌患者来说，确定适宜的移植时机比单纯终末期肝病患者相对容易一些，原则上确诊后尽可能早地接受移植手术，尽可能在肿瘤病程的早期接受移植。然而确诊时患者大多数为中晚期肝癌，这样既要求我们严格掌握适应证，更要求对肝癌高危人群普查等肿瘤早期诊断措施的大力支持。此外，由于肝脏供体的紧缺和等待移植患者的增加，相当一部分肝癌患者仍需等待。 肝移植作为治疗原发性肝癌的手段之一，尽管近期的文献显示相同分期的原发性肝癌接受移植的远期存活率优于肝切除，但巨大风险、高昂代价仍然是限制其应用的一道门槛。另外，肝移植前的近期完成的其他治疗手段（TACE、射频消融、氩氦刀等）亦可能对进行移植增加出血、肝周粘连等风险，需要选择合适的时机待风险适当降低，再施行移植。

2. 一般准备　原发性肝癌的患者术前禁止剧烈活动以减少肿瘤自发破裂的机会，尽量避免外源性感染，搞好个人卫生。术前晚清洁灌肠，氨基苷类抗生素、制霉菌素口服预防感染。手术当日可查咽拭子、痰、尿液等细菌培养、药敏试验。

3. 心理准备　随着肝移植的发展，受体的心理学和精神病学的问题也接踵而来，尤其是肝癌患者还要承受癌症和移植的双重压力。在充分评估以后，正确的心理引导、良好的医患沟通、适当的药物治疗能够改善患者的心理状态，提高患者及家属的依从性，降低医疗纠纷的风险。

4. 麻醉准备 肝移植手术是外科手术中最复杂的手术，创伤大、出血多、时间长、内环境变化急剧，对麻醉医生也是一种挑战。术前麻醉医生应对患者进行评估，内容包括：肝脏及肝外器官功能状况、能否接受肝移植手术、手术风险大小以及等待移植期间接受的治疗等。麻醉前用药应该个体化，有肝性脑病者避免使用镇静剂，为减少胃液并降低其酸度，术前可预防应用抑酸剂。

5. 血液制品准备 虽然选择肝移植的原发性肝癌患者大部分肝功能状况较好，但是部分患者仍然存在着不同程度的凝血功能障碍。况且肝移植手术中出血量远大于普通手术，所以术前对血液以及各种血液制品的充分准备对保障手术顺利进行、减少术后并发症、降低术后死亡率非常重要。充分合理的准备取决于术前对受体凝血功能的正确评估、对围术期可能加重凝血障碍因素的认识防范。一般而言，大出血时补充失血量新鲜全血优于库血，对术前血小板偏低或术中可能大量消耗者术前必须准备血小板悬液，新鲜冷冻血浆是肝移植时补充凝血因子较好的选择，冷沉淀富含纤维蛋白原和VIII因子，凝血酶原复合物、纤维蛋白原、重组VII因子等也是常用的凝血药物。

### （三）原发性肝癌患者的移植前治疗

原发性肝癌患者的移植前治疗包括两个方面：肝脏肿瘤的治疗和合并疾病的治疗。按时间来分移植前治疗包括两个阶段：决定移植前的治疗和等待移植的治疗。以受体年龄来分包括：成人和儿童的移植前治疗。

1. 原发性肝癌的移植前治疗 原发性肝癌患者在决定接受肝移植之前，可能已经接受了包括肝移植在内的多种治疗手段。由于长期存在的肝移植治疗原发性肝癌效果的争议、日益突出的供体匮乏、移植手术沉重的经济负担等原因，一些患者接受移植时已不是首选的移植时机。随着肝移植病例选择、手术技术、HBV再感染控制、免疫抑制等方面的进展，肝移植的近、远期生存率明显提高。近期的文献认为：对于相同分期的原发性肝癌（主要是肝细胞癌），肝移植的术后远期存活率和复发率优于肝切除术。

在决定接受移植以后，肝癌患者等待供肝期间的治疗是关注的热点。一方面，等待时间的长短直接影响肝移植的效果。Sarasin等认为符合Milan标准的肝细胞癌患者等待6个月而失去移植机会的比率是30%。因而拓展肝源的方法备受关注，利用活体供肝、边缘性供肝、非脑死亡供肝、Domino供肝，以及植入肝再利用都是很好的办法。另一方面，等待期间的治疗方法研究也如火如荼，Majno等认为肝切除术后严密观察并进行补救性肝移植可作为延长等待时间的手段。Veltri等认为TACE+PEIT可控制肿瘤生长，提高移植后无瘤生存率。Pulvirent等认为射频消融也是控制肿瘤生长、延长等待时间的有效手段。

2. 病毒性肝炎的移植前治疗 原发性肝癌患者多合并嗜肝病毒的感染，其中乙肝、丙肝、巨细胞病毒最为常见。移植前病毒性肝炎的治疗首先应该进行各种病毒的检测，然后进行针对性的抗病毒等治疗，治疗的目的是为了：控制或清除移植前病毒感染、防治移植后病毒复发性感染、改善肝移植预后。拉米夫定、泛昔洛韦、小剂量干扰素等药物，对移植前清除HBV-DNA均有一定作用[7]。干扰素单独或联合利巴韦林术前治疗能够降低部分患者的HCV水平。更昔洛韦是控制CMV感染有效药物。泛昔洛韦、阿昔洛韦对单纯疱疹病毒性肝炎治疗有效。

3. 肝硬化并发症的移植前治疗 原发性肝癌患者多合并肝炎后肝硬化，甚至出现失代偿发生各种并发症。其移植前治疗方法和目的等同于一般的终末期肝病并发症的治疗，且已被大家熟知。主要包括：腹水、原发性细菌性腹膜炎、水电解质平衡紊乱、上消化道出血、营养不良、肾功能不全、肝性脑病、肝肺综合征等的治疗。

4. 移植前的ICU监护 对一般情况很差、合并肝功能衰竭的等待移植患者进行术前ICU监护非常重要。这些重症患者术前随时都有可能有生命危险，治疗的目的是：改善危重的临床状态使之维持相对稳定，为等待肝移植争取时间，为降低肝移植术中、术后风险创造条件。治疗重点是有效控制感染、维持重要脏器功能、纠正严重的内环境紊乱。术前人工肾、人工肝支持，积极而完全地纠正凝血障碍都是有效的手段。

### （四）肝移植供体的术前处理

合适的供体是肝移植成功的先决条件。移植用供肝可取自尸体（有心跳的脑死亡者或无心跳死者）或活体（亲属或非亲属）。为了保障肝移植的成功，在肝移植供体手术中获得新鲜而有功能的供肝，术前对供体进行选择、评估和准备是必要的。

1. 肝移植供体的选择

（1）脑死亡供体：供体的主要生命脏器尤其是肝形态和功能必须正常，无全身性血管疾病、血液病、恶性肿瘤、感染、肝脏疾病、酗酒。年龄≤ 55 岁，ABO 血型相同或相合，临终前血流动力学稳定等。由于严重的供肝短缺，边缘供体的概念不断扩大，以上部分标准已适当放宽。

（2）活体供体：供体供肝部分与受体大小匹配，有足量能发挥功能的肝实质，血管胆管条件适合重建，志愿捐献并对供、受体移植风险、预后知情同意，其他标准基本同脑死亡供体。

2. 肝移植供体的术前准备　对所有类型的肝移植供体进行全面系统的术前检查都是有益的。

（1）脑死亡供体：一旦供体被宣布脑死亡，移植人员必须立即监管供体处理，进行有效的支持治疗，使供体在器官切取前保持近乎正常的生理状态。包括：循环呼吸系统支持、维持水电解质平衡、调控体温、预防感染等。

（2）活体供体：按肝切除术前常规准备，并需注重心理准备。

## 二、肝移植术后处理

### （一）肝移植术后重症监护

肝移植受体术后的重症监护一般是指手术结束至转回普通术后病房的监护治疗阶段。经过医疗干预，患者的内环境与各器官系统的功能逐步趋于稳定，移植新肝与受体机体逐步相互适应，此阶段是移植术后管理的重要时期。无严重并发症的患者一般留观 24 ~ 72 小时，治疗时间长短取决于患者的术前状况、术中情况、供肝质量等因素，此阶段的治疗结果往往能够预测肝移植术后近期甚至远期的预后。

1. 监护的一般内容和治疗　ICU 医生首先要了解手术情况和麻醉过程，掌握生命体征、心肺腹部肢体体征及尿液情况，检查各种输注引流监测管道。然后进行各系统功能持续监测，如呼吸、循环、泌尿、神经等系统、腹部情况（腹腔引流、体征等），并计算出入量，进行 X 线、B 超等检查，检测生化、血糖、淀粉酶、血常规、细菌和真菌培养及药敏等指标。一般治疗包括护理、换药、抗感染、抑酸、营养支持、控制血糖、维持水电解质及酸碱平衡等。

2. 移植新肝功能的监测与维护　如供肝质量良好，无继发肝功能损害因素，移植新肝功能应该逐步恢复。通过监测血乳酸、血清胆红素、相关酶学、凝血机制、特殊肝功能试验、胆汁引流量及性状、肝血流多普勒彩超、肝组织穿刺活检、免疫功能试验、免疫抑制剂浓度等对肝功能进行评价[8]。如恢复顺利，患者恢复清醒，前 24 小时血乳酸浓度进行性下降，高血糖易于控制，3 ~ 5 天凝血酶原时间降至正常，1 周内血清胆红素及相关酶学指标下降至正常，胆汁分泌量增加、色泽金黄。早期肝功不全的可能原因有：供肝保存再灌注损伤、原发性肝功能障碍、供肝脂肪变、肝血管并发症、胆道并发症、排斥反应等。查明原因后针对病因进行治疗以期改善肝功能，前列腺素 E1 有助于减轻肝脏保存损伤。对于不可逆转的肝衰，只能尽快再次移植。

3. 其他重要脏器功能的监测与维护

（1）呼吸系统监测：肺部症状体征、动脉血气、氧饱和度、呼吸机模式及其他参数、痰细菌和真菌培养及药敏、胸平、B 超等，容易出现的问题：ARDS、肝肺综合征[9]、肺不张、胸腔积液、肺炎等，需针对病因进行治疗，移植肝衰竭经治疗好转或再次移植后出现 ARDS 提示预后不良。

（2）循环系统监测：心血管症状体征、心电监护、CVP、有创动脉压等，常见并发症：高血压、心脏衰竭[10]、肺动脉高压，后者预后差。

（3）泌尿系统：泌尿系症状体征、每小时尿量、比重、肾功能、尿常规、尿细菌和真菌培养及药敏等，临床常见问题：肾功能不全、尿路感染等，前者需区分肾前性少尿、肝肾综合征[11]、肾脏器质性肾衰，并去除病因或进行替代治疗。

（4）神经系统监测：意识状态、精神状态、神经系统体征、脑电图、颅脑 CT 等，常见的原因：脑缺氧、感染性脑病、药物毒副作用、肝肾功能障碍、脑桥脱髓鞘、脑梗死等。处理上必须针对病因、适当对症。

**（二）肝移植术后早期处理**

肝移植患者术后早期处理是以术后时间来划分，指手术结束到呼吸循环趋于稳定、肝肾及胃肠功能逐步恢复的一段时间内的治疗，在此期间患者病情变化复杂，治疗多在ICU完成。需要强调的是肝移植患者的顺利康复依靠外科、麻醉、ICU、内科等医师的通力合作，术前处理、手术操作、麻醉管理直接影响术后早期处理。

1. 一般处理

（1）饮食：术后禁食、胃肠减压。少量药物可经胃管注入，夹闭2小时后开放。胃肠功能恢复后尽早进食，有血淀粉酶偏高者推迟到正常后，进食注意避免干扰FK506等药物吸收。

（2）呼吸支持：部分患者需要呼吸机支持，选择合适的呼吸模式、氧浓度等。脱机后给予吸氧、加强气道管理和肺部护理，应用盐酸氨溴索等促排痰药物，预防肺部感染。监测相关指标尤其是$PaO_2$，警惕肺间质水肿，鉴于多数患者水钠潴留，需要加强利尿。中等量以上胸腔积液需要引流。

（3）循环支持：术中容量往往变化大，术后依据BP、CVP、血常规等及时纠正容量，维持器官正常灌注压。维持良好的血胶体渗透压，凝血功能改善后补充胶体以白蛋白为主，适度纠正贫血。

（4）通畅管道：维持各引流管道通畅引流，观察引流液量及性状。维持药物输注管道通畅，血管活性药物给药管路与其他药物分开。

2. 药物治疗

（1）纠正水电解质及酸碱失衡紊乱：补液量根据腹腔出血、腹水、尿量、其他引流液丢失量，结合体温、肝肾心肺功能、CVP等掌握，尽量避免不足或过量，胶体和晶体比例合适。及时纠正电解质紊乱，低钾、低钙、高钠尤为常见。监测血气，去除酸碱失衡病因，如肝功恢复良好，早期代谢性酸中毒不必完全纠正，因为代谢性碱中毒随后而来。

（2）抗感染药物：①抗细菌：预防性用药选用肝肾毒性小的广谱抗生素，应用3～5天后停药，有明确感染者尽量选用窄谱敏感抗生素。合并结核者应用抗结核药。②抗真菌：预防用药可用制霉菌素漱口或胃管注入，酮康唑乳剂擦涂皮肤皱褶处。明确感染选用氟康唑或两性霉素B，必要时停用广谱抗生素。③抗病毒：CMV感染应用更昔洛韦防治，HSV感染应用泛昔洛韦或阿昔洛韦防治，HBV再感染防治应用拉米夫定＋HBIg。HCV再感染防治可用干扰素＋利巴韦林尝试。④防治原虫感染可选用相应敏感药物。

（3）免疫抑制剂：肝移植的免疫抑制方案不尽相同，目的：尽量延长移植物存活时间、尽量减少免疫抑制剂毒副作用，达到免疫耐受。现常用方案：FK506或CsA＋MMF＋激素三联用药，对于肝癌患者也有中心选用加用IL-2R拮抗剂的无激素方案，能否改善肝癌预后尚待评价。按照供受体配型原则超急排已很罕见，急性排斥也相对少见，多用甲强龙冲击疗法，反复无效者可用$OKT_3$。

（4）止血与抗凝：药物一定要在严密监测出凝血指标的基础上使用。①止血：术后早期出血常与新肝功能不良、凝血功能障碍、手术止血不彻底、吻合口出血等有关。如存在凝血障碍可应用血液制品及止血药物，笔者认为尽量维持血小板计数稍高于$30\sim50\times10^9$/L，凝血酶原时间15～20秒，部分凝血活酶时间150～200秒，纤维蛋白原>2g/L。如继续出血提示可能存在血管性出血，应立即再手术止血。②抗凝：为预防吻合血管血栓形成，在无活动性出血的情况下，笔者认为凝血酶原时间进入20秒以内即可抗凝，低分子右旋糖酐、复方丹参、$PGE_1$、阿司匹林、肝素等均是常用药物。

（5）保肝药物：如移植肝功能恢复良好，无需特殊保肝。$PGE_1$对保存再灌注损伤有益。

（6）肾功能保护：移植术后早期多数患者存在水钠潴留，尤其是使用大量激素者，加强利尿排泄代谢产物对保护肾功能有益。小剂量多巴胺2～5 μg/（kg·min）可扩张肾血管，$PGE_1$也有保护作用。更主要的是避免引起肾功能损害的情况。

（7）胃肠黏膜保护：奥美拉唑、法莫替丁、硫糖铝等具有胃黏膜保护作用。

（8）镇静镇痛治疗：药物应用必须了解患者移植肝功能恢复状况和意识情况，避免过度镇静，选用短效药物。应用哌替啶、吗啡镇痛时注意避免呼吸抑制、Oddi 括约肌痉挛。

（三）肝移植术后中期处理

肝移植术后的中期处理一般是指早期处理后一直到出院的一段时间内的治疗，通常持续到移植术后 2 ~ 4 周，在此期间患者一般情况逐步好转、病情相对稳定但容易出现反复，治疗多在术后普通病房完成。中期处理除了延续早期处理的部分内容，处理上又有所侧重。

1. 新肝功能恢复监测与相关并发症预防　移植新肝功能情况仍然是密切关注的重点，也是影响肝移植成败的关键。肝功能监测指标在本节移植术后重症监护中已经介绍，如果术前、术中、术后存在供肝功能损害的因素，都可以引起供肝功能恢复延缓，重者导致供肝功能衰竭[12]。表现为黄疸、乏力、相关酶学（ALP、ALT、AST、γ-GT 等）偏高、凝血酶原时间延长、胆汁质量异常、影像学异常、组织学异常等表现。肝功能损害的常见原因除了在前面提到的以外，还有：全身或局部的细菌感染、隐匿性感染、真菌感染、病毒性肝炎、CsA 或 FK506 等药物中毒。部分原因术后无法预防，感染、排斥反应、药物中毒等可采用如下措施预防：合理的预防性抗感染治疗，正确的免疫抑制治疗，严密监控可疑药物的浓度及用药反应。

2. 免疫抑制剂的剂量调整与种类转换　术后免疫抑制方案目前多以钙调素抑制剂 FK506 或 CsA 为主的三联用药，联合 MMF＋激素，也有用二联，FK506 因为其毒副作用较轻而有取代 CsA 的趋势[13]。FK506 的用法：术后起始剂量：术后 2 ~ 5 天 0.1 ~ 0.15mg/(kg·d) 分 2 次口服。全血谷值浓度维持：1 个月内 10 ~ 12 ng/ml，1 ~ 3 个月 8 ~ 10 ng/ml，3 个月以上 5 ~ 10 ng/ml。根据免疫诱导、联合用药、血药浓度、肝肾功能、饮食影响、与其他药物的相互作用调节。环孢素（CsA）用法：平均口服剂量 8 ~ 10mg/(kg·d) 分 2 次口服，术后 1 个月内理想血药浓度 150 ~ 250 ng/ml，1 个月后 100 ~ 200 ng/ml。此两种药物目前作为基础免疫抑制剂需要终身服用。MMF 属于抗代谢药，用法：0.5 ~ 0.75g，2 次 / 日，半年内逐渐减停药。激素用法：良性病变半年内停药，感染、肿瘤患者提早停药。IL-2R 拮抗剂目前多作为免疫诱导剂联合用于三联或二联方案，恶性肿瘤患者可联合用于无激素的二联方案。CsA 的毒副作用主要是肝肾毒性、高血压、高血脂，FK506 的高血糖作用较为明显，西罗莫司主要引起高血脂，泼尼松主要副作用是骨质疏松，MMF 主要是骨髓抑制和高尿酸血症。免疫抑制治疗应按照早期开始、联合、起始足量、维持量稳定等策略使用，可根据具体情况调整个体化的免疫抑制方案和剂量。

3. 各种感染的预防和治疗　详见第八节并发症及其处理。

4. 移植后抗肝癌复发治疗　原发性肝癌患者移植后预后不良的主要问题就是较高的肿瘤复发率和较差的远期预后。严格选择移植病例和围术期的抗肿瘤治疗是改善原发性肝癌总体预后的重要手段，移植前治疗此前已作介绍，移植后抗肝癌复发治疗也是非常重要的手段。移植后的抗肿瘤复发治疗不仅需要针对肿瘤，而且需要针对影响复发的各种因素的综合治疗。常用措施包括：

（1）移植后化疗：其目的是为了彻底消灭手术遗留的亚临床肿瘤细胞，预防肝移植肝癌复发。常用药物有：多柔比星、顺铂、草铂、5-FU、MMC 等。有根据肿瘤药敏结果选择化疗药物的尝试，疗效尚待评价。国际肝癌肝移植登记处的资料显示，48% 的肝癌患者在肝移植术后接受了辅助化疗，有效率低于 17%。我国肝癌肝移植患者晚期肝癌较多，术后化疗可能对减少复发或者延长带瘤生存时间有好处。

（2）免疫抑制剂的使用：一般认为肝移植后免疫抑制剂的使用促进肿瘤倍增，增加肿瘤复发的机会。为了达到减少复发的目的，免疫抑制剂使用的种类、剂量和持续时间应该做适当调整，Vivarelli 等研究认为移植术后环孢霉素累积用量高的无瘤生存率低，另有学者认为术后持续使用激素者较术后半年停用者无瘤生存率下降。使用 FK506 的剂量与肿瘤复发的关系尚无随机对照试验（RCT）的研究，可能使用最低剂量维持有助于减少复发。在术后尽早撤停激素以减少复发正在被部分学者接受，无激素方案也开始被尝试，期待更深入的研究。

（3）HBV、HCV 再感染预防：肝炎肝硬化是原发性肝癌的病因之一，移植后 HBV、HCV

再感染可能促进肝癌复发，理论上预防控制再感染可能减少复发，HBV 再感染应用拉米夫定＋HBIg 防治的观点已被接受，HCV 再感染可用干扰素＋利巴韦林尝试防治，目前仍缺乏相应的队列研究。

（4）定期复查、监测复发：移植后复发最常见部位在肝和肺，AFP 和影像学的定期复查是最常用的手段。

### （四）肝移植患者出院后管理

经过术后早中期治疗，患者病情平稳、口服免疫抑制剂浓度稳定、生活能够自理即可安排出院。肝移植患者出院后的管理既不同于普通手术，也不同于肝癌肝部分切除术后的管理，出院后仍然需要进行长期的免疫抑制治疗、移植物功能监测、各种并发症的防治，肝癌行肝移植的患者还要预治肿瘤复发，术后生活只能是处于一种相对正常状态[14, 15]。患者出院后的中长期管理对患者能否巩固肝移植的效果、获得长期存活、维持良好生活状态非常重要，并日益受到重视[14]。

1. 出院准备和宣教

（1）功能锻炼：许多患者术前营养状况不良，移植后卧床时间较长、怕痛而活动减少，难免出现肌肉萎缩、乏力、不协调。所以出院之前要进行功能锻炼，练习四肢活动、坐立、起床、读书、步行等活动，循序渐进，并可适当在病室外活动，最好有专业的物理康复治疗计划。

（2）心理调节：肝移植患者术后心理比较脆弱，需要帮助他们进行心理调节使之更好地继续治疗、返回家庭、融入社会。心理调节避免两个极端：既要让患者树立信心、精神饱满，但不能若无其事、满不在乎；既要使患者高度重视配合治疗、保持警惕防治并发症，又不可过分小心、恐惧抑郁。肝移植术后应强调坦诚、融洽、鼓励性的医患沟通。

（3）生活方式调整：移植患者生活方式不同于常人，出院前必须告知患者及家属，最好用表格化的量化形式。具体内容包括：清淡饮食，摄入足够蛋白质，严格饮食卫生，勤洗手，住所通风，避免出入公共场所，女性避孕，禁止养宠物等，肝癌肝移植患者多合并病毒性肝炎，建议严格戒酒。

（4）家庭成员宣教：家庭成员良好的依从性，在心理、生活、经济上的支持是患者出院后治疗管理的重要保障，因此对家庭成员的相关宣传、教育非常重要。

2. 出院治疗

（1）免疫抑制治疗：治疗方案、各种药物维持剂量、撤停时间方法、血药浓度监测方法意义等一定要清晰明确地进行告知。

（2）感染防治：包括抗肝炎病毒的长期治疗，预防其他病毒、细菌、真菌的治疗。

（3）抗凝治疗：笔者体会抗凝治疗维持到术后 1 ~ 3 个月，尤其是动脉吻合条件差的患者，给予血小板抑制药物。

（4）其他：包括保肝、利胆、抑酸等治疗，合并疾病的治疗如糖尿病、高血压、高血脂等需要专科医师的协助，指导患者用药。T 管定期换药、妥善固定，术后 3 ~ 6 个月拔除，在东方肝胆外科医院多数患者已不放置 T 管。

3. 术后随访　患者术后住院时间有长有短，随访时间一般从出院开始。出院后患者的治疗即从移植中心过渡到社区医疗机构或专科门诊，术后随访的目的是：及时发现潜在的问题，获得患者的生存资料，尽可能延长移植物存活时间和患者生存时间。随访形式：尽可能和患者面对面交流，以门诊、住院等形式进行，辅助电话、信函、病友联谊会等形式。随访内容：至上次随访时间内的症状、体征、化验检查、用药情况、治疗情况、经济条件、家庭支持情况等，进行详细查体、检查、记录。随访时间间隔：对于肝癌患者，术后 1 年内每月 1 次，第 2 年每 2 个月 1 次，以后不超过 3 个月 1 次。移植中心人员应该至少 6 个月进行主动集中随访 1 次。

## 第八节　肝移植并发症及其处理

尽管肝移植手术、围术期管理技术日趋成熟，新型免疫抑制剂不断问世，肝移植的疗效已经明显提高，但是从方法学上看肝移植仍然蕴含着巨大的风险。随着手术死亡率的降低、患者存活期的延长，远期并发症开始增多而且日益突出。目前各种并发症仍然是影响移植受体、移植肝脏存活的主要原因，各种并发症的防治一直是围术期管理的主要内容。

## 一、移植肝功能衰竭

移植肝功能衰竭可以发生在肝移植术后的任何时期。移植肝功能不良（poor graft function, PGF）是早期移植肝功能衰竭的常见原因，甚至表现为原发性无功能（primary nonfunction, PNF）。中、晚期移植肝功能衰竭的常见原因为：急、慢性免疫排斥，血管、胆管并发症，感染性疾病，病毒或药物引起的肝功能损害，肝脏肿瘤复发等。中、晚期移植肝功能衰竭的处理主要是针对病因的预防治疗，这里主要探讨早期移植肝功能衰竭。

PGF 的概念至今仍然不够完整、确切，一般认为 PGF 代表了无明确病因的血管再通后不久发生的移植物功能衰竭。其临床表现可以从潜在的肝功能不全到完全的肝功能衰竭，发生预测困难，40% 诊断明确的 PGF 发生在术后 48 小时以内，多数中心报告发生率为 2% ~ 10%[16]。

### （一）病因

一般认为三个方面的因素可能促进 PGF 的发生。

1. 供体因素　边缘供体、供肝脂肪变性、高龄、供肝切取前血流动力学不稳、使用大剂量收缩血管药物、药物毒性、隐匿性疾病、营养状态等。

2. 供肝获取相关因素　供肝缺血性损伤：热缺血时间过长、供肝灌注不良、冷保存时间过长、冷保存温度过高或过低、微血管内皮损伤、供肝的 ATP 水平偏低、蛋白酶类的释放、钙离子调节异常等；供肝再灌注损伤：氧自由基损伤、血管活性肽释放等；儿童受体的减体积移植也可能是促进因素，但可能存在血管并发症。

3. 受体因素　免疫反应、内毒素、肝毒性药物、大剂量缩血管药物、受体其他疾病等。

### （二）诊断

目前仍然缺乏统一、明确的 PGF 诊断标准和指标，还是沿用排他性诊断。移植术后首先进行新肝功能监测与维护，Grande 等认为可逆转的肝功能不良在移植后第 3 天功能开始恢复，而 PGF 将会继续恶化。一旦怀疑 PGF 发生，首先要排除明确的其他导致肝功能衰竭的原因。彩色多普勒超声可以排除肝动脉、门静脉、肝腔静脉的梗阻、血栓形成、低血流等因素，术后肝性脑病的受体需排除其他神经系统疾病。

### （三）预防治疗

PGF 预防困难，主要是尽量避免可能促进 PGF 的因素。$PGE_1$ 或 $PGI_2$ 供肝灌注或术后应用可能能够改善再灌注损伤。轻度 PGF 患者经过治疗、避免肝功能再损伤，部分肝功能可以恢复。PNF 患者唯一有效的治疗手段是再次移植，而且要尽快移植，人工肝支持可以争取等待时间，血型不合供肝移植有作为过渡的尝试。

## 二、移植后肾衰竭

肝移植术后肾功能不全是非常常见的并发症，是影响移植成功的主要因素之一，发生率在 67% ~ 94%。导致肾功能不全的因素众多，部分受体术前即存在包括肝肾综合征在内的肾功能不全，下文主要探讨成人肝移植的相关内容。

### （一）急性肾衰竭

术后急性肾衰竭（acute renal failure, ARF）发生率 17% ~ 94%，多在术后 1 周内[17]。常用的血清肌酐值评价肾功能不如肾小球滤过率可靠。

1. 影响因素

（1）术前因素：术前存在的肾功能不全可在术中术后肾功能损害因素的作用下加重，导致肾衰。终末期肝病术前常合并肝肾综合征，但移植后肾功能多自行恢复。而术前因为低血压、大出血、频繁使用升压药、高胆红素血症、合并高血压或糖尿病等因素导致肾功能不全者，术后更易发生 ARF。

（2）术中因素：术中血流动力学改变导致有效循环血量减少、肾灌注不良可能是导致术后 ARF 的主要原因。麻醉诱导期的低血压、术中低血压、大量缩血管药物、术时过长、经典移植的腔静脉阻断等都会导致肾脏缺血性损伤。术中转流对肾脏的影响仍有争议，有 RCT 的研究认为转流对改善肾功能并无帮助。

（3）术后因素：术后循环不稳定、水电解质平衡紊乱、感染、肾毒性药物使用、移植物功能不良等会继续损害肾功能。应该注意的药物：CsA、FK506、氨基糖苷类抗生素、两性霉素 B、非肾性剂量多巴胺、甘露醇、呋塞米等。

2. 预防治疗　移植后即期的 ARF 多为功能

性、可逆的，1～3周后多能恢复，但ARF的病死率可达30%～50%。围术期保持有效的肾脏灌注是预防ARF的关键，维持循环稳定、控制出血、避免使用大量缩血管药物、维持液体平衡等都是驱除肾前性因素减少ARF的有效手段；尽量缩短腔静脉阻断时间或选择改良背驮式移植、维持尿路通畅等减少肾后性因素的影响；正确治疗合并疾病、纠正水电解质及酸碱平衡紊乱、选用无毒或低毒的肾毒性药物都是预防的良好措施。在免疫抑制剂联合用药的基础上，FK506方案早期应用IL-2R诱导减少其用量，CsA方案可用同样方法或监测$C_2$（服药后2小时浓度）减少用量，控制于600～800ng/ml。目前认为FK506的肾毒性低于CsA，或与之相当，两种方案均可用无肾毒性的西罗莫司（Rapamycin）方案替代。

一旦发生ARF，首先需要纠正病因，应用小剂量多巴胺、$PGE_1$保肾治疗，10%～50%的患者需要进行透析或超滤。对重度ARF患者，若肾活检证实不可逆的实质损害，应在循环稳定时考虑肾移植。ARF合并严重感染、多系统脏器衰竭者预后极差。

### （二）慢性肾衰竭

肝移植后慢性肾衰竭（chronic renal failure, CRF）的概念是血清肌酐水平>114.9 μmol/L，持续6个月以上。Moreno等研究认为发生率为49.6%，98%发生在术后2年以内。慢性肾功能不全多为器质性损害，肾活检可见肾小球硬化或间质纤维化等。有研究认为男性、术前肾功能不全、术后住院时间长、术后前6个月的肾功能状态与CRF的发生相关。术后长期应用CsA或FK506会导致CRF。

随着肝移植患者生存时间的延长，CRF的发生率、病死率随之提高。预防、治疗基本同ARF，出现终末期肾衰患者，只要肝功能良好，可考虑行肾移植。

## 三、移植后心、肺功能衰竭

### （一）心功能衰竭

1. 影响因素　肝移植后心功能衰竭的发生率为3%～10%。由于术后循环系统处于高负荷状态，术后心脏兴奋传导系统受到抑制，常出现心律失常。受体本身的原发性疾病对心脏也有影响，术中术后容易合并水电解质及酸碱平衡紊乱，术后应用大量药物，呼吸功能不全引起的缺氧会加重心肌损伤。所以可能会出现肺动脉压明显升高，出现左心衰竭。新肝血流开放后，右心负荷加重，术前存在门脉性肺动脉高压者，术后更容易出现失代偿、右心衰竭。

2. 预防治疗　术前对受体进行全面的心功能检查，包括：ECG、超声心动图，必要时行Holter、应激试验、心导管等检查，专科会诊。术中、术后加强心电监护、桡动脉血压、中心静脉压、肺动脉平均压等。治疗上需要避免影响心功能因素存在，最重要的是维持循环稳定，保持理想的前、后负荷，适当应用血管活性药物。

### （二）肺功能衰竭

呼吸功能衰竭在移植术后的发生率相对较低，但病死率较高。最常见的是急性呼吸窘迫综合征。术后2周内发生率4.5%～18%，病死率50%～75%。

1. 影响因素

（1）大量输血、补液：大量输血时血液中的微小成分容易导致肺毛细血管栓塞、液体外渗。大量晶体液输入可进入细胞间质。结果会导致肺间质水肿。

（2）肺部感染：术前存在肺部感染患者，术后容易发生急性呼吸窘迫综合征。

（3）创伤、休克：也是急性呼吸窘迫综合征发生的常见原因之一。

（4）误吸、化学性肺炎：术中或术后误吸胃液或血液等，会直接损伤肺泡、毛细血管，造成化学性肺炎、肺水肿。

（5）高浓度氧的长时间吸入。

（6）其他：移植后肝功能不全、水电解质及酸碱平衡紊乱、药物影响等。

2. 预防治疗　为预防ARDS，部分终末期肝病患者合并肝肺综合征[18]、存在肺内动静脉分流，推荐移植后短期使用持续正压呼吸。术前、术中、术后加强凝血功能纠正，减少大出血、失血性休克发生机会，避免输入大量库血；加强利尿防治补液过量；防治肺部感染，加强呼吸道管理减少误吸，合理的呼吸机支持，促进排痰等都是有效措施。一旦发生急性呼吸窘迫综合征，早期可给予吸氧、高频通气等，并积极防治病因、其他合并症，呼吸机辅助呼吸、呼气末正压是主要的治疗手段。

## 四、移植术后出血

肝移植术前患者常合并凝血功能障碍，术中手术创面大、存在无肝期及新肝期的凝血异常、需行血管吻合，以及可能存在的移植肝原发性功能不良，术后出血是肝移植手术的常见并发症，早期出血可引起休克、急性肾衰、继发感染等并发症，严重者甚至导致移植物功能丧失，出血部位多见于腹腔、消化道、颅内、胆道等。出血的防治对降低移植手术死亡率、改善肝移植预后意义重大。

### （一）腹腔内出血

为术后出血的最常见部位，多指大出血，多发生于术后 48 小时内。

1. 常见原因

（1）凝血功能障碍：术前、术中凝血障碍未完全纠正；新肝功能不良。

（2）术中止血不彻底：静脉、动脉吻合口漏血；新肝韧带小血管、撕裂肝包膜、活检处出血；膈肌、肾上腺、后腹膜血管出血；腹壁引流切口出血。

（3）创面过大、炎症反应重：上腹部肝周严重粘连；减体积、劈离式移植新肝创面；肝周炎症反应明显、组织充血水肿；腹腔感染，脓肿腐蚀血管。

（4）抗凝过度：体外转流后肝素中和不完全；预防吻合口血栓过度抗凝等。

2. 预防治疗　防治均需要针对病因，术后密切观察症状和体征、血流动力学、血细胞比容、尿量、腹腔引流、B 超等指标，以便及时发现。止血药物应用参见前述术后早期处理内容，如继续出血且色泽鲜红或伴凝块，应立即再手术止血，血管吻合口出血应给予修补或拆除再吻合。如腹腔遗留大量积血，即便出血停止、凝血功能好转，仍建议早期再手术行积血清除，以免血肿增加腹压影响血液回流、继发感染。如为原发性无功能，只有急诊再次肝移植。感染引起的血管腐蚀出血，应急诊手术处理感染灶、进行血管介入栓塞、修补或移植，多预后不良。

### （二）胃肠道出血

肝移植后消化道出血并不少见，多发生于术后 3 个月内。出血原因与肝硬化消化道出血类似，多见于胃十二指肠黏膜糜烂或溃疡、门脉高压曲张血管破裂出血、胆肠吻合口出血、肝穿刺活检胆道出血等。溃疡出血最为常见，多与术前溃疡、持续过度应激状态、大剂量激素使用等有关。术前门脉高压患者，移植后压力降低，曲张静脉或门脉高压性胃病出血机会明显减少，但需警惕门静脉扭曲、血栓形成等导致门脉高压再次形成，可监测多普勒彩超。出血治疗仍需针对病因，通常给予 $H_2$ 受体拮抗剂、氢泵抑制剂、消化道局部止血药物等，出血多能停止，少数需内镜或手术止血。

### （三）颅内出血

为移植后神经系统并发症种类之一，发生率 8%～47%，经常致死。常见原因：术后凝血功能障碍、抗凝过度、高血压控制不理想、颅内感染并发出血。针对病因预防，出现神经系统症状、体征时 CT 检查通常能确诊，治疗上主要是针对病因，脱水控制脑水肿、颅内压，必要时手术治疗。

### （四）胆道出血

相对少见，常见原因：移植后中、晚期腹腔感染侵蚀胆道、假性动脉瘤破溃入胆道、肝穿刺创伤等。临床表现、诊断治疗同非移植术后胆道出血。

## 五、肝移植后感染

肝移植术后由于免疫抑制治疗，使得术后感染不同于其他手术，表现比较隐匿、诊断相对困难、病原体种类众多、感染出现时间不一、感染累及脏器各异，感染率、致死率高，威胁严重。术后早期感染常与手术有关，细菌感染多见；中期感染常与免疫抑制后的条件致病菌感染有关；后期感染主要与慢性病毒感染相关。对于感染的控制而言，预防更重于治疗[19, 20]。

### （一）细菌性感染的防治

多见于术后 1 个月内，常见部位为腹腔、切口、呼吸道、尿路等，常见细菌为绿脓杆菌、大肠杆菌、克雷白杆菌、葡萄球菌属等。

1. 预防　尽量避免供肝切取保存过程污染，

患者围术期充分清洁消毒，手术及术后局部操作严格无菌要求，生理腔道、积液腔、引流管道通畅引流，各种留置管道尽早拔除，合理使用抗生素，合理联合使用免疫抑制剂，持续加强促排痰、利尿。

2. 治疗 一旦出现明确的感染，清除感染灶或维持通畅引流至关重要，尽量选用窄谱敏感抗生素，使用时间足够长，注意预防条件感染与二重感染。

### （二）真菌性感染的防治

真菌性感染绝大部分发生在使用广谱抗生素之后，抗生素对细菌的有效抑制，加上移植后的免疫抑制治疗，使真菌感染更容易发生并且来得更早。感染常见部位：胃肠道、呼吸道、尿路等。常见菌属：念珠菌、隐球菌、曲霉菌等。

1. 预防 合理联合使用免疫抑制剂，合理使用抗生素，协调肠道菌群，必要时预防性使用抗真菌药物。

2. 治疗 根据需要停用广谱抗生素，氟康唑治疗念珠菌感染有效，其他菌属感染选用氟康唑或两性霉素 B。真菌感染一旦控制需及时停药。

### （三）病毒性感染的防治

术后病毒性感染可发生在任何时期，可以是外源性的感染和（或）内源性的感染复燃，其表现轻为无症状的隐匿感染、重则严重的爆发感染。常见病毒为 CMV、EBV、带状疱疹病毒、HSV、HBV、HCV 等。肝移植后 CMV 感染发生率 50% ~ 75%，半数出现症状，免疫抑制强大者更容易出现，确诊对决定治疗十分重要。EBV 感染主要呈现为单核细胞增多症样表现，抗病毒治疗效果差，重者可出现移植后淋巴增殖病。原发性带状疱疹病毒感染可表现为出血性肺炎、脑炎、广泛皮损、DIC、胰腺炎等，对血清阴性受体可接种带状疱疹疫苗预防，并加用特异免疫球蛋白，一旦诊断明确，需用大剂量阿昔洛韦治疗。其他有关治疗参见术后早期处理。

## 六、血管并发症

肝移植术后血管并发症是最严重的并发症之一，可导致移植物丧失、受体死亡，常需紧急处理甚至再次移植。绝大部分血管并发症的发生与术前供、受体血管条件、术中吻合技术有关。一般认为术前血管变异、血栓形成、部分分流术后、血管管径过细、活体或劈离式移植、儿童受体、吻合血管扭曲、静脉保留过长、血管重建设计不当、内膜损伤、吻合口狭窄、排斥反应肝血流阻力增高、术后高凝状态等是出现血管并发症的危险因素。因此，术前对供、受体血管的影像学三维评估、供体切取时保留足够的备用血管、术中满意的血管吻合、术后适度抗凝至关重要。

### （一）动脉并发症

1. 肝动脉血栓形成（hepatic artery thrombosis, HAT） HAT 是肝移植后最常见的血管并发症，成人发生率 1.6% ~ 8%，儿童 2.7% ~ 20%，50% ~ 75% 的患者最终需要再次肝移植。

（1）危险因素：受体年龄 <3 岁，供体或受体体重 <15kg，肝动脉直径 <3mm，吻合缺陷，冷缺血时间过长，术中使用冰冻血浆，术后缺乏有效抗凝，排斥反应等。

（2）临床表现：早期、主干、完全栓塞表现重，晚期、分支、不全栓塞表现轻。轻者无症状或肝功能轻微异常，术后数月后栓塞，动脉已有部分侧支代偿，肝细胞坏死轻，但可导致胆管缺血狭窄或坏死胆漏。早期栓塞，可表现为反复菌血症、肝脏灶性坏死、脓肿形成，重者发展为暴发型肝坏死、脓毒血症。

（3）诊断：存在上述表现应高度怀疑 HAT。术后常规彩色多普勒超声监测动脉血流，敏感度和特异度均较高，但仍依赖检查者经验。确诊仍需肝动脉造影，或 CTA 或 MRA。

（4）预防治疗：可针对危险因素采取预防措施。提倡供、受体均使用动脉袖片增加吻合口直径，有条件使用手术显微镜，目的为了达到满意吻合。术后适度抗凝已被广泛接受。早期栓塞一旦诊断明确，立即行肝动脉取栓、重新吻合[21]，也可介入溶栓，再血管化的目的是达到动脉确切再通、不易再形成血栓。若无法再通或伴有肝坏死，需加强保肝、抗感染、支持，尽快再次移植。后期 HAT 可应用抗凝、血管扩张剂。

2. 肝动脉狭窄 肝动脉狭窄常发生在吻合口及其附近，原因包括 HAT 危险因素、血管钳夹内膜损伤、血流动力学改变等。发生率 4.1% ~ 7.8%，表现轻者为肝功能轻度异常，部分出现胆道并发症，重者并发 HAT 以及移植物功能丧失。

预防同 HAT，治疗早期应用血管扩张剂、抗凝剂，出现器质性狭窄可行血管腔内扩张，必要时再吻合或再次移植。

3. 肝动脉假性动脉瘤、肝动脉破裂　假性动脉瘤罕见，多发生于吻合口，于局部感染、肝活检损伤有关，也可能与供、受体血管条件、吻合技术相关。其可发展为破裂大出血，故早期诊断重要，仍依赖动脉造影。如无破裂、感染，可切除再血管吻合或搭桥，合并感染则无法重建，去血管治疗，必要时再次移植。

### （二）门静脉并发症

主要包括门静脉狭窄和血栓形成（portal vein thrombosis, PVT）。门脉早期狭窄多因吻合技术问题，吻合口狭窄或门脉过长扭曲狭窄。术后 PVT 目前已很少见，多与术前受体存在 PVT，术中取栓，静脉内膜损伤，门脉流量少、流速慢，门脉吻合口狭窄、扭曲、过长等因素有关[22]。早期门脉严重狭窄或 PVT 会导致门脉高压表现和肝脏缺血性损害。术中或术后早期出现严重狭窄表现或血栓形成需立即手术，纠正病因、重新吻合或搭桥、保持血流通畅，必要时再次移植。彩超或门脉造影成像可确诊。晚期狭窄或 PVT 处理同非移植患者。

### （三）肝静脉、腔静脉并发症

移植后肝静脉、腔静脉的狭窄、血栓形成、闭塞都已少见。多为术前的 Budd-Chiari 综合征、吻合技术缺陷、新肝位置扭转、术后高凝状态等因素所致。近期狭窄合并肝脏流出道梗阻、血液回流障碍者后果严重，往往需要再吻合或再移植。远期狭窄者可行腔内血管成形、支架支撑，肝静脉闭塞也可行分流术。

## 七、胆道并发症

肝移植胆道重建被 Calne 称作“Achilles’ heel”（致命的弱点），尽管胆道并发症的发生率比肝移植早期明显下降，但目前仍居高不下达 10% ~ 30%。胆道并发症仍然是导致肝功能损害、影响移植术后生存率的重要原因之一[23]。从发病原因、病变性质、临床表现、危害程度等方面来看，胆道并发症是一组不同类型的并发症。大多数涉及胆道吻合口漏、胆管狭窄、T 管等问题，发生原因与肝动脉狭窄栓塞、供肝缺血时间过长、胆道条件与吻合技术、排斥反应、受体原发性硬化性胆管炎、ABO 血型不符、CMV 感染等有关，尤其需要注意动脉栓塞。因胆道重建（胆管对端、胆管空肠吻合）方法的不同，胆道并发症的发生和治疗既有共性又有特殊性，常用的检查手段：血生化检查、B 超、CT、T 管造影、内镜逆行胆道造影（ERC）、经皮经肝胆道造影（PTC）、磁共振胆胰管成像（MRCP）等。

### （一）胆汁漏

可发生在以下多个部位，原因各异。临床表现轻者无症状，重者局限性或弥漫性腹膜炎。区域引流通畅者，多能观察到胆汁样液体引出；引流不畅或引流管已拔除时，可出现症状、体征、切口胆汁溢出等。治疗上与非移植手术胆漏相比，胆漏、继发感染不容易局限，必须首先排除、解决动脉血供问题，更强调通畅引流、确切恢复胆道完整性、控制感染。大量胆汁丢失者需考虑对胆汁依赖性吸收药物的影响，如 CsA。

1. 吻合口胆漏　多见于移植后早期，多因吻合技术缺陷、血供不良、局部感染。漏口定位诊断可行胆道造影。无论是胆管对端吻合，还是胆管空肠吻合，出现吻合口漏后需行彩超或动脉造影了解有无肝动脉狭窄、栓塞。大量胆漏应积极开腹处理，在除外血供问题后，小的漏口可无张力修补，大的漏口或吻合口裂开者可再次吻合，吻合前注意切除吻合口可能愈合不良组织，胆管对端吻合可改为胆肠吻合。合并肝动脉血栓形成和门静脉血栓形成则按相应原则处理。受体胆总管 T 管引出处胆漏，可开放 T 管，行腹腔通畅引流或联合内镜经胆道腔引流，必要时开腹修补，多预后良好。

2. 肝创面胆漏　减体积移植、劈离式移植、活体移植、术中肝脏活检等会遗留肝脏创面，部分会发生胆漏。其发生与创面处理所遇胆管数目、胆道重建是否通畅有关。此类胆漏一般量少，多能自愈。严重者通过漏口缝扎、通畅引流多可治愈。

3. T 管拔除后胆漏　肝移植后 T 管一般留置 3 ~ 6 个月。由于术后长期免疫抑制治疗，糖皮质激素的应用、营养状况不良、大量腹水、局部感染胆漏等因素抑制了 T 管窦道的包裹形成，T 管拔除时张力过大、T 管水平以下的胆道梗阻也是引起胆漏的原因。此类胆漏一般预后良好。预防可针对病因相应处理，T管拔除前可行造影，如有胆漏、胆道梗阻等情况，可延迟拔管并进行相应处理。拔管时禁用暴力，也可预防性置入细引流管逐步拔除。一旦出现胆漏，可经T管窦道或腹腔置管引流胆汁、控制腹膜炎，还可ERCP经胆道放置引流。必要时开腹手术，清除胆汁、通畅引流，多数不必胆道修补即能治愈。

4. 胆汁瘤　肝外胆汁瘤已少见，处理同肝外胆漏。肝内胆汁瘤多继发于胆道广泛缺血损伤或局段缺血梗死，并可合并脓毒血症。影像学可发现肝内积液区，经皮穿刺抽液见到胆汁可确诊，并可了解与胆道交通情况。治疗上可经皮穿刺胆汁腔置管引流有效，有胆道交通者可行经皮经肝胆道引流（PTCD）、内镜鼻胆管引流（ENBD）等引流交通胆道，感染不能控制可手术引流，许多肝内胆汁瘤患者最终无法避免再次移植。

### （二）胆道狭窄、胆管炎

1. 吻合口狭窄　移植后胆道吻合口狭窄少见，常见原因是缺血、胆管过细、吻合技术缺陷、反流性炎症等。预防措施：充分利用受体胆管血供，保留尽可能长的血供良好的胆管。供体胆管一般于胆囊管以上离断，保证血供良好。吻合口狭窄的表现多样，从单纯轻度影像学狭窄、胆红素、肝功能酶学异常，到肝功能丧失，可合并胆管炎。前者临床意义不大。治疗上，对轻度狭窄、肝功能轻度异常者使用利胆药物。多数吻合口狭窄者需要介入操作，行吻合口球囊扩张或支架支撑。如效果不良，可将胆管对端吻合改为胆肠吻合，肝功能损害严重、肝动脉血栓形成者需行再次移植。

2. 非吻合口狭窄　吻合口上肝门胆管狭窄、肝内胆管狭窄可看作是肝移植术后特征性的胆管狭窄，由于能够增加移植物丢失率和再移植率，目前备受关注。Mayo Clinic 报告的发生率为9.6%。狭窄的主要原因为供肝缺血时间过长和肝动脉血栓形成致胆道的缺血性损伤。其他可能原因还有：肝内胆道灌洗不充分、ABO血型不符、CMV感染、慢性排斥、T管慢性刺激、原发性硬化性胆管炎、自体免疫性肝炎等。Mayo Clinic 的研究证实肝内胆管狭窄的发生与冷缺血时间有直接联系。供肝门脉开放后、动脉开放前的胆道“温缺血”时间与肝内胆管狭窄的关系尚待确定。

非吻合口狭窄的临床表现因狭窄的范围、程度、合并感染、合并胆石等不同而各异，轻度狭窄可无症状，合并肝动脉血栓形成可造成移植肝功能丧失。非吻合口狭窄的确诊依赖胆道造影，同时进行肝动脉、门静脉等造影检查以评价胆道血供。预防主要针对病因，预防肝动脉血栓形成，冷缺血时间尽量控制在8小时以内，热、温缺血时间尽量短。治疗手段与治疗吻合口狭窄类似。

### （三）Oddi 括约肌功能紊乱

表现为供、受体胆管肝内、外广泛扩张而无机械梗阻，只见于保留括约肌通道的胆管对端吻合，且是其最常见并发症，发生率5%。发生原因可能与手术操作伤及乳头供应血管、神经有关，术中发现受体胆总管扩张而无胆管下端器质性狭窄，需考虑此病早已存在。起病隐匿，初期易被误诊为排斥反应。诊断依靠MRCP、ERCP、PTC等影像学检查。治疗上可给予解痉剂、内镜乳头扩约肌切开（EST）、安置支架，一般预后良好，个别需要行胆管空肠吻合。

### （四）胆泥与胆石形成

相对少见，多伴有胆汁淤积、胆道梗阻因素，凡导致胆道缺血性损伤的因素，以及排斥反应、CsA引起的胆汁不稳定等其他因素，都可引起胆泥、胆石形成。通过影像学确诊，治疗上口服熊去氧胆酸可使部分淤积胆泥治愈，部分结石可行ERCP清除，因缺血性因素形成的胆道广泛铸形结石处理困难，合并肝动脉血栓形成等肝功能损害严重患者需要再次移植。

### （五）Roux 肠袢相关并发症

1. 消化道出血　与Roux肠袢相关的包括胆道、胆肠、肠肠吻合口出血，需行内镜检查排除胃炎、溃疡、CMV感染等出血原因。风险因素：术中止血不彻底、抗凝过度、肝穿刺损伤。确诊可行血管造影，治疗可针对病因，或行介入血管栓塞、手术止血等。

2. CsA吸收不良　多见于小儿受体。由于Roux肠袢不参与CsA的吸收，如切除过多小肠，或失功能肠袢过长，可能会影响CsA的吸收。

## 八、精神、神经系统并发症

肝移植术后精神、神经系统并发症的表现比较复杂。临床上需要事先掌握完整的病史和发病前的精神状态，熟悉移植术后神经生理、精神状态改变的特点，详细了解用药情况、代谢指标、住院治疗过程等对诊治精神并发症有帮助。系统的神经精神症状体征采集、相应的影像学检查对诊治神经系统并发症很重要。对此类并发症需保持高度的警惕。

### （一）精神并发症

肝移植术后可发生多种精神异常，早期精神异常的发生率约为30% ~ 40%。移植前存在肝性脑病者容易出现精神异常。常见的异常包括：焦虑、抑郁、谵妄、躁狂、幻觉、头痛和性功能障碍等。诱发因素：术前等待时间过长、ICU治疗时间过长、应用多种免疫抑制剂、水电解质平衡紊乱、合并感染等。早期精神异常在排除器质性疾病、消除诱因之后，给予镇静、镇痛、抗抑郁等治疗，多数短期内可缓解。

### （二）神经系统并发症

神经系统并发症也是一组病因不同、表现各异的并发症，发生率8.3% ~ 47%，多在移植后3个月内出现，对受体术后生存率和生活质量有重要影响[24]。常见的并发症如下：

1. 脑血管并发症

（1）颅内出血：见术后出血。

（2）缺血性脑梗死、脑静脉窦血栓：诱因包括高凝状态、免疫抑制剂副作用（西罗莫司、FK506等）、颅内感染、细菌性心内膜炎等。临床表现的特征为突发性的神经功能丧失。诊断依靠症状、体征、影像学与电生理检查等。治疗必须针对病因，可适度抗凝剂、调整免疫抑制剂、控制感染等，必要时手术治疗。

2. 中枢神经系统感染　多继发于术后的免疫抑制治疗、广谱抗生素的长期使用，真菌、细菌、病毒等均可引起感染，条件致病菌和多种病原体混合感染多见，发生率25% ~ 47%，可直接感染，也可间接受累。其中真菌感染最为常见，多为曲霉菌、念珠菌、隐球菌等。可表现为脑膜炎、脑炎、脑脓肿、传染性脑病等。临床上多伴有意识改变，由于免疫抑制，脑膜刺激征、脑脊液白细胞增多等表现不典型，因此多次重复脑脊液检查对诊断和治疗都十分重要。CT、MRI等影像学检查有助于定位诊断。中枢神经系统感染的治疗多根据病原体确定实验、药物敏感试验来制定。

3. 癫痫　肝移植后癫痫的发病率为2.8% ~ 42%，发病时间主要集中在术后1周内、术后1 ~ 4个月。诱发原因：术前容易引发癫痫疾病、术后电解质平衡紊乱、高渗综合征、脑血管意外、中枢神经系统感染、药物神经毒性作用（如CsA）等。临床表现：多样并容易复发，可以是全身性癫痫、局限性癫痫或癫痫持续状态。诊断：依靠癫痫发作表现、脑电图、头颅CT/MRI、脑血管造影、血液学检查、脑脊液检查等。治疗上祛除诱因，控制癫痫首选苯妥英钠和苯巴比妥，及时监测治疗药物浓度。

4. 脑白质病　肝移植后可出现脑白质病，包括脑桥中央脱髓鞘、脑桥外脱髓鞘。可能诱因：血钠浓度升高过快、术前慢性肝功能不全、CsA的使用等。临床表现可从轻度的精神神经系统症状到闭锁综合征。预防治疗：避免补钠速度过快，换用免疫抑制剂，对症处理等。

5. 其他

（1）周围神经病变：包括脑神经损伤、臂丛神经损伤、神经根脱髓鞘、末梢神经病变等。预防：纠正体位、控制感染、观察免疫抑制剂神经毒性等。治疗：应用神经营养药物。

（2）运动障碍：包括震颤、肌阵挛、帕金森病、舞蹈病等。诱因：FK506等药物、酒精性肝硬化移植后戒酒、低钙低镁等。

（3）药物的神经毒性：CsA的神经毒性有震颤、头痛、癫痫、脑白质病、皮质性失明、小脑综合征。FK506的神经毒性与CsA类似，且均存在一定的量效关系。OKT3可引起顽固性头痛，伴无菌性脑膜炎。糖皮质激素可引起头痛、失眠、眩晕等。一般减、停药后症状可缓解。

## 九、肝移植后期并发症

随着手术技术的发展、新型免疫抑制剂的应用，肝移植手术成功率和术后生存率不断改善，术后1年存活率可达约80%，移植后期的并发症问题连同移植的后期管理明显影响受体术后长期存活，并越来越受到重视。

### （一）高血压

高血压是器官移植后常见并发症，肝移植后高血压的发生与水钠潴留、高血脂、免疫抑制剂使用等因素有关，最重要的原因是皮质激素、CsA 和 FK506 的长期使用，发病机制复杂。另外由于使用后二者引起的肾功能损害还可引起肾性高血压。选择降压药需考虑其安全有效性、与免疫抑制剂的配伍禁忌、个体代谢差异等。一般首选钙离子拮抗剂，辅选噻嗪类、ACEI 类药物等。如高血压与免疫抑制剂明显相关，可酌情减量或更换药物种类。

### （二）肥胖和高脂血症

约 60% 的患者肝移植后超重，体重增加多在术后 2 ~ 18 个月。肥胖与热卡摄入过多（应用皮质激素）、运动减少、糖尿病等有关，移植前有肥胖史与移植后肥胖正相关。肥胖者容易并发高血压、高血脂、动脉粥样硬化等疾病。治疗同非移植患者。

肝移植后高脂血症发生率约 40%，通常在术后半年以后。可出现高胆固醇、三酰甘油、LDL 等多种类型，机制复杂。随着肝移植患者生存时间的延长，高血脂并发心脑血管疾病会影响长期生存。治疗上除控制饮食、适当运动外，选用药物同样要考虑肝肾功能、药物毒副作用、与免疫抑制剂的相互作用等因素。

### （三）高尿酸血症

肝移植后患者的血尿酸水平通常明显偏高。CsA 可能是高尿酸血症的主要原因，接受 CsA 的移植患者发生痛风性关节炎一般在术后 17 ~ 60 个月。治疗基本同非移植患者，多选用秋水仙碱、非甾体类抗炎药（NSAID）、别嘌呤醇等。注意 NSAID 可导致肾功能损害，别嘌呤醇避免与硫唑嘌呤合用导致严重的骨髓抑制。

### （四）低镁血症

低镁血症在 CsA 治疗后十分常见，FK506 治疗的患者约 8% 发生低镁。可能原因：肾脏重吸收减少和镁细胞内转移。临床上肝移植后血镁偏低，但相应共济失调、呕吐、抑郁等症状不明显。当血镁 < 0.41mmol/L 时需要补镁。

### （五）骨病

骨病是肝移植后常见的并发症，表现为局部疼痛或不适，严重者出现椎体或肋骨自发性骨折。肝移植后骨病的发生与多种因素有关，常见原因为：糖皮质激素的应用、围术期长期卧床、营养不良及 CsA 的使用等。术前原发性胆汁性肝硬化和原发性硬化性胆管炎者，比慢性活动性肝炎及其他肝病患者术后更容易出现病理性骨折。骨折发生于术后 6 个月以内更为常见。骨质减少性骨病诊断标准：腰椎骨质密度 < $0.98g/cm^2$，或存在自发性骨折。移植后骨质疏松的治疗关键在于促进成骨作用，可以补充钙剂、Vit $D_3$，适当运动，激素尽早撤停，CsA 酌情减量或更换 [25]。

### （六）肝癌复发、新发恶性肿瘤

原发性肝癌患者肝移植术后肝癌复发的问题详见第八节探讨。

器官移植后新发恶性肿瘤的发生率高于普通人群。根据大宗研究资料（肾移植为主），移植后恶性肿瘤发生率 4% ~ 18%，新发者平均移植时年龄 42 岁，男女比例约 2 ： 1，常见肿瘤构成比：皮肤和唇癌 37%、非霍奇金淋巴瘤 15.2%、肺癌 5.5%、子宫癌 4.2%（女性新发肿瘤中占 11%）、Kaposi 肉瘤 4.0%、肾癌 3.3%。肝移植后常见的新生肿瘤类型依次为：移植后淋巴组织增生病（posttransplant lymphoproliferative disorders, PTLD）、皮肤癌、口腔鳞癌、子宫癌、间变性大细胞淋巴瘤、皮肤 Kaposi 肉瘤等。PTLD 是包含一组淋巴样组织增生和肿瘤的病变，可分为：早期损伤、多克隆 PTLD、单克隆 PTLD、Hodgkin 淋巴瘤和 Hodgkin 淋巴瘤样 PTLD 四种类型。PTLD 多发生在移植后的第 1 年，与原发性 EBV 感染密切相关，发生部位可在淋巴结内或结外，绝大部分细胞起源于受体的 B 淋巴细胞。Pittsburgh 的资料显示肝移植术后最容易发生淋巴瘤，发生率 2.7%，也高于肾移植术后。新生肿瘤的产生可能是致瘤病毒（EBV、HPV、HSV、HBV、HCV 等）感染、理化刺激、部分免疫抑制剂的直接致癌作用、遗传易感性、长期免疫抑制后免疫监督功能降低、受体移植时年龄、性别等多种因素作用的结果。

1. 预防原则　免疫抑制剂维持在移植物发挥最好功能的最低水平，积极预防相关病毒感染（HBV、CMV、HSV、EBV 等），积极治疗癌前病变，尽量避免理化刺激。

2. 治疗原则　酌情减少或停止使用免疫抑制剂，其他同非移植患者。

**（七）其他**

1. 肌肉并发症　CsA 相关性肌病包括中毒性肌病和横纹肌溶解。前者常在术后 5 ~ 25 个月出现，表现为肌痛或肌无力，可出现心肌损害。肌电图、肌酶检查可正常，活检可提示中毒性或非特异性肌病。此种肌病与 CsA 存在量效关系，减量或停用药物后可缓解。横纹肌溶解见于 CsA 与秋水仙碱、洛伐他汀等药物联用，经扩容、碱化尿液、停用相关药物治疗后可缓解。

2. 肝脏原发疾病复发　包括术前原发性硬化性胆管炎、原发性胆汁性肝硬化、自身免疫性肝炎、血色病等复发。复发机制复杂，治疗上除同非移植患者外，可酌情调整免疫抑制方案、剂量，如发展为终末期肝病，可考虑再次移植。

## 第九节　原发性肝癌肝移植预后

自 Starzl 1963 年 3 月 1 日开展第 1 例人体肝移植以来，历经 40 余年的发展，肝移植已进入成熟时期，近、远期预后均明显改善，成为治疗各种终末期肝病的有效手段，全球累及施行超过 10 万例，在欧美一些中心术后 1 年生存率平均在 80% 以上，5 年生存率也在 65% 以上。我国肝移植起步于 70 年代末期，90 年代中期开始快速发展，目前在国内已经广泛开展。至 2002 年底全国已施行肝移植 1 840 余例，5 年生存率在 60% 左右，近年来疗效有所提高、例数不断增加，2004 全年实施肝移植超过 2 000 例，我国一跃成为肝移植大国，正在走向国际先进行列。

1963 年全球第 2 例肝移植即开始用于治疗肝脏恶性肿瘤。1967 年首例晚期肝癌患者通过移植延长了生命，400 天后死于肝癌的全身转移。1970 年另一位肝癌（术中意外发现）患者接受了移植，却成为有史以来存活最长的肝移植受体。来自 UNOS（联合器官共享网络）统计的资料显示：1987−1998 年 24 900 例成人肝移植患者的总体 1、4、7 年生存率分别为 85%、76%、61%，其中肝脏恶性肿瘤患者分别为 72%、43%、34%，预后最好的原发性硬化性胆管炎患者分别为 91%、84%、78%，可见肝脏恶性肿瘤的总体预后不如其他良性终末期肝病接受移植。在国外肝脏恶性肿瘤受体以继发性肝癌常见，国内常见的是原发性肝癌，尤其是肝细胞性肝癌。本节主要探讨原发性肝癌肝移植术后的预后及其影响因素。

### 一、肝细胞癌肝移植的预后

**（一）肝细胞癌肝移植的预后状况**

原发性肝癌在各移植中心初期的移植病例中占 50% ~ 70%，其中 90% 以上是肝细胞癌，多数为进展期甚至晚期病例。随后观察到的疗效令人失望，移植成功的病例 80% 在 3 年内死亡，多数死于肿瘤复发。20 世纪 80 年代的肝细胞癌的肝移植治疗术后复发率 32% ~ 54%，5 年生存率不足 40%，原发病为肝细胞癌成为肝移植后受体死亡的第二风险因素，导致欧洲各移植中心肝移植受体中肝细胞癌的比例急剧降低至不足 10%。90 年代开始，各国开始选择较早期的肝细胞癌进行肝移植治疗，鉴于近年来肝源日趋紧张，更促成了极为严格的受体选择标准。加上肝移植技术的日益成熟，许多学者报告了明显改善的预后，复发率 20% ~ 43%，5 年生存率 37% ~ 78%。影响预后的因素得以系统的研究和评价，部分学者报告的长期生存率甚至超过了良性终末期肝病。

在我国，由于肝癌的高发病率、小肝癌肝移植尚未被国人广泛接受、相当丰富的肝脏供体、部分进展期肝细胞癌移植后的良好预后、经济因素等原因，进展期肝细胞癌作为肝移植受体占有较高的比例，绝大部分学者认同肝细胞癌的选择标准适当放宽。相当一部分进展期肝细胞癌患者肝移植后获得了一段时间的高质量的生存期，部分患者甚至长期生存，获得治愈。

相同分期肝细胞癌的肝部分切除与肝移植预后比较研究日益丰富，尽管缺乏 RCT 的报告，两种手术方法治疗以后的复发机制也不尽相同。近年来肝切除的预后变化不大，复发率 19% ~ 65%，5 年生存率 35% ~ 51%。目前一般认为，对于相同分期的肝细胞癌，肝移植的术后长期生存率高于肝切除，无瘤生存率也更高[26-28]。

另外，纤维板层肝癌和术中意外发现的癌肝

移植的预后优于相应其他类型的肝细胞癌接受的肝移植。

**（二）肝细胞癌肝移植的预后因素**

经过严格选择的肝细胞癌病例，施行肝移植后的远期预后已与良性终末期肝病无明显差异。但无论早期还是进展期肝细胞癌，患者仍然受到肝癌复发导致死亡的困扰，成为影响长期生存率的主要原因。此处将影响肝细胞癌行肝移植预后的具体因素归为两类以便探讨。

1. 非复发性因素　受体的重要脏器功能以及合并疾病情况是影响肝癌肝移植预后的危险因素。有研究认为，术前肝功能 Child-Pugh 分级是影响肝癌肝移植预后的危险因素，分级为 C 者术后累及生存率较低。这种由于移植术前肝功能差异导致的生存率改变可能与此类患者常合并的肝外脏器功能不全等危重情况有关，从而增加了手术风险，导致术后早期并发症发生率、早期死亡率的增高，最终影响长期生存率及生存质量。进一步分析术前肝功能 Child-Pugh 分级与术后肝癌复发的关系发现，肝癌患者的术前 Child-Pugh 评分与移植后的无瘤生存时间无关，提示分级差异对肝癌肝移植预后的影响主要是非肿瘤性致死因素所造成的。

上腹部手术史也是影响肝癌肝移植预后的危险因素。有上腹部手术史的患者由于脏器粘连或解剖结构的改变，增加了病肝切除难度、延长了病肝切除时间、增多了术中失血量，可增加手术的危险性和移植术后的早期死亡率，所以上腹部手术史是影响预后的非复发因素。当然它同时也是复发性因素，因为移植术中需要游离上腹部粘连，对肝脏挤压、推动等机械性刺激增强，从而促使癌细胞脱落转移，增加肝癌的复发率。

众多学者已经形成共识：满意的供肝质量、良好的血管胆管吻合技术、严密的围术期监护、合理的免疫抑制方案、严格的长期管理是确保移植成功和长期存活的关键。相关因素的影响强度可能会随着肝移植手术技术的提高和围术期管理经验的丰富而逐步减弱。

Pittsburgh 的肝移植研究认为，感染、原发疾病复发、新生恶性肿瘤、心血管问题是长期生存者中脏器失功能和死亡的主要原因，而因急、慢性排斥所致死亡已非常稀少。

2. 复发性因素　Bismuth 的研究显示，21% 的肝细胞癌患者（经过严格筛选）肝移植后复发，平均在术后 18 个月。其中 50%1 年内复发，31%1 ~ 2 年间复发，19%2 年后复发。复发部位：肺部 31%，肝脏 23%，骨 19%，淋巴结 15%，肾上腺 12%。目前认为复发肿瘤来源于肝细胞癌的微转移，包括两方面：①术前肿瘤细胞的微小转移灶；②在切除病肝手术中，因挤压、搬动肝脏或肿瘤破裂造成肿瘤细胞的转移。

（1）术前辅助性治疗：移植前辅助性治疗的目的是为了控制肿瘤生长、减少移植后复发、提高移植后无瘤生存率。Veltri 研究显示，术前 TACE 结合 PEI，可使肿瘤坏死率达到 100%，建议以此作为受体等待供肝期间的治疗。Richard 研究显示 TACE+ 肝移植组与单纯肝移植组术后肝动脉并发症发生率并无统计学差异（8% ：6%）。另有研究认为射频消融可延缓肿瘤的进展，另外可在术中游离肝脏前对肿瘤进行超范围的毁损，也是减少或避免因手术操作引起肿瘤细胞微转移的可行方法之一。Sarasin 认为，只有当肝癌患者等待肝移植时间超过 8 个月，肿瘤才会出现不利于肝移植预后的因素。尽管不同的抑瘤治疗方式对预防肿瘤扩散有不同的的作用，需要强调的是等待肝移植的时间长短同时也决定了采取抑瘤治疗的必要性，影响了术前抑瘤措施的效果。以上肝癌肝移植前的辅助性治疗研究均是针对早期肝癌，进展期肝癌的移植前辅助治疗的意义和方式研究目前尚在探索。

（2）首选移植与补救移植：一般认为合并肝硬化的早期肝细胞癌是肝移植的最佳适应证，应该首选肝移植。由于供肝匮乏，有人建议肝功能 A 级的早期肝细胞癌者可先行肝切除术，待癌肿复发或肝功能失代偿后再行肝移植，即“补救式肝移植（salvage transplantation, ST）”。Majno 等的研究认为首选肝移植和补救肝移植的 5 年生存率分别是 52% 和 23%，补救性肝移植可作为延长等待时间的手段。香港玛丽医院资料表明 79% 肝切除术后复发的病例仍符合受体选择标准，可再行肝移植治疗。然而，法国 Paul Brousse 医院认为尽管补救性肝移植的长期生存率并不低于首选肝移植治疗者，但仅有不足 20% 的切除后肿瘤复发者可接受肝移植，对于即便能手术切除的肝细胞癌病例，也以肝移植治疗为佳。由此可见：对于合并肝硬化的早期肝细胞癌，如果供肝相对丰富、等待时间不长，应该施行首选肝移植治疗。对于进展期肝细胞癌，由于肝移植后复发率较高，长期生存率较低，首选肝移植、补救肝移植、肝切除术的疗效研究尚在探索之中。

（3）肝细胞癌的临床病理特征：肝细胞癌的临床病理特征无疑是影响肝移植术后肿瘤复发、长期生存率的重要因素之一。肝细胞癌的直径、数目、分布、完整包膜、血管侵犯、胆管侵犯、淋巴结转移、远处转移、AFP、肿瘤组织学类型等都是研究肝切除以及肝移植预后的指标。以下的肝移植早期肝癌选择标准就是综合了肝细胞癌的部分临床病理特征（表 7-1）。

肿瘤的分期和肿瘤直径是目前研究最明确的肝细胞癌移植后的预后因素。由上可见三个早期标准尽管尺度逐步放宽，但均获得了令人满意的长期生存率。

大体血管侵犯是肝细胞癌行肝移植后复发的首要危险因素，故有学者将门静脉或肝静脉主要分支癌栓列为肝移植的相对禁忌。在符合 Milan 标准的肝细胞癌行肝移植的预后因素中，血管浸润仍备受关注，特别是微血管侵犯。Esnaola 报告有门静脉癌栓的患者移植术后 1 年内肝癌复发率高达 50%。近期的研究表明：有微血管侵犯的小肝细胞癌，术后 5 年肿瘤复发率高达 69.8%。术前检测肝细胞癌微血管侵犯除活检外尚无有效手段，一般也不作为肝移植的受体选择标准的指标，但微血管侵犯对肝移植后肝细胞癌复发具有预测价值。

淋巴结转移也是重要的预后因素，但肝移植也很难达到根治的目的。De Carlis 研究认为组织学分类、血清 AFP 水平和血管浸润比肿瘤大小和 TNM 分期更能预测肿瘤复发。

（4）合并肝硬化的影响：肝细胞癌患者 60% ~ 90% 合并肝硬化（国内约 90%），而肝硬化对肝移植预后的影响尚不确定，多数报告认为肝硬化对移植后疗效影响不大。另外一些学者报告无肝硬化肝细胞癌的肝移植预后比有硬化组差。Chui 等报告合并肝硬化的 1、3 年生存率分别为 87%、76%，无肝硬化组分别为 82%、46%。Houben 等报告的无硬化肝细胞癌的 1、3、5 年生存率分别为 71.4%、29.8%、11.2%，肿瘤直径 7 ~ 24cm。其原因可能为：合并肝硬化更能够促使肝细胞癌患者发现相对早期的肿瘤存在，因而获得相对好的预后。

（5）术中无瘤技术：肝移植术中、术后需要接受免疫抑制治疗以避免排斥反应，同时机体的免疫监督机制则会受到削弱，而且移植手术操作是造成术中癌细胞微转移的重要途径，所以肝移植后肿瘤的复发率仍然很高，肝移植术中无瘤技术仍需强调。在肝移植术中，需要采取常规的无瘤措施：①切口选择恰当、足够显露；②探查由远及近、动作轻柔；③采用不接触隔离技术；④先阻断肿瘤输出血管，再阻断输入血管；⑤尽量锐性分离，减少钝性分离，减少挤压肿瘤机会；⑥淋巴结清扫由远及近；连续整块切除等。另外由于肝移植的特点，还可根据情况采用如下措施：①先阻断出肝、入肝血管，再游离肝脏；②先对肿瘤进行局部毁损、原位灭活，再游离切除；③选择经典移植、切除肝后下腔静脉，避免病肝实质残留以及因解剖肝短静脉而挤压肿瘤造成微转移的机会。如行术中转流，可采用以下措

**表7-1 不同选择标准肝细胞癌的肝移植疗效**

| 选择标准 | 具体内容 | 研究者 | 报告时间 | 长期生存率 |
|---|---|---|---|---|
| Milan标准 | 单发肿瘤直径≤5cm，或病灶≤3个，最大直径<3cm；无大体血管侵犯；合并肝硬化 | Mazzaferro等 | 1996年 | 75%（4年） |
| UCSF标准 | 单发肿瘤直径≤6.5cm，或病灶≤3个，最大直径<4.5cm，总直径<8cm；无大体血管侵犯 | Yao等 | 2001年 | 75.2%（5年） |
| Pittsburgh标准 | 改良TNM分期I ~ IIIB | Marsh等 | 2003年 | 58.8%（5年） |

施：①如果病灶在肝脏表面，切除病肝前避免使用红细胞回收机，以免脱落的癌细胞回收入血；②夹闭门静脉后再开始转流，防止门静脉中的小癌栓在转流时被吸入；③尽量转流开始后再操作肝下下腔静脉。

（6）术后免疫抑制药物：肝移植术后免疫抑制药物的使用抑制了机体的细胞免疫，宿主杀灭肿瘤细胞的功能受到严重破坏，从而使肝癌细胞的生长速度显著提高，促进了肝癌肝移植术后的肿瘤复发。有研究报告直径≤ 5cm 且合并肝硬化的肝癌，肝癌细胞的平均肿瘤倍增时间（tumor doubling time, TDT）为 136 天，无肝硬化者平均 TDT 为 132 天，但肝移植后接受免疫抑制剂治疗者 TDT 少于 50 天。目前认为 CsA 和皮质激素的用量与肿瘤复发有关。有研究报告肝移植后 1 年 CsA 累积用量高的患者和低的患者，5 年无瘤生存率分别为 76% 和 93%。肝移植后长期使用激素的患者肿瘤复发率是术后 6 个月停用激素的 4 倍。对于肝细胞癌的患者术后免疫移植方案应有别于其他良性肝病，目前 CsA 有逐步被 FK506 取代的趋势，有关 FK506 用量与复发关系的研究正在完善之中，推荐使用最低维持剂量。激素的使用多数学者建议术后 1 ~ 6 个月内停用，我们目前已经使用 IL-2R 拮抗剂诱导的无激素二联方案，疗效尚在评价中。西罗莫司具有抗细胞增殖作用，以其为主的免疫抑制方案能否减少肿瘤复发亦待深入研究。

（7）术中、术后化疗：肝移植术后肿瘤复发部位的特征揭示，通过血行发生全身播散是肝移植后复发的主要形式，并且有研究显示肝移植后肿瘤细胞会加速生长，所以术中无肝期前、术后尽早实施全身性、辅助性的化疗被众多学者采用，期望有针对性地消灭手术遗留的亚临床肿瘤细胞，减少复发。Stone 等在移植术中和术后采用多柔比星化疗取得了 3 年生存率 60%，无瘤生存率 54% 的结果。但 Rizzi 等术后同样采用多柔比星化疗，发现化疗患者和无化疗患者间术后总生存率和无瘤生存率均无显著差异。术后辅助性常规化疗的临床意义尚存在争议，肝细胞癌的高度异质性可能是导致肝癌细胞对传统化疗药物高度耐药的原因。目前体外肿瘤化疗药物敏感性测定（tumor chemosensitivity assay, TCA）筛选相对敏感化疗药物、制定个体化化疗方案已经用于肝细胞癌的移植后化疗，疗效尚待广泛评估。

（8）合并肝炎病毒感染的影响：在国内，90% 的肝细胞癌患者合并 HBV 感染，10% 的肝细胞癌患者合并 HCV 感染，这些患者接受肝移植后必然面临 HBV、HCV 再感染预防和治疗的问题。应用拉米夫定 / 阿德夫韦 + HBIg 预防肝移植后 HBV 再感染已经取得了良好的效果，有文献报道 HBV 再感染率可控制在 3% ~ 5%，但仍有患者出现再感染。HCV 再感染的预防目前尚无有效的可行性方案，以致肝移植后 HCV 再感染很常见。肝炎病毒再感染不仅会引起进行性肝硬化、纤维淤胆性肝炎，甚至远期移植物功能失活，还能够促使肝细胞癌复发的几率增加。所以 HBV、HCV 的再感染也是影响肝细胞癌受体肝移植后肿瘤复发的危险因素。

## 二、肝内胆管癌肝移植的预后

胆管癌发生于胆管上皮细胞，按发生部位分为肝内胆管癌和肝外胆管癌两类，一般以左右肝管汇合部为界。按照目前 Mesh 词表的定义，肝内胆管癌（cholangiocarcinoma, CCA）又可分为周围型和中央型，后者可与上段胆管癌统称为肝门部胆管癌。而肝内胆管癌在文献上的使用比较混乱，多包括肝内和肝外胆管癌。自肝移植用以治疗胆管癌以后，主要被用于治疗周围型肝内胆管癌和肝门部胆管癌。原发性肝癌中的胆管细胞癌类型实际上属于肝内胆管癌，多数属于周围型肝内胆管癌。

### （一）肝内胆管癌肝移植的预后状况

在肝移植治疗肝脏恶性肿瘤的历史上，肝内胆管癌被作为早期肝移植的适应证之一，但随之而来的高复发率和低长期生存率迫使肝内胆管癌曾被列为禁忌证，由于总体预后不良，目前肝移植治疗肝内胆管癌的价值仍存在争议[29, 30]。反对移植的观点基于这样的事实：①肝内胆管癌患者肝移植后的生存率低于良性适应证，也低于肝细胞癌（已经过严格选择）；②目前尚缺乏改善肝内胆管癌患者肝移植预后的有效辅助性治疗措施；③选择肝内胆管癌作为匮乏之供肝的受体，客观上使其他远期预后较好的受体利益受到损害。支持移植的观点认为：对于尚未扩散、不可切除的肝内胆管癌，肝移植治疗后的长期生存率优于姑息性治疗，尤其是早期肿瘤患者。肝移植是部分肝内胆管癌患者获得治愈或者病情得到缓解的唯一机会；拓展肝源（如利用活体供肝等）可以为早期肝内胆管癌患者增加治愈的可能。

根据近几年的文献，部分学者报告肝内胆管癌行肝移植的预后不良，也比接受肝部分切除者的预后差。Weimann 等报告了 24 例肝内胆管癌行肝移植，术后 1、2、5 年生存率分别为 21%、8%、0，同期 95 例接受肝部分切除者分别为 64%、43%、21%； Lamesch 报告了 18 例无法常规切除的肝内胆管癌行肝移植，中位生存期 5 个月，但 1 例 TNM II 期患者无瘤存活已超过 42 个月。同期肝内胆管癌行肝部分切除 32 例，中位生存期 13.9 个月。

然而，另外一些学者报告的预后情况令人鼓舞，或者至少是可以接受。Meyer 等报告了美国 Cincinnati 肿瘤移植数据库登记的 207 例其他方法无法切除的肝内胆管癌接受肝移植，术后 1、2、5 年生存率分别为 72%、48%、23%，51% 的患者肿瘤复发，其中 84% 在肝移植后 2 年内，复发后生存期几乎不超过 1 年，复发部位 47% 在移植物，30% 在肺。 Robles 等报告了 23 例周围型肝内胆管癌行肝移植，术后 1、3、5 年实际生存率分别为 77%、65%、42%，同期姑息性手术的 5 年生存期为 0；36 例肝门部胆管癌行肝移植术后 1、3、5 年生存率分别为 82%、53%、30%。 来自欧洲肝移植登记处的资料报告 186 例肝内胆管癌行肝移植术后 1、3、5、10 年生存率分别为 58%、38%、29%、21%。近期 Mayo 诊所报告在肝移植前使用放化疗＋剖腹探查选择早期病例，获得了 100% 的 1 年生存率。

对于意外性的肝内胆管癌，Meyer 等的研究认为其预后与术前已知者无明显差别。也有学者认为前者的预后可能好于后者。

笔者认为，肝内胆管癌是仅次于肝细胞癌常见的原发性肝脏恶性肿瘤，肝移植治疗肝内胆管癌的争议还将继续。随着资料的丰富，肝移植治疗肝内胆管癌的研究很可能重蹈肝细胞癌的覆辙，为了获得比较满意的移植后长期生存，受体选择标准趋向更加严格和具体。目前的肝内胆管癌的肝移植选择标准尽管倾向于病程早期，但大多数中心仍坚持选择无法常规外科切除的病例，相应也限制了肝移植的疗效，期待多中心大样本的 RCT 研究。围术期有效的肿瘤辅助性治疗研究可能为肝移植治疗肝内胆管癌减少后顾之忧。

### （二）肝内胆管癌肝移植的预后因素

与肝细胞癌类似，肝内胆管癌肝移植的预后因素也可分为非复发性因素和复发性因素。前者包括的内容与肝细胞癌行肝移植的非复发因素大同小异。有关复发性因素，肝细胞癌的相关内容大部分对肝内胆管癌行肝移植后肿瘤复发会有影响。

目前文献研究主要集中在肝内胆管癌的临床病理特征方面，大部分学者认为早期肝内胆管癌肝移植治疗预后较好。Weimann 研究认为淋巴结和远处转移类别、TNM 分期是独立的预后因素。Lamesch 报告肿瘤大小、TNM 分期是预后因素。Robles 认为预后危险因素为血管侵犯、TNM 分期 II 期以上。Meyer 等在研究了肿瘤大小、肿瘤结节分布、术中肿瘤播散表现、辅助性放化疗等因素后，认为尚缺乏有意义的预后因素。

（易滨 姜小清 张柏和 吴孟超）

## 参 考 文 献

[1] Yoshida EM, Lake JR. Selection of patients for liver transplantation in 1997 and beyond. Clin Liver Dis, 1997, 1: 247.

[2] Plotkin JS, Scott VL, Pinna A, et al. Morbidity and mortality in patients with coronary artery disease undergoing orthotopic liver transplantation. Liver Transpl Surg, 1996, 2: 426.

[3] Lucey MR, Brown KA, Everson GT, et al. Minimal criteria for placement of adults on the liver transplant waiting list: a report of a national conference organized by the American Society of Transplant Physicians and the American Association for the Study of Liver Diseases. Liver Transpl Surg, 1997, 3: 628.

[4] Rosen HR, Shackleton CR, Martin P. Indications for and timing of liver transplantation. Med Clin North Am, 1996, 80:

1069.
[5] Showstack J, Katz PP, Lake JR, et al. Resource utilization in liver transplantation: effects of patient characteristics and clinical practice. JAMA, 1999, 281: 1381.
[6] Gilbert JR, Pascual M, Schoenfeld DA, et al. Evolving trends in liver transplantation. Transplantation, 1999, 67:246.
[7] Ho BM, So SK, Esquivel CO, et al. Liver transplantation in Asian patients with chronic hepatitis B. Hepatology, 1997, 25: 223.
[8] Sear JW. Assessment of liver function: its application to outcome from liver transplantation. Br J Anaesth, 2002, 88: 757.
[9] Collisson EA, Nourmand H, Fraiman MH, et al. Retrospective analysis of the results of liver transplantation for adults with severe hepatopulmonary syndrome. Liver Transpl, 2002, 8: 925.
[10] Sampathkumar P, Lerman A, Kim BY, et al. Post-liver transplantation myocardial dysfunction. Liver Transpl Surg, 1998, 4: 399.
[11] Kes P. Hepatorenal syndrome: new perspectives in pathophysiology and management. Acta Med Croatica, 2000, 54: 165.
[12] Deschenes M, Belle SH, Krom RAF, et al. Early allograft dysfunction after liver transplantation. Transplantation, 1998, 66: 302.
[13] Wiesner RH. A long-term comparison of tacrolimus(FK506) versus cyclosporine in liver transplantation: a report of the United States FK506 study group. Transplantation, 1998, 66: 493.
[14] Seiler CA, Muller M, Fisch HU, et al. Quality of life after liver transplantation. Transplant Proc, 1998, 30: 4330.
[15] Demetris AJ. Immune cholangitis: liver allograft rejection and graft-versus-host disease. Mayo Clin Prec, 1998, 73:367.
[16] Moreno SC, Jimenez RC, Moreno GE, et al. Primary dysfunction after liver transplantation. Is it possible to predict this complication? Rev Esp Enferm Dig, 1999, 91: 401.
[17] Cabezuelo JB, Ramirez P, Acosta F, et al. Prognostic factors of early acute renal failure in liver transplantation. Transplant Proc, 2002, 34: 254.
[18] Kuo PC, Plotkin JS, Gaine S, et al. Portopulmonary hypertension and the liver transplant candidate. Transplantation, 1999, 67: 1087.
[19] Kirby RM, MccMasster P, Hubscher SG, et al. Orthotopic liver transplantation: Postoperative complication and their management. Br J Surg, 1987, 74: 1.
[20] Fishman JA, Rubin RH. Infection in organ-transplant recipients. N Engl J Med, 1998, 338: 1741.
[21] Yanaga K, Lebeau G, Marsh JW, et al. Hepatic artery reconstruction for hepatic artery thrombosis after orthotopic liver transplantation. Arch Surg, 1990, 125: 628.
[22] Nonami T, Yokoyama I, Iwatsuki S, et al. The incidence of portal vein thrombosis at liver transplantation. Hepatology, 1992, 16: 1195.
[23] Jagannath S, Kalloo AN. Biliary complications after liver transplantation. Curr Treat Options Gastroenterol, 2002, 5: 101.
[24] Ghaus N, Bohlega S, Rezeig M. Neurological complication in liver transplantation. J Neurol, 2001, 248: 1042.
[25] Leidig-Bruckner G, Hosch S, Dodidou P, et al. Frequency and predictors of osteoporotic fractures after cardiac or liver transplantation: a follow-up study. Lancet, 2001, 357: 342.
[26] Carlis LD, Giacomoni A, Pirotta V, et al. Surgical treatment of hepatocellular cancer in the era of hepatic transplantation. J Am Coll Surg, 2003, 196: 887.
[27] Yao FY, Ferrell L, Bass NM, et al. Liver transplantation for hepatocellular carcinoma: comparison of the proposed UCSF criteria with the Milan criteria and the Pittsburgh modified TNM criteria. Liver Transpl, 2002, 8: 765.
[28] Sarasin FP, Majno PE, Liovet JM, et al.

Living donor liver transplantation for early hepatocellular carcinoma: A life-expectancy and cost-effectiveness perspective. Hepatology, 2001, 33: 1073.

[29] Meyer CG, Penn I, James L. Liver transplantation for cholangiocarcinoma: results in 207 patients. Transplantation, 2000, 69: 1633.

[30] Pascher A, Jonas S, Neuhaus P. Intrahepatic cholangiocarcinoma: indication for transplantation. J Hepatobiliary Pancreat Surg, 2003, 10: 282.

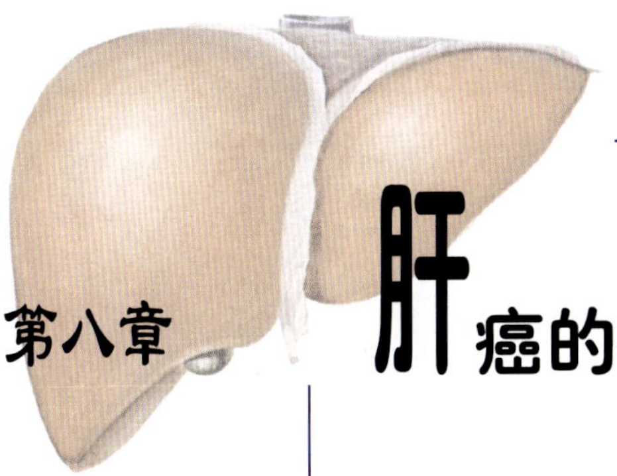

# 第八章 肝癌的微创治疗

程树群 陈汉 陈夷 王能 钱国军 张丽 郭佳

## 第一节　B超引导下肝脏穿刺治疗肝癌

肝脏恶性肿瘤具有起病隐匿，恶性程度高及术后易复发等特点，目前手术切除率仍较低，故探索非手术治疗肝癌的新方法是肝癌治疗研究的一个重要课题[1]。1983 年日本学者 Surgiura 首次报道了 B 超引导下经皮肝穿刺瘤内注射无水酒精治疗肝癌（PEIT），该方法因给药途径理想、操作简单、安全、微创等特点得到了临床的广泛重视和应用[2]。上海东方肝胆外科医院于 1989 年 6 月开始在普通 B 超探头引导下经皮肝穿刺注射药物治疗肝癌取得了较好的疗效。

### 一、药物的选择

#### （一）尢水酒精

目前临床上最为常用。其主要作用是使肿瘤细胞及其附近血管内皮细胞迅速脱水，蛋白质凝固变性，继而引起肿瘤组织缺血坏死，纤维化形成。上海东方肝胆外科医院对 86 例经过无水酒精注射治疗的肝癌切除标本行病理检查，结果显示：肿瘤广泛凝固坏死，周边血管闭塞，瘤体假包膜形成。每次治疗注射无水酒精的量一般根据肿瘤的直径计算：小于和等于 5cm 的肿瘤以 1.5ml/cm 计算；大于或等于 5cm 者以 1ml/cm 为宜，初次注射量可略多，以后逐次减少。

#### （二）化疗药物

常用的化疗药物为细胞周期特异性药物 5-Fu 250mg 或细胞周期非特异性药物丝裂霉素 10 ～ 20mg，主要用于门静脉癌栓和较大直径的肿瘤治疗。对肝癌合并门静脉癌栓者，一般采用肿瘤注射无水酒精，门静脉癌栓注射化疗药物治疗。对较大直径的肿瘤 (>5cm)，全身情况差或对无水酒精刺激较敏感者，特别是较严重心肺疾病者，可采用少量无水酒精与化疗药物交替注射的办法治疗。

#### （三）放射性核素

将放射性核素直接注入于瘤体内，使其浓聚并达到一定的浓度，利用其发射的放射线内照射肿瘤细胞，使得肿瘤组织发生广泛坏死。常用的放射性核素有胶体 $^{32}P$、$^{90}Y$ 玻璃微球等。应用放射性核素时，临床上应注意污染和防护问题。

#### （四）热生理盐水

主要是利用热生理盐水的热凝固效应治疗肝癌。其特点是无毒副反应，用量小，治疗次数及并发症少。

### 二、适应证和禁忌证

#### （一）适应证

1. 全身情况差，心、肺、肝、肾功能不全而无法进行手术的原发性和继发性肝癌。

2. 因各种原因手术无法完全切除的原发性肝

癌和继发性肝癌，如肝内多发肿瘤或肿瘤靠近大血管等。

3. 术后复发肿瘤　肝癌术后复发一般多为弥漫性且伴有远处转移，由于前次手术粘连和解剖变异多使再手术困难。

4. 肝癌伴门静脉癌栓者。

5. 术前切除肿瘤准备　术前于肿瘤内注射抗肿瘤药物可使肿瘤细胞坏死，对术中肿瘤扩散起到限制作用而且也可刺激肿瘤形成假包膜，有利于手术彻底切除肿瘤。

### （二）禁忌证

有腹水、出凝血时间明显延长者及对无水酒精过敏者。

## 三、治疗方法

### （一）术前准备

行常规超声检查了解肿瘤部位及肿瘤显示情况，有无腹水；对疑有出血倾向的患者行血小板计数和出、凝血时间检查。

### （二）操作方法

根据肿瘤部位的不同，患者取左侧卧位或平卧位，先行超声检查确定穿刺部位，常规消毒穿刺部位周围皮肤，铺无菌治疗巾，将普通超声探头套上消毒气球，在超声引导下用2%的利多卡因行皮肤至肝包膜的局部麻醉，用20 ～ 21G的PTC穿刺针穿刺，穿刺针在超声引导下经过正常肝组织到达肿块内或门静脉癌栓内，拔出针芯将无水酒精或抗癌药物缓慢注入肿瘤内或门静脉癌栓内，注射药物后针尖应缓慢地向外退出，当退至肝包膜下时稍做停留，以免药液反流刺激肝包膜引起疼痛（图8-1）。术后穿刺点用纱布覆盖，腹带加压包扎，门诊治疗的患者术后宜留观30分钟。在整个穿刺过程中，均可通过超声屏幕显示穿刺针的进针方向、针尖到达部位、深度及药物在肿块内弥散分布情况等。对多发肿瘤及较大直径的肿瘤应采用多点、多方向、多平面注

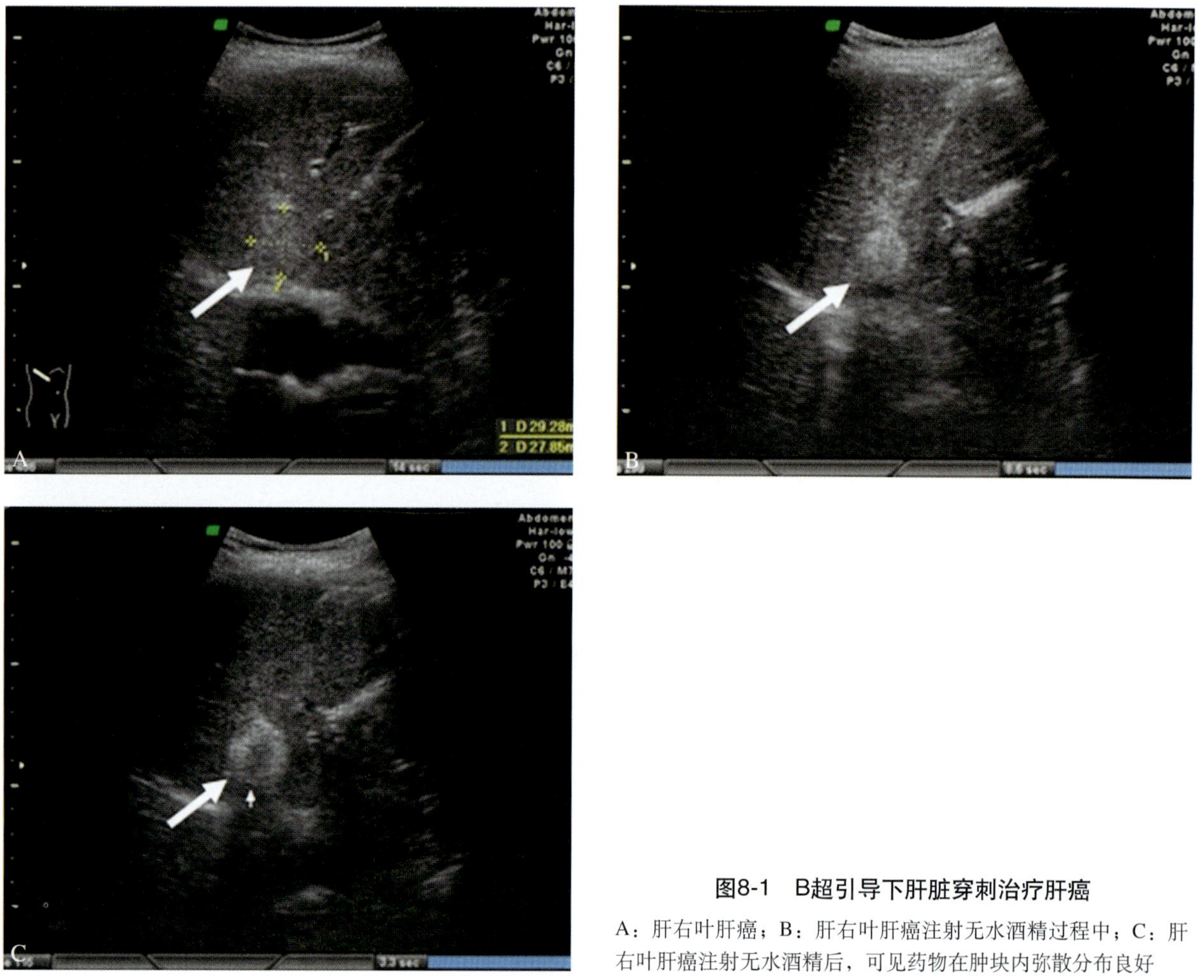


**图8-1　B超引导下肝脏穿刺治疗肝癌**

A：肝右叶肝癌；B：肝右叶肝癌注射无水酒精过程中；C：肝右叶肝癌注射无水酒精后，可见药物在肿块内弥散分布良好

射；穿刺膈顶部肿瘤时应慎重，避免穿刺针穿透膈肌进入胸腔引起血气胸或脓胸；在肝门处穿刺时应尽量做到一针到位，避免在肝内反复穿刺，防止引起内出血。根据患者病情及治疗后的反应不同，一般每周治疗 1 ~ 2 次，每个疗程 3 ~ 5 次，每个疗程结束后，观察 2 ~ 3 个月。观察期间，每 2 ~ 4 周复查 1 次 B 超和甲胎蛋白。若 2 个月后肿瘤缩小不明显或甲胎蛋白不能降至正常，需进行下一个疗程治疗。

### 四、并发症及其处理

上海东方肝胆外科医院用上述方法共治疗 2 000 余例患者，无一例发生严重并发症[3]，大量动物实验和临床应用也未发现该方法引起的肿瘤转移和局部播散，也不会加重肝功能损害，相反，对治疗前肝功能较差者，在积极保肝的同时行无水酒精注射后，不但肿瘤生长得到了控制甚至达到了治愈，而且肝功能有时亦有明显好转。治疗后的不良反应有胸闷、上腹部不适及疼痛、恶心、呕吐、头晕，治疗后 3 天内发热较常见，常低于 38.5℃，但其发生率较低。对疼痛明显者可用布桂嗪 100mg 肌注，发热不退者用吲哚美辛栓 25mg 肛塞。

### 五、疗 效 评 价

Ebara 报道 B 超引导下肝脏穿刺治疗 59 例肝癌患者，肿瘤直径均 <3cm，其 1 年、2 年和 3 年的生存率分别为 96%、86% 和 79%，与 41 例直径 <3cm 行外科手术切除的患者相比，前者的生存率明显高于后者。上海东方肝胆医院对 302 例肝癌患者行无水酒精治疗后进行了随访，结果显示治疗后患者甲胎蛋白下降率达 65.6%，转阴率为 23.7%，1 年和 3 年的生存率分别为 85.9% 和 44.4%。对于直径≤ 3cm 的肝癌，肿瘤可完全坏死，甚至消失，达到临床治愈。对 >5cm 的肿瘤疗效则不很满意，但也可抑制或减缓肿瘤生长速度，达到姑息治疗的目的。据报道，对较大直径的肿瘤，单用超声介入治疗或放射介入治疗疗效均较差，两者联合应用可明显提高患者的生存率。若两者联合应用，主张先行 TACE，而后再行超声引导下的肝穿刺治疗，反之则因肿瘤内血管被破坏，行 TACE 治疗时药物不能进入肿瘤内而影响疗效。

（郭佳 张丽）

## 第二节 射频热凝固毁损肝癌

肝细胞癌为常见恶性肿瘤之一，每年全球的新增病例数为 25 万 ~ 100 万例。在我国，每年因肝癌死亡的人数占全球每年因肝癌死亡人数的 40%。肝脏常为结直肠腺癌的常见转移部位。现今肝癌治疗是以外科切除为主，多种治疗为辅的综合治疗。然而，肿瘤的大小、与大血管和胆管位置关系以及因肝硬化而致肝功能损害都限制了手术的应用。20 世纪 80 年代以来，随着外科微创技术的飞速发展，肝癌的局部消融技术，包括经皮无水酒精注射、微波凝固、氩氦刀冷冻及射频消融治疗，因其具有安全、微创、适应证广、并发症少的特点，正日益受到国内外学者的关注。射频消融治疗（radio frequency ablation）作为一种较新的肝癌治疗手段，因其可以对肿瘤组织进行比较彻底的毁损，有可能提高肝癌患者的生存率而在全球范围内得到了越来越多的重视。

### 一、射频消融的原理

射频治疗属于热治疗的范畴，通过高温烧灼，使肿瘤细胞在高温高热下发生凝固性坏死。原理是利用电极头部发出中、高频的射频波，能激发组织细胞进行等离子震荡，离子互相撞击产生热量，达到 80℃ ~ 100℃，可有效快速地杀死局部肿瘤细胞，当肿瘤细胞加热超过 45℃ ~ 50℃时，细胞内蛋白质变性，细胞双脂质膜溶解导致细胞膜破坏，从而细胞结构改变，射频消融技术通过使细胞内温度超过 60℃而达到破坏肿瘤细胞的目的。同时可使肿瘤周围的血管组织凝固形成一个反应带，使之不能继续向肿瘤供血和有利于防止肿瘤转移。临床上有多种不同的射频治疗方法，包括单极、双极、多极、Hitt 射频、Cool-tip 电极。Cool-tip 射频消融技术利用治疗时流动的冰水降低电极温度，防止电极周围组织碳化和电阻抗增高，增加透热性，从而缩短射频消融所需的时间。

## 二、适应证

虽然射频治疗肝癌创伤较小，安全可靠，但必须严格掌握其适应证才能收到良好的效果。由于射频技术条件的限制，以及应用仪器的不同，目前国内对于射频治疗的适应证及禁忌证存在着一些争议，但较为认同的是：

1. 无手术指征的小肝癌（≤ 5cm，最好≤ 3cm）。肝实质内深在或靠近大血管的小肝癌，手术切除困难者。

2. 患者及其家属不愿手术的小肝癌。

3. 肝功能相对较差，或其他脏器有病变，不能耐受手术者。

4. 原发瘤灶已根治的转移性小肝癌。

5. 无再次手术指征的复发性肝癌。

6. 对无手术指征的大肝癌，如肝功能尚好，可与肝动脉化疗栓塞结合应用。

## 三、禁忌证

1. 肝内外广泛转移者或弥漫型肝癌。

2. 伴有重度肝硬化脾功能亢进、门脉性出血史或出血倾向者。

3. 大量腹水、黄疸，肝功能评价 Child C 级者。

4. 心、肺、肾功能不能承受手术或凝血功能异常者。

注：东方肝胆外科医院根据近十年千余例 RFA 病例，总结出肝癌射频治疗的适应证和禁忌证。

### （一）全身情况

1. 治疗前无心血管、脑、肺、肾、内分泌等重要脏器功能损害，如有损害，需相关专业科室会诊评估手术风险。重度为禁忌证。

2. 原发性肝癌出现肝脏以外的远处脏器转移为相对禁忌证，需评估手术意义及风险。

3. 肝脏移植术后、安装心脏起搏器等全身重要脏器手术后因患者免疫力和耐受力较差，为相对禁忌证，需评估手术意义及风险。

4. 凝血功能差（血小板 $< 50 \times 10^9$ 或凝血酶原时间延长超过正常对照 4 秒或血友病等严重凝血功能障碍）为禁忌证。

### （二）局部情况

1. 出现门静脉癌栓、腔静脉癌栓或胆管癌栓的肝癌患者，不适宜行射频治疗。

2. 术前 CT 或 MRI 需明确定位、定性，明确手术目的、意义及风险。

3. 行经皮肝穿刺射频治疗要求术前肝功能为 Child-Pugh A 或 Child-Pugh $B^+$ 级。

4. 原发性肝癌单个肿瘤或多个肿瘤（$n \leqslant 5$）直径或直径之和≤ 6cm。

5. 转移性肝癌单个肿瘤≤ 6cm，如为多个肿瘤，直径之和≤ 10cm 且患者无肝硬化，TACE 等效果较差。

6. 肿瘤位于第一肝门、第二肝门、膈顶、胃肠道空腔脏器附近或粘连处、胆囊旁等，术前进行充分的准备及术中监控。

目前，也有多家文献报道，利用射频治疗多发性肝癌减少瘤负荷达到姑息性治疗目的。对于肝内多发瘤灶，PRFA 可结合 TACE 和 PEI 进行多点治疗减少瘤组织。对于一些无手术指征的大肝癌可结合 TACE 进行 PRFA，对于 TACE 疗效不佳者可进行多次 RFA 尽可能多地增加瘤组织凝固坏死的范围，达到减少瘤负荷，减轻肿瘤对机体的影响，改善患者生活质量，延长患者生存时间。

## 四、操作方法

### （一）射频消融系统主要部件

射频消融系统主要由一台射频治疗仪，Hitt 射频消融系统还包括一个注水微泵，Cool-tip 射频消融系统包括一个电动水泵。射频治疗仪可以设定输出功率和时间，Cool-tip 射频消融系统还可以监测输出功率、组织的电阻抗以及电极的温度。

### （二）B 超引导下经皮肝穿刺射频治疗术

1. 术前准备

（1）常规检查肝肾功能，HBV 三抗，凝血酶原时间，AFP，CEA，血糖，心电图，胸片，腹部 B 超或 CT、MRI，血、尿、粪三大常规。

（2）保肝、改善凝血功能。根据患者肝功能及 PT 情况予保肝、输液支持治疗。如有黄疸及低蛋白血症、贫血均应予纠正。

（3）向家属及患者解释射频治疗的优缺点，客观评价冷冻治疗的疗效及并发症等风险，做好谈话签字工作，避免医疗纠纷。

（4）术前 12 小时禁食。

（5）术前用药：阿托品 0.5mg 或 654-2 10mg，哌替啶 100mg 肌注。

2. 麻醉选择　选用连续硬膜外阻滞麻醉或局麻 + 基础麻醉，由于穿刺或热凝造成肝包膜迷走神经反射以及射频电流易致心律减慢、血压降低，严重者甚至可致心搏骤停，故尽量选用连续硬膜外阻滞麻醉。并应全过程监测心电图、血压、脉搏及血氧饱和度。

3. 术前 B 超定位检查　术前 B 超的定位检查是非常重要的，由于 B 超技术的局限性，尚应结合 CT 及 MRI 等影像资料，对病灶性质、大小、数目及三维立体定位有非常清晰的了解，从而术前就设计好进针路线、进针数目、冷冻范围、周边结构及应注意的问题等。

4. B 超引导下经皮穿刺 PRFA 治疗肝癌操作方法。

（1）麻醉成功后，根据需要摆体位，按上腹部手术常规消毒铺单。

（2）B 超探测已定位好的肿瘤，设计进针路线。选好进针点，切开皮肤约 0.3cm。

（3）Rita 射频（图 8-2、3）：在 B 超引导下射频穿刺针进入肿瘤组织，定位准确后，将弹头像“伞”样打开锁定。由开始能量 20W 开始，每 2 分钟增加能量 10W 或 20W，在 10 分钟内增至 90W，当组织固化到一定程度后，阻抗增加，同时能量下降并自动停止，完成一次治疗。视肿瘤大小可以多次穿刺多个循环治疗。

（4）Hitt 射频（图 8-4）：在 B 超引导下射频穿刺针进入肿瘤底部，定位准确后，开启生理盐水微泵，注入速度 20ml/10min，启射频治疗仪，输出功率 60W，视术中肿瘤回声改变可多次治疗。

（5）Cool-tip 射频：在 B 超引导下射频穿刺

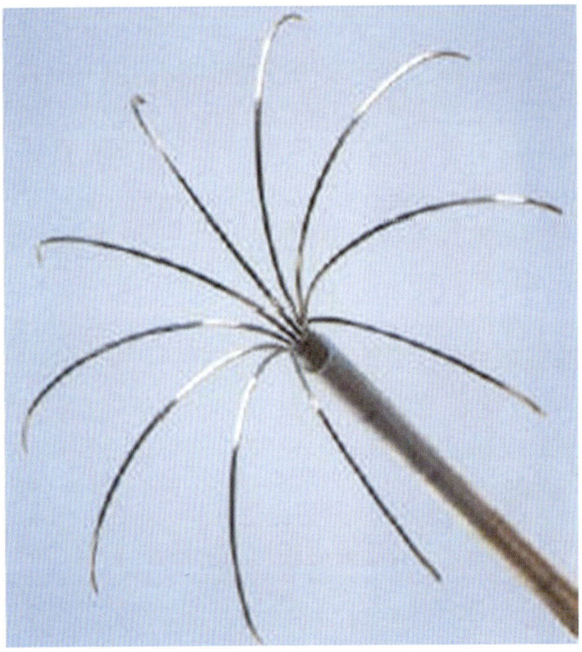

图8-2　Rita射频

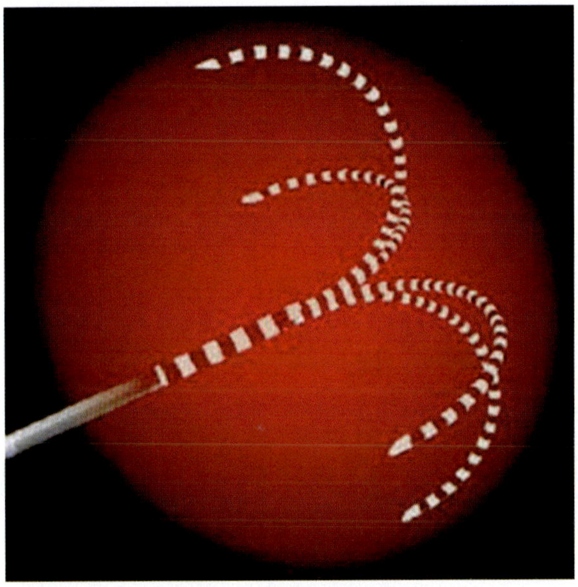

图8-3　Rita射频示意图

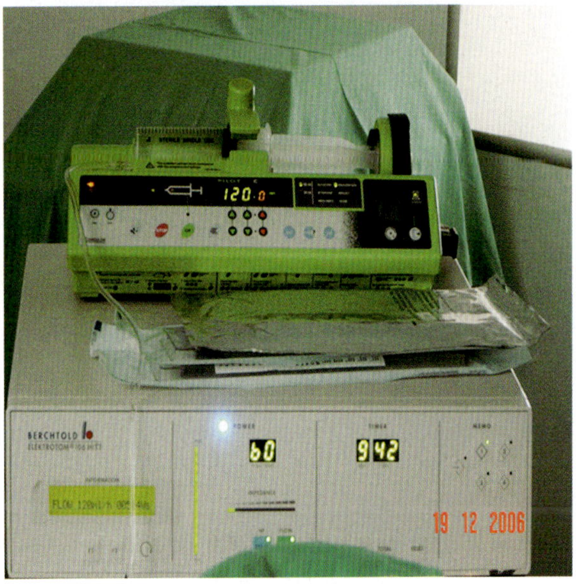


图8-4　Hitt射频

针穿透肿瘤底部，定位准确后，开启冷循环水泵，启动射频治疗仪，输出功率 0 ~ 200W，时间一般为 12 分钟。

(6) 射频治疗结束后拔出射频针，必要时行穿刺针道射频热凝，以使针道炭化止血。对于凝血功能欠佳及针道较长者，可以分次炭化。同时也可以防止针道转移。

(7) 对于较大肿瘤可以同时或逐次使用多根射频治疗针联合治疗。

### (三) CT 引导下经皮肝穿刺射频治疗肝癌

1. CT 定位方法及冷冻方案的设计　肝癌的 CT 定位根据 CT 图像所显示的肿瘤形态大小，来确定射频治疗针穿入瘤体的影像层面，该层面的确立应建立在认真测量、计算肿瘤体积参数及所介入不同规格、数量的穿刺针所形成的射频热凝范围之基础上，即治疗后不应有肿瘤组织残留，治疗范围大于瘤体边缘 1cm 左右。在确立的影像层面上，根据 CT 光标线粘贴一由多点均匀排列的塑料标记物，扫描后根据肿瘤的形态确定靶点，靶点确认的原则，应在肿瘤边缘处或接近肿瘤边缘处，靶点与相对应的体表标记物所连直线即为穿刺针进入靶点的路径，标记物所在处即为皮肤穿刺进针点，着色标记供术中参考。进针点及靶点确立后，进针方向、角度、深度随之确立。穿刺、热凝设计时，应了解肿瘤大小、三维立体形状，应熟悉肝脏的解剖结构以及肝脏 Glisson 系统的分布、排列关系。

2. 麻醉和手术方式　CT 引导下一般选用 0.5% 利多卡因局部浸润阻滞麻醉，辅以基础麻醉均可满足手术需要。手术时体位及皮肤小切口常规处理与 B 超引导相同。根据 CT 定位片所提示的进针方向、角度、深度、方位经定位点进针穿刺，一般进针深度较定位深度留有 1 ~ 2cm 余地，经 CT 扫描，反复调整，直到穿刺靶点与设计靶点完全一致并满意。如果穿刺进针点需要实时监测可以用 B 超监测进针过程，同时以 CT 扫描确认。射频治疗时间、手术中和手术后处理与 B 超引导相同。

3. 术中监测及评价　CT 引导下进行经皮肝穿刺射频治疗肝癌的优点是可以通过 CT 扫描观察热凝毁损区域和肿瘤区域的契合程度，缺点是不是实时监测，尤其是靠近下腔静脉、门静脉左右干、肝门部的肿瘤，穿刺过程中针尖距上述重要解剖结构的距离不能实时监测。每次需先盲穿再 CT 扫描观察，再根据 CT 扫描结果调整。利用 CT 的二维成像技术、术中穿刺引导技术的精确性，改用在 CT 引导下穿刺或 CT 联合 B 超引导下穿刺或冷冻则安全性较高，肿瘤完全冷冻灭活的概率大，并发症少。但术中反复扫描费时、费用较高，应结合实际情况合理选用。

### (四) 腹腔镜下射频毁损肝癌术

对于一些大小 4cm 左右、位置靠近大血管、紧贴胃肠等空腔脏器以及位于膈顶肝表面的肿瘤，经腹腔镜下射频毁损肝癌治疗，可以在腹腔镜射频治疗同时应用腹腔镜超声，能够更好地判断肿瘤的大小、数目以及肿瘤与周围血管的关系，可以利用腹腔镜术中的气腹，将胃、肠、膈肌等重要脏器与肿瘤分开，可以增大毁损范围。腹腔镜下也可判断腹腔内其他脏器的情况，对于判断腹膜转移具有很好的效果，对于分泌激素的神经内分泌肿瘤肝脏转移的患者也可选择这种方法。

具体方法是全麻下常规腹腔镜进腹，在腹腔镜直视下或腹腔镜超声引导下，经皮穿刺将射频治疗针穿入肿瘤，射频治疗时间、术中和术后处理与 B 超引导相同。

### (五) 术中射频治疗

术中射频治疗（图 8-5、6），即在开腹下，直视或 B 超引导下直接将射频治疗针刺入瘤体，并按最佳角度排列以确保整个瘤体被毁损，在肿瘤周边可置入测温探针确保肿瘤边界达到 60℃。由于开腹下暴露较好，B 超探测条件好，可以使用多根穿刺针排列联合治疗，因此毁损范围较大，但同时需注意术后肝、肾衰竭。另外术中应用射频治疗可在切除较大病灶的同时处理不同位置的较小病灶，避免了都行手术切除可能引起的术后肝功能衰竭，对于肠道肿瘤肝转移的患者可在行肠道手术的同时处理肝转移病灶，术中定位更加准确。

## 五、并发症与局限性

1. 术中治疗时，患者有程度不同肝区胀痛、热感；心率降低的，可予肌注阿托品；偶会出现

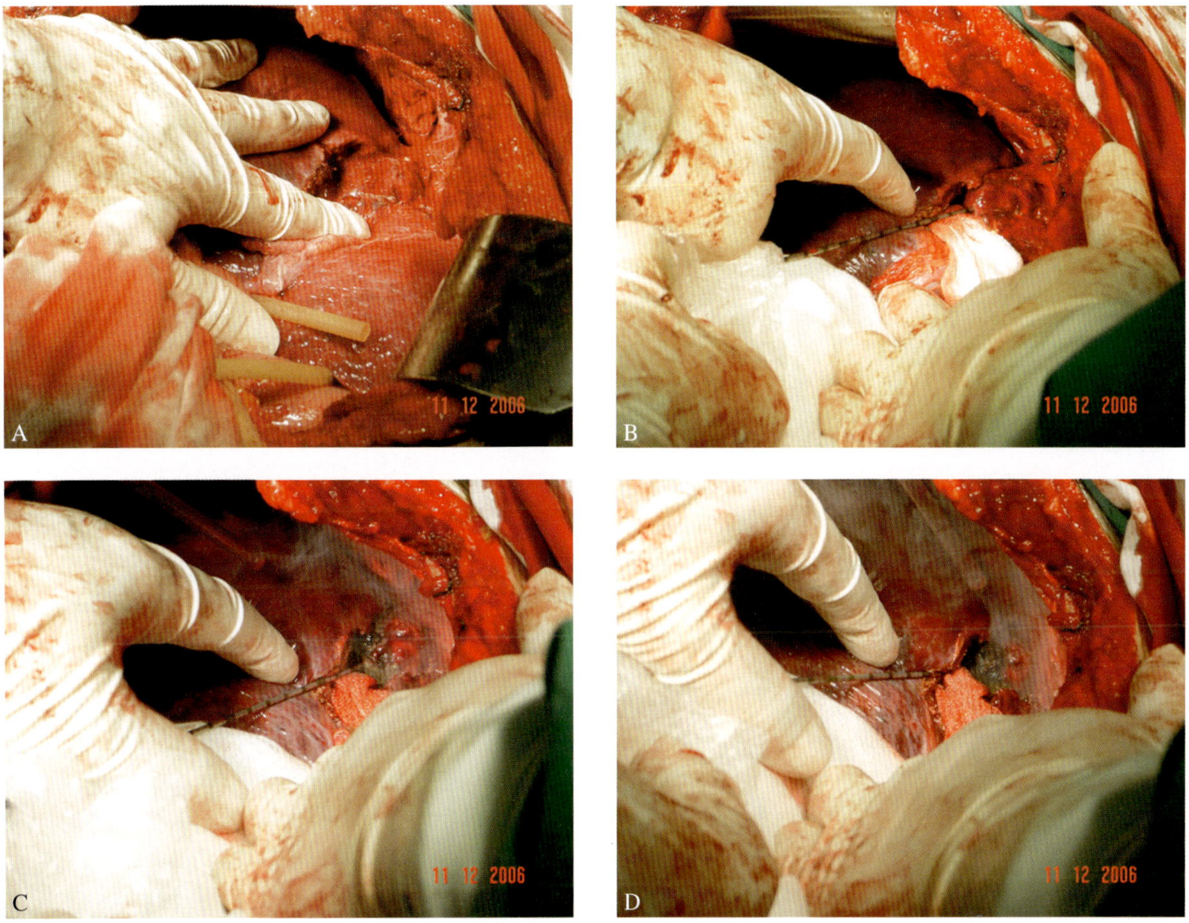


图8-5　开腹术中射频治疗紧靠腔静脉的肝癌

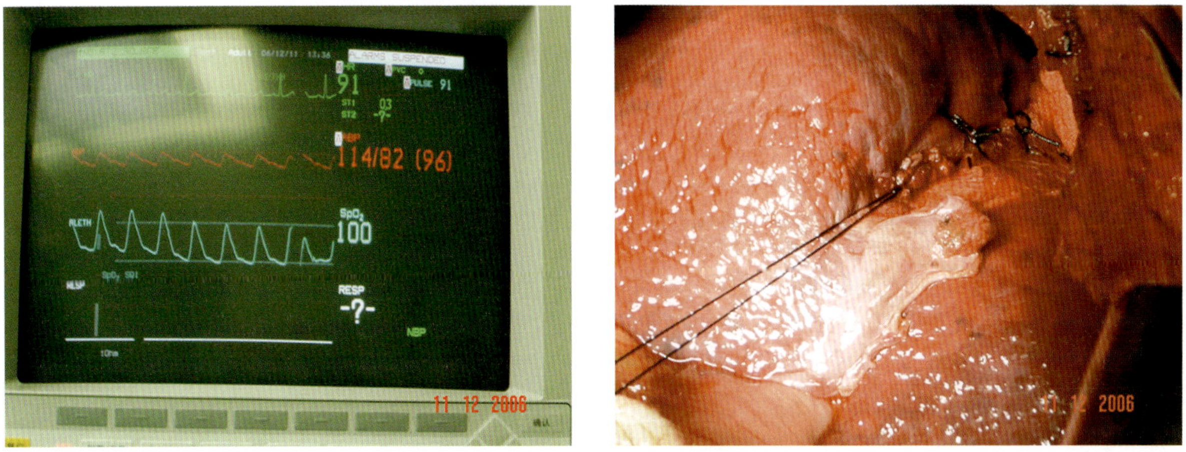


图8-6　开腹术中射频治疗生命体征平稳

呼吸困难，可面罩给氧缓解。

2. 术后出血　多发生在术后48小时内，主要是患者凝血功能较差，术中及术后射频穿刺道的出血，严重者可出现失血性休克。较轻者可通过保守治疗使出血得到控制，也有报道穿刺针损伤膈肌静脉引起出血。

3. 术后上消化道出血　多发生于射频术后2周左右，临床上表现为便血等消化道出血症状。发生率很低，具体原因不明，可能与肝功能较差及毁损范围较广有关。

4. 术后肝区疼痛、发热　当肿瘤位于肝边缘时，肝区疼痛尤为明显。患者常在术后第 2 天开始发热，体温波动在 38℃～38.5℃，最高超过 39℃，其原因为炎症坏死吸收。

5. 空腔脏器穿孔　肝脏边缘肿块和腹腔手术后粘连，肝肿瘤与胃、结肠融合是造成空腔脏器穿孔的主要原因，需急诊手术治疗。

6. 肝脓肿。

7. 胆瘘、胆道损伤。

8. 肝功能损伤、肝衰竭。

9. 膈肌损伤、胸腔积液。

东方肝胆外科医院自 1999 年 12 月到 2007 年 4 月，共 1 709 例进行射频消融治疗，其中发生的手术并发症：延长的治疗后疼痛 127 例，肝功能衰竭 15 例，胸腔积液 12 例，消融灶感染 8 例，腹腔内针道出血 6 例，肠瘘 4 例，胆瘘 3 例，胆道出血 2 例，胃瘘 1 例，膈肌损伤 1 例。

## 六、疗效及评价

射频热凝毁损治疗肝癌肿瘤开始于 20 世纪 90 年代，目前国内外有多家医院开展了这一治疗项目。Rossi 于 1995 年首先报道了经皮毁损治疗小肝癌取得成功，1996 年又报道了治疗肝脏肿瘤 50 例，其中原发肝癌 39 例（41 个肿瘤），平均直径 2.2cm，转移肿瘤 11 例（13 个肿瘤），术后平均生存时间 44 个月，1 年生存率为 94%，2 年生存率为 86%，3 年生存率为 68%，5 年生存率为 40%，与手术切除效果相仿，提示射频治疗对小肝癌可起到替代手术的作用。国内四川大学华西医院于 2003 年 2 月至 2004 年 11 月收治的肝癌患者 159 例进行了肝癌手术治疗及射频治疗的对比研究，发现对于直径≤ 5.0cm 的单发肿瘤，射频具有与手术治疗相似的 1 年生存率以及相对于手术治疗较少的肝脏功能损害，较低的并发症发生率，较低的治疗负担，较高的术后生存质量以及值得期待的远期疗效；而对于直径＞ 5.0cm 或多发性的肿瘤，在射频治疗组的患者癌症分期明显晚于手术治疗组的情况下，射频治疗较手术治疗仍然有着较轻的肝脏功能损害，较低的并发症发生率和住院花费及天数，较高的术后生活质量。东方肝胆外科医院于 1999 年 12 月至 2007 年 4 月，共 1 709 例进行射频消融治疗，其中男性 1 393 例，女性 316 例，年龄 9～84 岁（平均 53.7 岁 ±4.2 岁）；肿瘤直径 0.6～8.2cm（平均 3.1cm±0.63cm），最大直径≤ 3cm 者 930 例，3～4cm 者 438 例，4～5cm 者 285 例，5～6cm 者 42 例，≥ 6cm 者 14 例；Child-Pugh A 级 1 447 例，B 级 262 例；单发者 1094 例，多发者 615 例；原发性肝癌 1 341 例，转移性肝癌 368 例。中位生存期 27.4 个月，1、3、5 年生存率分别为 88.2%、67.1% 和 37.6%；PRFA 治疗后的肿瘤完全坏死率：肿瘤直径≤ 3cm 的为 96.2%，3～4cm 的为 86.4%，4～5cm 的为 71.3%，≥ 5cm 的为 47.4%。（图 8-7～11）

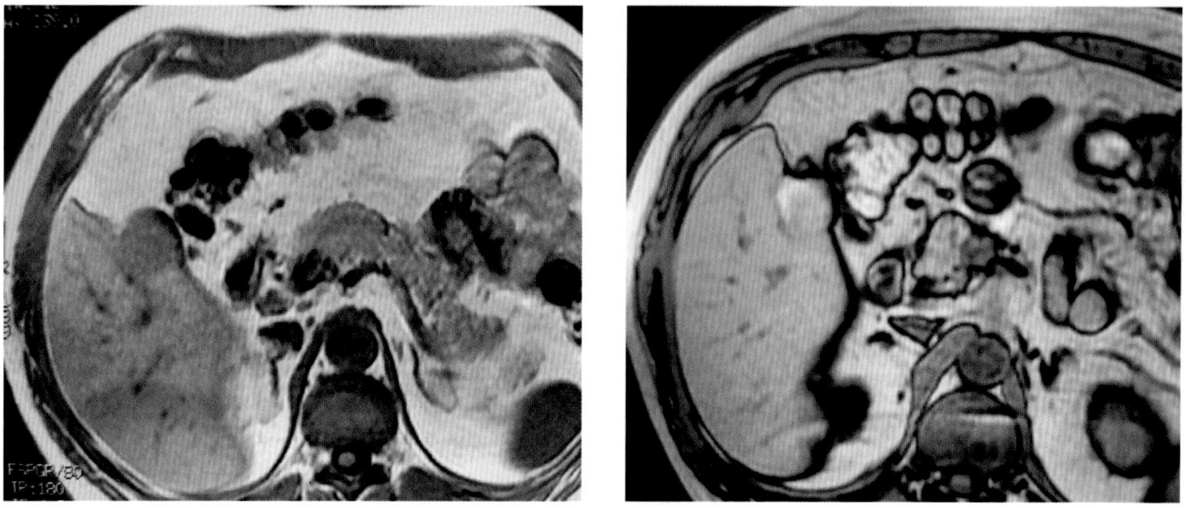

图8-7　射频治疗肝癌术前后对比

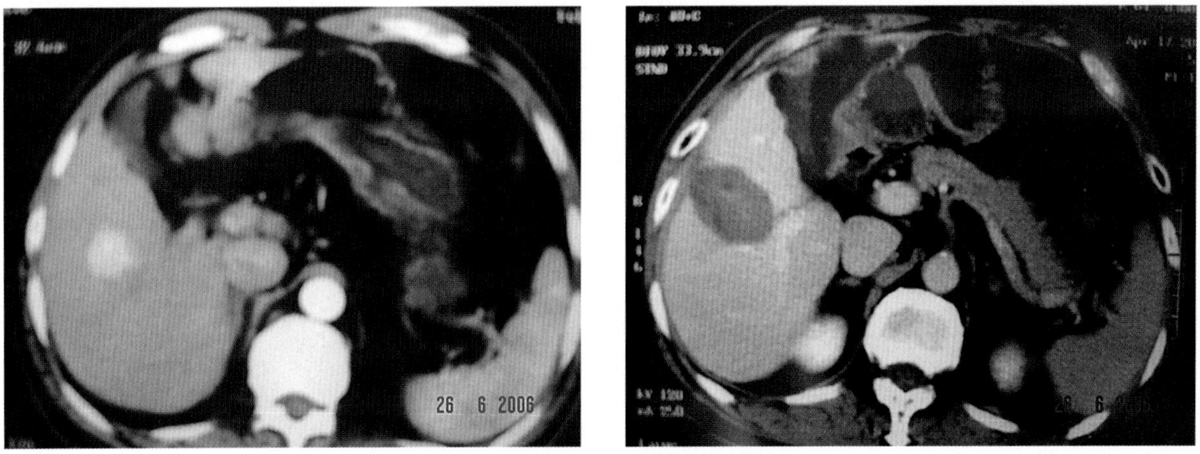


图8-8　射频治疗肝癌术前后对比

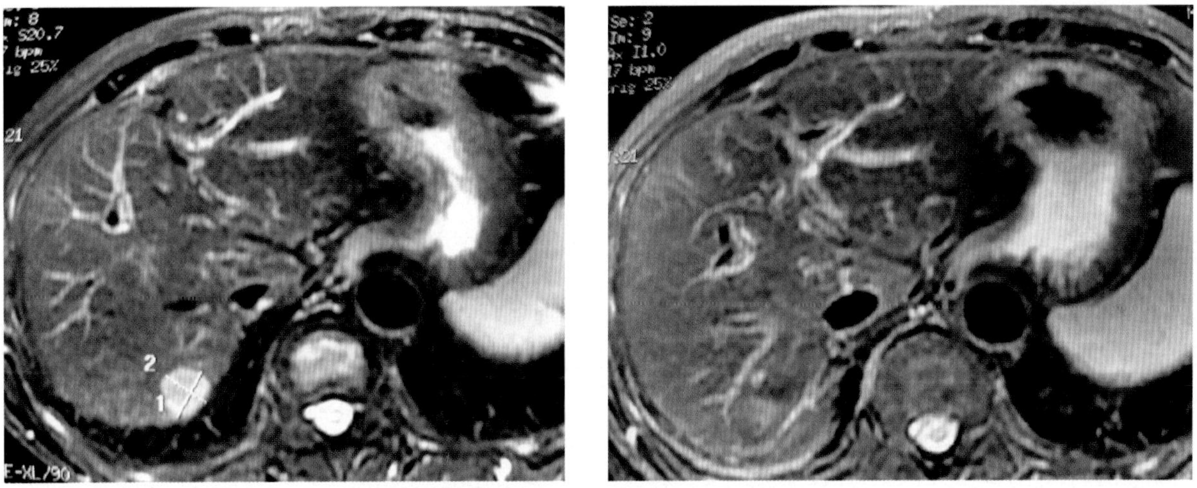

图8-9　射频治疗紧靠腔静脉的肝癌术前后对比

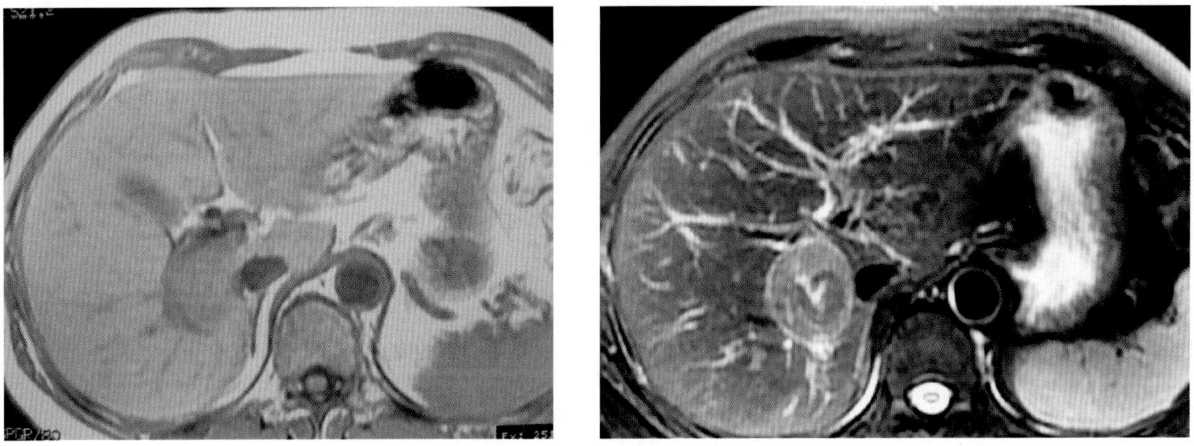

图8-10　射频治疗紧靠腔静脉的肝癌术前MRI改变

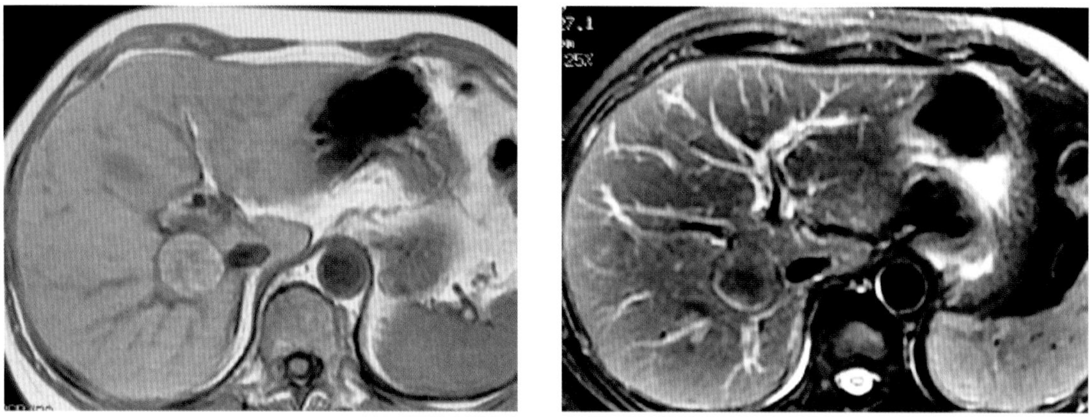

图8-11 射频治疗紧靠腔静脉的肝癌术后MRI改变

肝癌射频治疗作为一种安全、有效的治疗方法，在国内外的临床实践中得到广大医师和患者的认可。近年来，有研究证明射频热凝毁损肿瘤能增强机体免疫作用，多项研究证实肿瘤组织热损伤后免疫原性可能增强，刺激巨噬细胞活性和干扰素的合成，增强 NK 细胞的细胞毒作用。随着射频机制的研究，射频治疗的立体定位，射频治疗同栓塞导向联合治疗的开展，将极大地提高肝癌患者的生存质量，延长生存期，并为手术治疗根治肿瘤提供条件。

（钱国军 王能）

## 第三节 肝癌的微波热凝治疗

经皮微波热凝治疗（percutaneous micro- wave coagulation therapy，PMCT）在肝脏肿瘤方面的应用主要是针对 3cm 左右的小肝癌，它在不开腹的情况下采用影像定位法，直接将微波穿刺电极经肝区体表插入肝肿瘤体中，对肿瘤实施快速加热（瘤内温度达 60℃以上），使之因热凝固而坏死，是一种定位准确、高效、快速、操作灵活、对正常肝组织损伤小、副作用低、安全性好、方便实用的微创手术。尤其对于手术后复发，病灶在肝实质内，小、多发、近肝门部大血管胆管部位的肿瘤，手术切除有困难，肝功能条件较差，年老体弱的患者，将是一种适合的选择。

### 一、微 波 设 备

微波设备由主机和各种配套天线组成，主机含微波源和控制部分，为治疗提供热源。天线是将微波源传输到肿瘤体，对肿瘤起到热凝固作用的器件（图 8-12）。

### 二、适应证与禁忌证

#### （一）适应证

原发性肝癌、转移性肝癌；肝功能在 Child-Pugh C 级以上，凝血酶原时间（PT）<16 秒，同时血小板计数（PLT）>$50 \times 10^9$/L；一般单个肿块直径 <4cm；一次手术肝内肿块个数 <5 个，每个肿块直径 <3cm；肿瘤位置影像学下可见。

#### （二）禁忌证

肝功能在 Child-Pugh C 级以下；肝硬化严重，伴食管 - 胃底静脉重度曲张、有出血倾向；凝血酶原时间（PT）> 16 秒，同时血小板计数（PLT）< $50 \times 10^9$/L；单个肿块直径> 5cm；肝内多发病灶同时伴有门静脉癌栓或多处肝转移灶等；肿瘤位置影像学下定位不清。

### 三、治 疗 方 法

#### （一）术前准备

完善各项检查，术前行影像定位（多采用 B 超方式），了解肝脏、腹水情况及肿瘤大小、个数、位置等，并确定穿刺路线。术前 12 小时禁食水，术前 30 分钟吗啡 5mg、阿托品 0.25mg 皮下注射，甲氧氯普胺 20mg 肌内注射。

#### （二）麻醉与体位

微波经皮肝穿刺热凝肝肿瘤多采用持续硬膜外麻醉方式，该方法麻醉效果良好，简便安全，患者神志清醒，可配合手术。肿瘤位于肝实质

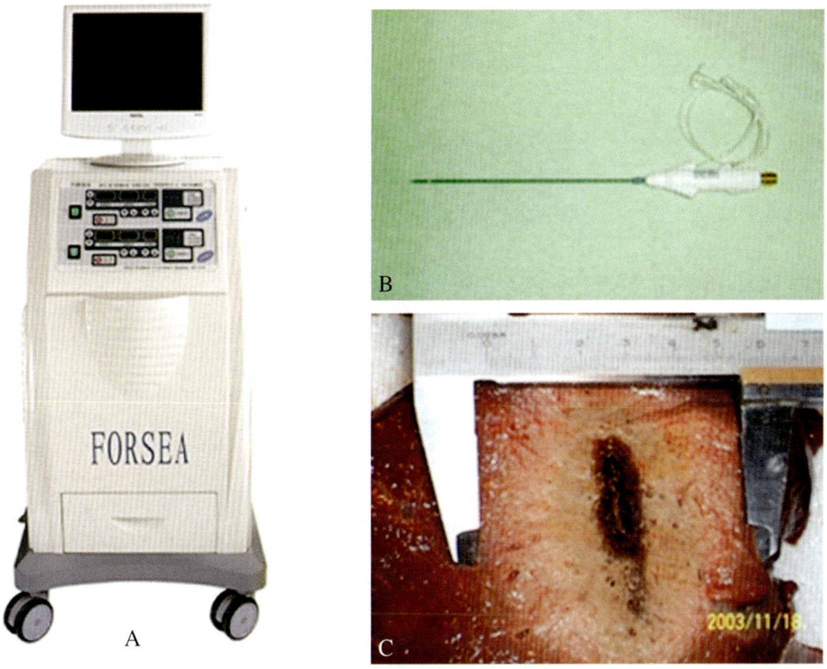


**图8-12 微波设备**

A. 液冷式微波源系统；B. 用于直接经皮肝穿刺测温热凝肝肿瘤微波天线，天线直径2mm、长150mm、微波辐射端长20mm，该天线无需穿刺引导针，可直接经皮肝穿刺使用，最高可传输微波功率100W，具有测温功能和天线杆液冷却功能；C. 微波天线热凝离体肝组织的辐射场呈圆球形，热凝区大小5cm × 5.5cm，使用功率80W、持续时间5分钟。

内，周围无大血管、胆管，个数单一，瘤体直径<3cm，患者体质较好，也可采用局部麻醉方式。如以上两种麻醉方式均不适宜者可考虑行气管插管全麻。

手术体位：肿瘤位于左叶采用平卧位，如果左外叶代偿性增生延伸位于左肋下部位的肿块也可取右侧卧位。肿瘤位于右前叶一般采用平卧位，肿瘤位于右后叶一般采用左侧或平卧位。

**（三）手术步骤**

在持续硬膜外麻醉或局麻下（少数全麻），根据患者肿瘤位置采取平卧位或左、右侧卧位。穿刺点术区皮肤常规消毒，四周铺无菌巾，B超探明肿瘤位置后，选择最佳穿刺点（该穿刺点要满足穿刺天线可达肿瘤最大直径中心，穿刺天线路径无大血管、大胆管，穿刺点与被治疗瘤体间尽可能短的穿刺路径，肿瘤如突向肝包膜生长或直接位于肝包膜下时，穿刺天线路径应选择先经正常肝组织再达肿瘤组织。经左叶肿瘤穿刺点一般选剑突下1～3cm位置，右前叶肿瘤穿刺点常选第5～7肋间，右后叶肿瘤穿刺点常选第7～11肋间，部分右叶肿瘤穿刺点选于右肋缘下。

穿刺点皮肤用手术刀于肋间平行肋骨作约5mm切口，深达肋间肌层。单根或双根穿刺天线在影像引导下沿手术切口插入，到达肝包膜处时B超寻找穿刺微波天线头部，此时要保持天线与肿块在B超同一平面中，将微波天线用力快速穿过肝包膜（穿透肝包膜时有落空感觉），在B超引导下将微波天线头部插入肿瘤中，尖部达瘤底。再次B超观察无误后，微波天线接通微波源进行加热。输出功率和加热时间示肿块大小、部位而定，一般功率在70～80W，加热时间3～15分为一个加热点（10分钟热凝瘤体直径可>2cm圆球形，15分钟热凝瘤体直径可>3cm圆球形）。加热过程中B超实时监测，确保天线在瘤体中加热。如肿块直径> 3 cm，为确保瘤体热凝彻底，应将两根天线相距1cm平行同时插入瘤体中行双天线瘤内同时加热，也可一点加热后天线退出瘤体换一角度再次插入未加热瘤体中继续热凝，一般热凝边界要超出瘤体边缘1cm以上以保证热凝彻底。实时B超下可见瘤体完全被强回声光团所覆盖。完成手术后，在B超监视下退出天线，手术切口无需缝合，肌注或静注血凝酶 1～2 kU 预防穿刺针道出血，穿刺点术区腹带加压包扎。如肝内瘤体数目过多，可行分次手术，每次手术间隔时间要看患者术后恢复情况而定，一般在术后 1～2 周可再次进行。在热凝肿瘤过程中微波天线的使用见图 8-13。B 超下微波天线热凝肿瘤过程见图 8-14。肝脏肿瘤微波热凝治疗前后的对比见图 8-15。

## 四、术后处理

### (一) 加强保肝治疗

可用：10% 葡萄糖液 250～500ml、维生素 C 4g、葡醛内酯 0.3g、氯化钾 0.75g、甘草酸二

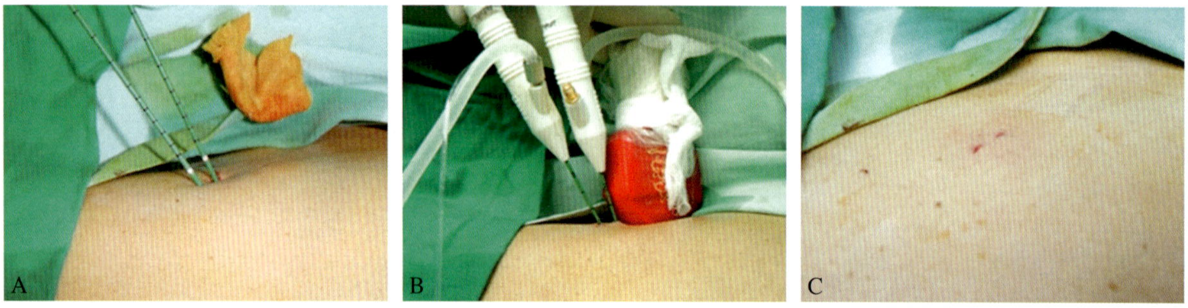

图8-13 在热凝肿瘤过程中微波天线的使用

A. 双微波天线经皮插入；B. 双路微波天线插入肿瘤体热凝过程中；C. 微波天线热凝肿瘤术后，皮肤区穿刺点无需缝合

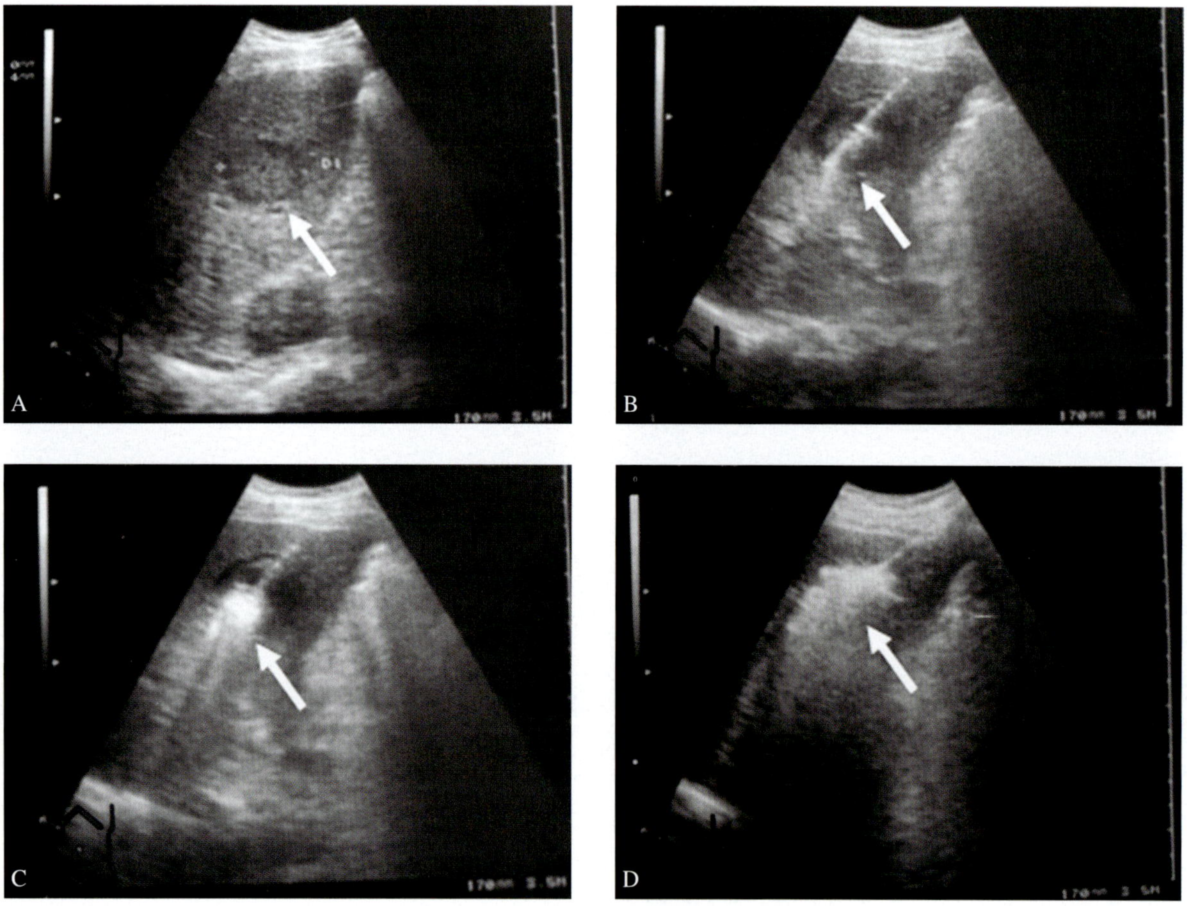

图8-14 B超下微波天线热凝肿瘤过程

A. B超下可见肝内一2.84cm×3.6cm低回声肿瘤；B. B超下可见微波天线经肝包膜插入肿瘤体内；C. B超下可见微波天线插入肿瘤体内开始热凝；D. B超下可见微波热凝所产生的强回声光团将肿瘤体完全覆盖

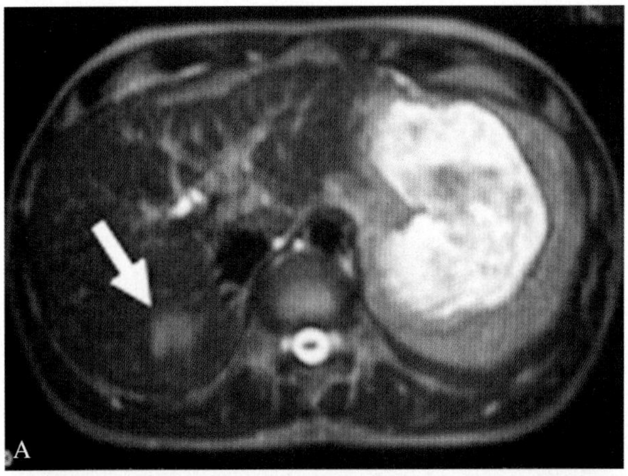

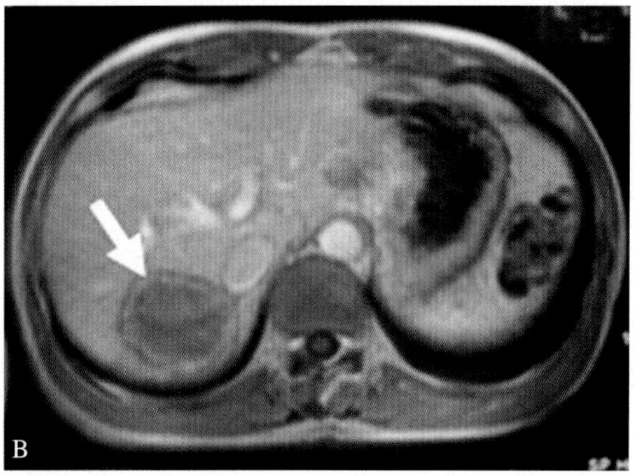

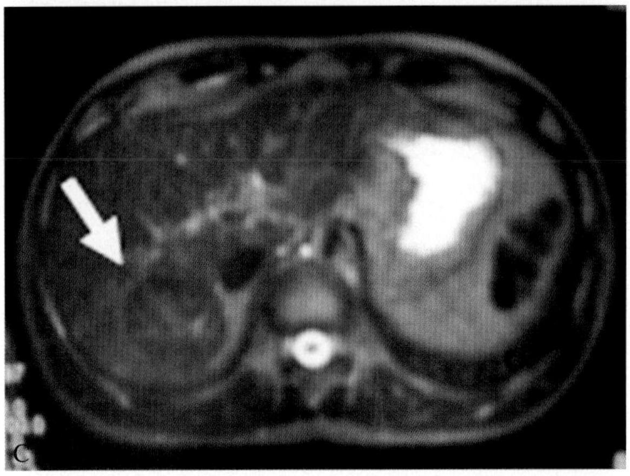

**图8-15　肝右后叶肿瘤微波热凝治疗前后的对比**

A. MRI T2WI可见右后叶一2cm稍高信号肿瘤占位；B. 术后50天MRI T1WI动脉期可见右后叶原肿瘤部位一4.5cm无血供肿瘤坏死区；C. 术后50天 MRI T2WI可见右后叶原肿瘤部位一4.5cm低信号区

铵 0.15g、必需磷脂 20ml 等 1 次 / 日静滴，×3～5 天，可减轻因微波热凝治疗造成的肝功能损害。

**（二）预防术后穿刺道出血**

可予酚磺乙胺 3g、氨甲苯酸 0.6g、维生素 K140mg、凝血酶原复合物 300U、纤维蛋白 1.5g 等 1 次 / 日静滴，×3～5 天，如血小板过低可考虑术前 1 天和术中各输血小板 20U。

**（三）预防术后感染**

可予广谱抗生素二联或三联应用 3～5 天，防治因术后肿块液化坏死合并感染。

**（四）预防术后消化道应激性溃疡出血**

给法莫替丁或奥美拉唑 40mg，1 次 / 日，静滴 3～5 天。

**（五）术后疼痛**

术后出现术区疼痛，多在手术当日出现，在排除术后腹腔内出血后，可予哌替啶 50～100mg 肌注止痛或其他止痛药对症处理。

**（六）术后恶心呕吐**

多由于硬膜外麻醉后体位变动引发。嘱患者术后 6 小时保持卧位，少移动体位，禁食水或术后使用甲氧氯普胺 20mg 或托烷司琼 5mg 肌注预防。

## 五、术后主要并发症及处理

**（一）术后穿刺点出血**

症状有血压下降（出血早期血压无明显变化），心率加快，移动性浊音阳性，B 超可见右下腹部液性暗区，腹腔穿刺抽出不凝血液可确诊，一旦确诊应大量使用止血药和保持水、电解质平衡，如：血凝酶 2kU 静注 1 次 /6 小时，凝血酶原复合物 300U、纤维蛋白 1.5g 等 1 次 / 日静滴，输全血或血小板等。抢救要及时，否则患者可因出血造成肝、肾衰竭而死亡。原因有凝血酶原时间（PT）延长，血小板（PLT）低下。可术后加强止血药应用，必要时输血小板加强凝血作用来预防。

### （二）肝脓肿

为肿瘤热凝坏死后感染液化形成，症状为术后持续高热，白细胞计数升高。B超下可见原肿瘤热凝区有液性暗区，穿刺如抽出脓液可确诊。原因多为手术无菌操作不严格，术后不用抗生素或过早停用抗生素。可术中或术后即加强抗生素和延长抗生素的应用来预防。

### （三）发热

多为肿瘤热凝坏死引起的吸收热，体温多在38℃以下，且肿瘤热凝坏死体积越大持续时间越长。可给吲哚美辛栓50mg肛塞2次/日，或物理方法降温对症处理。

## 六、术后随访

术后1个月门诊复查肝功能、肿瘤指标及肝脏MRI或CT，以了解治疗情况，如检查证实肿瘤未完全坏死，应再行相应治疗。如检查证实肿瘤已完全坏死，且余肝未发现其他肿瘤，可每2个月复查1次。

## 七、微波治疗的疗效评价

上海东方肝胆外科医院2000年8月－2006年6月共行PMCT术治疗肝癌620例，有统计意义的523例（姑息、其他多种治疗97例），其中HCC 458例，转移性肝癌65例，瘤体总数1 126个，瘤体直径0.5～7cm，平均大小3cm。HCC术前AFP阳性412例，术后AFP转阴305例(74%)，1、2、3、4年生存率分别为98%、83%、62%、41%；转移性肝癌1、2、3、4年生存率分别为97.2%、74.6%、43%、11%。

（陈夷 陈汉）

# 第四节　肝癌氩氦刀冷冻治疗

早在20世纪60—70年代，超低温手术已开始应用于医学临床，而80年代已有国产LD-2型喷射式液氮冷冻机和进口LCS-2000型液氮冷冻机。但由于条件所限，超低温手术常造成较严重的并发症，而且治疗效果亦欠佳。随着超低温冷冻损毁组织细胞机制的阐明以及手术器械的不断改进，至90年末以来一种新型氩氦超导手术系统氩氦刀进入医疗临床，冷冻治疗在临床应用的前景日渐光明。随着医学和生物学技术的进展，肝癌的治疗已由单一的手术治疗发展为手术切除为主，辅以介入疗法、化疗、免疫疗法，局部物理疗法和中医中药等综合治疗。根据肝癌的不同发展阶段应用不同模式的综合治疗方法进行治疗，可取得较好的疗效。特别是近年来局部物理治疗手段的广泛开展，为中晚期肝癌临床治疗提供了新的研究方向。

氩氦刀靶向冷冻消融术（targeted cryoablation therapy）是近年开展的冷冻治疗新技术，是用冷冻的方法摧毁肿瘤组织，不会导致过量的肝组织被切除，因而使一些无法耐受肝脏手术的患者可以接受该治疗。经皮氩氦刀靶向治疗属微创性手术，技术要求较高，应用范围广，患者乐于接受。主要采用B超、CT定位引导，腔镜引导和术中直视下治疗等方法。这些方法各有其优缺点，合理应用可取得较好疗效。该疗法除用于治疗肝脏恶性肿瘤外，亦可用于良性或恶性前列腺病变的患者，并正研究用于治疗多种良性及恶性疾病。由于多种影像手段的应用以及多个冷冻刀的组合应用，使得较大肿瘤可以行经皮穿刺治疗，而>8cm的肿瘤则可寻求开腹直视或术中B超引导下行冷冻毁损术。由于氩氦刀冷冻治疗创伤小、恢复快、疗效较好，正成为肝脏微创外科治疗的一种重要手段。

## 一、氩氦刀冷冻治疗的原理

组织细胞的低温坏死始于细胞内冰晶的形成，在癌细胞的低温致死作用中，有四个因素起着关键作用：最低温度、结冰温度、冷冻时间、冷冻次数。另外冷冻速度亦很关键。在温度降低过程中，如果结冰速度慢，先在细胞组织间隙形成的冰会从细胞内部吸收水分。组织内部的失水会妨碍内部结冰，从而在某种程度上保护了细胞免于坏死。因此细胞内部结冰是这个阶段的关键，一旦发生，结晶会通过细胞之间的桥梁延伸到所有细胞组织，产生“多米诺骨牌效应”。在冷冻过程结束时，化冻也能对组织细胞造成损害。在温度从−40℃逐渐回升到−20℃的过程中，冰晶会发生膨胀现象，使在冷冻过程中形成的冰球膨胀爆裂，造成组织细胞结构破坏从而导致细胞坏死。

氩氦刀（Cryocare Surgical System）有 4 或 8 个能单独或组合应用的热绝缘超导刀，超导刀中空，可输出高压常温氩气，并以氩气在刀尖急速膨胀作用而使病变组织在 1 分钟内降至 -140℃，而超导刀输出氦气时，可使冰球在数分钟内解冻及升温至 20℃ ~ 45℃。由于氩氦刀制冷或加热作用均局限于超导刀尖端一定区域，刀杆有良好冷热绝缘性，因此不会对穿刺路径上的组织产生损伤。氩氦刀的温差电耦直接安装于刀尖，可连续监测刀尖的温度。另有 4 至 8 个独立测温探针可实时监测冷冻区域边缘的温度以便于控制冷冻速度及范围。

## 二、氩氦刀冷冻治疗肝癌的适应证

### （一）B 超引导经皮氩氦刀冷冻治疗肝癌术

1. 全身情况

（1）患者一般情况较好，无明显心、肺、肾、脑等重要脏器器质性病变，功能状况良好。

（2）肝功能正常或仅有轻度损害，肝功能分级属 Child A 级。

2. 局部情况

（1）单个肿瘤，或 3 个以内的肿瘤，肿瘤直径 <5cm。

（2）肝切除术后近期复发的肝癌，不适宜或患者不愿接受再次切除或射频、TACE（transcatheter arterial chemoembolication, 肝动脉栓塞化疗）等其他治疗。

（3）TACE 术后单个肿瘤直径在 5 ~ 10 cm 之间，或数目在 3 个以内肿瘤直径 <5cm 而不宜行手术治疗者。

（4）TACE 疗效不显著而肿瘤直径 <10cm 者。

### （二）开腹（术中）行氩氦刀治疗肝癌的适应证

1. 全身情况

（1）患者一般情况良好，无心、肺、肾、脑等重要脏器器质性病变。

（2）肝功能正常，或仅有轻度损害，按肝功能分级属 Child A 级。或经短期护肝治疗后有明显改善，恢复到 Child A 级。

2. 局部情况

（1）术中发现肿瘤靠近大血管，无法行根治性切除者。

（2）术中发现在左半肝或右半肝的大肝癌，边界不清，影像学显示无瘤侧肝组织明显代偿增大，达全肝 50% 以上，无法行根治性切除或判断切除效果不佳者。

（3）转移性肝癌（图 8-16），原发灶可切除，肝内癌灶数目在 3 个以内者。

## 三、氩氦刀冷冻治疗操作方法

### （一）氩氦刀冷冻系统主要部件

Cryocare Surgical System 有一个可控制 4 或 8 支超冷刀的控制器。每支超冷刀均内置热电耦以测量刀尖的温度。此系统也可控制 4 或 8 支相互独立的测温探针，以监测测温探针周围组织的温度。控制器是高度集成的，使用氩气、氦气两种惰性气体。仪器内还有一个兼容 IBM486 的计算机作为主机。系统通过遥控键盘控制。一个 10.4 英寸的平面显示器装于机箱顶部，并可自由旋转，从任何角度观察屏幕上的数据。CRYO-20 型拥有 8 个超导刀接口。CRYO-24 型则有 4 个接口。系统通过特制管线与氩、氦气钢瓶连接。另外，尚须配备一台带凸型探头的小型高清晰度超声波仪器。

### （二）B 超引导下经皮肝穿刺氩氦刀冷冻治疗术的术前准备工作

1. 术前准备

（1）常规检查肝肾功能，HBV 三抗，凝血酶原时间、AFP、CEA、血糖、心电图、胸片、

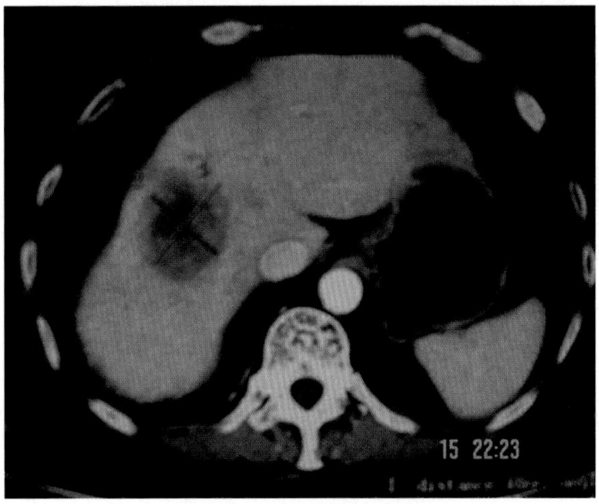


图8-16　鼻咽癌肝转移

腹部B超或CT、MRI，血、尿、粪三大常规。

（2）保肝、改善凝血功能。根据病人肝功能及凝血酶原时间（PT）情况予保肝、输液支持治疗。如有黄疸及低蛋白血症、贫血均应予纠正。

（3）向家属及患者解释冷冻治疗的优缺点，客观评价冷冻治疗的疗效及并发症等风险，做好谈话、签字工作，避免医疗纠纷。

（4）术前12小时禁食。

（5）术前用药：阿托品0.5mg或654-2 10mg，哌替啶100mg肌注。

2. 麻醉选择　选用连续硬膜外阻滞麻醉或局麻+基础麻醉，由于穿刺或冷冻引起肝包膜迷走神经反射易致心律减慢、血压降低，严重者甚至可致心搏骤停，故尽量选用连续硬膜外阻滞麻醉。并应全过程监测心电图、血压、脉搏及血氧饱和度。

3. 术前B超定位检查　术前B超的定位检查是非常重要的，由于B超技术的局限性，尚应结合CT及MRI等影像资料，对病灶性质、大小、数目及三维立体定位有非常清晰的了解，从而术前就设计好进针路线、进针数目、冷冻范围、周边结构及应注意的问题等。

**（三）B超引导下经皮穿刺氩氦刀冷冻治疗肝癌操作方法**

1. 麻醉成功后，根据需要摆体位，按上腹部手术常规消毒、铺单。

2. B超探测已定位好的肿瘤（图8-17），设计进针路线。选好进针点，切开皮肤约1cm。

3. 以18G带内芯穿刺针穿刺肿瘤接近底部（图8-18），去芯引入导丝，去针沿导丝引入带外鞘的扩张管，到位后拔除扩张管，去除导丝，沿外鞘引入氩氦超导刀，根据肿瘤大小将外鞘从超导刀尖位置后移3～5cm。

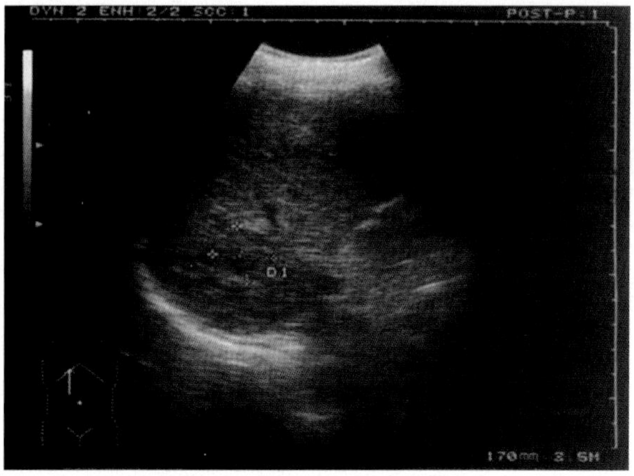


图8-17　氩氦刀术前肿瘤定位

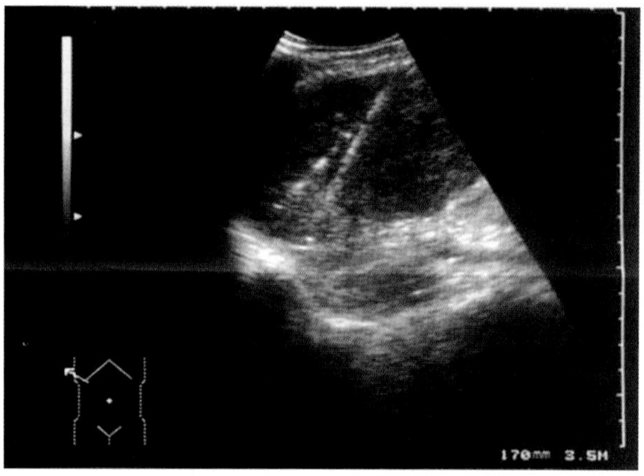


图8-18　穿刺针进入肿瘤接近底部

4. 开启氩氦刀冷冻系统，确认刀尖温度在1分钟内降至−120℃～−140℃，通过B超观察这肿瘤组织的回声改变及冰球的边界（图8-19、20）。

5. 冷冻15～20分钟后开启氦气加热系统使刀尖温度回升至20℃以上，重复以上循环。

6. 通过B超从各个层面及角度观察冰球范围与肿瘤范围的整合程度，理想的治疗应使冰球超过肿瘤范围1cm以上（图8-21、22）。

7. 冷冻结束后退出氩氦刀，经鞘塞入明胶海绵和止血生物胶封闭创道并防止出血。

8. 对于较大肿瘤可以同时或逐次使用多根超导刀联合冷冻治疗。

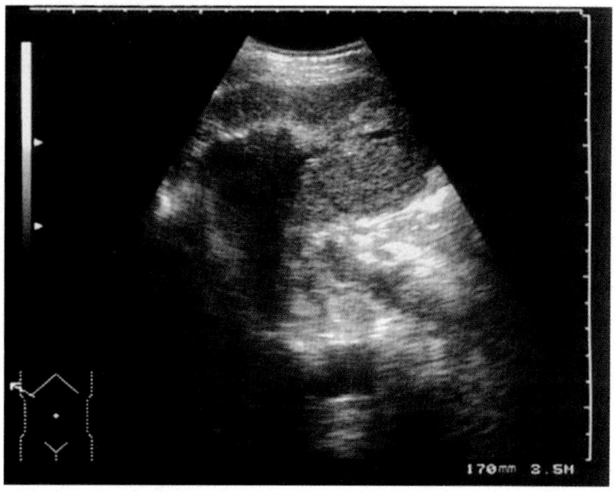


图8-19　氩氦刀冰球开始形成

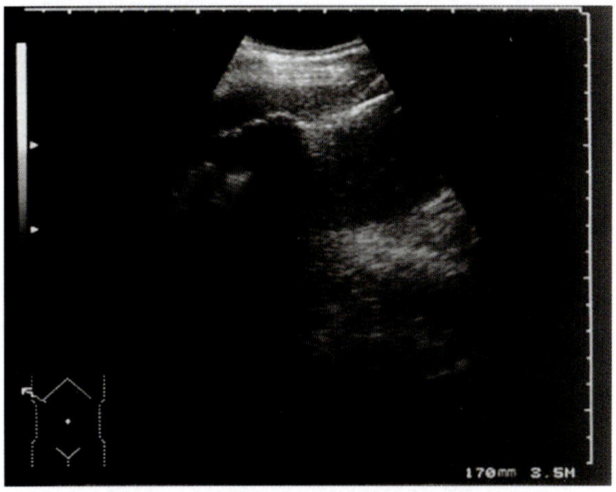


图8-20 氩氦冰球形成并覆盖肿瘤区域

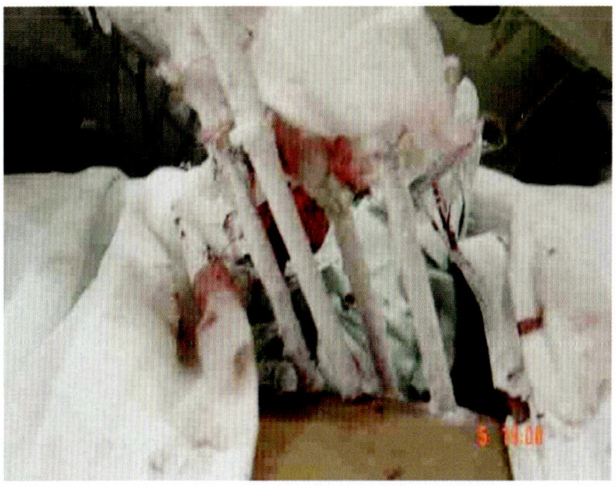

图8-21 B超引导经皮氩氦刀冷冻治疗肝癌术中

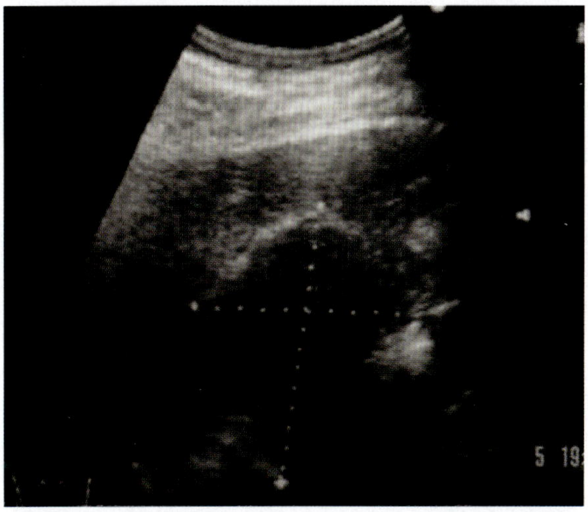

图8-22 B超引导经皮氩氦刀冷冻治疗肝癌术中冰球大小(13cm×10cm)

（四）CT引导经皮氩氦刀靶向治疗肝癌

B超引导经皮氩氦刀靶向治疗肝癌，操作简便、经济、冷刀置入靶点冷冻全程及冰球大小、冷冻范围均可实时监测，同时还可避免CT引导时长时间占用CT而影响CT科室的正常工作。但B超存在超声能量衰减及探查盲区等缺点，采用在CT引导下进行冷冻手术，可减少并发症，取得良好的冷冻效果。

1. 适应证和禁忌证同B超引导经皮氩氦刀治疗。

2. CT定位方法及冷冻方案的设计　肝癌的CT定位根据CT图像所显示的肿瘤形态大小，来确定氩氦刀介入瘤体的影像层面，该层面的确立依据应建立在认真测量、计算肿瘤体积参数及所介入不同规格、数量的氩氦刀所形成的组合冷冻范围相适应，即冷冻后不应有肿瘤组织残留，冷冻范围大于瘤体边缘1cm左右。在确立的影像层面上，根据CT光标线粘贴一由多点均匀排列的塑料标记物，扫描后根据肿瘤的形态确定靶点，靶点确认的原则应在肿瘤边缘处或接近肿瘤边缘处，由于冷刀刀尖向前形成冰球的能力约为1cm左右，因此既可有效控制向前冷冻的范围，又能达到冷冻范围大于肿瘤边缘1cm的目的。靶点与相对应的体表标记物所连直线即为氩氦刀进入靶点的路径，标记物所在处即为皮肤穿刺进针点，着色标记供术中参考。进针点及靶点确立后，进针方向、角度、深度随之确立。较大的肿瘤往往需确立2～3个介入层面，同时介入3把以上冷刀同步冷冻。肿瘤巨大者，肝功能代偿能力及全身状况较差者，一次冷冻范围过大，手术并发症发生率增加，故可有计划地设计分次冷冻方案，或与介入治疗相结合，以减少并发症的发生。肿瘤累及下腔静脉或门静脉主干分支者，穿刺中应避免刺穿血管以免发生大出血。冰球靠近下腔静脉时应慎重。穿刺、冷冻设计时，应熟悉肝脏的解剖结构以及肝脏Glisson系统的分布、排列关系。

3. 麻醉和手术方式　由于CT引导一般在CT室内操作，如出现术中并发症抢救十分不便。故CT引导下一般选用0.5%利多卡因局部浸润阻滞麻醉，辅以基础麻醉均可满足手术需要。手术时体位及皮肤小切口常规处理与B超引导相同。根据CT定位片所提示的进针方向、角度、深度、方位经定位点进针穿刺，一般进针深度较定位深度留有1～2cm余地，经CT扫描，反复调整，直到穿刺靶点与设计靶点完全一致并满意后，引入导引钢丝、扩张管/鞘及氩氦刀。如果穿刺进针点需要实时监测，可以用B超监测进针及进刀过程，同时以CT扫描确认（图8-23）。冷冻方式、时间、手术中和手术后处理与B超引导相同。

4. 术中监测及评价　CT引导下进行经皮氩氦靶向冷冻肝癌的优点是可以通过CT扫描观察冷冻区域和肿瘤区域的契合程度，缺点是非实时监测，尤其是靠近下腔静脉、门静脉左、右干、肝门部的肿瘤，穿刺过程中针尖距上述重要解剖结构的距离不能实时监测。每次需先盲穿再CT扫描观察，再根据CT扫描结果调整。利用CT的二维成像技术、术中穿刺引导技术的精确性以及氩氦刀自身冰球形成的可控性能，对于在B超引导下穿刺冷冻有困难者，改用在CT引导下穿刺或CT联合B超引导下穿刺或冷冻则安全性较高，肿瘤完全冷冻灭活的概率大，并发症少（图8-24）。但术中反复扫描费时、费用较高，应结合实际情况合理选用。

**（五）术中氩氦刀**

术中氩氦刀即在开腹下，直视或B超引导下直接将氩氦刀刺入瘤体，并按最佳角度排列以确保整个瘤体被冷冻，在肿瘤周边可置入测温探针确保肿瘤边界达到-40℃。由于开腹下暴露较好，B超探测条件好，可以使用5mm及8mm等较粗的超导刀，因此冷冻范围较大（图8-25~27）。

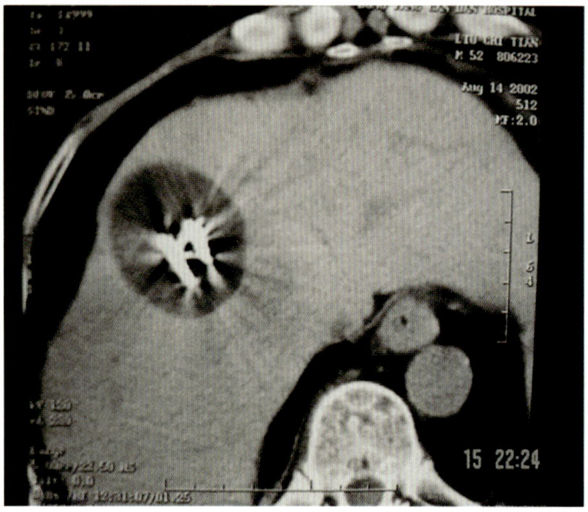


图8-24　氩氦刀冷冻治疗术中CT扫描

## 四、并发症与局限性

1. 术后出血　多发生在术后48小时内，主要有经冷冻穿刺道出血和肝包膜冷冻破裂出血两种，严重者可出现失血性休克。较轻者可通过保守治疗使出血得到控制。东方肝胆外科医院行氩氦刀手术数百例，未发生一例术后出血。

2. 术后上消化道出血　多发生于氩氦刀冷冻术后2周，临床上表现为便血等消化道出血症

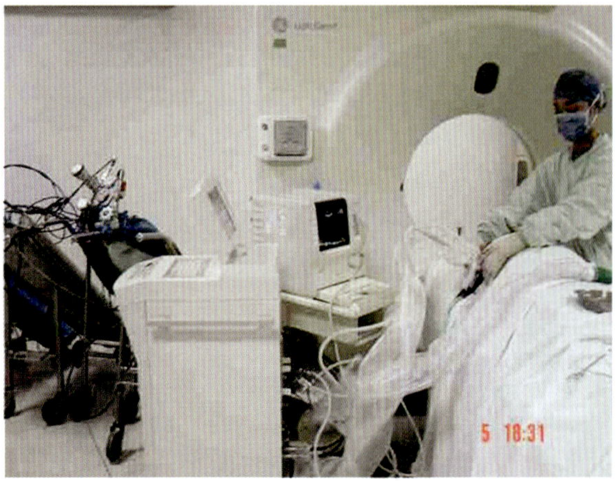


图8-23　B超、CT联合引导下经皮穿刺氩氦刀冷冻治疗肝癌术中

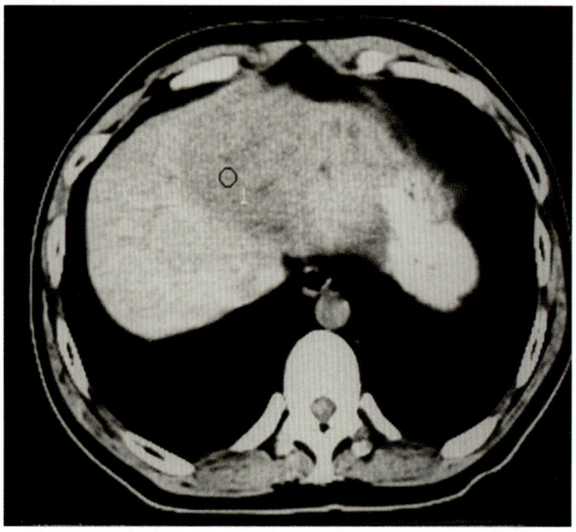

图8-25　左肝癌已侵及右前叶

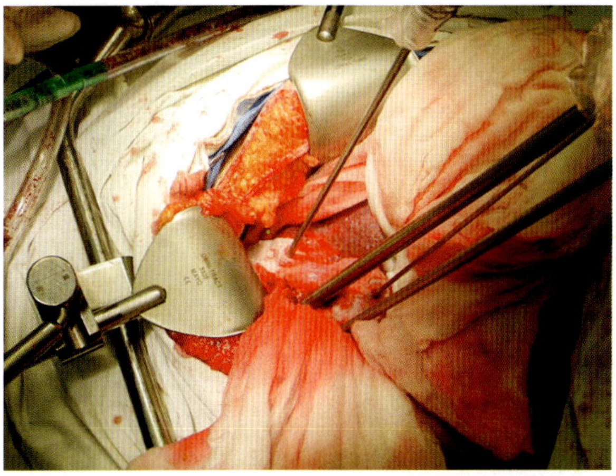

图8-26 开腹直视下行多刀组合氩氦刀冷冻治疗肝癌

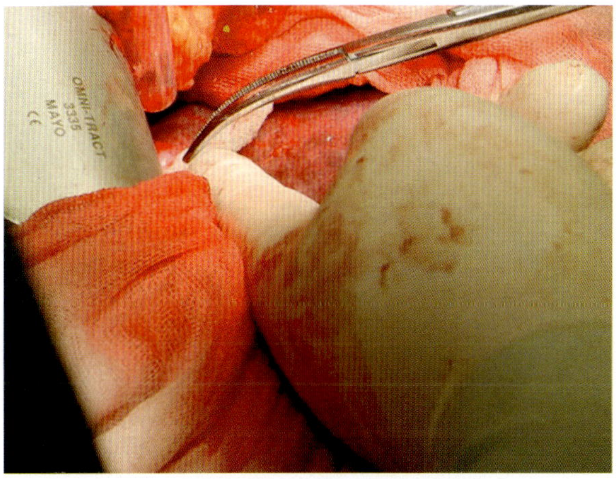

图8-27 冷冻结束后以明胶海绵填塞止血

状。发生率很低，具体原因不明，可能与肝功能较差而冷冻范围较广有关。东方肝胆外科医院行氩氦刀手术数百例，未发生一例术后上消化道出血。

3. 肌红蛋白尿 部分中晚期肝癌患者在冷冻后 1～3 天内出现酱油色小便，发生肌红蛋白尿，严重者可有肾功能不全、尿量减少，常与冷冻范围过大、肝功损害明显有关。予碱化尿液、利尿剂，观察尿量、复查肾功能及尿常规等，多恢复良好。东方肝胆外科医院发生 1 例术后急性肾衰竭，经抢救后肾功能完全恢复正常出院。

4. 肝癌氩氦刀术中如范围过大亦可出现冷休克，常由于全身体温过低引起，可予输注加温液体，手术台铺电热毯等预防。

5. 氩氦刀术中冻伤其他脏器如胆道、胃肠道，及由于术前肝功能较差，冷冻范围过大导致术后肝功能衰竭等。

## 五、疗效及评价

氩氦刀冷冻治疗肿瘤始于 20 世纪 90 年代，目前在美国已广泛用于前列腺癌、肝癌、肺癌、胰腺癌等恶性肿瘤的治疗。国内亦有多家医院开展了这一冷冻治疗新项目。据 Wang Senming 等报道，经皮穿刺氩氦刀治疗肝癌 30 例，<3cm 的肿瘤术后 1 周 CT 复查全部坏死，而直径 >3cm 的肿瘤则显示绝大部分被损毁，氩氦刀术后患者的免疫指标包括 $CD3^+$、$CD4^+$、$CD8^+$ 及 NK 细胞均有明显上升，提示冷冻治疗原位灭活肿瘤可刺激机体增强免疫功能。胡庆等报道肺癌患者行氩氦刀冷冻治疗疗效好，并发症低。根据作者行氩氦刀冷冻治疗肝癌、肺癌近 50 例的体会，经皮穿刺氩氦刀治疗 $\leqslant$ 5cm 的肿瘤疗效确切，尤其是多刀组合应用，可以使肿瘤彻底毁损，而对于 >5cm 的肿瘤则应多种治疗方式相结合，如 TACE 及放疗结合氩氦刀常能明显提高疗效（图 8-28～31），另外开腹行术中氩氦刀由于暴露好，术中 B 超监视清晰，冷冻范围易于监测，可以使用较粗的冷冻刀等，常使能耐受开腹手术的患者获得良好的疗效。上海东方肝胆外科医院曾为 1 例原发性肝癌合并肺转移的患者行肝、肺联合经皮穿刺氩氦刀冷冻治疗，存活已 3 年多，CT 复查未发现明确存活病灶（图 8-32～35）。另 1 例原发性肝癌合并门脉癌栓行放疗后再行氩氦刀冷冻治疗，存活已 1 年，CT 复查未见明显复发。截止到 2005-3-14 上海东方肝胆外科医院已经完成氩氦刀冷冻治疗肝癌 300 余例，取得了 1 年存活率达到 80% 的较好疗效。目前已经成为上海东方肝胆外科医院肝癌微创治疗的一种重要方法。

随着氩氦刀冷冻治疗肝癌、肺癌及其他肿瘤应用于临床时间日渐增加，术后患者随访时间亦较长，远期疗效日益明显。氩氦刀冷冻治疗肿瘤疗效好、创伤小、恢复快，对机体免疫力无明显抑制是肯定的。

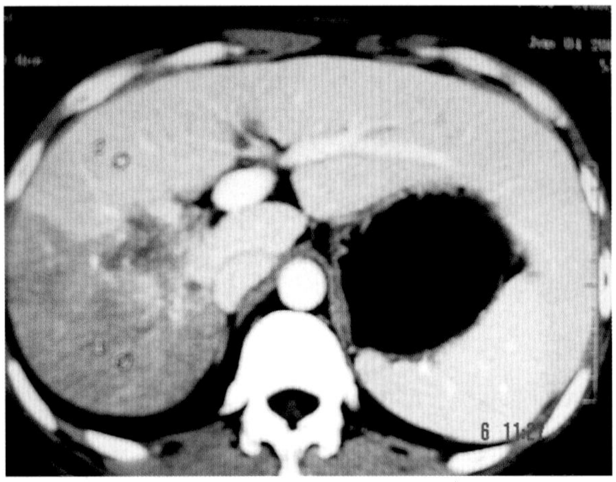

图8-28　右叶局块型肝癌合并门静脉癌栓

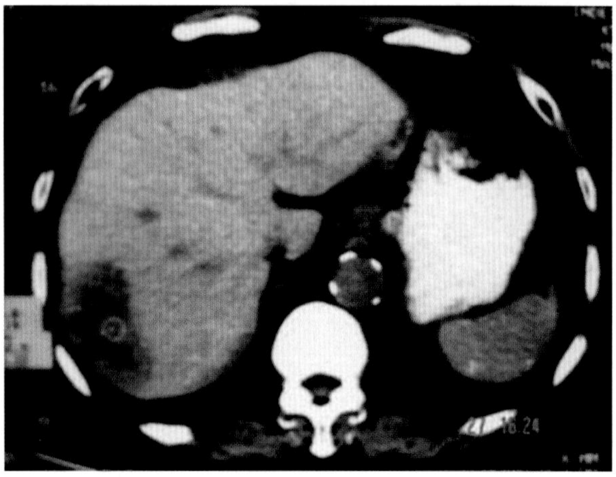

图8-31　氩氦刀冷冻治疗肝癌术后1年CT示无活性病灶

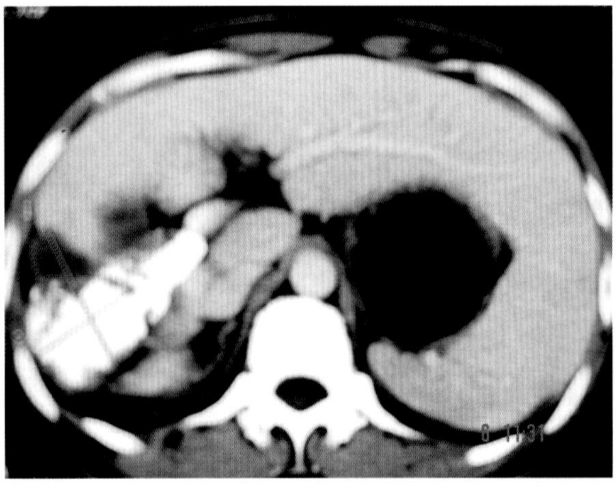

图8-29　TACE联合氩氦刀冷冻治疗肝癌术后半年AFP转为正常

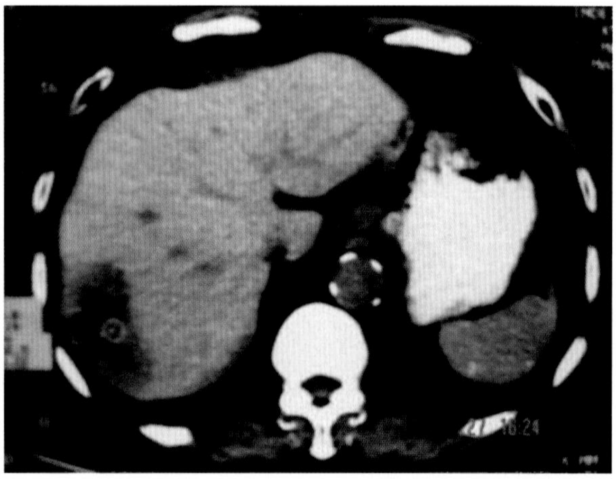

图8-32　右叶原发性肝癌

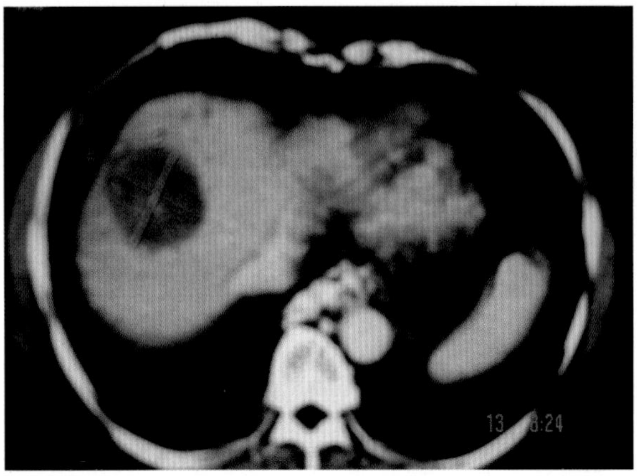

图8-30　右叶原发性肝癌

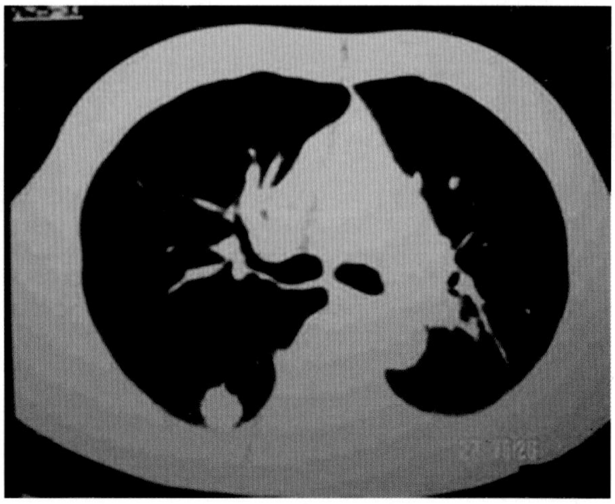

图8-33　并发右肺转移

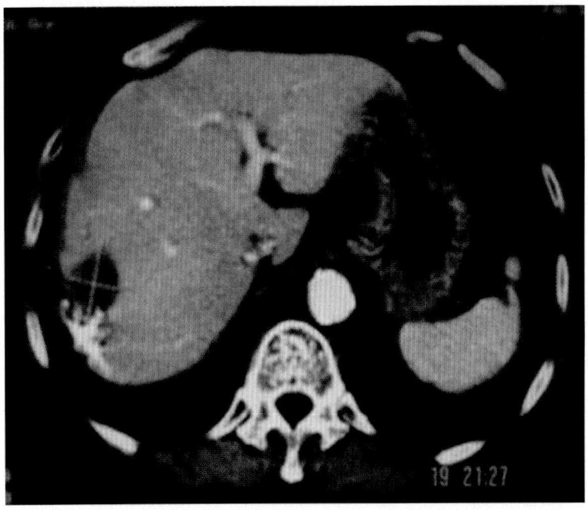

图8-34　氩氦刀冷冻治疗肝癌术后2年余CT示无活性病灶

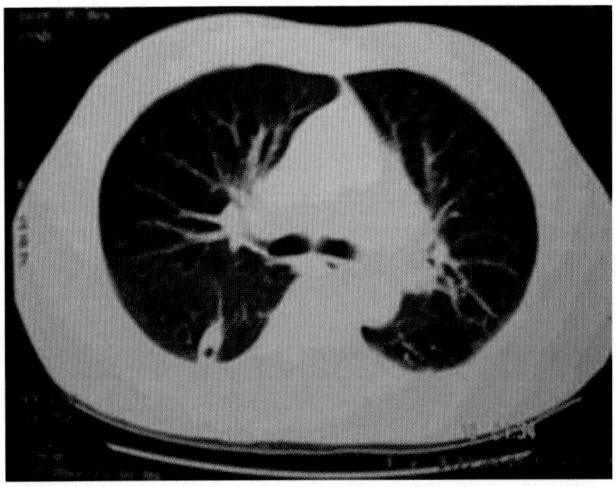
图8-35　氩氦刀冷冻治疗肺转移癌术后2年余CT示无活性病灶

（钱国军　王能）

## 第五节　高功率聚焦超声治疗肝癌

高功率聚焦超声（high intensity focused ultrasound，HIFU）[8]，或高强度聚焦超声，又称超声聚焦刀，是一种既能聚焦定位又能瞬间产生高温的超声加热装置。它能将高强度的超声波聚焦于体内某一靶区，在靶区超声波能量集中而致温度急骤升高（10～20 秒内可升至 80℃以上），从而直接破坏靶区病灶。靶区周围的正常组织因超声波能量相对不集中，致温度不升高或升至生理耐受范围之内，使组织不损伤或损伤较少。与其他高温技术如电磁波或微波相比，HIFU 具有对肝内深部肿瘤内聚焦及加热等优点，尤其适宜于肝内深部肿瘤、或肝门区切除有困难或肝功能不佳而不能耐受手术的中晚期肝癌患者的无创治疗[9]。

### 一、HIFU发展回顾

HIFU 的治疗研究始于 20 世纪 40 年代，先后由 Lynn[10] 和 Fry[11] 将超声波聚焦应用于狗、猫等动物的脑部实验与神经选择性损伤实验研究，认为其能破坏组织，具有快速简便且周围组织损伤较少的优点。1961 年 Hickey 等[12] 在世界上首次用 HIFU 对 5 例晚期乳腺癌患者行脑垂体破坏术，作为晚期乳腺癌的辅助治疗。之后 HIFU 装置经多次改进，并结合现代影像学技术，至 20 世纪 80 年代末 −90 年代初，HIFU 率先在前列腺增生、肾癌等方面进行了临床试验，取得初步疗效[13, 14]。在肝癌方面也进行了动物实验，认为有望成为肝癌微创治疗的一种新技术。1992 年我们[8] 最早将 HIFU 技术和方法介绍到国内，并与上海交通大学合作在国内率先研制成功一台 HIFU 样机[15]。该台样机信号发生器频率为 1.1MHZ，探头为 16 元圆形活塞换能器球面体，直径 14cm，聚焦深度为 11cm。在离体肝实验证实，靶区为圆柱体，半径为 4mm，纵深为 10mm。靶区声强度为 500W/cm$^2$。在此基础上，进行了大量的动物实验和体内、体外基础研究，对其治疗肝癌的作用机制、有效性、安全性和综合治疗模式进行了全面系统的探索研究，为 HIFU 技术过渡到临床应用提供了科学依据，对临床推广具有重要的指导意义[16-18]。同时在国际上首次发现碘化油能提高 HIFU 治疗靶区的声阻抗，能协同 HIFU 升温效应，并在荷人肝癌 LTNM$_4$ 裸鼠模型上得到验证，首次提出 HIFU 治疗肝癌新途径[19]。之后重庆、北京等先后研制了 HIFU 肿瘤治疗系统并进行了产业化推广，目前 HIFU 医疗装置已普及到中小医院，治疗疾病种类达几十种，呈现快速发展之势。

### 二、基 本 原 理[20, 21]

HIFU 治疗肿瘤的原理是利用超声波可以穿透软组织并可以聚焦的物理特性，将体外电声换能器产生的多束超声波，聚焦于体内肿瘤病灶，在焦点处形成高能密度区，使靶区的组织出现凝固性坏死。其作用机制主要有：①高热效应：在瞬间使聚焦区内的温度升至65℃～100℃，从而导致靶区内的组织出现不可逆转的凝固性坏死；②空化效应：高功率聚焦超声使局部组织产生瞬间空化效应，使细胞膜性结构不可逆损伤；③机械效应：高功率聚焦超声可使受到超声作用的组织细胞高速来回振动，强烈变化的力学作用可以破坏靶区的细胞及其支持结构，改变细胞的功能，使DNA大分子降解及酶变性等；④声化学效应：高功率聚焦超声使细胞局部产生化学反应，例如使$H_2O$分解为$H^+$和$OH^-$，损伤肿瘤细胞；⑤破坏肿瘤滋养血管：可以破坏2mm以下的小血管，使肿瘤组织发生继发性缺血性坏死。

## 三、HIFU治疗肝癌的适应证和禁忌证

### （一）适应证

主要是位置特殊、靠近大血管、手术风险较大，或肝功能差不宜手术切除的小肝癌(<3cm)，或术后复发的小肝癌，或局限的门静脉癌栓，全身情况差的年老体弱不能耐受手术或其他微创治疗患者。有此适应证的患者在治疗时还应考虑以下几点：治疗垂直面或聚焦区域不应存在阻碍声波的组织或介质，如含气体的空腔脏器、骨骼或瘢痕组织等。肝脏因在右肋弓后，为防止肋骨的阻挡，HIFU治疗时须手术切除局部1～3小段肋骨，以减少骨对超声的反射，因此大大限制了在肝脏肿瘤治疗中的应用。

### （二）禁忌证

肝癌多发或弥漫性肝癌，有严重心、脑、肝、肾、肺功能不全者；全身情况差，有严重感染和中毒症状者。

## 四、HIFU治疗肝癌的临床疗效

### （一）单纯HIFU治疗

国内特殊的原因，HIFU率先在临床上应用于肝癌的体外治疗，并报道有较好的疗效。1999年伍烽等[22]报道了HIFU治疗13例原发性肝癌的临床研究结果。他们用的聚焦超声肿瘤治疗系统工作频率为0.8 MHz和1.6 MHz，声强为13 153 W/cm$^2$，采用完全和部分覆盖两种照射方式，照射后一部分患者立即手术，另一部分未做手术，观察其有效性和安全性。结果手术组证实HIFU照射的预定靶区与实际治疗范围重合，可造成局部组织细胞的凝固性坏死。在未手术组，7例患者肝区疼痛缓解，进食改善，彩色多普勒超声检查肿瘤病灶回声明显增强。13例患者的肝功、肾功、心电图、电解质水平等在HIFU治疗前后没有明显改变。提示HIFU临床治疗肝癌既有效又可行。易江等[23]探讨了高功率聚焦超声(HIFU)无创治疗46例肝癌的有效性和临床应用的可行性。患者采用全身麻醉方式，选择不同的治疗功率及多角度进行治疗。结果46例肝癌患者分别接受HIFU完全覆盖治疗(34例)和部分覆盖治疗(12例)。随访有效率为89.1%，AFP下降率73.3%，局部复发率21.7%，患者自觉症状减轻，疼痛缓解率82.6%，1年生存率50.84%。认为HIFU无创治疗肝癌是有效和可行的，尤其在晚期失去手术机会时的替代治疗方面具有很好的应用价值。李莉等[24]报道151例失去手术治疗机会或不愿意接受手术治疗的进展期原发性肝癌患者接受以HIFU为主的序贯治疗，以30例同期仅接受对症支持治疗的患者作为对照组。结果HIFU组患者的显效和有效率分别为28.5%和60.3%，对照组分别为0和16.7%。总体有效率HIFU组(88.8%)明显高于对照组(16.7%)。HIFU组患者的1年、2年生存率(分别为50%、30.9%)均明显高于对照组(分别为3.6%、0%)。HIFU组患者接受治疗后3个月的生存质量评分为83.1±8.0，明显优于治疗前评分67.7±5.9及同期对照组评分69.0 ±8.5 ($P<0.05$)。HIFU治疗期间无严重并发症发生。因此认为HIFU治疗进展期肝癌是安全、有效的治疗方法。牛立等[25]报道115例原发性肝癌及转移性肝癌应用HIFU治疗后的疗效，结果显效20例(占17%)，有效92例(占80%)，总有效率97%。90%以上患者治疗后肝区疼痛缓解或消失。彩超显示：患者病灶体积缩小，血供明显减少或消失，腹水逐渐减少或消失。临床症状明显改善，血清AFP逐渐下降。

### （二）HIFU结合经导管肝动脉化疗栓塞（transcatheter arterial chemoembolization，TACE）

由于肋骨的阻挡，HIFU治疗肝脏肿瘤实际上有相当的难度，一般先切除肋骨再照射；加之患者的呼吸摆动，在治疗时很难对肝内病灶准确定位，这大大限制了HIFU治疗体内深部肿瘤的应用。早在1997年我们[16, 19]就发现超声波的热效应和其相邻组织的声阻抗差有关。声阻抗差别越大，在其界面热效应越明显。因此，可以利用声阻抗差的原理来引导HIFU治疗，避免HIFU治疗前切除肋骨。我们的实验研究发现用于TACE治疗中的血管栓塞剂碘化油由于它含有重离子碘，所以其表面与相邻的肝组织相比有相当大的声阻抗，同时它在临床影像学如X线、CT或B超监测下有定位作用，因此是一种较理想的能提高声阻抗热效应的媒质。进一步的实验和临床均发现TACE和HIFU联合应用在治疗肝癌上有一定的协同效应，是有效安全的肿瘤HIFU治疗新方法[26, 27]。金成兵等[28]的研究表明，TACE联合HIFU组的疗效分别优于单纯TACE或单纯HIFU组，碘化油是协同作用的主要因素。熊树华等[29]也研究了碘油的HIFU增效作用，碘油经肠系膜动脉插管行肝左动脉栓塞，于术后5～7天行HIFU治疗并与对照组比较，结果发现：在平均声强为5 500 W/cm$^2$和治疗深度为40mm时，对照组形成单位体积凝固性坏死灶所需要的超声能量为(28.30 ±6.37) J/mm$^3$；而碘油栓塞组为(11.20 ±3.46) J/mm$^3$，两组间差异具有显著性($P<0.001$)，说明碘油肝左动脉栓塞有增强肝脏HIFU能量沉积的作用。其原因在于碘油注入肝动脉后，阻断了其末梢血管血流，肝组织因缺血而发生变性，肝组织的超声吸收系数增加，靶区组织热吸收增加；同时由于靶区组织血流中断，随血流而丢失的超声能量减少，从而使形成单位体积凝固性坏死的HIFU治疗剂量降低。赵建农等[30]报道TACE联合HIFU治疗的中晚期原发性肝癌，比较治疗前后的CT表现，80.14 %(37/46)病灶体积缩小，单纯TACE治疗组61.18 %(28/46)病灶体积缩小，两者间差异有统计学意义，且病灶体积缩小率与碘化油潴留量有关，而与病灶大小无关。黎建军等[31]对47例接受HIFU联合TACE序贯治疗（联合组）和12例单纯行HIFU（单纯HIFU组）的肝癌患者的临床资料进行分析。结果：HIFU治疗前52例（联合组42例，单纯HIFU组10例）甲胎蛋白升高，治疗后甲胎蛋白呈不同程度下降。HIFU治疗后CT或MRI复查59例治疗区域呈典型的凝固性坏死表现。联合组的有效率为60% (28 /47)，优于单纯HIFU组的25% (3 /12)，两组比较差异有统计学意义。TACE联合HIFU序贯治疗后碘化油沉积率超过50%者的有效率为67% (12 /18)，优于碘化油沉积等于或小于50%者的27% (4 /15)，两者比较差异有统计学意义($P<0.05$)。因此认为HIFU联合TACE序贯治疗是肝癌患者有效综合治疗模式。

### （三） HIFU联合无水酒精注射治疗

HIFU治疗的另一不足之处在于扫描间距过大时可能出现肿瘤细胞残留。而无水酒精注射治疗（percutaneous ethanol injection, PEI）治疗的特点是通过无水乙醇对肿瘤组织的脱水和蛋白变性，产生凝固性坏死，并引起血管血栓形成，达到杀死癌细胞的目的。HIFU联合PEI治疗原发性肝癌的优越性在于两种方法互相扬长避短，互为补充。HIFU治疗后肿瘤大部分坏死变性，破坏了肿瘤间隔，乙醇的注射使HIFU扫描点间肿瘤细胞残留的可能大为降低。

谭新劲等[32]探讨高功率聚焦超声配合B超引导下经皮肝穿刺注射无水乙醇治疗22例原发性肝癌的疗效及其影响因素。结果治疗后患者临床症状改善、治疗区域病灶回声增强、血供减少或消失。18例(81.8 %)病灶体积缩小，12例(75.0 %) AFP阳性患者AFP浓度下降，0.5 、1 、2年生存率分别为90.9 %、85.8 %、71.5 %。疗效与肿瘤分型、病灶大小、个数、肝功能状态等因素有一定关系。认为HIFU联合PEI是治疗原发性肝癌的一种新的有效的微创综合治疗方法。

### （四）HIFU对门静脉癌栓的治疗

肝癌门静脉癌栓是影响肝癌预后的主要不利因素之一，尚缺乏有效的治疗方法。黄宏等[33]探讨HIFU治疗肝癌门静脉癌栓的临床疗效，他们用JC型聚焦超声肿瘤治疗系统：频率0.8MHZ，焦域平均值1.3mm$^3$，焦距135mm，治疗功率180～220W，治疗时间4 500～6 000秒。对6例门静脉癌栓行 HIFU 治疗后观察患者治疗前后的临床症状，并用影像学变化来评价 HIFU 的临床疗效。结果该组 6 例门静脉癌栓经过 HIFU 治疗 1 ~ 2 周后，临床症状明显好转；4 周左右影像学复查均可显示癌灶明显缩小或消失，门静脉的梗阻情况均明显改善。认为 HIFU 治疗门静脉癌栓是有效和可行的，为门静脉癌栓的治疗提供了新的手段。李娜等[34]报道 HIFU 治疗 26 例晚期肝癌 33 支门静脉主干或第 1 级分支内癌栓的疗效，结果治疗 2 ~ 3 次后，7 支门静脉癌栓体积比治疗前缩小 1/3 ~ 1/2，20 例 25 支门静脉非充满型癌栓经治疗 3 ~ 5 次后，癌栓体积比治疗前缩小 1/5 ~ 1/2，原来不连续稳定的血流信号变为连续稳定的血流信号。也认为 HIFU 治疗癌栓是可行和安全的。虽然如此，理论上说 HIFU 治疗癌栓的机制是 HIFU 的热效应，将癌栓热凝固致门静脉阻塞，但临床治疗结果却能使癌栓消退，其机制有待进一步研究。

## 五、HIFU治疗的并发症

虽然 HIFU 治疗具有定位准确、治疗剂量可控等优点，但实验和临床研究表明 HIFU 在治疗过程中对超声聚焦经过的部位可能产生损害。损伤范围取决于焦域的大小和组织中热扩散的程度、超声强度、辐射时间等。如果治疗时 HIFU 焦点落到肝外的重要器官，不但可造成器官损害，引起严重的并发症如坏死、穿孔、出血等，甚至可能导致死亡。因此，治疗时必须在 B 超引导定位下精确掌握好投照角度，调整好焦距、频率和时间等，以避免 HIFU 对机体的意外伤害。HIFU 最常见的并发症是皮肤损伤和聚焦处疼痛，除此之外还有皮肤水疱、神经损伤、暂时性高血压、发热、脏器损伤等。黎建军等[31]对 47 例肝癌病人接受 HIFU 治疗结果显示所有病例均有不同程度的皮肤烧伤，主要发生在超声通路皮肤，少部分为治疗对侧的皮肤，其中 Ⅰ 度（红斑性）烧伤 8 例，Ⅱ 度（水泡性）烧伤 48 例，Ⅲ 度（深度）烧伤 3 例；HIFU 术后发热 5 例（不超过 38℃）；急性胆囊炎 2 例；术中出现一过性室上性心动过速 2 例。可见 HIFU 治疗还存在一定的风险，近年来 HIFU 治疗的适应证和疗效有过分夸大倾向，盲目追求经济利益，过度治疗，严重伤害了患者的利益，应引起高度重视和警惕。

## 六、HIFU治疗的局限性

HIFU 是一种无创新技术，在国外临床应用主要集中在体表肿瘤或前列腺等疾病，对体内深部肿瘤治疗非常慎重，也曾花巨资进行这方面的科研公关，但进展不大，主要是 HIFU 本身的技术限制，难以在肝癌或其他体内肿瘤治疗中普及应用。HIFU 治疗还存在着诸多不足：如由于 HIFU 的聚焦区直径仅为数毫米，点与点之间有时难以重叠，再加上靶区内存在能量分布不均现象，治疗后的组织中会出现“残留癌细胞小岛”，这是肿瘤复发的原因之一。肝脏随呼吸上下移动，治疗焦点容易发生偏移而出现脱靶现象。靠近膈顶的肝脏肿瘤有时被含气的肺组织覆盖，超声波在空气中几乎被完全反射，因此不能对膈顶部的肝脏肿瘤进行治疗。超声波通过骨性组织时会被大量吸收，使能量不能很好到达治疗靶区，所以必须切除肋骨来配合治疗，本来无创或微创还得改为大创或巨创（有人在 HIFU 治疗前先予胸膜注入生理盐水，形成人工液胸）。缺乏能实际应用的无创实时测温系统对靶区温度的实时监测。现代影像学手段如 B 超、CT 或 MRI 目前还很难精确评估 HIFU 治疗疗效。由于 HIFU 生产厂家不同，设备的性能、治疗的适应证、治疗的副作用等均存在差异，治疗人员的专业化水平参差不齐，目前还缺乏公认的治疗规范和疗效判断标准等。更重要的是目前临床报道的 HIFU 治疗肝癌疗效，大多出自生产厂家定点的医疗机构，有报喜不报忧之嫌。而且文献都缺乏严密的随机对照等前瞻性临床试验，因此很难验证 HIFU 比传统治疗肿瘤方法更有效或更有优势。

## 七、HIFU发展前景

目前 HIFU 技术的研究尚处于初步的探索阶段，尚有许多问题待以解决，距广泛的临床应用尚有较大的距离[35]。从技术层面来说，HIFU 治疗技术的开发还有广阔的空间，如研究相控阵技术与 HIFU 技术的结合[36]，使治疗更加准确、快速。与精确的定位装置和成像设备相结合，在治疗中可以实时监控整个过程，使得该技术更安全、有效。还有研究脉冲高功率聚焦超声靶向传输药物治疗，研究声阻抗比碘化油更大的媒质包括超声发泡剂来辅助 HIFU 治疗和定位[37]。从肝癌特殊肿瘤的治疗策略来说，也有值得研究拓宽的领域，如 HIFU 结合抗血管生存药物治疗[38]可以弥补 HIFU 治疗后遗留的“残癌细胞岛”，HIFU 结合放疗可能有“叠加效应”作用肝癌等。相信随着技术和理念的进步，HIFU 治疗肝癌将更加大有作为。

（程树群）

## 参考文献

[1] 陈敏华主编. 消化系疾病超声. 北京：北京出版社， 2003.
[2] 吴孟超主编. 肝脏外科学. 上海：上海科学技术文献出版社，上海科技教育出版社，2000.
[3] 周永昌，郭万学主编. 超声医学. 北京：科学技术文献出版社， 2006.
[4] 陈夷，陈汉，吴孟超，等. 经皮微波热凝治疗肝癌的疗效观察. 中华肿瘤杂志， 2002, 24: 65-67.
[5] Itamoto T, Katayama K, Fukuda S, et al. Percutaneous microwave coagulation therapy for primary or recurrent hepatocellular carcinoma: long-term results. Hepato Gastroenterology, 2001, 48: 1401-1405.
[6] Seki T, Wakabayashi M, Nakagawa T, et al. Percutaneous microwave coagulation therapy for patients with small hepatocellular carcinoma: comparison with percutaneous ethanol injection therapy. Cancer, 1999, 85: 1694-1702.
[7] Lu MD, Xu HX, Xie XY, et al. Per-cutaneous microwave and radiofrequency ablation for hepatocellular carcinoma: a retrospective comparative study. J Gastroenterol, 2005, 40(11): 1054-1060.
[8] 程树群，周信达. 高功率聚焦超声在肿瘤治疗中的应用. 国外医学肿瘤学分册, 1994, 21(2):74-77.
[9] 吴孟超，程树群. 肝癌微创外科治疗的现状和展望. 中国微创外科杂志, 2005, 5:85-87.
[10] Lynn J G, Zwemer R L, et al. A new method for the generation and use of focused ultrasound in experimental biology. J Gen Physiol, 1942, 26: 179-183.
[11] Fry WJ, Fry FJ. Fundamental neurological research and human neurosurgery using intense ultrasound. Ire Trans Med Electron, 1960, MZ-7:166-181.
[12] Hickey R C, Fry WJ, Meyers R, et al. Human pituitary irradiation with focused ultrasound. Arch Surg, 1961, 83:620-628.
[13] Faster RS, Rihrle R, Sanghvi NT, et al. High intensity focused ultrasound in the treatment of prostatic disease. Eur Urol, 1993, 23( suppl):29-33.
[14] Sanghvi NT, Foster RS, Bihrle R, et al. Noninvasive surgery of prostate tissue by high intensity focused ultrasound: an updated report. Eur J Ultrasound, 1999, 9(1):19-29.
[15] Cheng SQ, Zhou XD, Tang ZY, et al. High-intensity focused ultrasound in the treatment of experimental liver tumour. J Cancer Res Clin Oncol, 1997, 123(4): 219-223.
[16] 程树群, 周信达, 汤钊猷, 等. 碘化油与高功率聚焦超声破坏肝组织的协同升温效应研究. 中国超声医学杂志, 1997, 13(4):1-4.
[17] 程树群, 周信达, 汤钊猷, 等. 高功率聚焦超声高温破坏肝肿瘤的影像学检测. 中华超声影像学杂志, 1997, 6(2):4-7.
[18] 程树群, 周信达, 汤钊猷, 等. 体外高功率聚焦超声破坏兔肝组织的实验研究. 华人消化杂志, 1998, 6(3):198-200.
[19] Cheng SQ, Zhou XD, Tang ZY, et al. Iodized oil enhances the thermal effect of high-intensity focused ultrasound in the treatment of experimental liver cancer. J Cancer Res Clin Oncol, 1997, 123(12):639-644.
[20] Cheng SQ, Zhou XD, Tang ZY, et al. Ultrastructural observation of liver tissue ablation induced by high-intensity focused ultrasound. Chin J New Gastroenterol, 1997,

3(3): 134-136.

[21] Yang R, Relly CR, Resccrla RJ, et al. Effect of high intensity focused ultrasound in the treatment of experimental neuroblastoma. J Pediatr Surg, 1992, 27(2):246-250.

[22] 伍烽, 陈文直, 白晋. 高功率聚焦超声治疗原发性肝癌的初步临床研究. 中华超声影像学杂志, 1999, 8(4):213-216.

[23] 易江，李宁，蒋力生，等. 高功率聚焦超声在肝癌无创治疗中的临床应用研究. 四川大学学报(医学版), 2005, 36(3):426-428.

[24] 李莉，沙卫红，李瑜元，等. 高强度聚焦超声治疗进展期肝癌的护理. 广东医学, 2007, 28(12):2055-2057.

[25] 牛力，褚玉民，牛树凯，等. 高能聚焦超声热疗治疗115例原发性肝癌和转移癌的疗效观察 . 山西医科大学学报， 2004, 35(4):359-361.

[26] 程树群, 周信达, 汤钊猷, 等. 碘化油协同高功率聚焦超声对肝癌的治疗作用. 中华实验外科杂志, 1998, 15(1):23-24.

[27] 程树群, 周信达, 汤钊猷, 等. 高功率聚焦超声破坏肝肿瘤的病理学改变. 中华实验外科杂志, 1996, 13(3):136-137.

[28] 金成兵，伍烽， 王智彪，等. 高功率聚焦超声联合动脉栓塞化疗治疗晚期肝癌的初步临床研究. 中华肿瘤学杂志，2003, 25(4):401-404.

[29] 熊树华, 刘宝琴, 胡凯, 等. 碘油对肝脏高强度聚焦超声治疗剂量的影响. 中华实验外科杂志, 2003, 2(20):182.

[30] 赵建农, 郭大静, 余聪， 等. TACE联合HIFU治疗原发性肝癌疗效的CT 评价. 中国医学影像技术, 2001, 17(7):596-598.

[31] 黎建军, 徐国良, 罗广裕, 等. 高功率聚焦超声联合经导管动脉化学治疗栓塞术治疗原发性肝癌的初步研究——附47例报告. 新医学, 2006, 37(2):83-87.

[32] 谭新劲, 陈健， 林瑞禄, 等. 高功率聚焦超声联合经皮穿刺注射无水乙醇治疗原发性肝癌. 西南国防医药, 2006, 16(5):517-519.

[33] 黄宏, 陈康成, 陈冬花. 高功率聚焦超声治疗门脉癌栓的初步临床观察. 现代肿瘤医学, 2006, 14(9):1117-1119.

[34] 李娜，费兴波，周坤，等. 高功率聚焦超声治疗门静脉癌栓. 中华医学超声杂志，2005, 2(3):162-164.

[35] 汪伟. 从临床角度浅谈体外高功率聚焦超声肿瘤治疗设备的研制. 应用声学，2006, 25(1):1-3.

[36] 程树群, 周信达, 汤钊猷, 等. 高功率相控聚焦超声高温杀伤肝组织的初步观察. 中国超声医学杂志, 1996, 12(2):1-4.

[37] 肖雁冰，王智彪，李发琪. 高功率聚焦超声(HIFU) 增效剂及研究现状. 临床超声医学杂志, 2005, 7(1):39-41.

[38] Cheng SQ, Zhou XD, Tang ZY, et al. Effects of high-intensity focused ultrasound and anti-angiogenic agents on the ablation of experimental liver cancer. Chin J Dig Dis, 2000, 1(1):35-38.

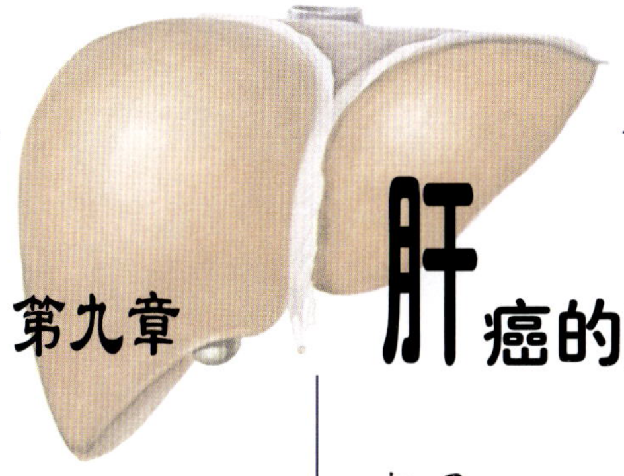

# 第九章 肝癌的放射介入治疗

吴孟超
杨业发

原发性肝癌是世界上十大恶性肿瘤之一，好发于非洲和远东地区，全世界每年约25万人死于肝癌，我国约占40%，是我国的第三大肿瘤。原发性肝癌发展快，肿瘤倍增时间为75～143天，平均4个月即可增加原体积的2倍，其自然病程一般不超过2年。患者发病隐匿，早期常无症状，一经发现多已至中、晚期，丧失了手术治疗的时机。肝癌虽经外科半个多世纪的努力，目前能手术切除者也只有10%～15%左右，且术后复发率非常高，即使小肝癌手术切除或施行肝移植后3年复发率仍超过50%。此外，肝脏的特殊解剖及生理位置使其成为恶性实体肿瘤的常见转移部位，在所有癌肿中约有1/3可通过血行、淋巴转移及直接浸润累及肝脏，其中胃肠道肿瘤的发生率最高为50%～70%。晚期癌肿的放、化疗均难以奏效[1]。近20余年的介入放射学实践充分证明，放射介入是目前肝癌非手术治疗中使用最广、疗效最好的方法，并已被公认为是不能手术切除肝癌的首选治疗方法。

肝癌的放射介入治疗通常采用Seldinger技术，将导管选择性地放置于肝固有动脉或其分支的靶动脉，经导管动脉内药物灌注（transcatheter arterial infusion，TAI）或经导管动脉内栓塞术（transcatheter arterial embolization，TAE）。20世纪80年代初期常用TAI，其效果较差；随后采用TAI与TAE复合治疗，又称为经导管肝动脉内化疗栓塞（transcatheter arterial chemoembolization，TACE）。肝癌的放射介入治疗始于20世纪70年代中期，Wallace及Chuang VP（庄伯详）等在肝癌介入治疗方面做了大量工作，至80年代这一技术在发达国家得到了广泛应用。1979年日本学者熊健一郎证明，碘化油经肝动脉注入可选择性地滞留在肝癌内，可用于栓塞治疗，开创了肝癌介入治疗的新纪元[2, 3]。80年代中后期，肝癌的放射介入治疗在我国得到了开展并迅速推广，我国学者对此疗法进行了大量的研究，并取得了令人鼓舞的成绩。上海第二军医大学东方肝胆外科医院仅自1996年由长海医院肝胆外科建院以来，10年就已介入治疗肝癌患者逾4万余例次，现以每年8 000余例次在增长，TACE目前已成为肝癌综合治疗中不可或缺的治疗手段。

## 第一节 动脉内灌注化疗和栓塞治疗的理论依据

### 一、动脉内灌注化疗的理论依据

化学抗癌药物杀伤肿瘤细胞的效果，除与药物自身作用和癌细胞对其敏感性有关外，主要取决于瘤区药物有效浓度和药物活性持续时间的乘积。药物剂量增加1倍，杀伤癌细胞的能力可增加 10 ~ 100 倍。常规化疗药物分布于全身，仅 1/1000 ~ 1/100 的药液进入癌组织。经动脉内灌注药物，约 2/3 以上的药量在靶器官内，仅不到 1/3 的药量在全身其他部位。有报道肝组织内的药物浓度较周身血药浓度高 100 ~ 400 倍，癌组织内药物浓度又高于正常肝组织的 5 ~ 20 倍。同时 TAI 能减少抗癌药与血浆蛋白质的结合，加强抗癌药物的细胞毒作用。如用顺铂（DDP）作静脉内给药，2 小时后仅有 2% 的游离铂发挥抗癌作用，98% 的 DDP 与血浆蛋白结合而失去疗效，只有全身毒不良反应。此外，经肝动脉注入载药微球可起到栓塞和化学治疗的双重作用，并可提高肿瘤内化学药物浓度，延长作用时间，而全身不良反应轻。实验证明，多柔比星（ADM）常规剂型的体外释放半寿期仅为半小时，而 ADM 白蛋白微球的体外释放半寿期为 7.3 天。与全身化疗相比，TAI 的优点是：①肿瘤内药物浓度明显提高，而体循环内药物浓度明显降低；②可明显提高单次化疗药物的给药剂量，减少整个疗程的总给药量；③抗癌疗效明显提高，有资料表明多柔比星、博来霉素、甲氨蝶呤、5- 氟尿嘧啶的 TAI 疗效分别为全身给药的 2.1、2.5、4.2、22.7 倍。甚至全身用药效果欠佳的化学药物也可能取得较好的疗效；④全身不良反应明显减轻，但对肝脏的毒副反应可能相对较重。

### 二、肝动脉栓塞治疗的理论依据

现有的肝癌血供理论首先由日本学者在 20 世纪 60 年代提出，并于 70、80 年代逐步得到丰富和完善。基本观点是：正常肝脏的血供 70% ~ 75% 来源于门静脉，25% ~ 30% 来自肝动脉。肝细胞癌的血供 90% ~ 99% 来自肝动脉，而门静脉主要充当其引流血管，仅在肿瘤周边和包膜处参与少量供血，或在肿瘤的某一特定时期如早期肝癌、肝动脉闭塞时作为供血血管。因此阻断肝动脉可使肿瘤缺血坏死，控制肿瘤的生长，使肿瘤坏死缩小，而对正常肝组织的血供影响不大。此外，有的栓塞剂如含药碘油、载药微球、放射性微球或 $^{131}$I 标记碘油等还同时具有化学治疗或放射治疗的作用，可直接杀伤癌细胞。

## 第二节　与介入治疗密切相关的肝脏病理解剖

### 一、肝血流的内在调节作用

传统认为，肝脏仅是一个被动的受血器官，而对其在特殊病理情况下的生理调节作用认识不足。现已证实，当肝动脉或门静脉血流减少时，肝脏可以从门静脉血提取高比率的氧，以便更好地维持肝细胞功能。彩色多普勒 B 超研究发现，肝硬化患者的门静脉血流方向，向肝血流（hepatopetal flow）和离肝血流（hepatofugal flow）是可以互相转换的，也可能是一支门静脉分支为向肝血流，而另一支为离肝血流。这种可逆性（reversibility）因患者的体位和饱厌（satiety）程度而变化。这一新的发现表明，肝脏门静脉的血流方向不是恒定不变的，其具有内在的病理生理调节作用，在某种程度上也显示了肝脏具有防范缺血坏死的本能。

### 二、肝癌的血液供应

肝癌主要接受肝动脉供血，有无门静脉供血多年来一直是学者们研讨的重点。1923 年 Segall 曾证实无论原发性或继发性肝癌均为肝动脉供血，此后 Nilsson（1967 年）和 Ackerman（1969 年）又先后发现小肝癌或大肝癌的周边区域也有明显的门静脉供血。目前，多项研究表明肝癌确有门静脉和肝动脉的双重血供，尤其是小肝癌及经多次肝动脉栓塞术后的病灶。如直径小于 1mm 的微小肿瘤，血供几乎都来自门静脉；当肿瘤生长直径超过 1mm 时，癌细胞由于供氧不足就需要有动脉血管长入参加供血，2 ~ 7mm 的小肝癌仅 19.2% 为门静脉供血，38.5% 为双重供血，42.3% 为肝动脉供血；随着肿瘤体积的不断增大，肝动脉供血比例逐渐增加，而门静脉供血却相应减少，直径 7 ~ 30mm 的肿瘤主要为肝动脉供血。但在大肝癌周边，由于癌细胞生长最为活跃，营养需求量大，往往有双重供血（75.3%）。即使在瘤体中央，也常因动脉供血不足而发生缺血坏死，门静脉的细小分支也可代偿性地向瘤体中心延伸参与供养，并可与肿瘤滋养动脉相互吻合形成“血管湖”。

### 三、肝癌发生后末梢肝循环的改变

在肝小叶周围，末梢肝动脉除了可直接进入肝窦，还可通过 4 种窦前交通支与门静脉相通：胆管周围血管丛 (peribiliary plexus)、门静脉管壁滋养血管 (vasa vasora)、终末肝动脉－门静脉吻合支 (anastomosis) 及肝动脉－门静脉直接交通支 (direct connections)。这些交通支平素关闭，其作用还不太清楚，可能具有调节血流、平衡压力的功能。正常肝脏内无肝动脉－肝静脉或门静脉－肝静脉的短路交通。

肝癌发生后，由于癌细胞对血供需求的增加，肝动脉扩张，上述交通支开放，动脉血流可通过交通血管进入门静脉再进肿瘤。此时，高压的动脉血流可阻止低压的门静脉血进入病灶，若肝动脉发生狭窄或阻塞，动脉血流压力降低，门静脉可代偿增加对肿瘤的供血。肝动脉与门静脉之间的这种互补关系，使肝癌的介入治疗仅注意肝动脉的处理而忽视门静脉是不够的。此外，肝动脉－门静脉间的这种分流（shunt）是在病理情况下的代偿性表现，不应与肿瘤直接侵蚀血管壁形成的动静脉瘘混为一谈。

### 四、肝癌肝外动脉供血的分类及其形成机制

肝癌的动脉供血可分为规则性肝动脉、变异性肝动脉及肝外动脉供血 3 类。在肝癌介入治疗中，熟悉和掌握肝癌肝外动脉供血的形成机制、供血规律及插管技术对临床提高肝癌 TACE 的总体疗效具有十分重要的意义。为此，笔者[4-6]曾对 147 例肝癌具有肝外动脉供血的临床病理特征进行了总结分析（表 9-1）。

**表9-1　147例肝癌肝外动脉供血特征**

| 供血动脉来源 | 肿瘤大小 | | | 肿瘤部位 | | | | 动脉供血类型 | | | 合计 |
|---|---|---|---|---|---|---|---|---|---|---|---|
| | 巨块型 (>10cm) | 结节型 (5～10cm) | 小肝癌 (<5cm) | ⅡⅢ段 | Ⅳ段 | ⅤⅥ段 | ⅦⅧ段 | 寄生性供血 | 侧支循环供血 | 肝切缘网膜供血 | |
| 右膈动脉 | 29 | 11 | 7 | 0 | 0 | 0 | 47 | 43 | 4 | 0 | 47 |
| 左膈动脉 | 4 | 3 | 0 | 7 | 0 | 0 | 0 | 7 | 0 | 0 | 7 |
| 胃十二指肠及网膜动脉 | 21 | 18 | 11 | 0 | 11 | 32 | 7 | 29 | 11 | 10 | 50 |
| 胃左动脉 | 6 | 13 | 3 | 5 | 14 | 3 | 0 | 12 | 7 | 3 | 22 |
| 胰十二指肠动脉弓 | 11 | 0 | 7 | 4 | 4 | 7 | 3 | 6 | 12 | 0 | 18 |
| 右肾上腺动脉* | 11 | 0 | 0 | 0 | 0 | 0 | 11 | 11 | 0 | 0 | 11 |
| 右结肠动脉 | 2 | 1 | 0 | 0 | 0 | 3 | 0 | 0 | 3 | 0 | 3 |
| 合计 | 73 | 46 | 28 | 16 | 29 | 45 | 57 | 97 | 37 | 13 | 147 |

*与右膈动脉供血并存

#### （一）肝癌肝外动脉供血的分类

根据文献结合分析本组资料，肝癌肝外动脉供血可分为以下 3 类。①肿瘤寄生性供血：占 66.0%，是指肝动脉以外的肝癌本身固有的动脉供血，与肝动脉是否闭塞无直接关系，而与肿瘤所在的部位和大小密切相关。如右膈下或右肾上腺动脉主要供养Ⅶ、Ⅷ段肝癌，胃十二指肠动脉及网膜动脉主要供养Ⅳ、Ⅴ、Ⅵ段肿瘤，左膈下或胃左动脉主要供养Ⅱ、Ⅲ、Ⅳ段肝癌等；②肝外侧支循环：占 25.2%，为肝动脉化疗栓塞后近端较大分支或主干发生闭塞所致的肝癌肝外动脉供血。血供来源主要取决于肿瘤的部位、范围及肝动脉发生闭塞的位置，易发生肝外侧支供血的动脉有胰十二指肠动脉弓、胃十二指肠动脉、网膜动脉、胃左动脉、膈动脉及右结肠动脉等；③肝切缘网膜供血：占 8.8%，肝切缘附近的复发性小肝癌，由于术中在肝创面应用网膜组织缝扎止血或术后大网膜游走至术野，早期即可有网膜供血。

#### （二）肝癌肝外动脉供血的形成规律与机制

肝癌发生肝外动脉供血的基本规律为就近原则，即肿瘤就近从周边组织脏器获取血供。其发生机制为：①肝癌浸润性生长，波及毗邻组织脏器。如肝切缘附近复发的小肝癌可直接侵犯黏附的网膜组织获取动脉血供，肝膈面肿瘤易侵犯膈肌从左、右膈下动脉获得血供。当肿瘤生长突破

肝裸区向肾后间隙蔓延时，可从右肾上腺或右肾动脉获得供血；②瘤体巨大，肿瘤组织相对缺血缺氧，侧支循环开放。肝癌细胞具有旺盛的增殖能力，随着肿瘤体积的不断增大，肿瘤相对缺血缺氧，肝动脉呈代偿性增粗，此时若仍不能满足肝癌细胞的生长需求，则平素关闭的肝周吻合支将增粗开放，参加肿瘤供血；③肿瘤网膜黏附机制。肝右叶下部或左外叶肿瘤常向腹腔或肝表面生长，极易与网膜组织粘连从胃十二指肠及网膜动脉、胃左右动脉、胰十二指肠动脉弓及右、中结肠动脉获得血供；④肝动脉闭塞，肝外侧支循环开放。如多次 TACE 后肝总动脉发生单向活瓣型或完全闭塞，肝癌可从肠系膜上动脉系统获得血供（图 9-1）。即血液经胰十二指肠下动脉→胰十二指肠上动脉→胃十二指肠动脉→肝固有动脉及胆管周围血管丛到达肝脏。

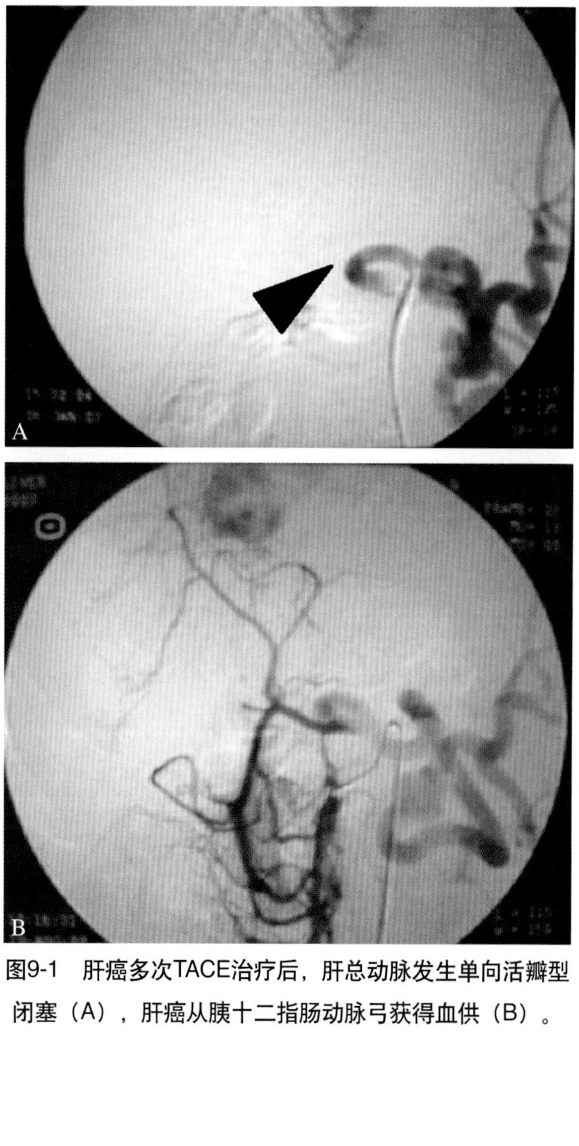

图9-1 肝癌多次TACE治疗后，肝总动脉发生单向活瓣型闭塞（A），肝癌从胰十二指肠动脉弓获得血供（B）。

## 五、肝癌的引流血管与门静脉癌栓的形成

正常情况下肝动脉 – 门静脉交通支并不开放，肝动脉血液是经中央静脉引流的。但在肝癌或肝硬化时，由于窦状隙变窄或缺乏结缔组织鞘的中央静脉受压闭塞，肝动脉的血液不能经中央静脉回流，于是压力高的动脉血便经肝动脉 – 门静脉交通支流向压力低的门静脉。这种血流动力学的改变，导致门静脉成为肝癌的引流血管，也是门静脉容易产生癌栓的主要原因。有资料显示，91.8% 的原发性肝癌镜下可见门静脉癌栓，71.6% 肉眼观可见癌栓，63.2% 伴有肝动脉 – 门静脉分流。

## 六、门静脉主干癌栓与介入治疗

门静脉主干癌栓过去一直是肝癌 TAE 治疗的禁忌证，理由是门静脉主干有癌栓时肝脏血流减少，如再行 TAE 阻断肝动脉血流可导致肝组织广泛缺血坏死，出现肝功能衰竭，甚至死亡。但晚期肝癌伴发门静脉主干癌栓者约占 1/3，如不采取积极治疗，多数患者会在短期内死亡。现经多年的临床实践表明，即使是此类患者也能耐受适量的栓塞并取得一定的疗效，不应再把门静脉主干癌栓作为 TAE 的绝对禁忌证。其依据为：①门静脉有丰富的吻合支，当门静脉主干阻塞时其周围的细小静脉可迂曲扩张，形成向肝性的侧支循环，形似海绵状血管瘤，称为“门静脉海绵形成”；②癌栓的形成是一个缓慢的过程，在门静脉主干完全阻塞前已有足够的时间形成侧支循环；③现已证明绝大多数门静脉主干癌栓并未能将门静脉完全阻塞，其肝脏仍有门脉血供的存在，只是不同程度的减少而已；④癌栓本身也存在双重血供，肝动脉参与给氧，故 TACE 除了能控制肝脏肿瘤外，对门静脉癌栓也有作用。Pentecost 曾对 9 例门静脉主干癌栓患者，采用 TACE 治疗后平均生存 13 个月，其中 2 例超过 2 年。笔者所在单位也曾报道 82 例门静脉主干癌栓的病例，经 TACE 治疗后 1 年生存率为 37.3%，平均生存 9 个月，其中 1 例门静脉主干完全为癌栓阻塞的病例，治疗后肿瘤缩小，癌栓消失，生存达 8 年余。但对这类患者进行 TACE 治疗时，应注

意控制单次化疗药物的用量、肿瘤栓塞的程度和范围，以免发生急性肝功能衰竭。

## 第三节　肝癌介入治疗的范畴、适应证和禁忌证

### 一、肝癌介入治疗范畴

随着介入放射学的广泛开展，肝癌的放射介入治疗已从过去单一的 TAI 或 TACE 发展成多种介入疗法相结合，并具有多种治疗模式相配套的较完整的治疗体系，包括肝癌病灶本身及其并发症和伴随疾病的介入治疗。

**（一）肝癌病灶的介入治疗**

1. 血管性介入　如 TACE、TAI、全植入式导管药盒系统（PCS）疗法及经导管动脉内放疗性栓塞（TARE）等。

2. 非血管性介入　如经皮肝穿刺瘤内无水酒精注射（PEI）、微波热凝（PMC）、射频消融（RFA）、激光消融（PLA）及氩氦刀冷冻消融（PCA）治疗等（见第八章）。

**（二）肝癌并发症和伴随疾病的介入治疗**

①肝癌自发破裂急诊 TAE 止血；②肝外转移瘤的化疗灌注或栓塞；③肝癌并发梗阻性黄疸经皮肝穿刺胆道引流术（PTCD）或金属内支架置放术；④肝癌并发 Budd-Chiari 综合征经皮置入金属血管内支架缓解下腔静脉阻塞症状；⑤栓塞治疗肝动脉－门静脉分流，降低门静脉压力；⑥经皮椎体成形术（PVP）治疗肝癌脊柱转移瘤；⑦经皮腹腔神经丛阻滞术缓解肝癌腹膜后转移所致疼痛；⑧原发性肝癌常伴肝硬化、门静脉高压症，可经皮肝穿刺行食管－胃底曲张静脉栓塞术（PTVE）或经颈静脉行肝内门体静脉分流术（TIPS），以防或治疗曲张静脉破裂出血；⑨肝癌 TACE 治疗时，可酌情行部分脾动脉栓塞术（PSE），纠正脾功能亢进。

### 二、肝癌TACE治疗适应证与禁忌证

肝癌能否行 TACE 治疗主要依据患者的肝功能、全身情况及病灶的范围而定。其实，只要肝功能允许，各期肝癌皆可行介入治疗。目前介入术前的肝功能评估仍主要采用 Child-Pugh 分类法（表 9-2）。肝功能在 Child B 级以上，介入治疗较安全。反之，介入危险性大，预后不良。

表9-2　肝功能Child-Pugh分类法

| 项目 | 1分 | 2分 | 3分 |
|---|---|---|---|
| 胆红素（μmol/L） | ＜34.2 | 34.2～51.3 | ＞51.3 |
| 白蛋白（g/L） | ＞35 | 28～35 | ＜28 |
| 凝血酶原延长时间（s） | 1～3 | 4～6 | ＞6 |
| 腹水 | 无 | 轻 | 重 |
| 肝性脑病 | 无 | 1～2期 | 3～4期 |

注：正常＜5；Child A =5～6分；Child B =7～9分；Child C =10～15分

**（一）适应证**

①各种原因不能手术切除的肝癌或不愿接受手术治疗者；②作为二期手术切除前的准备。TACE 可使肿瘤缩小，使原本不能手术切除的肝癌重新获得根治的机会，并可发现微小子灶，以利二期手术时确定切除范围；③肝癌切除术后残留或复发者；④肝移植术后复发性肝癌的姑息治疗；⑤控制肿瘤疼痛、破裂出血和较大的动静脉分流；⑥晚期患者的安慰性治疗。

**（二）禁忌证**

①严重的心、肝、肾功能不全；②肿瘤病灶超过整个肝脏的 80%；③全身广泛转移（控制症状者例外）；④终末期患者；⑤有血管造影禁忌证者。

近年来有学者认为，肝癌的介入治疗无绝对的禁忌证，有上述情况者只是介入疗效差、并发症发生率高而不宜行介入治疗，故 TACE 的适应证有越来越宽的趋势。但笔者认为，选择适当的病例进行介入治疗仍是保障治疗成功的关键，一些情况如严重肝肾功能不全、大量腹水、严重梗阻性黄疸及恶病质等仍应视为禁忌证，否则会造成不良后果。

## 第四节　化学抗癌药物与栓塞剂的选择

### 一、化学抗癌药物的选择

肿瘤组织主要由增殖细胞群和非增殖细胞群组成。前者可不断按指数分裂增殖，且对抗癌药物敏感。后者主要为静止期（$G_0$）细胞，它们有增殖能力而暂时不进行分裂，对药物的

敏感性低，是肿瘤化疗的主要障碍。按照化学抗癌药物作用于肿瘤增殖细胞周期的不同时相，可分为细胞周期非特异性药物（cell cycle non-specific agents, CCNSA）和细胞周期特异性药物（cell cycle specific agents, CCSA）两大类。在肿瘤介入治疗实践中，多将 CCNSA 和 CCSA 两类药物联合应用，使其作用于癌细胞增殖周期的不同环节，诱导细胞凋亡（apoptosis），提高对肿瘤的杀伤效率。

**（一）常用化学治疗药物**

经体外药物敏感试验和多年来的临床实践证明，下列药物对原发性肝癌相对有效。

1. CCNSA 类　属浓度依赖性药物，适合大剂量动脉内灌注。常用的有多柔比星（ADM）、表柔比星（EADM）、吡柔比星（THP）、顺铂(DDP)、卡铂(CP)及丝裂霉素 C（MMC）等。

2. CCSA 类　属时间依赖性药物，多用 5-氟尿嘧啶（5-FU）、氟尿嘧啶脱氧核苷（FuDR）、甲氨蝶呤（MTX）及羟喜树碱（HCPT）等。

近有报道，对上述药物不敏感的原发性肝癌，采用吉西他滨（dFdC）可能取得良好的疗效。继发性肝癌所用化疗药物应依据原发癌灶的细胞类型而定，由于其近 2/3 来源于胃癌和结直肠癌，上述原发性肝癌常用的抗癌药物多能使用。此外，其他常用的尚有环磷酰胺（CTX）治疗鳞癌、长春新碱治疗肉瘤等。

**（二）常用化疗药物灌注剂量**

ADM 40 ~ 60mg、EADM 40 ~ 60mg、THP 40 ~ 60mg、MMC 10 ~ 20mg、5-FU 500 ~ 1000mg、FuDR 250 ~ 500mg、DDP 40 ~ 80mg、CP 200 ~ 400mg、MTX 60 ~ 80mg、HCPT 10 ~ 20mg。临床上一般采用三联用药，如 ADM/EADM/THP+DDP/CP+5-FU/FuDR，或用 MMC 代替 ADM/EADM，HCPT/MTX 代替 5-FU/FuDR 等。若患者全身状况良好，肝、肾功能正常，白细胞计数无低下，也可以四联用药。反之，则应减量，甚至仅用全量的 1/3。

**（三）TAI 的药代动力学**

在选用肝动脉内药物灌注时，还要考虑入选药物的药代动力学和毒副反应。抗嘧啶药 5-FU 及其衍生物 FuDR 在首次经过肝脏时有很高的被提取和代谢的现象，即药物的“首过效应”（first pass clearance effect）。用 5-FU 作 TAI，肝内药物浓度是外周血的 100 倍，临床效价是外周静脉给药的 22.7 倍。FuDR 94% ~ 99% 在肝内代谢，TAI 的肝内血药浓度可较外周血高出 400 倍，对原发性肝癌和胃肠道转移瘤的疗效明显。副作用主要为呕吐、腹泻等胃肠道反应。ADM 属蒽环类抗生素，经肝动脉灌注的临床抗癌效价是外周静脉给药的 2.1 倍。该药主要经肝脏代谢，仅有 5% ~ 15% 由尿排出，24 小时内从肝脏排出 24%，在胆汁中的药物浓度为血药浓度的 600 倍，并有较强的心脏毒副作用，有心脏病和肝功能受损的患者应酌情减量。EADM 的疗效与 ADM 相等或略高，而毒性尤其是心脏毒性低于 ADM。THP 为半合成的蒽环类抗癌药，其心脏毒性也低于 ADM。DDP 具有很强的抗癌疗效，与 ADM、EADM、THP、MMC 等有协同作用，经 TAI 可提高疗效 2 ~ 10 倍。DDP 主要由肾脏排泄，肾毒性较强，给药后常需采用水化或利尿等措施防止肾功能的损害。CP 具有 DDP 同样的生化特性，但肾脏毒性相对较低，用药后无需水化处理。MMC 属抗生素，主要经肝脏和肾脏代谢，经肝动脉给药有时会损害血管壁或出现肝胆管坏死，骨髓抑制以白细胞和血小板下降最明显，介入时应予注意。MTX 为抗叶酸药，约 50% 的原型药由尿液排出，不良反应较多，大剂量长期用药可致肝、肾损害。HCPT 对 DNA 拓扑异构酶 I 有选择性抑制作用，主要从胆汁排泄，用药后癌细胞中药物浓度 24 小时内保持稳定水平，不良反应相对较轻。

## 二、栓塞剂的分类与选用

将某些物质通过导管注入血管内阻断血流以达到治疗的目的，称栓塞疗法，用于栓塞的物质称为栓塞剂。1968 年 Doppman 首先将栓塞剂应用于临床治疗脊髓血管畸形，1970 年 Lang 开始将其应用于肝癌的介入治疗，目前栓塞疗法已广泛应用于各种实体瘤的治疗。一种理想的栓塞剂应具备以下条件：①稳定、无毒、无抗原性；②经济、易得、易消毒；③能按需要迅速闭塞不同口径和流量的血管；④易经导管运送；⑤不透 X 线，具有良好的荧屏可视性；⑥能控制血管闭塞时间的长短；⑦可按需要经导管回收或使血管再通。迄今，尚无一种栓塞剂是完全理想的，也无一种栓塞剂是万能的。因此，在栓塞术中的首要问题是如何根据病变的性质、部位、栓塞目的及被栓塞血管的解剖特征来正确选择栓塞剂。

### （一）栓塞剂的分类

栓塞剂的种类繁多（表 9-3）。按性质可分为自体物质和人工物质；按物理性状可分为颗粒性和液体两类；按物质能否被机体吸收，可分为可吸收性和不可吸收性；按闭塞血管时间的长短可分为短效、中效和长效三种，短效是指在 48 小时以内吸收，中效在 48 小时至 1 个月吸收，长效在 1 个月以上吸收或不吸收；按作用可分为简单型和复杂型两类，前者只起单纯的血管栓塞作用，后者除栓塞作用外尚有其他作用，如放射性微粒兼有栓塞和放疗作用，碘油与化疗药物充分乳化后形成化疗性栓塞，无水酒精能导致细胞即刻凝固坏死也应属此类。

表9-3 栓塞剂的种类

| 种类 | 简　单　型 | 复　杂　型 |
|---|---|---|
| 短效 | 自体凝血块 | |
| 中效 | 肌肉、脂肪、硬膜及筋膜碎片，<br>明胶海绵，闭塞胶 | 载药明胶微球，载药蛋白微球，载药淀粉<br>微球等 |
| 长效 | 不锈钢圈，聚乙烯醇粉，可分离球囊，<br>二氰基丙烯酸异丁酯，海藻酸钠微球<br>硅酮，金属或塑料微球，硬化剂，电凝 | 无水酒精，药物碘油乳剂，$^{131}$I-碘油，<br>载药乙基纤维素、聚醋酸乙酯微球，<br>放射性玻璃微球，中药白芨 |

### （二）常用栓塞剂

尽管栓塞剂的种类很多，但能为临床普遍接受用于肝癌介入治疗的并不多。常用的有碘油和明胶海绵，而聚乙烯醇、无水酒精、海藻酸钠微球、白芨、载药微球、放射性微球及不锈钢螺圈等使用相对较少，自体物质、硬化剂及电凝等通常不用于肿瘤栓塞。

1. 碘油（lipiodol，Lp） 即碘化油（iodinated oil)，为植物油与碘结合的一种有机碘化合物。1986 年前主要用于支气管、子宫、输卵管、窦道及肝细胞癌等的造影诊断，现为肝癌最常用的栓塞剂。碘油具有如下特点：①碘油经肝动脉注入后可选择性地滞留在肝癌内，具亲肿瘤性，其显示微小病灶的能力优于普通血管造影；②碘油在正常肝组织约 1 ~ 2 周即被排空，但能长期积聚在肿瘤血管内，可长达 2 ~ 10 年之久；③碘油可作为抗癌药物的载体，与化疗药物混合成乳剂具有缓释药物和栓塞的双重作用，癌组织中的药物浓度可较周围肝实质高 40 倍，114 天后仍可保留较高的药物浓度。若碘油标记有 $^{131}$I 等放射性核素则形成放疗性栓塞，瘤体内的放射剂量可高出外周血数千倍；④碘油充填肿瘤后可基本反映瘤体的大小和形态，据此可判断肝癌介入的疗效；⑤为液体栓塞剂，对未能超选插管的患者仍可进行栓塞；⑥碘油仅堵塞 5 ~ 10μm 的终末血管，属末梢性栓塞，可重复施行；⑦毒性极低，严重副作用少。

目前临床常用的制剂有 40% 的碘化油和 48% 的超液态碘油（lipiodol ultrafluid，LUF)。前者黏度较大，与水溶性化疗药物乳化困难，注射反应也较大，但价廉。使用时加适量造影剂可调节其黏稠度，并能使药物乳化变易。后者为碘化罂粟籽油脂酸乙酯，也称乙碘油（ethiodol)，黏稠度低，易与化疗药物直接乳化，注射反应小，价格较前者相对为贵。

2. 明胶海绵（gelatin sponge, Gs） 外科手术止血剂，属蛋白基质海绵，通常 3 周内被吸收，为中效类栓塞剂。明胶海绵具有无毒、易得、价廉、摩擦系数低、并能高压消毒等特点，可根据需要制成不同的大小和形状，用普通造影导管即可快速注射，闭塞血管安全有效，是目前临床应用最广泛的栓塞剂。尽管明胶海绵能被组织重吸收，但若与碘油联合使用，由于继发血栓的形成，有时可致血管永久闭塞。经多次高压蒸汽消毒的明胶海绵能明显延长其吸收，使血管栓塞作用增强。

明胶海绵有片块状和粉剂两种剂型。栓塞前，可将明胶海绵块剪成 1 ~ 2mm$^3$ 的颗粒，悬浮于造影剂或肝素盐水中，经导管注入可栓塞 3

级以上的肝动脉分支，主要用于肝、肾等肿瘤的补充性栓塞和部分脾动脉栓塞。也可将明胶海绵剪成细条状，揉实成长 8～10mm、粗 1～2mm 的栓子，逐个插在注射器乳头经导管注入，主要用于部分脾动脉栓塞，也可用于暂时阻塞胃十二指肠动脉以防碘油乳剂进入。明胶海绵粉只能用于末梢栓塞，其颗粒直径约 40～100μm，栓塞水平在毛细血管前的微小动脉，侧支循环不易建立，可用于肿瘤或全脾栓塞，使用时与造影剂混合后注入。但就肿瘤栓塞而言，其疗效和安全性不及碘油。

3. 聚乙烯醇（polyvinyl alcohol，PVA） 系人工合成材料，在医学上应用广泛。作为栓塞剂其特点是无毒性、生物相容性好、在体内可长期不被吸收。聚乙烯醇遇水后成海绵样物质，可被压缩成原来体积的 1/10，干燥时一直保持在压缩状态，若再被浸泡后，又可恢复到压缩前的大小和形状，这对栓塞较大血管有利。

聚乙烯醇常用的剂型有小块状和粉末状两种。前者适用于栓塞较大的血管，后者适用于栓塞末梢血管。市售预制好的聚乙烯醇粉有不同规格，颗粒直径一般为 150～1000μm 不等。聚乙烯醇栓塞血管后，纤维组织很快长入，形成机化，能持久闭塞血管。主要缺点是摩擦系数大，难以经小导管投放。可用于肝癌、动静脉分流等的栓塞。

4. 无水酒精（absolute alcohol） 为液体栓塞剂，优点是价廉、易得、能灭菌，可通过细小导管进行注射，操作简便，适用于超选择性插管栓塞。其机制是造成血管内膜损伤，血液蛋白变性、沉淀，血细胞破坏、聚集，继而形成血栓闭塞小血管，也可导致较大血管的继发性栓塞。由于栓塞物质不易吸收，栓塞后侧支循环很难建立，故无水酒精是一种很好的长效栓塞剂。

无水酒精的用量与注射速度主要取决于病灶的大小、血管的分布及局部血流的速度，一般总量控制在 25ml 以内，分数次缓慢注射（1～5ml/min），每次 3～5ml，间隔 5～10 分钟。间隙期需推注造影剂了解血管栓塞情况，然后决定是否再用。酒精栓塞最危险的并发症是酒精反流导致异位栓塞，对此必须高度重视。栓塞时最好使用球囊导管以免反流，也可与适量造影剂混合在 X 线监视下应用。酒精栓塞主要用于静脉曲张、血管瘤及肾肿瘤的栓塞，肝癌栓塞使用者较少。

5. 海藻酸钠微球（KMG） 系以海藻酸钠为原料制成的简单型栓塞剂，无化学性药物作用。特点是产生永久性栓塞后，微球于 3～6 个月逐渐以分子脱链的形式无毒降解消失，最终降解产物甘露糖和古罗糖不参加机体代谢，随尿液排出。

市售预制好的海藻酸钠微球有通用型和特殊型两种，每种皆有不同颗粒直径的规格，通用型一般在 70～900μm，特殊型最大规格为 1 500～2 000μm，也可根据临床特殊需求按客户指定规格定做。可用于肝癌、肿瘤破裂出血及脾功能亢进等的介入栓塞。

6. 不锈钢螺圈（stainless steelcoil） 为不锈钢丝附带涤纶、羊毛等织物成弹簧圈状盘曲而成，属机械性栓子。最早由 Gianturco、Anderson 和 Wallace 三人设计，故也称 GAW 螺圈。市售规格有多种，螺圈直径 1～15mm 不等。投放前，螺圈装在导入鞘内伸长成直线状，用导丝将螺圈经导管推入血管后，钢丝借助弹簧回力卷曲成团闭塞血管。

不锈钢螺圈常用作较大血管的栓塞，优点是能永久闭塞血管，并可经 X 线长期随访。缺点是属近端栓塞，易建立侧支循环，有时投放困难。肝癌栓塞少用，临床多用于动静脉瘘、出血性疾病的栓塞，也可用于阻断胃十二指肠动脉，以防化学药物和栓塞剂的进入。

7. 载药微球（drug-loaded microspheres） 为化学治疗性栓塞剂，是用特定材料制成的包裹化疗药物的微囊，直径可从几 μm 到 500μm。经导管注入后，一方面微球可阻断肿瘤血管起栓塞作用，另一方面所携带的抗癌药物则逐渐释放杀伤肿瘤，即“化疗性栓塞”。其优点是：①具有栓塞和化疗的双重作用；②肿瘤内药物浓度高，作用时间长，而全身不良反应轻。实验证明，用载药微球作 TACE 可提高药物浓度 13～15 倍；ADM 常规剂型的体外释放半寿期仅为半小时，而 ADM 白蛋白微球的体外释放半寿期可延长至 7.3 天。目前常用的微球可分为生物可降解性和非生物降解性两大类，前者有蛋白微球、明胶微球和淀粉微球，后者主要有乙基纤维素微球、聚醋酸乙烯酯微球等。载药微球多用于肝、肾肿瘤的介入治疗。但值得重视的是，若微球大量进入胆囊、胃肠道血管可引起相应组织器官的坏死、穿孔，使用时必须超选插管，避免反流。

8. 放射性微球（radioactive microspheres）　为放射性栓塞剂，是用特定材料制成的携带放射性核素的微囊，具有栓塞和体内放射治疗的双重作用。理想的放射性微球应具备如下条件：①载体不易降解，能与放射性核素稳固结合，以免核素脱落进入体循环导致严重骨髓抑制；②放射性核素半衰期应短，以便肿瘤细胞在短期内能接受到有效的辐射剂量；③放射性核素能量强，最好只产生 β 射线，不含 γ 射线；④微球直径要适宜，以便保持高的癌 / 肝比和低的分布变异系数，一般为 15 ~ 35μm。目前较为理想和通用的放射性微球为 $^{90}Y$ 和 $^{32}P$ 玻璃微球，其中 $^{90}Y$ 更为理想。采用放射性微球治疗肝癌，临床应注意选择肿瘤血供丰富的患者，以便微球能在肿瘤内大量聚积。

9. 中药栓塞剂　为我国特有的栓塞剂。最早使用的是白芨（Bletilla striata），先将白芨块洗净，干燥后碾成粉末，过筛高压消毒即可应用。白芨粉具有黏合作用，可机械性阻塞血管，其本身所含的黏液质（薜荔果多糖）尚有抗肿瘤和抑菌作用。使用时与适量造影剂混合，调制成糊状经导管注入，同时也可与化疗药物混合使用。其他中药栓塞制剂尚有复方莪术油、鸭胆子油及斑蝥素等，认为疗效确切，甚至优于某些化疗药物及明胶海绵的栓塞，但目前尚未规范化。

**（三）运送栓塞物质的导管**

1. 血管造影导管　可运送颗粒性和液体栓塞物质，如碘油、明胶海绵、聚乙烯醇、无水酒精及不锈钢螺圈等，使用时应注意栓塞剂的反流。

2. 微导管　主要用于碘油、无水酒精、硅酮等液体栓塞物质的投放。

3. 球囊导管　球囊充盈后经导管注入栓塞剂，可防止栓塞物质的反流，避免异位栓塞的发生，特别适用于液体栓塞剂的投送。球囊导管本身也可作为栓塞手段使用，如闭塞出血的大动脉。

4. 带孔球囊导管　系特殊类型的微导管，球囊位于导管头端，顶部有一小孔，当球囊膨胀到一定程度，液体栓塞剂即从小孔漏射出，栓塞球囊以远的血管，肝癌介入时少用。

## 第五节　肝癌介入治疗的术前准备

术前准备包括患者准备、术者准备和介入操作室的准备 3 个方面。

### 一、患者准备

1. 常规术前检查　如肝肾功能、血常规、血生化、凝血酶原时间、胸片、心电图及 B 超等。

2. 碘过敏试验和局麻药皮试。

3. 穿刺点备皮。

4. 术前禁食 4 ~ 6 小时。

5. 精神焦虑或小儿患者可考虑术前 30 分钟肌注地西泮镇静，婴幼儿可在全麻下进行操作。

6. 肝功能有明显损害者应预先积极保肝对症治疗，如有糖尿病、腹水、少尿、低血糖等症状则应尽量纠正。

7. 做好术前谈话，使患者和家属了解介入操作过程及术中和术后可能出现的反应与并发症，以取得患者的理解和家属的支持。

### 二、术者准备

1. 复习病史及各项术前检查，明确是否有造影禁忌证。

2. 根据造影目的和有关临床资料选择最佳造影方案。

3. 填好 DSA 申请单和手术志愿书，做好同患者家属的谈话记录。

4. 告知患者造影目的，使其了解造影过程，取得患者的理解与配合。

### 三、介入操作室的准备

1. 介入器械　穿刺针、导丝、导管、扩张器及导管插入鞘等。

2. 常用药物　造影剂、生理盐水、肝素、局麻药、地塞米松、地西泮、哌替啶及止吐药等。

3. 手术包　无菌巾单、手术衣、纱布、注射器、尖刀片 1 片、海绵钳 1 把、弯盘 1 只、不锈钢小碗 2 个、1000ml 不锈钢盆 2 个、50ml 小杯 1 只等。

4. 消毒手术室，检查DSA机等造影设备及其辅助装置工作是否正常。

## 第六节 肝血管造影术

1895年11月德国物理学家Röntgen发现了X线，2个月后瑞士人Haschek及Lindenthal将含铋、铅和钡盐的混合液注入截肢手的血管内，完成了人类有史以来的首次血管造影。1929年Forssmann在自己身上用输尿管导管经肘静脉至右心房做造影，首创心血管导管造影术，并因此获得了1956年诺贝尔医学奖。1953年Seldinger发明了经皮穿刺股动脉，经导丝交换插入导管的血管造影技术，为现代血管造影的蓬勃发展奠定了基础。1956年Odman改进了导管头端的弯度，使选择性血管造影进入了新纪元。此后，随着造影设备、造影剂及导管材料和形态的不断改进，血管造影特别是选择性内脏动脉造影的技术已日臻完善，现已广泛应用于各脏器的动脉造影。

肝血管造影包括肝动脉造影、门静脉造影和肝静脉造影。近年来，由于BUS、CT及MRI等影像技术的发展，诊断性肝血管造影已明显减少。但由于介入放射学的蓬勃发展，介入性肝血管造影却十分普遍。

### 一、肝动脉造影术

肝动脉造影术是肝癌TACE治疗的基本前提。通过肝动脉造影可明确肿瘤病灶的数目、大小、部位、范围、动脉血供及是否存在有静脉癌栓或动静脉分流等，然后根据造影所见选择具体的介入方法。肝动脉造影包括选择性腹腔动脉造影、超选择性肝动脉造影或肠系膜上动脉插管造影等。腹腔动脉造影可全面观察肝动脉和门静脉情况，但造影剂用量较大，肝内微小病灶显示欠满意。肝总动脉或肝固有动脉造影可相对减少造影剂用量，并可明显提高肝内病灶的检出率。若无特殊情况，一般不作肝左或肝右动脉造影，以免遗漏病灶，这对首治患者尤为重要。若腹腔动脉造影发现肝内存在血管稀少性区域或肝总动脉闭塞，则需探查肠系膜上动脉等其他血管以发现异位起源的肝动脉或侧支供血动脉。

肝动脉造影可经股动脉、肱动脉、腋动脉及锁骨下动脉等途径穿刺插管，以股动脉入路最为常用。但在股动脉插管困难、肝动脉内需植入PCS或保留导管作进一步检查治疗时，采用肱动脉、腋动脉或锁骨下动脉等上肢血管作为穿刺插管途径，已成为临床股动脉插管术的必要补充（图9-2）。与股动脉相比，经上肢动脉穿刺插管的优点是：①术后无需卧床，适用于门诊血管造影检查或需临时性保留造影导管者；②动脉硬化明显者，髂股动脉易受累变窄或扭曲，经股动脉插管困难，而采用上肢动脉插管则多可完成；③经上肢动脉植入PCS，留置导管与血流方向一致，术后不易移位；④对从腹主动脉发出斜向下行的血管，如腹腔动脉、肠系膜上动脉等的超选插管较易。缺点是穿刺技术要求高，成功率较股动脉穿刺为低，并发症较多，如气胸、椎动脉损

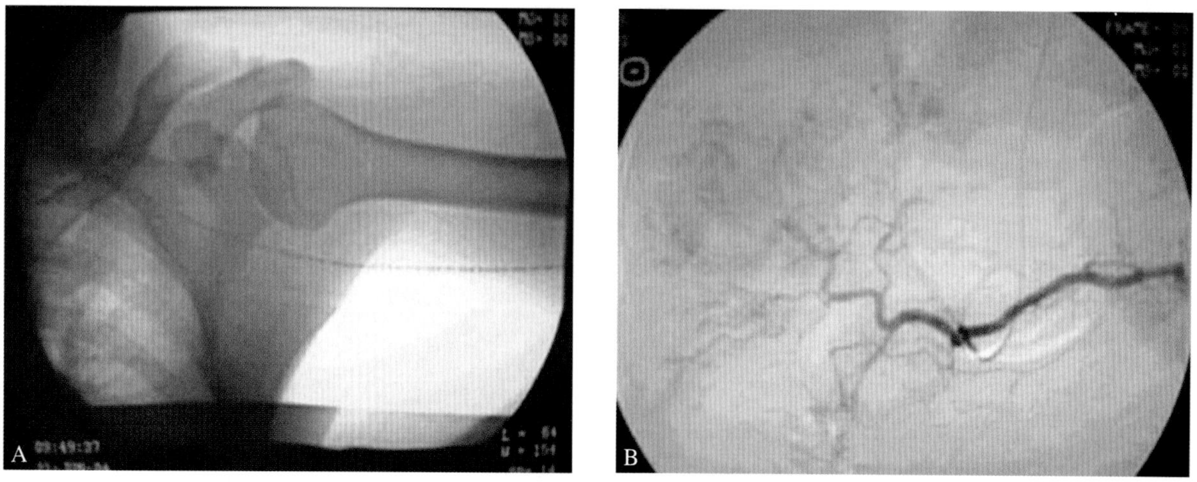


图9-2 经肱动脉穿刺插管（A），行肝动脉造影（B）。

伤及穿刺血管闭塞等。

### （一）适应证与禁忌证

1. 适应证 ①肝脏肿瘤介入治疗前或手术前做肝动脉造影，可明确肿瘤的大小、数目、部位、范围，肿瘤血供的多寡，有无动静脉分流、侧支供血及解剖变异等；②肝肿瘤介入治疗后，了解肿瘤血管的改变及疗效；③其他影像学检查发现肝内有占位性病变，但性质不明确者；④血清甲胎蛋白（AFP）异常升高，疑有微小肝癌者；⑤胆道出血的诊断和介入治疗；⑥肝外伤的诊断和介入治疗；⑦通过腹腔动脉造影显示门静脉（间接门静脉造影）；⑧肝移植后肝动脉并发症的确诊和介入治疗。

2. 禁忌证 ①碘过敏者（可用 $CO_2$ 造影剂）；②急性全身性感染；③严重的心、肝、肾功能衰竭；④凝血功能严重障碍；⑤全身衰竭或不能合作者；⑥重度甲状腺功能亢进；⑦妊娠3个月以内者。

### （二）Seldinger 技术

为目前最常用的插管方法。最初只用于血管造影，随着介入放射学技术的发展，现不但常规用于介入性血管造影，并且已广泛衍用至各种腔、道的穿刺插管。其特点是经皮穿刺血管，通过导引钢丝将导管插入靶血管内。

1. 操作步骤

（1）穿刺点：在腹股沟韧带中点下方1～3cm股动脉搏动最明显处穿刺，首次插管及消瘦患者宜偏下，多次插管及皮下脂肪厚实者应偏上。

（2）局部麻醉：成人一般在局麻下穿刺，婴幼儿或不能合作者可考虑在全麻下穿刺。确定穿刺点后，常规皮肤消毒、铺巾，用1%～2%的利多卡因作局部麻醉。先在穿刺点皮内作一直径0.5～1.0cm皮丘，再沿预穿刺道浸润麻醉，麻醉药用量不宜过多，一般为2～5ml，以免影响触扪动脉搏动，降低一针穿刺成功率。局麻应深至股动脉前壁，以确保麻醉效果，减少动脉痉挛的发生。

（3）穿刺血管：局麻后，用纱布在皮丘处按揉数次，用尖刀片沿皮纹理作一2～3mm小切口，只需切开真皮层，便于以后导管通过皮肤。左手示指与中指、环指分别压在穿刺点上下两侧股动脉上，末节指骨与皮肤垂直，防止股动脉滑动并可引导进针。右手拇指、示指及中指以执笔方式持稳针体，针尖斜面向上，针体与皮肤呈现35°～45°夹角，并使针体紧贴左手示指，以增加进针时的稳定性。此时，若动脉搏动较弱或幼儿患者，左手示指可用力下压使穿刺点近心侧股动脉扩张，搏动增强。右手从切口缓慢进针，当针尖在左手中指下方，探触到搏动的股动脉前壁时，用腕力快速进针刺入血管腔内，多有突破感，一俟针尾喷出搏动性鲜红血液，即将针体稍微下压，使针与皮肤夹角减小至15°～20°，以便插入导丝。通常穿刺针刺入股动脉后，可见其与动脉纵轴方向一致的跳动；若刺入动脉两旁，跳动方向与动脉纵轴相垂直。但穿刺点皮下脂肪厚实，或经多次插管局部瘢痕明显者，则可无跳动。因此，不必以穿刺针的跳动情况来判定是否穿入动脉。

动脉穿刺进针方法有两种：① Seldinger 经典法：系用带针芯的穿刺针经皮贯穿血管前后壁，退出针芯，缓慢向外拔针至血流从针尾射出；② Seldinger 改良法（Discoll）：常用于无芯穿刺针，仅穿透血管前壁，即见血流从针尾喷出。优点是该法不穿透动脉后壁，血管损伤小，针尖不深及血管后方的筋膜或韧带，操作基本无痛苦。术中局部血肿及动脉痉挛的发生率低，术后易压迫止血。

（4）送入导丝：穿刺成功后，左手固定穿刺针，右手将导丝软头插入针尾，缓慢送入导丝，待导丝顺利进入动脉20～30cm，并经X线透视证实在腹主动脉内后，右手退出穿刺针，导丝留在原位。拔穿刺针时，左手应压迫穿刺部位，防止血液沿导丝外溢，同时能起固定导丝作用。

（5）插入导管：用肝素盐水纱布擦净导丝上的血液，随后经导丝插入导管。擦洗导丝时，应从导丝尾端向头端进行，以免导丝滑出体外。推进导管应轻巧，同时轻轻旋转，以便导管能顺利穿过动脉壁。导管进入一定长度后，退出导丝，注入少量肝素盐水，关闭导管尾端或附加接头的开关，防止导管腔内凝血。

对皮下组织厚实、局部瘢痕明显者，可选择质地较硬、扭力较强的导管插管；也可选用扩张器，先扩张导管进入血管的路径后再插管，扩张器的口径不应大于导管口径。对于术中需更换不同规格或类型的导管者，最好使用导管插入鞘，其比用导丝交换导管更为方便，并能减少穿刺孔出血，避免导管反复穿越血管壁造成的损伤。

（6）血管造影：在X线监视下，将导管头端插到所需的动脉或其分支内，根据不同血管的流量及造影目的，确定造影剂用量和注射速度，定好位置后，将导管尾端连接高压注射器即可进行造影。

（7）压迫止血：造影或治疗结束后拔管，在股动脉穿刺内口处用手指按压5～15分钟止血，无菌纱布覆盖后用绷带或宽胶带加压包扎。操作时，应注意将内层纱布对折后叠放，而非卷成棱条状，以免局部压强过大皮肤出现水泡或缺血性坏死。此外，对有腹股沟疝者，应将疝内容物充分还纳后再加压包扎，以免发生疝绞窄。

2. 注意事项

（1）最好使用无芯穿刺针，既可作前壁穿刺，也可作前后壁贯穿穿刺。穿刺针尖必须十分锐利，切缘光滑，穿透力强，从而易于一次刺入动脉壁。否则，穿刺针易在动脉鞘上滑动，造成穿刺失败或增大血管壁的损伤。因此，对反复使用的穿刺针术前应检查针尖是否锐利，具体方法是将针尖对准光源，锐利针尖无反光“亮点”，切缘无毛刺，反之则钝。

（2）动脉穿刺时，针尾喷血不畅或仅有鲜红血液滴出，表示针头尚未完全在动脉腔内，应注意调整穿刺针深度。经多次调整仍不满意者，应考虑到穿刺针有凝血块堵塞的可能。若针尾溢出为暗红血液，表明针头已穿入静脉血管，应果断拔出，另行穿刺。

（3）送入导丝和导管时，应轻轻旋转，缓慢推入。若遇阻力或患者述说酸痛，应在X线透视下观察导丝、导管头端位置，或注入少量造影剂观察动脉情况。对年老或估计动脉硬化明显者，在使用导管插入鞘时最好通过“J”形导丝交换导管。术中切忌操作粗野，用力过猛，谨防发生血管内膜损伤、导管打结、动脉破裂出血或粥样斑块脱落导致异位栓塞等并发症。

（4）有时穿刺成功后，但导丝无法进入股动脉血管内，其原因可能为：①右手进导丝时碰到穿刺针或原压在股动脉上的左手放松后，穿刺针的深度发生改变；②穿刺针虽在股动脉腔内，但因角度不对，使导丝顶在动脉壁上；③穿刺侧髂动脉严重硬化狭窄，导丝不能通过。解决的办法是退出导丝，重新调整穿刺针的深度或角度，再插入导丝即可，退导丝时应注意其有被针头斜面切割的可能。对穿刺侧髂动脉严重硬化狭窄者，可改经对侧股动脉或上肢动脉入路插管。

**（三）肝动脉造影方法**

包括选择性腹腔动脉造影、超选择性肝动脉造影或肠系膜上动脉插管造影等。

1. 选择性腹腔动脉插管造影

（1）导管选择：几乎头端弯曲朝下的导管皆可使用，常用的有C型单弯导管、RH导管、Cobra导管等。

（2）插管技术：预成形导管进入主动脉后应首先复形，但Cobra管进入主动脉后仍保持原形，无需再成形。C型单弯导管可在主动脉弓、肾动脉或其他分支动脉处成形，方法是将导管头端顶住主动脉弓上壁，或当其进入肾动脉等分支血管后，上推导管即可。RH导管进入腹主动脉后，头端第一、二弯曲一般均呈直线状，将导管上推至主动脉弓部，作顺时针旋转，即可恢复成原状。导管成形时，特别是对于新手，应在透视下进行，以免导管打结。

导管成形后，头端朝前，在胸12～腰1椎体平面的左、中侧慢慢钩探，俟导管进入腹腔动脉，手推造影剂证实后，即可高压造影。若导管头端不能进入腹腔动脉，则患者可能存在动脉开口异常，应将钩探范围扩展到胸11～腰2椎体平面，或行腹主动脉造影，观察腹腔动脉的开口情况。若开口朝下，则应将导管头端拉直或选用Cobra管，由下向上缓慢推进导管或借助导丝进入腹腔动脉。

（3）造影程序：造影剂量40～60ml，注射速率6～10ml/s，总摄片数12张，总时间17秒。摄片程序：每秒2张，连续3秒；接着每秒1张，连续2秒；然后每3秒1张，连续12秒。若为DSA，则可连续采集图像20秒左右。若需观察门静脉系统，造影剂量应加大至60ml，摄片总时间或图像采集时间应延长至30秒左右。

2. 超选择性肝动脉插管造影

（1）导管选择：同腹腔动脉造影导管，通常使用 RH 导管或 C 型单弯导管。

(2) 插管技术：导管进入腹腔动脉后，根据病情需要，将导管超选择性插入肝总动脉或肝固有动脉造影。肝动脉超选择性插管的方法较多，Chuang 等就介绍过 6 种，如单弯导管导丝法、RH 导管交换法、RH 导管导丝法、长反弯导管法、导管袢法及转向导丝法等。笔者在大量的肝癌介入治疗实践中体会到，只要正确的使用导丝，普通导管常能完成肝动脉的超选择性插管。下面介绍 2 种简单、实用的导管导丝法。

1) RH 导管导丝法：导管成形后插入腹腔动脉，逆时针转动并下拉导管，利用 RH 管头端的自然弯曲，常可进入肝总动脉。否则可借助"J"形导丝，将导管推入肝总或肝固有动脉。插入导丝时，尽量将其进到深处，然后固定导丝，轻轻旋转推入导管。若遇阻力，见导管有反弹迹象，可将导丝外拉少许，同时推进导管，利用导丝和导管的相对运动送入导管。亲水膜超滑导丝有利于超选插管。但 RH 导管的材质一般较硬，顺应性差，若肝动脉走行明显扭曲，则超选插管不易成功。此外，在动脉粥样硬化明显的患者中，RH 导管有时在钩挂腹腔动脉时可能发生困难，此时应果断更换顺应较好的 Yashiro 单弯导管插管。

2) 单弯导管导丝法：选一单弯导管插入腹腔动脉，经导管送入"J"形导丝，尽量将其进到深处，然后沿导丝向前推进导管进入肝动脉。若遇导丝不能进入肝动脉，可更换 RH 导管，利用其头端的自然弯曲使其指向肝总动脉开口，然后插入导丝，进入导管。

(3) 造影程序：造影剂量 30 ~ 40ml，注射速率 4 ~ 6ml/s，总摄片数 8 张，总时间 16 秒。摄片程序：每秒 1 张，连续 3 秒；接着每 2 秒 1 张，连续 4 秒；然后每 3 秒 1 张，连续 9 秒。若为 DSA，则可连续采集图像 20 秒左右。

3. 选择性肠系膜上动脉插管造影

(1) 导管选择：同腹腔动脉造影导管。

(2) 插管技术：导管成形后，头端朝前，在腰 1 椎体平面上下慢慢探查，钩住血管后手推造影剂证实，即可高压造影。

(3) 造影程序：造影剂量 40 ~ 60ml，注射速率 5 ~ 8ml/s，总摄片数 14 张，总时间 15 秒。摄片程序：每秒 2 张，连续 3 秒；接着每秒 1 张，连续 4 秒；然后每 2 秒 1 张，连续 8 秒。若为 DSA，则可连续采集图像 20 秒左右。若需观察门静脉系统，摄片总时间或图像采集时间应延长至 30 秒左右。

肝动脉的起源变异极大，种类繁多，文献报道其变异率为 20.6% ~ 46.5%。笔者统计为 27.2%，其中肝动脉异位至肠系膜上动脉最多见占 53.9%，其次为胃左动脉占 27.9 %，肝总动脉起源变异也较常见为 6.0%。为确保经肝动脉插管栓塞的准确性和彻底性，肝癌介入前的血管造影应全面彻底，随时注意肝动脉是否存在变异。标准的血管造影程序是，腹主动脉造影→腹腔动脉造影→肠系膜上动脉造影→选择性肝动脉造影。该程序全面彻底，能逐例观察肝动脉是否存在变异，肝癌是否有肝外寄生性供血。但该程序操作烦琐、耗时，造影剂用量大，不利于对大批肝癌患者进行介入治疗。根据笔者单位对数万余例次肝癌 TACE 治疗前后的肝动脉造影体会认为，肝癌介入治疗时可先行腹腔动脉造影，若术中发现肝总动脉不显影、肝动脉分支缺如、肝实质显影不全、或肿瘤染色不均时，再行肠系膜上动脉、膈动脉或腹主动脉造影，以寻找变异肝动脉、肿瘤寄生性供血动脉或肝外侧支循环。这不但可保证肝癌 TACE 的治疗效果，同时还可缩短肝癌介入治疗的时间，减少造影剂的反应，降低患者的治疗费用。

### (四) 肝癌肝动脉的造影表现

原发性肝癌、继发性肝癌和胆囊癌的肝动脉造影表现各有不同，分述如下。

1. 原发性肝癌肝动脉造影表现　可归纳为下列 9 种，以肿瘤染色 (98.8%) 和肿瘤新生血管 (92.5%) 最为常见。静脉癌栓、动静脉分流及肿瘤包绕动脉征虽不如前两者常见，但为肝恶性肿瘤所特有。

(1) 肿瘤供养动脉增粗、血管增多 (hypervascularity)：表现为供养肝动脉及其分支迂曲扩张，数目增多，瘤周可有大量的弧形血管包绕。肿瘤区的血液循环呈向瘤性 (tumor tropism)，血流量增加，流速加快。

(2) 肿瘤染色：为造影剂积聚在肿瘤间质空隙或滞留在细小的肿瘤血管腔内，可呈现结节状、均匀性或不均匀性染色。小肝癌可仅表现为肿瘤染色，呈边缘清晰的均质性浓染结节。当肿瘤增大出现中央坏死时，可表现为周边浓染、中央浅淡的不均质性团块或斑驳区域。当肿瘤有肝外动脉或其他变异肝动脉供血时，可出现外形缺陷的肿瘤染色，如呈“半月形”等。

在腹腔动脉造影时，由于造影剂同时分流到肝、脾动脉，少血管的肿瘤染色相对密度不高。当另一部分来自门静脉的造影剂至肝时，仅可使正常肝实质浓染相对密度增高。在动脉期显示为少血管和染色少的肿瘤，在门静脉实质期与浓染的肝实质相比变为少血管的低密度区，这种现象称为“阳性门静脉掩盖效应”(positive portal vein masking effect)。如作超选择肝固有动脉造影，开始时肝癌和正常肝实质均为造影剂浓染。随后，正常肝实质的造影剂被大量不含造影剂的门静脉血流冲释，而肿瘤区由于缺少门静脉血流，故显示为浓密的多血管性肿瘤，称为“阴性门静脉冲洗效应”(negative portal vein washout effect)。

(3) 肿瘤新生血管（neovascularity)：肝细胞癌常为多血供，造影可见瘤区内走行紊乱、管径不规则的新生血管，多呈异常扩张扭曲。而胆管细胞性肝癌则表现为细小、紊乱、增多的新生血管，常出现于动脉造影的中、晚期。

(4) 池状或水坑样（pooling or puddling）充盈区：常见于巨块型肝细胞癌，动脉期出现，较血管瘤消退快，其病理基础为局部肝窦或肿瘤血管的膨隆性扩张。

(5) 动脉走行变异：常表现为拉直、扭曲或移位等，为大肿瘤推压或牵拉血管所致。

(6) 肿瘤包绕动脉征（encasement)：癌细胞生长迅速，浸润包绕动脉，使其管壁僵硬、管腔不规则狭窄。多见于巨块型胆管细胞性肝癌。

(7) 门静脉受累征象：①肝动脉－门静脉分流：根据肝动脉造影时门静脉分支开始显影的时间，可将其分为快速（$<1s$)、中速（$1\sim3s$）和慢速（$>3s$）分流 3 型。快速型分流量大，主干侧门静脉由远至近显影，肝动脉可与门静脉显影重叠使血管造影模糊。中速和慢速型分流量较小，肝动脉与门静脉相伴显影，形似火车铁轨，即“双轨征”；②门静脉癌栓：腹腔动脉造影的发现率为 20.6%，2 级以上分支癌栓难以显示。主要表现为门静脉充盈缺损、管腔增宽及“线条征”（threads and streaks sign）等，后者为小草样显影的癌栓细小滋养动脉，常见于动脉造影中期；③门静脉侧支循环：为癌栓阻塞门静脉主干所致。可表现为门静脉主干呈相对密度减低影，其旁可见扭曲、扩张的蛇行静脉网，血流为向肝性。若门静脉严重闭塞，可见离肝性侧支循环，表现为食管、胃底静脉曲张。

(8) 肝静脉受累征象：①肝动脉－肝静脉分流：表现为肝静脉的早期显影；②肝静脉癌栓：受累肝静脉可见“线条征”，有的可延伸至下腔静脉，甚至右心房。

(9) 肝外动脉供血：与肝癌病灶的部位和大小密切相关，如肝右下叶肿瘤常有网膜动脉供血，左外叶肝癌可有胃左动脉供血，靠近膈面的肿瘤往往有膈下动脉供血。

2. 继发性肝癌肝动脉造影表现　肝内病灶常为多发，血管造影表现取决于肿瘤血管的多少和肿瘤染色的深浅，并与原发病灶的部位、细胞学类型、分化程度、生长速度及其转移方式有关。通常根据肿瘤的动脉血供情况，将其分为下列 3 型。

(1) 多血供型（hypervascular)：占 32.8%，多来源于肾癌、绒毛膜癌、胰岛细胞癌、类癌、甲状腺癌、小肠平滑肌肉瘤、淋巴肉瘤、胺前体摄取脱羧细胞瘤（apudoma）及少数胃、结直肠癌等。肝动脉明显增粗，肿瘤血管丰富，可见血管湖及动－静脉分流，肿瘤染色明显，类似肝细胞癌的造影表现，有时不易与其相鉴别。

(2) 中等血供型（vascular)：占 46.9%，原发灶多为结肠癌、直肠癌、贲门癌、胃平滑肌肉瘤、肾上腺癌、精原细胞癌、黑色素瘤及部分胃癌、食管癌、胆囊癌和胰腺癌等。造影表现为肝动脉增粗，有较明显的肿瘤血管，以纤细、网状血管为主，肿瘤染色较淡，多呈环状，其内密度不均。

(3) 少血供型（hypovascular)：占 20.3%，多来自肺癌、乳腺癌及部分胃癌、食管癌、胰腺癌和胆囊癌等。血管造影特征为肿瘤血管稀少，多无明显的肿瘤染色，肝实质期可见大小不等的多发充盈缺损影，其中 1.7% 的病例可无任何异常血管造影表现。

3. 胆囊癌肝动脉造影表现 多为中等血供或少血供型。动脉期可见细小、扭曲的肿瘤血管，肿瘤血供由胆囊动脉及其分支供应。当肿瘤侵及周围组织脏器时，还可见有肝内动脉、胃十二指肠动脉及右结肠动脉等参与肿瘤供血。肿瘤可侵犯胆囊动脉、右肝动脉、肝固有动脉及肝总动脉等血管，表现为受累血管僵硬、拉直、管腔不规则狭窄或闭塞。若胆囊肿大可使邻近血管移位。静脉期可见门静脉受累，癌栓形成等。实质期胆囊壁一般不显影或仅轻度不规则染色。

### （五）肝癌肝动脉造影的鉴别诊断

原发性肝癌应与继发性肝癌、海绵状血管瘤、局灶性结节增生及肝腺瘤等相鉴别。继发性肝癌可分为多血供、中等血供及少血供3型，多血供型继发性肝癌有时很难与肝细胞癌相鉴别，其造影表现和碘油沉积情况酷似肝细胞癌。少血供型继发性肝癌，血管造影类似于胆管细胞性肝癌。但继发性肝癌只要结合病史并仔细检查多能找到原发病灶。肝海绵状血管瘤由扩大的肝血窦构成，造影剂进入肝血窦后形成密度很高的染色，其特征是“早出晚归”，形似“蜡梅花”、“小棉球”或“爆米花”状，典型者呈“C”形或“环形”分布，但无静脉癌栓、动-静脉分流等肝恶性肿瘤的特征性改变。肝腺瘤可能与女性口服避孕药有关，多为圆形或卵圆形，大小可从数毫米至十几厘米不等。血管造影可显示肿瘤染色，外周有新生的血管包绕，中心有平行的血管穿入，边缘清晰，但无肝恶性肿瘤造影的特征性改变。结节内无Kupffer细胞，放射性核素扫描不显像。局灶性结节增生的病灶中心常有星状瘢痕，内有纤维间隔，血管造影显示血供丰富，实质期染色较浓密，典型者病灶中央动脉呈放射状分布，呈辐轮状改变，也无肝恶性肿瘤造影的特征性改变。与肝腺瘤不同，其放射性核素扫描可显像。

## 二、门静脉造影术

分直接与间接门静脉造影两类。直接门静脉造影的途径有：①经皮肝穿刺门静脉造影；②经颈静脉肝穿刺门静脉造影；③经脾穿刺门静脉造影；④经脐静脉门静脉造影。间接门静脉造影是通过腹腔动脉、脾动脉、肠系膜上动脉或胃左动脉插管造影而使门静脉间接显影，临床较为常用。

### （一）门静脉造影适应证和禁忌证

1. 适应证 ①门静脉高压症，可测定门静脉压力、管径大小，血流方向，有无血栓形成等；②肝内、外门静脉的梗阻性疾病；③门静脉先天性异常，如狭窄、闭塞等；④脾肾或脾腔静脉分流的术前和术后检查；⑤经门静脉介入治疗前，如PTVE、TIPS、PCS置放术或经门静脉化疗栓塞（TPVCE）等；⑥肝移植后门静脉并发症的确诊和介入治疗。

2. 禁忌证 同肝动脉造影，有大量腹水或凝血机制差者不宜做经皮肝穿刺或经脾穿刺门静脉造影。

### （二）门静脉造影方法

1. 经皮肝穿刺门静脉造影 该技术是在PTC基础上发展而来。患者仰卧位，穿刺点选在右腋中线第7～9肋间，常规消毒、铺巾，局麻后用18G套管穿刺针水平方向对准胸11穿刺，至椎体旁3cm左右拔出针芯，连上注射器，将外套管边缓慢后退边抽吸，当见到暗红血液时注入少量造影剂，证实在门静脉大分支后插入扭控导丝直至门静脉主干，引入导管后测压、造影。造影程序：造影剂量30～40ml，注射速率8～10ml/秒。摄片程序：2～3秒后每秒1张，连续3～5秒，接着每2秒1张，连摄5张。若为DSA，则可连续采集图像20秒左右。为减少穿刺所致肝脏损伤，避免腹腔内出血的发生，也有学者主张先采用22G Chiba穿刺，再经同轴穿刺套管引入造影导管。近年来，笔者多在B超引导下采用18G套管针一步法穿刺门静脉，其优点是穿刺点选择灵活、一针穿刺成功率高、并发症少、X线辐照量小，并可避开穿刺道上肿瘤。

2. 经颈静脉肝穿刺门静脉造影 技术要求高，主要用于TIPS术或经颈静脉穿刺门静脉植入PCS术。先行右侧颈内静脉穿刺，送入J形导丝至下腔静脉，然后引入Cobra导管至肝静脉造影。根据CT、MRI或间接门静脉造影所提供的肝静脉与门静脉间的解剖关系，采用特制的Rups-100同轴导管穿刺系统穿刺门静脉，拔去穿刺针，导管尾端接上注射器后边退边进行负压抽吸。一旦吸见暗红血液，即推入少量造影剂证实导管是否在门静脉内。确认穿刺无误，插入导丝至脾静脉或肠系膜上静脉内，更换造影导管行门静脉测压、造影。

3. 经脾穿刺门静脉造影　患者仰卧位，透视确定脾的位置。用18G套管穿刺针，由左第9或第10肋间腋中线穿入脾下极，向脾门方向进入2~3cm。拔出金属针芯，经套管先注入少量造影剂，若经脾实质散开并引流入脾静脉，提示导管位置恰当，即可高压造影。由于本法创伤较大，操作不便，目前已很少应用。

4. 经脐静脉门静脉造影　局麻下，于上腹正中线切一小口，经腹白线进腹。在镰状韧带游离缘找出退化的脐静脉，扩张开通后插入导管至门静脉左支，注射造影即可。因此法需手术进腹，且成功率仅60%~80%，现已基本不用。

5. 间接门静脉造影　是由动脉内注射造影剂经回流使门静脉间接显影的方法。根据病情的需要可选用腹腔动脉、脾动脉、肠系膜上动脉或胃左动脉造影。在肝癌介入治疗中，一般先行腹腔动脉造影，可以观察到肿瘤供血动脉的分布、肿瘤大小和类型，以及有无门静脉癌栓和动静脉分流。若未能显示门静脉，可采取超选肠系膜上动脉或脾动脉插管，然后用大量造影剂快速注射造影（造影剂60~70ml，10ml/s，连续摄片20~25s），效果较好。作TIPS前后，通常经肠系膜上动脉造影了解门静脉情况，如在造影前先灌注PGE 10~20μg可更好地显示门静脉。而超选行胃左动脉造影，可清晰地显示食管－胃底曲张的静脉。

### （三）门静脉造影诊断

门静脉主干由肠系膜上、下静脉和脾静脉汇合而成，长约8~10cm，向右上行走至肝门处与肝动脉和胆总管伴行进入肝实质，三者在肝内是并行的，关系比较固定，门静脉的管径明显大于与其伴行的肝动脉。门静脉左右干的分叉部可因肝脏的形态、大小而异。门静脉右干较左干短而略粗，长约1~3cm。门静脉右干变异较大，缺如占26%。尸检发现门静脉分叉部位于肝内者仅占30.9%，因此在门静脉分叉部穿刺放置内支架易引起腹腔内出血。

异常门静脉造影表现：①肝内占位性改变：肝内门脉分支受压移位，如系良性肿瘤或肿大淋巴结所致，静脉受压部位边缘光滑。若系恶性肿瘤侵蚀，则边缘毛糙或有充盈缺损，少数可见肿瘤的门脉供血；②狭窄或闭塞性改变：如门静脉有癌栓或血栓形成，可表现为门静脉管腔狭窄、不整、变形或充盈缺损，闭塞静脉不显影，造影剂通过侧支反流；③肝硬化、门脉高压症性改变：肝硬化可见肝内门脉分支减少、稀疏，形如枯树枝，或见狭窄、管腔不规则、闭塞等。门静脉高压表现为主干增粗，中、小属支扭曲、扩张，造影剂在门静脉内滞留或反流至侧支静脉等。

## 三、肝静脉造影

根据造影方法的不同，肝静脉造影可分为楔入肝静脉造影、游离肝静脉造影、球囊阻断肝静脉造影及经皮肝直接穿刺肝静脉造影。

### （一）肝静脉造影适应证和禁忌证

1. 适应证　①评估肝硬化和门静脉高压病情；② TIPS术中造影；③肝静脉－下腔静脉疾病的诊断与介入治疗；④肝内肿瘤的诊断和介入治疗。

2. 禁忌证　同肝动脉造影，有大量腹水或凝血机制差者不宜直接穿刺肝静脉造影。

### （二）肝静脉造影方法

临床多经股静脉或右侧颈内静脉穿刺插管至肝静脉造影，直接穿刺造影少用。

1. 楔入肝静脉造影　导管进入肝静脉后，尽力送向远端，使导管楔入小静脉支。此时所测压力为肝楔入压，可反映肝窦压力水平。一般以2ml/s的速度注入8ml造影剂摄片。导管楔入小静脉和与其相关的肝窦充盈，由于导管阻塞了引流的静脉，造影剂则经其他肝小静脉和肝静脉引流。

2. 游离肝静脉造影　将导管置入较大的肝静脉分支内，导管不阻断血管，以8~10ml/s的速度注入20~30ml造影剂摄片。

3. 球囊阻断肝静脉造影　将球囊导管置入较大的肝静脉分支，用球囊阻断静脉回流后，以4~6ml/s的速度注入20ml造影剂摄片。

4. 经皮肝直接穿刺肝静脉造影　类似经皮肝穿刺门静脉造影，最好在B超引导下穿刺肝静脉。

（三）肝静脉造影诊断

肝静脉系统包括左、中、右3支主肝静脉和一些直接开口于下腔静脉的肝短静脉。3支主肝静脉在肝后上缘（第二肝门处）直接汇入下腔静脉（56.3%），左、中肝静脉也可合干后注入下腔静脉（40.6%）。肝右静脉在肝静脉中最为粗大，位于肝右叶间裂内，开口于下腔静脉右前壁，口径平均为13mm（8～20mm），是TIPS术最常选用的路径。肝中静脉走在肝正中裂内，开口于下腔静脉的左前壁，其口径平均为11.3mm（8～16mm）。在后前位上，肝右静脉和肝中静脉的走向基本一致，有时难以区分，需借助侧位透视加以区别。肝左静脉口径较小，平均为10.5mm（7～16mm）。

异常肝静脉造影表现：由于原发疾病的不同，受累肝静脉可表现为血管扩张、受压、移位、狭窄或闭塞等改变。肝硬化时，楔入肝静脉造影可见肝窦充盈不规则、不均匀，造影剂可逆行充盈门静脉分支，甚至经门－体静脉侧支引流。

## 第七节 肝癌介入操作方法

20世纪80年代初期，肝癌介入治疗常用TAI，其效果较差，后与TAE复合治疗（TACE）取得了良好的疗效。Takayasa等证明，单纯用碘油进行栓塞（LpTAE）疗效不佳，但与ADM和明胶海绵等作混合性栓塞（LpGsTACE）则具有特效性，可使83%的主灶发生坏死。TACE已成为肝癌介入治疗中最常用的方法。近年来，随着介入放射学的发展，肝癌的介入治疗也已发展成为一个具有多种方法并举、标本兼治的较完整的治疗体系。

### 一、中晚期肝癌的介入治疗

原发性肝癌发病隐匿、生长快速，早期即可发生肝内转移。我国肝癌初诊时的中位直径为9cm，介入治疗患者的病期更晚，约82%超过10cm。中晚期肝癌的病情严重，情况复杂，治疗方法有限。其绝大多数在接受放射介入治疗，可采取的介入方式有：TACE、TAI、PCS-TAI/LpTACE、放射治疗性栓塞（TARE）、热化疗栓塞及生物介入疗法等。

（一）TACE“三明治”疗法（sandwich therapy）

为肝癌TACE治疗时的基本操作方法。导管到达靶血管后，先用含药碘油作肝动脉的末梢性栓塞，然后经导管缓慢灌注大剂量的抗癌药物，再次推注含药碘油，最后酌情用明胶海绵颗粒作中段加强栓塞，过程形似“三明治”夹馅操作。该疗法可明显延缓化疗药物的排出时间，栓塞彻底，可取得良好的治疗效果（图9-3）。肝癌TACE原则上都应采取这种序贯栓塞疗法。

1. 肝癌TACE的栓塞部位　以往常将肝动脉的栓塞部位分为近端栓塞（中央型）和远端栓塞（周围型）两种。前者是指肝固有动脉和1级分支的栓塞，后者为2～12级分支的栓塞。由于两段分法太笼统，周围型归属的范围太广，不利于栓塞范围的掌握，故近来改用远、中、近3段分类法。即肝固有动脉和1～2级分支为近段（中央型）；3～6级为中段；7级以上为远段（周围型）。在肝癌的介入治疗中，宜先用末梢类栓塞剂作周围性栓塞，再用明胶海绵细粒作中段栓塞，可取得良好的效果。由于肝癌常常需要反复多次的TACE治疗，若无特殊情况，2级以下的近段大血管应视为化疗栓塞的通道，既不宜栓塞更不应手术结扎。

2. 肝癌TACE的治疗原则　①导管应尽量超选至肿瘤各营养动脉，避免发生异位栓塞；②肝癌有肝外动脉供血者，应将其与肝动脉同步进行化疗栓塞。对不能超选的肝外供血动脉，可根据具体情况采取TAI，或将近端主干动脉闭塞，使肿瘤血供重新分布，以便集中治疗；③首选复杂类栓塞剂栓塞，碘油尽可能与抗癌药物混合后使用；④先用末梢类栓塞剂行周围性栓塞，再用明胶海绵颗粒等作中段加强栓塞；⑤若无特殊情况，不应作2级以上的近段大血管栓塞，以免阻断下次TACE的通道；⑥原则上碘油和抗癌药物的剂量应用足，但需充分考虑到患者的肝功能及全身状况；⑦小范围肝动脉－门静脉分流可直接行LpTACE，分流量大者则应先用明胶海绵或PVA栓塞堵瘘，再行TACE治疗；⑧有肝动脉－肝静脉分流者也可直接行LpTACE，若碘

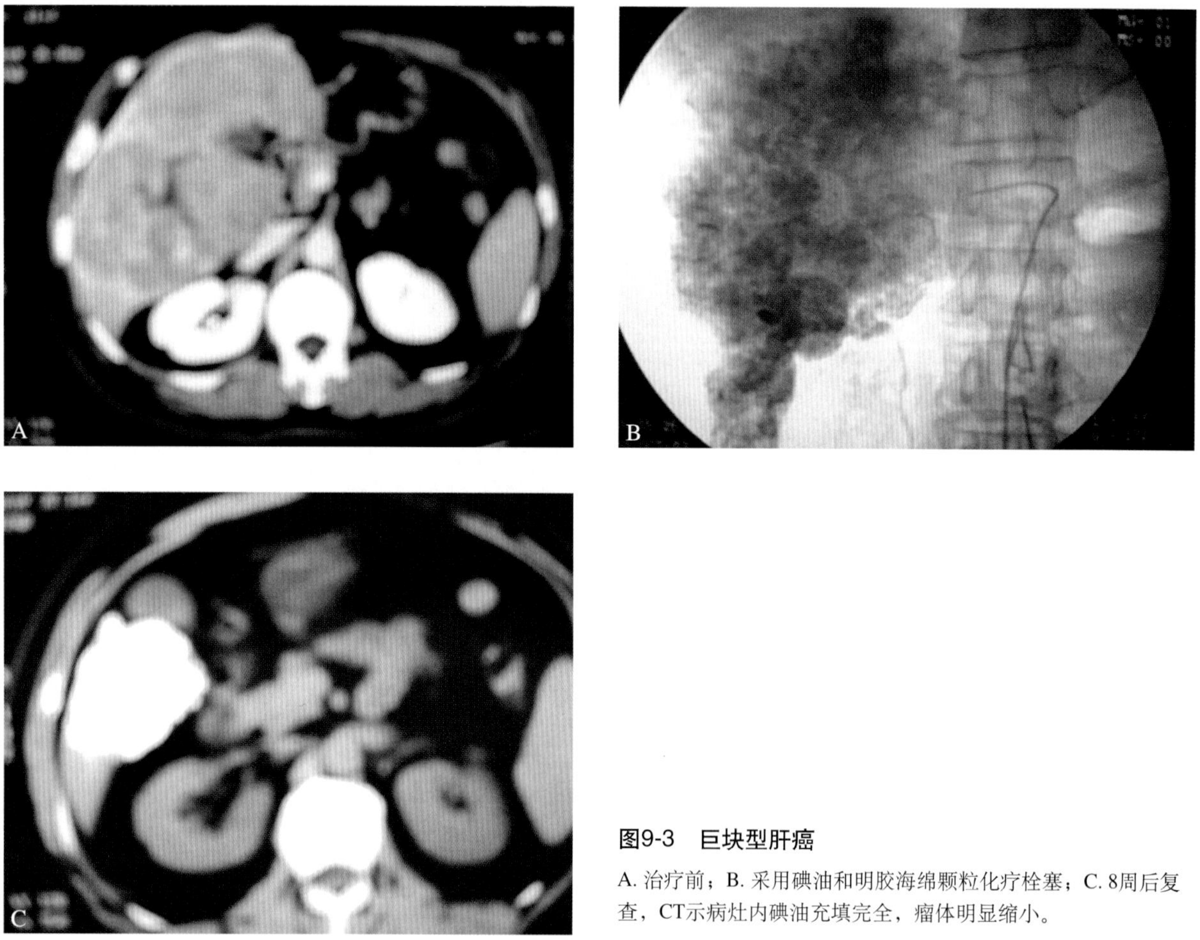

**图9-3 巨块型肝癌**

A. 治疗前；B. 采用碘油和明胶海绵颗粒化疗栓塞；C. 8周后复查，CT示病灶内碘油充填完全，瘤体明显缩小。

油聚积不佳，则应先采用PVA、无水酒精或不锈钢圈等控制分流后再行化疗栓塞，但明胶海绵颗粒应慎用；⑨根据病情，与其他不同介入疗法相配合，可取得更好疗效。

3. 含药碘油的配制 碘油与抗癌药的结合形式很多，Tada提出4个10相结合的方式，即ADM 10mg、MMC 10mg溶于10ml（250mg）5-FU中，然后加入碘油10ml，混合成碘油乳剂，其微粒大小在5～45μm之间。Horiguchi将ADM 50mg与碘油10ml的混悬液在常温下放置1小时，然后经超声波处理5分钟，其稳定性可保持48小时，半衰期为25天±3天。用以治疗54例肝癌，1年生存率高达70%。Kabayashi对碘油含表柔比星（EPI）的三种剂型进行了体内、外实验研究：水包油（O/W）型，即碘帕醇（Iopamidol）1ml加碘油1ml，混入10ml EPI；油包水（W/O）型，即碘帕醇1ml加碘油3ml，再加10ml EPI；混悬液，即碘油3ml加10ml EPI。从稳定性看，O/W型乳剂在体外实验最稳定，但在药代动力学上三者血浆中EPI的水平没有明显差别。有人认为，MMC、ADM和DDP与碘油的混悬液均有延缓吸收作用，在疗效上无明显差异。笔者通常在TACE前预留1～2种化疗药物与碘油混合成乳剂，如EADM 20～40mg、MMC 10～20mg等。碘油可直接与化疗药物粉剂充分乳化，并可加入适量造影剂来调节其黏稠度，也可用注射用水将药物化开后再进行乳化。碘油常用制剂有40%的碘化油及48%的超液态碘油，前者黏度较大，与水溶性化疗药物乳化困难，加入适量造影剂后可使其乳化变异。

4. 碘油的用量 几乎所有的肝癌均有不同程度的动脉血供，故都应进行栓塞治疗，只是所用栓塞剂的量不同而已。碘油作为肝细胞癌栓塞剂的用量，国内外尚有不同意见。Hsieh对碘油的用量采用以下公式：碘油0.1～0.2ml/$cm^2$（肿瘤最大径的面积），然后以碘油：造影剂=1：5

的比例与 ADM 30 ~ 50mg 或 MMC 8 ~ 10mg 混合成乳剂。作者采用该法行 LpGsTACE 治疗 100 例肝癌，1 年生存率为 57%。Nakao 对碘油的剂量（D）与肿瘤最大径（d）的比值（D ≤ d、d< D<2d、D ≥ 2d）与远期疗效的关系进行了分析，发现碘油剂量小于肿瘤直径的远期疗效最好，并认为碘油用量过大可损害肝实质，过量的碘油经肝动脉－门静脉吻合支进入门静脉后可引起肝硬化。Nakagawa 根据肿瘤的最大径（d）决定碘油的用量，d<10cm 用 1 ~ 7ml，d ≥ 10cm 用 10ml，最多不超过 15ml。我们一般采用碘油剂量与肿瘤直径 1ml ∶ 1cm 的比例，总量不超过 20ml，再用明胶海绵加强栓塞，但也有巨块型肝癌用至 60ml 者。转移性肝癌大多为中等血供，碘油用量少于肝细胞癌，一般为 5 ~ 10ml，碘油常呈环状沉积在肿瘤周边，以致密度较淡，明胶海绵用量也较少；少血供型肿瘤的碘油用量则更少，常在 3ml 以内，碘油很少聚积在病灶内，大多滞留在动脉小分支；多血供型转移瘤的栓塞剂使用与肝细胞癌相似。

### （二）经皮动脉灌注疗法（TAI）

导管进入靶动脉后，将预先准备灌注的化疗药物分别稀释至 20 ~ 40ml，再依次经导管缓慢注入即可。尽管 TAI 在小剂量高靶区血药浓度上较全身静脉给药有明显优势，疗效也明显提高，但对恶性程度很高和肿瘤血供丰富的肝癌而言，其抑制作用有限。当然，随着 TAI 药物灌注剂量的提高，疗效也会增加，但由于原发性肝癌常伴肝硬化，过多的药物可加重肝功能损害，患者生存期并未能延长。对这类患者应强调与 TAE 配合行化学治疗性栓塞，TAI 仅在少血供型肿瘤、导管不能超选插管或术后作预防性灌注时用。为提高 TAI 疗效，减少一次性大剂量冲击化疗的毒副作用，对少血供型肝癌现多经 PCS 作持续、间断和有规律的灌注化疗。

### （三）经皮血管内导管药盒系统（PCS）植入疗法

PCS（port-catheter system）的作用是为全身或局部药物注射提供一条经皮下药盒穿刺即可达到的永久性或半永久性通道。在肝癌介入治疗中，PCS 植入术主要用于少血供型的胆管细胞性肝癌、转移性肝癌、胆囊癌及肺部转移癌的化疗灌注或栓塞治疗，PCS 的优点在于：①一次植入能反复多次经皮药盒内注药，使肿瘤能得到长久的周期性治疗；②避免多次介入操作的不足，减少医生和患者的 X 线辐照剂量；③后续治疗简便，可在门诊进行，减少患者的医疗费用。

1. PCS 植入术式和应用范围　PCS 可经外科手术埋置，也可经皮穿刺插管植入，后者较前者更为简捷、安全，且靶向性更佳。根据穿刺入路和靶血管的不同，可将本术分为以下 5 种：①经锁骨下动脉 PCS 植入术：多经左锁骨下动脉穿刺，将导管置入肝动脉等靶血管内，药盒埋置于锁骨下区皮下（图 9-4）。经该途径植入 PCS，留置导管与血流方向一致，术后不易移位，但技术要求高。肝动脉 PCS 植入术主要用于少血供型肝癌的介入治疗，对多血供型者不合适。因 TACE 治疗的基本原则就是要阻断肿瘤血供，虽然 PCS 可采用碘油进行化疗栓塞，但如没有明

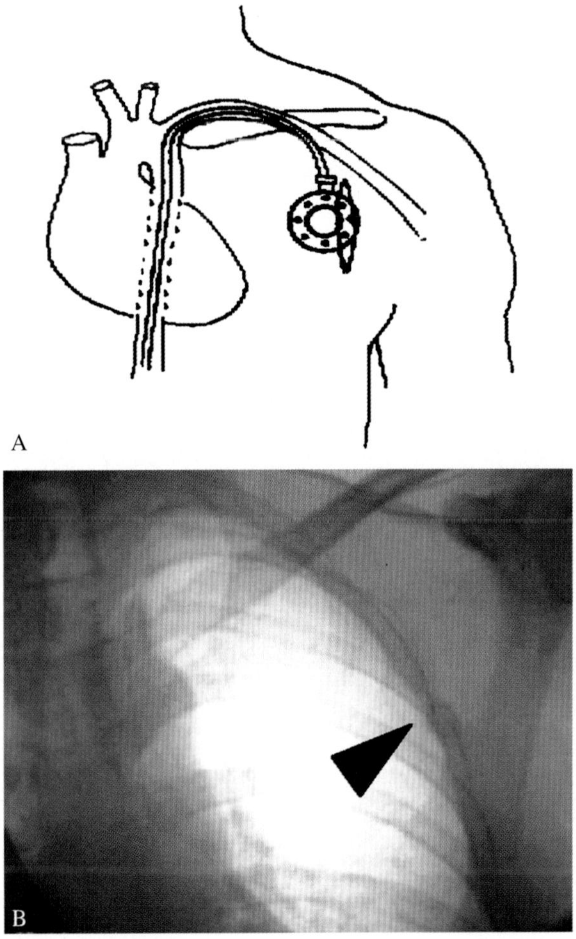


图9-4　经锁骨下动脉PCS植入术示意图（A）与实例（B）

胶海绵加强栓塞其作用将下降，而明胶海绵颗粒不宜经药盒注射；②经股动脉 PCS 植入术：经股动脉穿刺插管，将导管置入肝动脉等靶血管内，药盒置于下腹部或大腿内侧部皮下，用途同上。经该途径植入 PCS 较为方便，但由于留置导管与血流方向不一致及髋关节活动等因素，术后较上入路易发生移位；③经锁骨下静脉 PCS 植入术：一般经右锁骨下静脉穿刺，将导管置入中心静脉或肺动脉内，药盒植于锁骨下区皮下（见图 9-13b），主要用于肝癌肺转移的灌注化疗或需长期经深静脉给药者。也可利用外周静脉如肱静脉、股静脉等置入 PCS；④经皮肝穿刺门静脉 PCS 植入术：经皮肝穿刺门静脉并置管于肠系膜上静脉或脾静脉内，药盒置于上腹部皮下（图 9-5），主要用于继发性肝癌的长期间断性化疗灌注。但由于肝脏随呼吸移动，导管固定困难，故滑脱率较高，可考虑改用以下方法植入；⑤经颈静脉和肝静脉穿刺门静脉植入 PCS 术：即走 TIPS 途径，导管经皮下引至右锁骨下区，与药盒连接后埋置于皮下。

2. 器材准备　介入性 PCS 植入术对器材的要求与一般血管性介入相比有所不同。由于操作较复杂，要求尽量不重复使用已用过的器材，以保证其成功率。

（1）穿刺针：经锁骨下动脉穿刺需用空芯针，其优点是针尖一旦刺入动脉内即可见喷血，特别是万一刺入胸膜腔即能观察到有气泡从针尾冒出，此时应迅速退针，以免进一步损伤脏层胸膜。静脉 PCS 植入术，可采用带撕脱鞘的粗穿刺针，穿刺成功后可不用导丝直接送入留置管，最后将针鞘撕脱。经颈静脉行门脉 PCS 植入术时则需要相应的长穿刺针，如 Calapinto 针、Rups-100 套装等。

（2）导丝：对于选择性动脉内留置管的插入，应采用超滑交换导丝，直径为 0.035 英寸或 0.038 英寸，长 145cm 为宜。对于迂曲的靶动脉可选用超硬、超滑导丝，非选择性插管可用普通导丝。

（3）导管：常用 Cobra 导管，导管直径应与留置管相匹配，两者相差应在 0.5F 以内。过细，留置管进入穿刺点困难；过粗，局部易出血或形成血肿。一般不用导管鞘。

（4）PCS：目前市售 PCS 有手术型和介入型两种。后者体积较小，留置管在 4 ~ 5.5F 之间，管壁光滑，内腔能顺利通过导丝，由硅胶或聚氨酯制成，X 线透视可见，无阀门及小坎，国内常用的有 B.Braun 公司 Implantor Ⅱ型和 COOK 公司的几种类型。

（5）隧道针：用于引导留置管自穿刺点至皮下囊腔。

3. 介入性 PCS 植入术的技术要点　施行经皮血管内 PCS 植入术需要一定的放射介入操作经验，否则成功率低、并发症多。其技术要点为血管穿刺、留置管置入、导管与药盒连接、药盒埋置、术后处理及使用。

（1）血管穿刺：首先要了解所穿刺血管的解剖、走行、相邻结构及体表投影，再在局麻下进行穿刺。

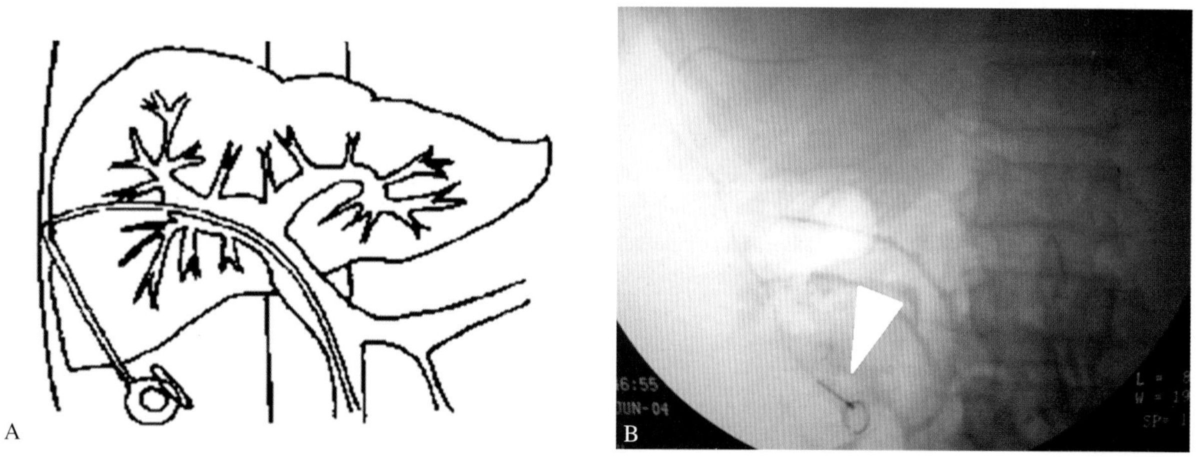


图9-5　经皮肝穿刺门静脉PCS植入术示意图（A）与实例（B）

1）左锁骨下动脉穿刺：其位置深在难触及搏动，故穿刺较困难。其前下方为锁骨下静脉，上方为臂丛神经，后方为胸膜腔，穿刺不当可造成并发症，常被新手视为畏途。穿刺时患者仰卧位，肩部垫枕抬高，头后仰并转向对侧。穿刺点一般选在锁骨下缘中外1/3交界下方2～3cm处。针尖指向锁骨中点，与额状面呈20°～30°角，与横断面呈10°～20°角，进针深度约3～5cm。过浅则不能刺中，过深则易穿破胸膜或伤及臂丛。穿刺针与额状面的角度应根据体型作适当调整，瘦小者应调小，肥大者应调大，但一般不超过40°。穿刺时可由上而下分别进行，刺不中则向下偏移少许再穿。但应注意穿刺针与横断面的夹角越小，刺入胸膜腔的机会就越大，故禁止朝横断面以下方向穿刺。透视下按骨性标志进行穿刺，定位较准确，穿刺成功率高，并发症少。常用的定位标志为第1肋外缘中点，锁骨下动脉一般在该点上下0.5cm范围内走行。因有第1肋骨保护，穿刺针不易进入胸腔引起气胸、血胸。对反复穿刺不成功者，可经股动脉将导丝送入锁骨下动脉作引导，或改用超声定位法穿刺。

2）股动脉穿刺：药盒埋置于大腿内侧皮下的股动脉穿刺与常规介入相同。若要将药盒植入于下腹部，则穿刺点宜在腹股沟韧带以上约1cm处，避免留置管需跨过该韧带成锐角上行与药盒连接，减少导管成角阻塞和髋关节活动牵拉造成移位的机会。

3）右锁骨下静脉：穿刺点可定在锁骨中点下2～3横指。由于该静脉较浅在，针与人体额状面夹角应较小，约20°～30°之间，针尖指向胸锁关节。

4）经皮肝穿刺门静脉：该技术类似于PTCD，目标为门静脉，以穿刺门静脉分支为佳。可选右腋中线入路或剑突下入路，后者导管局部活动度较小，故移位相对较少。采用Chiba针与PTCD（percutaneous transhepatic cholangial drainage，经皮经肝胆管引流术）套管针同轴穿刺较好，Chiba针一旦探明为门静脉，可随即推入外套针。也可采用套管针在B超引导下直接穿刺，其准确率高，并发症少，且可避开穿刺道上肿瘤。

5）经颈静脉和肝静脉穿刺门静脉：技术同TIPS。因转移性肝癌患者多不合并肝硬化，门静脉位于肝静脉的前下方，有较好的可操作空间，故较肝硬化患者的穿刺难度小。

（2）留置管置入：穿刺成功后置入导丝并引入导管，一般无需扩张穿刺通道。将导管选择性插入靶血管造影，并进行首次化疗灌注或化疗性栓塞。采用交换导丝将导管置换成PCS留置管，拔出导丝，注入造影剂，观察并调整导管头端位置。根据病变位置选择留置管置入部位，并注意留置技术和血流重分布技术的协同配合。

1）留置部位：留置管应置于靠近病变的靶血管内，如肝右叶恶性肿瘤留置于肝右动脉为宜，全肝病变则置于肝固有动脉为宜。一些特殊情况则作相应处理。肺癌和食管癌因难于插入细小的靶动脉，可将导管置于支气管动脉和食管固有动脉开口上方的胸主动脉内；胰腺和胃的血供较复杂，常有多根动脉供养癌肿，且腹腔动脉干常较短，可将导管置于其开口上方约5cm的胸主动脉下段。亦可采用侧孔法解决此问题，方法为：在导管远端约3～5cm处剪一侧孔，将导管置于肝或脾动脉内，远端导管术后血栓形成。此方法可固定导管于短腹腔干并使药物从侧孔进入其中。关键是侧孔的位置要合适。超选择性靶动脉留置时，管端不应过于深入细小的血管。一般要求靶动脉直径达到2mm以上为宜，否则管端局部和化疗药物对局部血管的刺激可造成其闭塞而丧失PCS的作用。管端过分靠近靶血管时，药物在短流程内的层流现象持续存在，可影响药物的均匀分布，特别是静脉内留置导管。如门静脉置管时应将导管置于较远处，以利克服层流现象，使药物均匀分布。

2）留置技术：当导丝插入靶血管送入留置管时，应注意下列操作要点。用放大透视密切监视留置管管端的进度，若推送留置管时不见管端前进，可能留置管已在主动脉内盘曲。最好由术者一手牵拉导丝一手推送留置管，以免导丝同时跟进过多弹出靶血管。尽量使导管头端一步到达预定留置点，插入过深时应回撤留置管，回撤时应注意管端停留在预定留置点以远1～2cm为宜。因后撤时的牵拉使留置管处于高张力状态，术后患者直立时内脏下移可能将导管拉出留置点。即使是准确定位后，在导丝撤出前亦应将导管送入主动脉内 2cm，以缓解可能存在的高张力状态，以防术后导管移位。

3）血流重分布技术：主要用于病灶有多动脉供血和导管头端不能越过非肿瘤供血动脉的情形。最常用的是盆腔肿瘤和肝总动脉留管，如用不锈钢圈堵塞一侧髂内动脉或胃十二指肠动脉以使局部血流重新分布。

4）钢圈栓塞配合导管置入：为防留置管外脱移位，可置入钢圈压迫固定导管头端。如将剪有侧孔的导管头段先插入胃十二指肠动脉，再置入钢圈栓塞固定等。

（3）药盒植入与术后处理

1）导管与药盒的连接：用隧道针将留置管从穿刺点经皮下组织引入囊腔，用蚊式钳在近穿刺点处夹紧留置管，将药盒接头套入留置管达蚊式钳处。剪去多余导管，把导管套入药盒的金属小管，小心将药盒和接头旋紧。稍用力牵拉连接部分，观察有无滑脱。放开蚊式钳，试注肝素盐水，了解其通畅性，确认连接处无渗漏，将药盒置入皮下囊腔。

2）药盒埋置：切口长度与药盒直径相仿，皮囊要做向切口一侧，大小以能完全容纳药盒为准。目的是减少切口缝合张力，便于术后经皮穿刺给药。囊腔内要彻底止血，若渗血较多，应置入小引流条引流。切忌局部加压包扎止血，以免药盒表面皮肤起水泡或发生溃烂。

3）术后处理及 PCS 使用：术后应限制患者局部活动，以免造成皮囊内出血。术后第 1 日换药，若伤口渗出不多，可拔除引流条，术后 7 日拆线。一般不在拆线前使用 PCS。经 PCS 注药的程序为：使用专用穿刺针或普通静脉输液针刺至药盒底部，先注入 5ml 生理盐水，观察 PCS 是否通畅，再注入抗癌药物或碘化油乳剂。注射结束前，必须注入 5 ~ 10ml 肝素盐水，然后顶紧针栓迅速拔针，以防回血。PCS-TAI 时，最好根据药物的理化性质，采用推注泵或便携式化疗泵（Infusor）缓慢、持续、精确给药。使用 PCS 间歇期内，1 ~ 3 个月注射 1 次肝素盐水维护是可行的。

4. 并发症及其预防和处理　本项治疗是一项细致而严谨的工作，正确操作每个细节是预防其并发症的主要措施。

（1）气胸、血胸：多发生在锁骨下动脉或静脉穿刺，与穿刺技术不当有关。建议采用空芯穿刺针，一旦针尖进入胸膜腔即可观察到针尾有进气或排气，此时应迅速撤针避免伤及脏层胸膜。特别要注意迟发性气胸，因不易立即觉察，可形成重大并发症。血胸与误穿胸壁小动脉并强行送入导丝或导管有关。少量气、血胸多不需处理，量大者需行胸腔闭式引流。

（2）切口血肿、感染或延迟愈合：与止血不彻底、切口恰在药盒顶部及患者消瘦皮肤张力较大等因素有关。只要严格按照外科原则操作，一般皆可避免。

（3）管端移位：多与置管技术不当有关，个别因肿瘤过度增大所致。可将局部皮下切开，松解药盒导管的连接，重新插入导丝，更换留置管使其重新到位。

（4）导管阻塞：与注药结束后导管内回血密切相关。一旦发生，PCS 即作废，可局部切开将其拔除。

（5）靶血管闭塞：与注入浓度过高、刺激性较大的药物（如丝裂霉素、平阳霉素等）有关，应尽量避免其发生。此外，留置管前端也可损伤靶血管引起堵塞。

5. 肝癌 PCS 药物灌注方案和疗效　应根据原发癌灶的特性选择化疗用药，并酌情注入适量碘油进行栓塞治疗。胆管细胞性肝癌、胆囊癌和胃肠道癌肝转移的患者可使用下列化疗方案：EADM 10mg、DDP 20mg、MMC 4mg、5-FU 500mg，每日 1 次共 5 日为一疗程。或 EADM 40mg（d1），MMC 10mg（d1、d7），CP 200mg（d7），5-FU 500mg（d2 ~ d6），每一疗程间隔 1 个月，最好连续 3 个疗程，再根据治疗效果决定后续治疗方案。每次化疗前常规检查肝、肾功能和血象，若患者一般情况较差，肝、肾功能受损，或白细胞降低明显，化疗用药应酌情减量。综合文献报道，肝癌常规 TACE 的 1 年生存率大多在 35% ~ 65% 之间，而 PCS-TAI/LpTACE 的 1 年生存率为 33% ~ 43%。但在肿瘤临床分级构成比方面，前者临床Ⅰ、Ⅱ级比例占 42% ~ 53%；后者临床Ⅰ、Ⅱ级占 9% ~ 21%，Ⅲ级占 73% ~ 89%，且大多为血供不丰富的转移瘤，可见 PCS 更适合晚期肝癌患者的动脉内化疗。

**（四）动脉升压化疗（hypertension chemotherapy）**

由于肿瘤血管壁发育不完善，缺乏肾上腺素和血管紧张素受体及平滑肌组织，对血管活性物质不能起正常反应，应用血管收缩剂后可因正常肝血管的收缩而产生被动性扩张。实践证明，经导管肝动脉内灌注血管紧张素Ⅱ（AngⅡ）后，肿瘤区域的血流量比正常肝区高 3.3 倍。因此，在肝癌介入治疗时应用此类药物，既可提高肝癌TACE 的疗效，又可使正常肝组织少受抗癌药物的损害。有人用肾上腺素 20～50μg 混入抗癌药物中灌注，使患者的生存期延长了 1 倍。

**（五）化疗性栓塞（chemoembolization）**

将特制的含药微球或微囊灌注到瘤区内，以达到缓释、局部提高药物浓度（较其他器官高13～15 倍）的效果。受到抗癌药物作用的癌细胞对缺血缺氧的敏感性增强，更易发生坏死，起到了栓塞与化疗互相促进增强的作用。常用微球或微囊根据其基质分为可降解性和非降解性，经临床应用已取得了良好的效果。化疗药物与碘油的混合乳剂也属此类栓塞。

**（六）多动脉灌注栓塞术**

肝动脉常有变异，并有丰富的侧支循环，而中晚期肝癌也常有寄生性供血，如靠近膈面的病灶常有膈下动脉、肾上腺动脉供血等（图 9-6、7），肝癌 TACE 时必须同步栓塞这些动脉血管方可彻底阻断肿瘤的动脉血供。对不能超选的肿瘤供血动脉，可根据具体情况采取 TAI，或将近端主干动脉闭塞，使其血流重新分布，以便集中治疗。为提高肝癌介入疗效，对这类患者应常规行

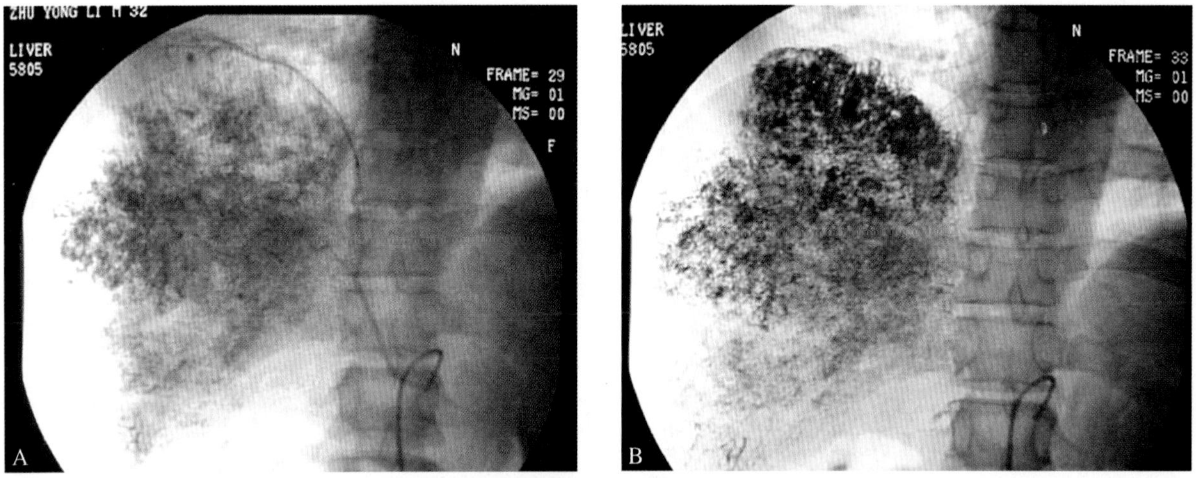


图9-6　经肝癌寄生性血管膈下动脉（A）化疗栓塞（B）

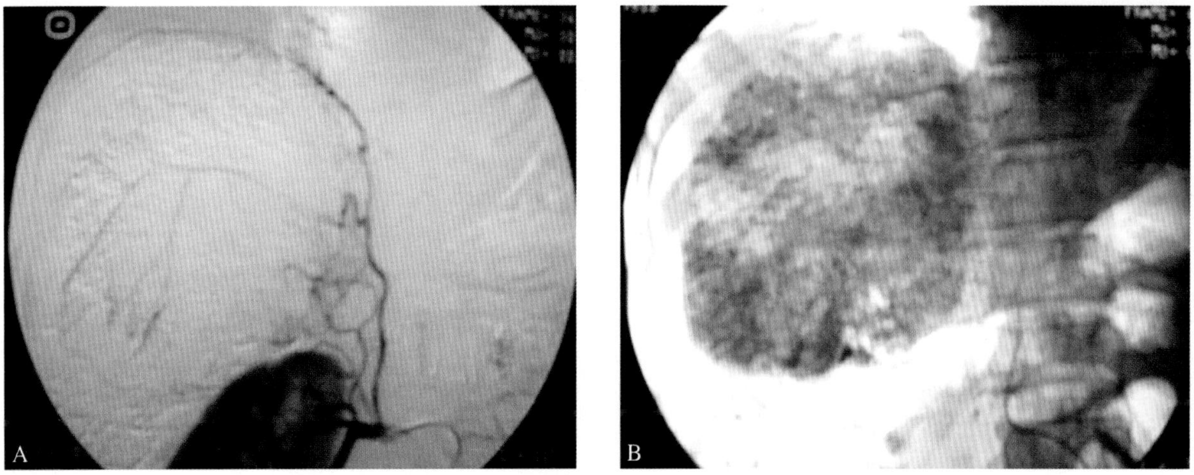


图9-7　经肝癌寄生性血管肾上腺下动脉（A）化疗栓塞（B）

“多动脉灌注栓塞疗法”。有资料表明，采用此法治疗中晚期肝癌，1 年生存率可达 66.7%。

**（七）动脉缓阻疗法（arterial stasis therapy）**

先用球囊导管阻断肝动脉血流，然后经导管进行化疗灌注。有资料表明，如用球囊导管阻断血流 30 分钟，可使瘤区的药物浓度提高 30 倍，且因血流受阻药物停留时间延长，效果较一般灌注为好。

**（八）包裹疗法（wrapping therapy）**

晚期肝癌常有侧支或寄生性供血，大大影响了 TACE 疗效。Iwamoto 为了阻断肝癌的侧支循环，对 5 例晚期肝癌采用硅酮橡胶薄膜覆于肝脏表面以防止侧支的再生，然后进行 TACE 和 PVI 治疗，5 例中 2 例治愈，1 例无效，生存期 7 ~ 54 个月。由于该疗法需借助外科手术，临床不易推广。

**（九）肝动脉－门静脉联合化疗性栓塞（TAPVCE）**

大多数肝癌有肝动脉和门静脉双重供血，肝动脉阻塞后门静脉供血可代偿性增多，而且肝癌常有门静脉癌栓，癌细胞生长最为活跃的肿瘤边缘部位也主要由门静脉供血，故单独经肝动脉化疗栓塞常不能使肿瘤完全坏死，这也是 TACE 不能治愈肝癌的主要原因。有资料表明，采用 TAPVCE 联合治疗后，主瘤的坏死率高达 64.7%，而单纯 TAE 仅为 23.3%。因此，肝癌介入治疗时应考虑到肿瘤的门静脉血供问题。但由于门静脉可为肝癌的引流血管、肝癌血供中门静脉总体所占比例较少、肝硬化患者门静脉存在离肝血流及肝内门静脉分支血流再分布等情况，临床上肝癌经门静脉途径的化疗栓塞并未取得预期的效果。笔者也在肝癌介入的临床实践中体会到，经皮肝穿刺门静脉插管造影并不能发现肿瘤有明显的门静脉供血，采用碘油经门静脉作栓塞治疗后，CT 检查病灶内也无明显的碘油沉积影，即使是碘油用量较大、门静脉分支内已充盈的患者也是如此。此外，由于双重栓塞减少了肝脏的血供，不利于肝脏的新陈代谢，患者经 TAPVCE 治疗后肝功能损害明显，全身反应大，术后恢复缓慢。因此，在经门静脉化疗栓塞时应充分考虑到患者肝功能和肝癌门静脉供血的比例问题，加上该途径更具侵袭性，技术要求较高，临床应用应慎重。

**（十）暂时阻断肝静脉后肝动脉化疗栓塞术（TACE-THVO）**

采用球囊导管暂时性完全阻断相应区域的肝静脉，然后经肝动脉行 TACE 治疗。认为此法可避免栓塞剂进入肺组织，提高局部化疗药物浓度，延长抗癌药物作用时间，促使碘油在瘤区、瘤周和荷瘤区门静脉分支的积聚，可起到 TAPVCE 的作用。适用于局限在肝叶、段的肿瘤或伴明显肝动脉 - 肝静脉瘘者。由于该操作较复杂，费用较高，临床实际应用者较少。

**（十一）经导管肝动脉内放疗性栓塞（TARE）**

由于肝癌外放射治疗受到剂量的限制，肝内放射近来又成了研究重点。理想的局部内放射性核素应能产生 β 射线而不含 γ 射线，符合这一条件的有 $^{90}$Y 和 $^{32}$P，前者能量比后者大。Ariel 应用 $^{90}$Y 树脂微球治疗 40 例继发性肝癌，平均生存 28 个月（9 ~ 60 个月）。颜志平等报道，正常兔的肝脏能耐受大剂量经肝动脉注入的 $^{90}$Y 玻璃微球，其吸收剂量可达 114 ~ 845Gy，能耐受经门静脉注入吸收剂量达 24 ~ 437Gy 的 $^{90}$Y 玻璃微球。这些放射性核素微球能聚集在癌结节中引起肿瘤的明显坏死，仅在周边有少量癌细胞残留。18 例肝癌患者肝脏可耐受平均吸收剂量 50 ~ 100Gy，癌 / 肝放射比可达 3 ∶ 1 至 14 ∶ 1，1、2、3 年存活率分别为 66.7%、33.3%、14.3%，2 例已生存 6 年以上。此外，国内 $^{32}$P 玻璃微球、$^{131}$I 或 $^{125}$I 标记碘油等也已应用于临床，后者因含少量 γ 射线，使用时应注意防护。香港中文大学 Lau 等报道，与常规 LpTACE 相比，经肝动脉内注入 $^{131}$I 标记碘油，可明显延长肝癌患者术后的复发时间和生存期。由此可见，对肝癌进行介入内放射治疗，是一项很值得探索的工作。

**（十二）肝癌热化疗栓塞术**

热化疗栓塞是以肿瘤细胞对热损伤的敏感性较正常组织细胞高和加热对化疗药物的热增敏作用为理论依据的一种介入性治疗手段。操作时先超选插管，将预先加热的碘油和化疗药物经导管“三明治”法灌注入肿瘤滋养动脉进行化疗栓塞。临床常用的药液加热温度为 55℃ ~ 65℃，注入后可短时间内提高瘤体温度至42℃以上，而不烫伤血管内膜。实验证明，42℃以上高温可直接杀死癌细胞或引起DNA损伤，43℃加温联合化疗的细胞毒性作用是单独热疗和化疗作用乘积的16倍，而44℃则可增至218倍，远远超过两者单独作用的叠加。目前，常温TACE的药液温度一般明显低于体内温度，加上高压造影、介入器械和化疗药物的刺激，各级肝动脉可痉挛性收缩，交通支关闭，致使瘤区药物灌注不良，碘油栓塞不密实。术后则因各种刺激因素消失，血管反应性扩张，血流加速，部分碘油可被冲走。而采用热碘油栓塞可明显克服上述不利因素的影响，且碘油加温后黏度下降，流动性增加，有利于瘤区碘油的填充和交通支的栓塞，使肝癌栓塞趋于完全。此外，热碘油栓塞后有助于瘤区温度的提高，与热化疗灌注具有协同作用。有资料表明，肝癌热化疗栓塞术后的肿瘤坏死率为93.5%，高于普通介入治疗组的73.5%。另有报道，对无明显癌栓的单发巨块型肝癌行热化疗栓塞，1、2、3、4年生存率分别为97%、79%、62%、38%，明显高于对照组的73%、50%、33%、20%。虽然肝癌热化疗栓塞的加热方法很多，但肿瘤局部恒温控制困难为其不足。

**（十三）肝癌的生物介入治疗**

应用于介入治疗的多为过继免疫疗法和生物导向疗法。松田裕云经肝动脉灌注淋巴因子激活杀伤细胞（LAK）和白介素2（IL-2）治疗肝癌，治疗后外周血NK和LAK细胞活性明显增强，AFP下降，肿瘤缩小。作动脉内注射时，LAK细胞数应在(3-9)×$10^9$之间，IL-2的量为50万～100万U，与碘油混合后一次性肝动脉内注入。干扰素（IFN）和肿瘤坏死因子（TNF）与IL-2联合应用能产生协同抗癌作用，IFN作TAI的用量为300万～1500万U，也可经PCS长期有规律地给药。

生物导向治疗是指以特异性抗体携带抗癌药物、生物毒素及放射性核素攻击肝癌细胞的特异性抗原，从而达到较多杀伤肿瘤细胞，较少损害机体的目的。初步试用于临床的有$^{131}$I-抗人肝癌单克隆抗体、$^{131}$I-抗人肝癌铁蛋白抗体和$^{131}$I-Hepama-1单克隆抗体等。其中由成都华神生物技术有限公司生产的$^{131}$I-美妥昔单抗注射液（Metuximab）已于2007年经国家食品药品监督管理局批准上市，为全球第一个正式应用于临床的肝癌单克隆抗体药物。美妥昔单抗能直接阻断肝癌细胞膜抗原Hab18G/CD147的信号转导途径，抑制癌细胞的侵袭和转移。据报道美妥昔单抗介入治疗晚期肝癌的临床有效率（CR+PR+MR）为27.4%，临床反应率（CR+PR+MR+SD）为86.3%，中位生存期为19个月。值得注意的是，单克隆抗体药物经动脉注射后约1/3的患者可产生人抗鼠抗体（HAMA），影响其再次使用。

## 二、小肝癌的介入治疗

由于医学影像学技术的飞速发展和人民生活水平的不断提高，使得2～3cm的小肝癌更易于发现，如在日本经治的肝癌中70%小于3 cm。由于原发性肝癌常伴肝硬化，或呈多中心性发生，仍有10%～25%以上的小肝癌不能手术切除，因此介入治疗在小肝癌的防治中也肩负着重要的任务。小肝癌采用介入治疗，不仅可以提高治愈率，而且肝癌具有易复发的特点，也有利于进行重复治疗，特别对于多次复发患者，可以最大限度地保留患者的肝功能以延长生存期。但小肝癌和中晚期肝癌在介入治疗方式上是有区别的，目前多采用以下方法处理。

**（一）节段性肝动脉化疗栓塞**

实践证明，尽管小肝癌体积较小，但普通TACE也很难使其完全坏死，而多次重复治疗又易加重患者肝功能的损害。故小肝癌的化疗栓塞多采用节段性肝动脉化疗栓塞（segmental TACE, S-TACE）。

1. 名称的提出　Nakamura发现在无肝动脉－门静脉分流的肝癌，经肝动脉超选插管灌注一定量的碘油后，可见末梢门静脉有碘油逸入。门静脉显示的程度与碘油用量呈正相关，碘油量小于10ml时可见29%的门静脉显影，大于20ml时可见86%门静脉末梢显影，可达到动脉、门静脉同时栓塞的效果。Nakamura称之为“水门汀”（cement）疗法或“浇灌疗法”；Charnsangvaeig称其为“过量栓塞疗法”（over embolization）；1990年Uchida[7]根据肝动脉插管的深度和部位又提出了“肝段栓塞术”（segmental TAE，S-TAE）、亚段（sub-segmental

TAE)、亚亚段栓塞（sub-sub-segmental TAE）。

2. S-TACE的理论根据　现已证实肝动脉与门静脉之间存在着4种吻合支。正常情况下，这些交通支是关闭的。但在门静脉高压或动脉压力异常升高时，这些吻合支可开通，这就是经肝动脉行动脉、门静脉复合栓塞的理论基础。此外，肝癌患者63.2%可见肝动脉－门静脉分流，Lp-TACE时碘油和抗癌药可通过分流血管或瘘口进入门静脉，起到肝动脉、门静脉双途径化疗栓塞（TAPVCE）的作用。由于大量的碘油灌注于肝亚段区，不但肿瘤发生坏死，连同瘤周的肝实质也萎缩变性，可起到“内科性肝段切除”（medical segmentectomy）的效应。

3. 介入操作方法　基本操作与一般TACE相同。先行肝总动脉或肝固有动脉造影观察肿瘤动脉供血，然后换成4F导管或用同轴导管法引入3F微导管直至荷瘤亚段分支（图9-8）。栓塞前先注入2%利多卡因1～2ml以防血管痉挛和肝区疼痛，碘油用量大约等同肿瘤直径，即3cm肿瘤约用3ml碘油乳剂，但具体应根据肿瘤血管的多少酌情增减。灌注碘油乳剂后可视情况再用明胶海绵颗粒或PVA粉加强栓塞。在S-TACE治疗中，碘油的用量平均为4.5ml，不能超过10ml。因为在肝段超选灌注时，1～5ml的S-LpTACE即相当于全肝灌注8～40ml碘油。过量的碘油进入正常肝实质可引起组织坏死。山田龙作用猪作了碘油毒性实验研究，碘油用量0.5ml/kg可使2/3的猪死亡，0.2ml/kg可见肝脏散在坏死，0.1ml/kg为安全范围。

4. 治疗效果　小肝癌的传统治疗方法是手术切除，Farmer综合文献报道1年、3年、5年的生存率分别为33%～80%、20%～50%和13～39%。近年来美国对无肝外转移的肝癌患者进行了肝移植，1、3、5年的生存率分别为42%～71%、21%～45%和20%～45%，直径小于5cm的中位生存期为55个月±8个月。

S-LpTACE因有节段切除的效应，不仅对主瘤，而且对门静脉血供为主的子灶和包膜外围的浸润都有良好的效果。Matsui报道一次S-LpTACE可使70%的小肝癌完全坏死，重复治疗能使残余癌全部坏死。他报道了100例124个结节中11例手术切除的肝癌，7例完全坏死，4例50%～80%坏死。Nishimine报道98例肝癌行S-LpTACE治疗后1、3、5年的生存率分别为89.2%、58.9%和30.2%，明显高于常规TACE法。大量资料证明，超选插管节段性TACE是一项疗效高、不良反应小的新技术，具有广阔的发展前景。若与瘤内无水酒精注射或微波、射频等局部消融治疗相结合可进一步提高疗效。

### （二）无水酒精－碘油乳剂动脉内栓塞术（E-LpTAE）

主要用于小肝癌的介入治疗。方法是将导管超选插管至肝段肿瘤营养动脉，灌注3:1比例配制的无水酒精－碘油乳剂1～4ml进行栓塞。Wallace等研究认为，E-LpTAE同样能达到节段性肝动脉栓塞的目的。Park等曾采用

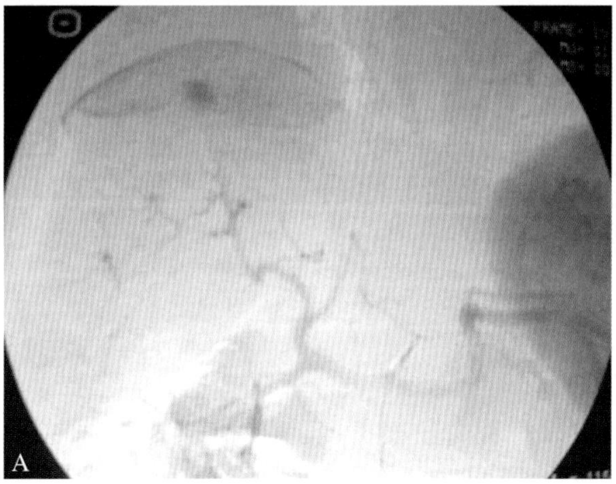


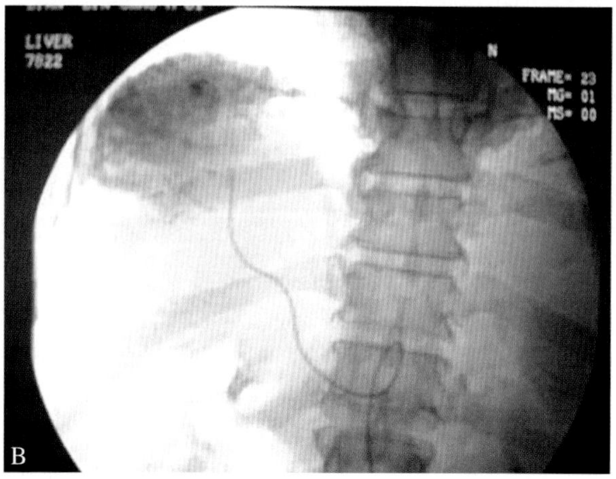


图9-8　小肝癌（A）节段性肝动脉化疗栓塞（B）

该法对 143 例直径 2 ~ 5cm 的小肝癌进行介入治疗，随访 9 ~ 37 个月，疗效明显优于常规 TACE 法。其中 5 例行手术切除者，肿瘤完全或几近完全坏死。胡国栋等利用 E-Lp 对 45 例肝癌作栓塞治疗，1 年生存率为 71.4%。

#### （三）经皮肝穿刺瘤内药物注射术

在 BUS、CT 或 MRI 导引下，经皮肝穿刺瘤内注射无水酒精、碘化油与无水酒精或抗癌药物混合物（按 1:3 比例混合）、带药微球、放射性核素粒子、醋酸、沸水、加热造影剂等以杀灭肝癌细胞，达到治疗目的（参见第九章）。临床最常用的是无水酒精注射术（PEI），多用于治疗直径≤ 3cm 的小肝癌，但也可与 TACE 结合治疗大肝癌或门静脉、胆管癌栓等。若与 TACE 联合应用，一般主张先行 TACE 再行 PEI，其理由是：① DSA 检查可进一步明确肝癌病灶的数目、大小和部位，便于 PEI 治疗；② TACE 后肿瘤组织缺血坏死，有利于无水酒精在癌灶内弥散发挥作用；③栓塞后可减少动脉血流对无水酒精的冲刷作用，提高局部乙醇浓度，延长药物作用时间；④ PEI 可直接破坏肿瘤血管，不利于 TACE 药物进入癌灶。有资料表明，对直径≤ 3cm 的小肝癌行 TACE 和 PEI 联合治疗，1、3 年生存率可高达 100%、53%，中位生存期较单纯 TACE 治疗长 5 倍。

#### （四）肝癌局部消融疗法

在 BUS、CT 或 MRI 导引下，经皮肝穿刺行肿瘤微波热凝（PMC）、射频消融（RFA）、激光消融（PLA）及氩氦刀冷冻消融（PCA）等治疗（详见第八章）。主要用于数目在 3 个以内，直径 3 ~ 5cm 的小肝癌，尤其适用于少血供型继发性肝癌的介入治疗。若与 TACE 联合应用可进一步提高疗效，但对肿瘤位于肝表面或紧邻肝内大血管、胆管及胆囊者应慎用。

## 第八节　肝癌并发症及其伴发疾病的介入治疗

### 一、肝癌癌栓的介入治疗

肝癌可侵犯静脉或胆管形成癌栓，如门静脉癌栓、肝静脉癌栓、下腔静脉癌栓和胆管癌栓等，以门静脉癌栓最为常见。癌栓不仅可阻塞管道产生症状，同时也是癌细胞发生肝内、外播散的源泉，临床亟须治疗。

#### （一）门静脉癌栓的介入治疗

原发性肝癌的门静脉癌栓发生率极高，镜检 91.8%，肉眼观 71.6%。晚期患者约 32% 合并有门静脉主干癌栓，临床主要表现为门静脉高压症状，如食欲缺乏、饱胀、恶心、呕吐、腹泻、脾大、腹水及上消化道出血等。B 超检查对了解门静脉有无癌栓有较大的可靠性，应列为常规检查。由于癌栓与肝癌病灶一样存在肝动脉和门静脉双重供血，TACE 除了能控制肝癌病灶外，对门静脉癌栓也有作用。实践证明，LpTACE 除了能阻断癌栓的动脉血供外，还可将碘油经肝动脉 - 门静脉吻合支或瘘口灌注到癌栓内，达到经门静脉栓塞的目的。术中也可酌情使用明胶海绵颗粒作加强栓塞，但应注意控制其用量。我院介入统计资料表明，中晚期肝癌经腹腔动脉造影的门静脉癌栓发现率为 20.6%，其中 64.1% 位于主干，35.9% 见于分支，2 级以上分支癌栓难以显示。TAI 治疗后的 1 年生存率为 25%，TACE 为 41.8%，介入治疗后 1、2、3 年的总生存率分别为 36.5%、7.7% 和 2.6%，中位生存期 9 个月，其中 2 例超过 4 年，1 例超过 8 年。Katsumoei 对 6 例有癌栓的肝癌进行 LpTACE 治疗，6 个月生存率为 100%，CT 显示碘油沉积在癌栓内，组织学证实癌栓有明显坏死。Inoue 也曾报道 1 例有门静脉癌栓并有肝动脉 − 门静脉分流的巨大肝癌，经 LpTACE 治疗后肿瘤缩小，癌栓消失，存活 7 年以上。但不可否认，对门静脉癌栓化疗栓塞的总体疗效尚不尽如人意，尚需结合其他疗法进一步提高疗效。近年来，笔者根据门静脉癌栓所累及部位和范围，将其分为 3 型，然后根据其不同的临床病理特征采取相应的综合介入治疗，取得了较好的疗效。具体方法为：Ⅰ型，指癌栓仅累及门静脉 3 级分支以下的血管，主要采用 TACE 治疗；Ⅱ型，癌栓已累及一侧门静脉的 1 ~ 2 级分支，除 TACE 治疗外（图 9-9），还可采用癌栓激光消融或经皮肝穿刺癌栓内药物注射等治疗；Ⅲ型，是指癌栓已同时累及门静脉的左、右干（1 级分支）或门静脉主干，除 TACE 治疗外，主要采用 X 刀或 γ 刀适形放疗。

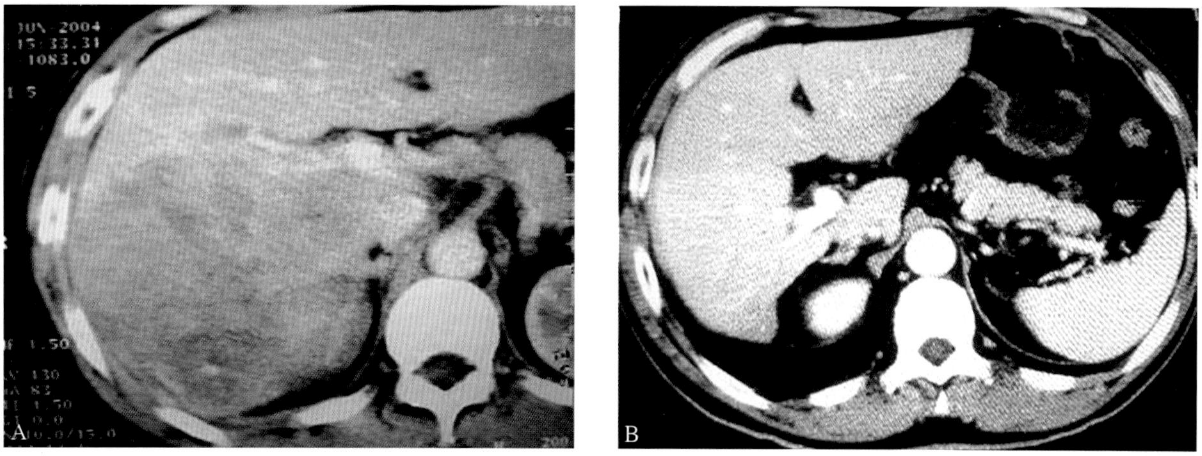


图9-9　肝癌伴门静脉右支癌栓形成（A），TACE治疗后癌栓消失（B）。

**（二）肝静脉与下腔静脉癌栓的介入治疗**

发生率较门静脉癌栓明显为低，但肝静脉癌栓甚至下腔静脉癌栓也存在肝动脉供血，LpTACE 可经滋养动脉进入癌栓起到化疗栓塞作用（图 9-10）。肝静脉癌栓也可经皮肝穿刺行无水酒精等药物注射治疗，若癌栓已累及下腔静脉最好加行 X 刀或 γ 刀放疗以延缓病情的发展。对癌栓阻塞下腔静脉并发 Budd-Chiari 综合征者，可考虑放置金属腔静脉支架缓解症状。

**（三）胆管癌栓的介入治疗**

肝癌胆管癌栓的发生率为 1.7% ~ 4.9%。癌栓阻塞胆道可表现为黄疸、发热和腹痛，黄疸可呈进行性无痛性发展，也可因癌栓坏死脱落而有波动，或伴有胆道出血出现胆绞痛和黑便。BUS、CT 和 MRCP 检查可明确肝内肿瘤、胆道癌栓和胆管扩张三者的部位、范围及其相互关系，并可依其分型。上海东方肝胆外科医院经分析 42 例胆管癌栓的临床病理特征，将其分为 5 型：Ⅰ型：与原发灶相连的癌栓延伸于肝内胆管的二级分支，病灶同侧末梢胆管扩张，一般不引起黄疸；Ⅱ型：与原发灶相连的癌栓延伸于肝内胆管的一级分支，病灶同侧肝内胆管扩张；Ⅲ型：与原发灶相连的癌栓延伸至肝总管或胆总管内（Ⅲa），或累及对侧胆管（Ⅲb），影像学示肝内外胆管扩张；Ⅳ型：与原发灶不相连的癌栓延伸至肝总管或胆总管内（Ⅳa），或累及对侧胆管（Ⅳb），影像学示肝内外胆管扩张；Ⅴ型：肝内无明显病灶，孤立的癌栓悬浮于胆总管内，肝内外胆管均扩张。与血管内癌栓不同，胆管癌栓的手术疗效较好，临床一般采取“肝癌切除 + 胆管取栓术”治疗。但对不能手术的患者，也应积极采取包括介入在内的综合治疗，以延长患者的

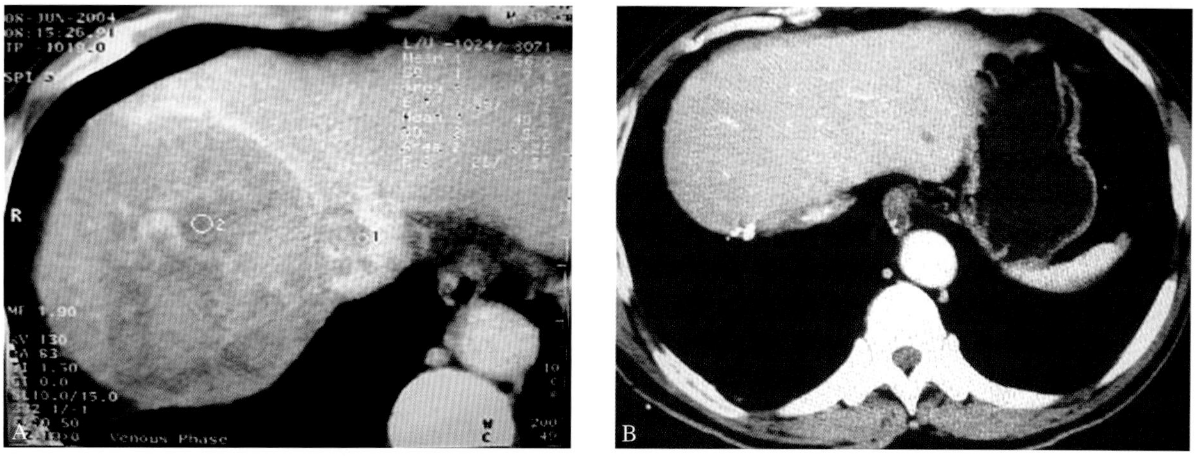


图9-10　肝癌伴下腔静脉癌栓形成（A），TACE治疗后癌栓消失（B）。

生命或为二期手术创造条件。可采取的介入方式有：①化疗栓塞术：胆管癌栓与原发癌灶同受肝动脉供血，肝癌 TACE 可同时控制胆道癌栓的生长，对Ⅰ型和Ⅱ型胆管癌栓的疗效较好，对癌栓引发胆道出血者也可采用 TAE 栓塞止血；②消融疗法：对Ⅰ型和Ⅱ型胆管癌栓，可配合 TACE 行癌栓内药物注射或激光消融以杀灭癌栓；③胆道引流术：对Ⅱ、Ⅲ、Ⅳ型的胆管癌栓可酌情采取 PTCD 或 ERBD 胆道引流减黄，也可置入金属内支架引流。为提高介入疗效，延缓癌栓生长再度堵塞胆管，引流期间可酌情考虑适形放疗杀灭癌栓（图 9-11）；④内镜胆道取栓术：对Ⅴ型胆管癌栓或术后复发者可采取经内镜取石篮取栓，再置管引流；⑤胆管内化疗灌注：可经鼻胆管、内外引流管或 T 管等注入化学性抗癌药物，杀灭胆管内癌细胞。

## 二、肝癌动静脉分流的栓塞治疗

肝癌发生后，肝动脉与门静脉或肝动脉与肝静脉间可因交通支开放或肿瘤直接侵蚀血管形成动静脉瘘而产生血液分流。实践证明，对肝癌动静脉明显分流者采取栓塞疗法，可在一定程度和时间内闭塞分流血管或瘘口，降低门脉压力，提高肝癌的介入治疗效果，使患者的中位生存期延长至 10 个月以上。

### （一）肝动脉－门静脉分流的栓塞治疗

晚期肝癌 63.2% 伴有肝动脉－门静脉分流。分流范围小者仍可直接采用 LpTACE 对肝癌进行化疗栓塞，反之则应慎重，其原因为：①分流范围大者，碘油乳剂易经较粗大的动静脉吻合支或瘘口进入门静脉，而经肿瘤滋养动脉进入瘤体者少。其虽可起到经门静脉化疗栓塞的作用，但肿瘤血管栓塞不彻底，且栓塞后患者反应大，肝功能损害明显，介入效果差；②大量肝动脉－门静脉分流可加重门静脉高压症，TACE 后使门脉压力进一步增高，易诱发食管－胃底曲张静脉破裂出血。对这类患者，原则上应先将肝动脉－门静脉的分流栓塞后再进行肝癌的 LpTACE 治

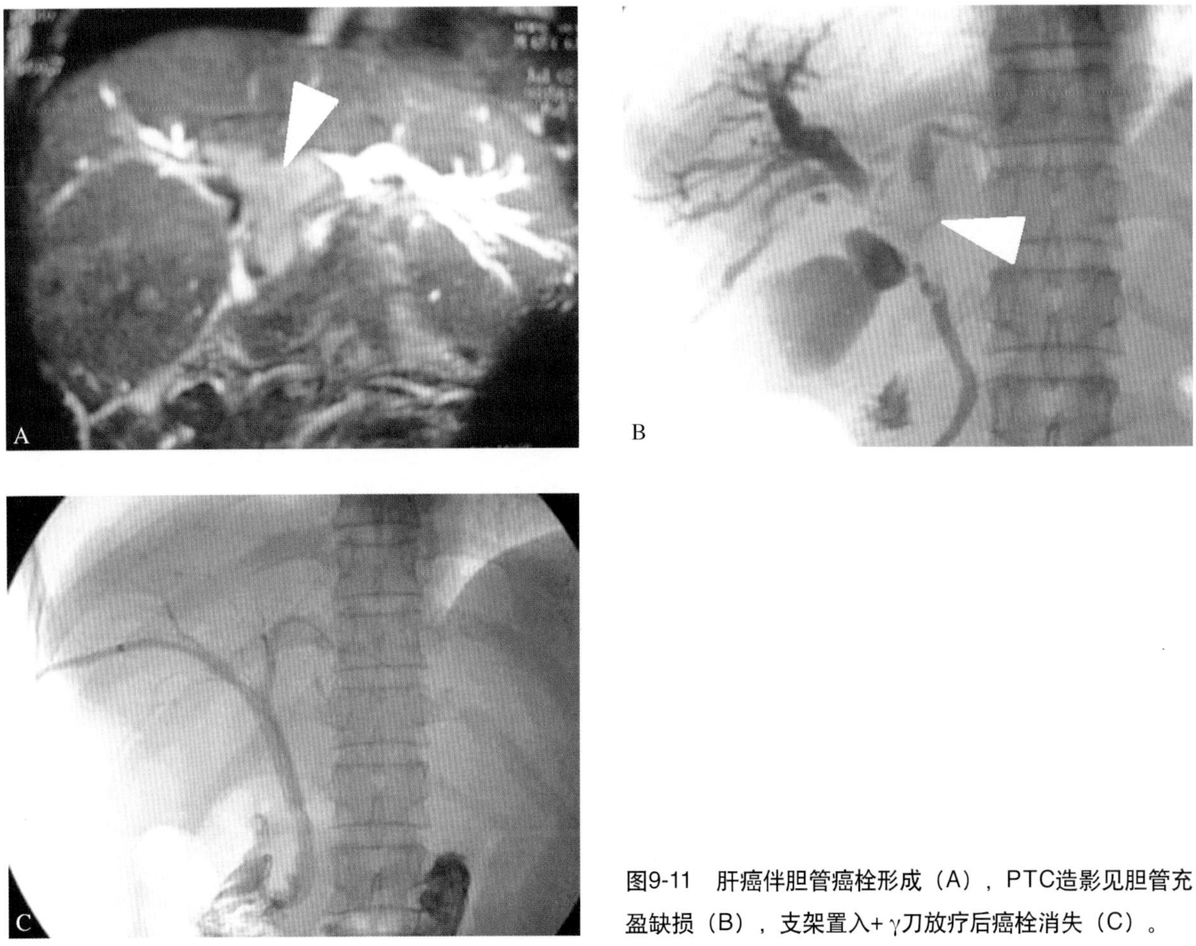


图9-11　肝癌伴胆管癌栓形成（A），PTC造影见胆管充盈缺损（B），支架置入+γ刀放疗后癌栓消失（C）。

疗。具体操作时，可根据肝动脉－门静脉分流的不同类型（图 9-12），选用不同规格的明胶海绵颗粒或 PVA 粉进行栓塞治疗（表 9-4）。

**表9-4　肝动脉-门静脉分流的分型与栓塞治疗**

| 类型 | 显影时间*（s） | 明胶海绵（$mm^3$） | PVA粉（μm） |
|---|---|---|---|
| 快速分流 | ＜1 | 2×2×10 | 500～1000 |
| 中速分流 | 1～3 | 1×1×2 | 350～550 |
| 慢速分流 | ＞3 | 1×1×1 | 250～350 |

*肝动脉造影时门静脉分支开始显影的时间

### （二）肝动脉－肝静脉分流的栓塞治疗

肝癌伴少量肝动脉 - 肝静脉分流时，若采用 LpTACE 治疗，可因少量碘油经瘘口进入肺动脉而引起患者刺激性干咳，但其并非为肝癌碘油栓塞的禁忌证，只要碘油在肿瘤内沉积良好就应继续作 LpTACE 治疗。动物实验和临床研究证明，正常肺组织内存在丰富的网状内皮吞噬系统，其完全有能力清除经肺动脉注入的适量碘油乳剂，碘油也能在肺转移结节中沉积。但临床应用时需注意控制碘油的用量，并可加用地塞米松减轻其对肺部的刺激性反应。若患者肝动脉－肝静脉存在大量分流，肿瘤内碘油难以聚集，则应先采用适量的 PVA 粉、无水酒精或不锈钢圈堵瘘后再行碘油栓塞。但不宜采用明胶海绵颗粒栓塞瘘口，以免造成严重肺栓塞。也可采用球囊导管阻塞肝静脉后再行 LpTACE 治疗，以免碘油过多进入肺组织。

## 三、肝癌肝外转移瘤的介入治疗

转移几乎是肝癌发展的必然趋势，多发生在晚期，但也有在早期即出现转移者，此与肝癌细胞的侵袭性和机体的免疫功能有关。肝癌多先有肝内播散，然后转移到肝外，器官依次为肺、

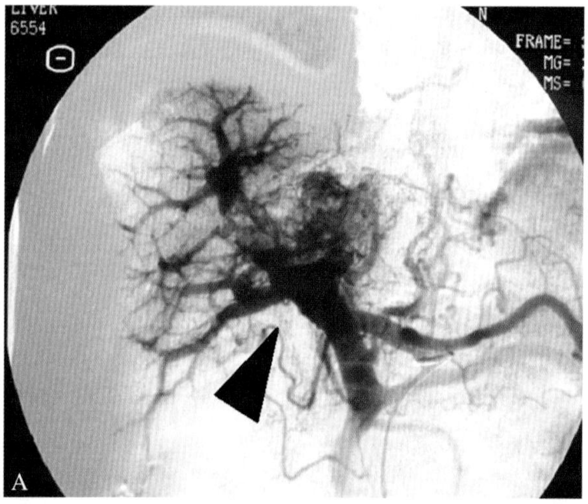

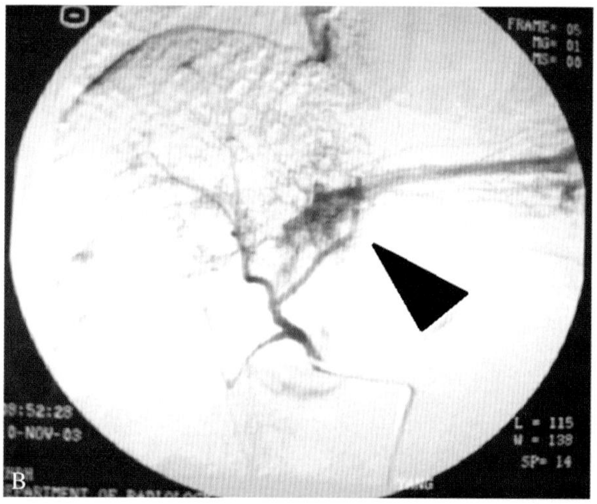

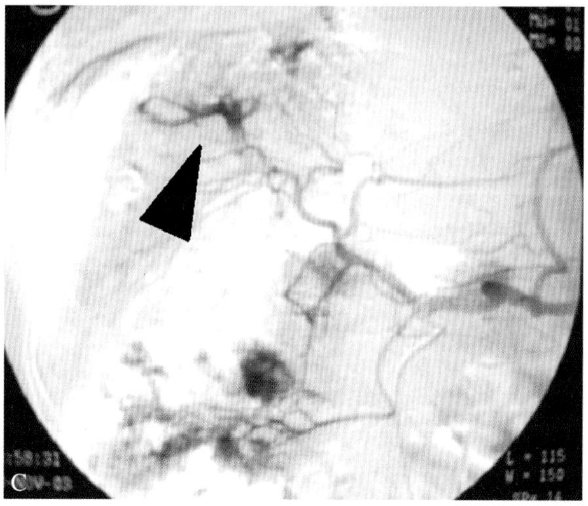


**图9-12　肝癌伴肝动脉–门静脉分流形成**

A为快速型分流，B为中速型分流，C为慢速型分流

骨、肾上腺等，实际上淋巴结转移最多见，但常难以发现。此外，肝癌自发破裂或切除术后也常发生腹腔种植转移。对这类患者除积极治疗原发病灶外，对转移瘤也应采取包括介入在内的各项综合治疗措施积极治疗，以减轻患者的痛苦，延长生存期。

**（一）肺转移瘤的介入治疗**

肺是中、晚期肝癌最常见的转移部位。除单个或局限性转移结节可考虑手术切除或适形放疗外，目前主要依靠多种方法的介入治疗。由于肺转移瘤为支气管动脉和肺动脉双重供血，临床可采用下列方法进行介入治疗。① TAI 疗法：插管至支气管动脉或肺动脉行一次性大剂量冲击化疗灌注，适用于两肺已有广泛、多发转移者。若病灶较大，则宜先经支气管动脉化疗灌注；② LpTACE 疗法：对血供丰富、数目较少的肺转移瘤，可采用碘油经支气管动脉或肺动脉行化疗栓塞（图 9-13A），但应控制碘油的用量，以免发生换气障碍。此外，需特别强调的是经支气管动脉化疗灌注或栓塞时，必须在超选择性插管下进行，并始终在 X 线透视监控下缓慢注入碘油乳剂，以免药液反流栓塞了脊髓动脉前支或高浓度的化疗药物经脊髓动脉损伤脊髓，造成截瘫等严重并发症；③ PCS-TAI 疗法：可经肺动脉植入 PCS（图 9-13B），行周期性的连续灌注化疗；④局部消融疗法：对病灶易经皮肺穿刺、数目不超过 3 个的患者，可在 CT 导引下行 PMCT、PRFA、PCA 或 PEI 等治疗。此外，在介入治疗间期也可采用短程全身静脉化疗，同时配合使用全身热化疗技术或肿瘤生物免疫疗法等，有时可取得较满意的效果。

**（二）肋骨转移瘤的介入治疗**

晚期肝癌并发胸壁、肋骨转移也较常见，临床表现为胸壁肿块、局部疼痛，通过胸片、CT 及放射性核素骨扫描（ECT）等检查，可明确胸壁转移瘤的部位、大小及是否有肋骨破坏。介入治疗时，先作相应肋间动脉的超选择性插管，再手推低压造影明确肿瘤血供。若为肝细胞癌转移所致，则癌灶血供丰富，肋间动脉增粗、扭曲，肿瘤染色明显，LpTACE 疗效显著（图 9-14）。若系胆管细胞性肝癌，则常为低血供，只能行 TAI，疗效一般不明显，需配合放射治疗提高疗效。值得注意的是，经肋间动脉行 TACE 与经支气管动脉介入一样务必超选插管，并始终在 X 线透视监控下缓慢注入碘油乳剂，以防药液反流损伤脊髓造成截瘫。

**（三）骨盆转移瘤的介入治疗**

骨盆是指构成盆腔壁的骨性部分，供血主要来自髂内动脉。晚期肝癌也常发生骨盆转移，临床主要表现为腰骶部疼痛，X 线平片、CT 及 ECT 检查可明确诊断。骨盆肿瘤除髂内动脉供血外，常有腰动脉和骶正中动脉参与供血，TACE 前应常规在腰 2 椎体平面行腹主动脉造影，明确肿瘤的供血来源。对血供丰富的骨盆转移瘤，可采用碘油乳剂、明胶海绵颗粒、PVA 粉及不锈钢圈等作化疗栓塞，一般不用无水酒精

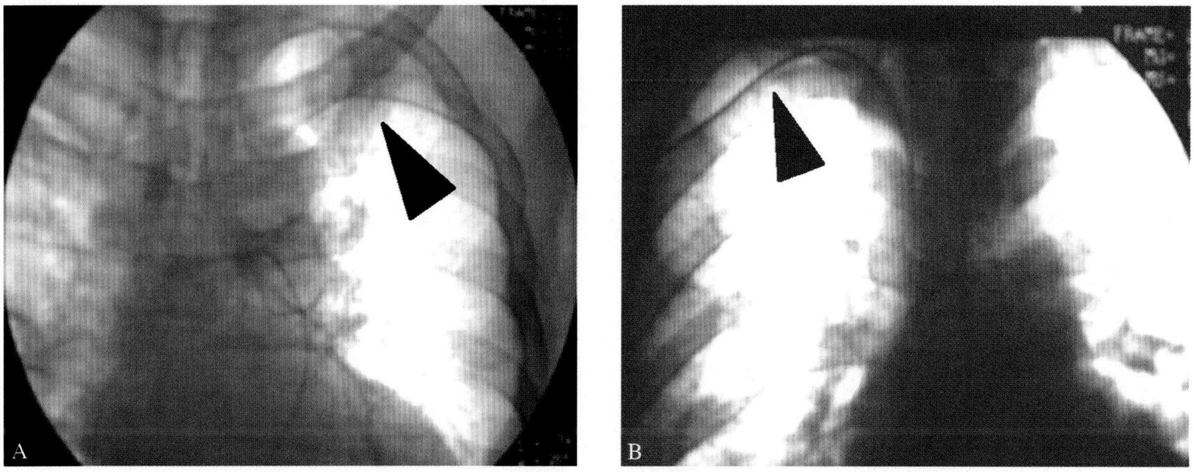


图9-13　肝癌伴左上肺转移瘤形成，经支气管动脉行LpTACE治疗 (A)；肝癌两肺多发转移，经右锁骨下静脉行肺动脉PCS-TAI治疗 (B)。

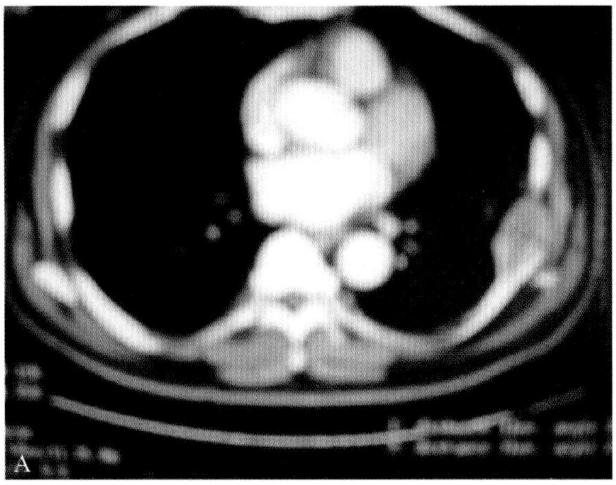
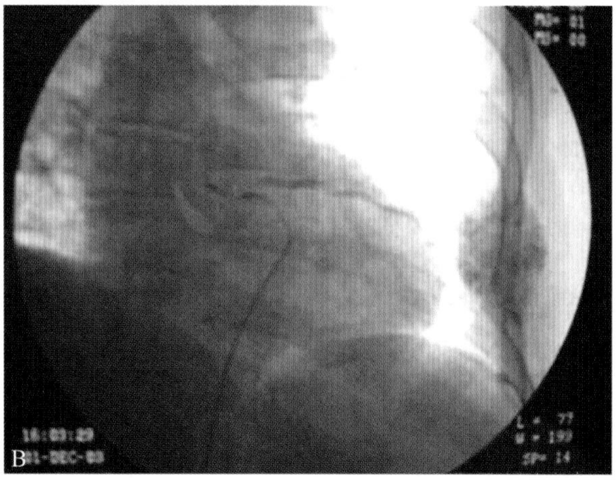

图9-14 肝癌伴左侧肋骨转移瘤形成（A），经肋间动脉行LpTACE治疗（B）。

栓塞（图 9-15）。对肿瘤不能超选插管和低血供者，可在近端动脉内作灌注化疗。介入治疗间期也可酌情行放射治疗、同位素内照射、免疫治疗及应用抗骨质破坏药物治疗等。

**（四）脊柱转移瘤的介入治疗**

晚期肝癌常发生脊柱转移，约占脊柱转移瘤的 5%。病变最常发生于胸椎，其次为腰椎、颈椎和骶椎；累及部位以椎体最多见约占 80%，其次为椎弓和后部结构，硬膜内者罕见。临床表现因转移灶的部位不同而有所不同，最常见的症状为疼痛，可伴有脊髓运动或感觉障碍、椎体病理性骨折、身体衰弱等，也可因病理性压缩骨折导致脊柱后突畸形，压迫脊神经或脊髓后引起持续剧烈疼痛，甚至发生瘫痪。约 70% 的患者以腰背钝痛为首发症状，呈缓慢进行性加剧，夜间疼痛明显，制动多无效，严重者甚至服用强烈止痛剂也无效。肝癌脊柱转移瘤一般呈溶骨性破坏，经 X 线片、ECT、CT 或 MRI 等检查可作出诊断，其中 CT 和 MRI 可明确肿瘤病变的范围和程度，可为选择治疗方案提供依据。

脊柱转移瘤介入治疗除可经肋间或腰动脉行 TACE 治疗外，目前主要采用经皮椎体成形术（percutaneous vertebroplasty，PVP）[8, 9]，其方法是利用较细的骨穿刺针直接经皮穿刺通过椎弓根至椎体内，然后在侧位 X 线监视下注入聚甲基丙烯酸甲酯（PMMA）即骨水泥使椎体成形（图 9-16）。PMMA 进入椎体后可迅速缓解因椎体肿瘤浸润和病理性骨折导致的胸腰背部疼痛，并达到加固椎体、恢复椎体强度及防止椎体进一步塌陷的作用，甚至可恢复椎体部分高度。PMMA 的热效应和细胞毒性作用还有助于杀死肿瘤细胞。PVP 术治疗脊柱转移瘤的最好适应证是肿

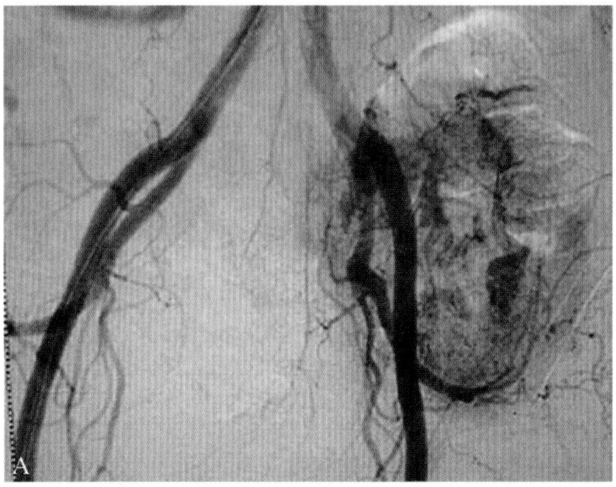
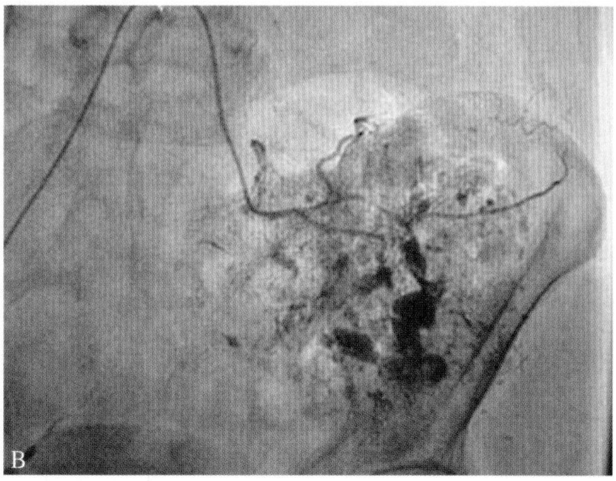

图9-15 肝癌伴左髂骨转移瘤形成（A），经髂内动脉分支行LpTACE治疗（B）。

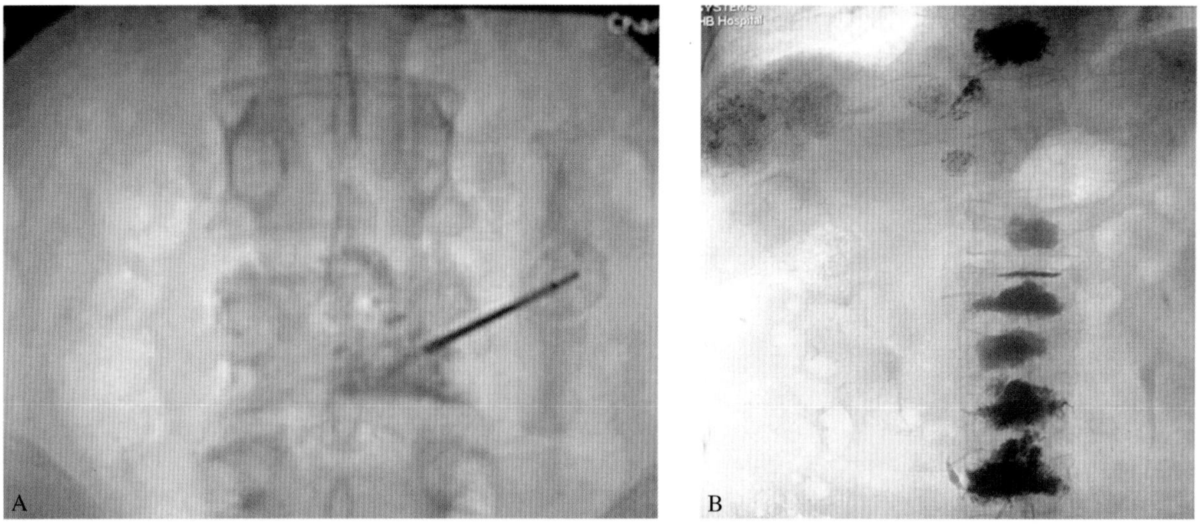


图9-16 A. 经皮L4椎体成形术（前后位）；B. 肝癌伴脊柱多发转移PVP术后

瘤破坏椎体引起局部的剧烈疼痛、要求卧床休息并以止痛剂维持者，或并发椎体病理性压缩骨折者。对于无症状性溶骨型转移瘤者，为防止椎体塌陷，也可行预防性 PVP 术。对于多发椎体转移瘤者，当表现为弥漫性背痛时则不宜行 PVP 术治疗。但背痛较局限，结合 CT 或 MRI 能确定致痛椎体者，也可考虑行 PVP 术治疗，一般一次性治疗不超过 4 节椎体。PVP 术中操作时应注意：①经椎弓根穿刺时应避免穿透其内侧骨皮质，以防损伤椎管内静脉丛、脊神经或脊髓导致椎管内血肿压迫脊髓、下肢放射痛或瘫痪等意外；②掌握 PMMA 的注射时间和速度，全程应在侧位透视监视下进行，若发现 PMMA 突破椎体后缘向椎管内渗漏时须立即停止注射。PMMA 用量应视具体情况而定，一般颈椎平均为 2ml，胸椎 2 ~ 4ml，腰椎 4 ~ 6ml；③胸椎穿刺点应选择在椎弓根体表投影外侧 1 ~ 2cm，不宜太远，以免穿入胸腔造成气、血胸；④颈椎解剖结构特殊，PVP 术需经颈前侧或口腔途径穿刺，技术难度高，风险较大，应慎用。近年来，越来越多的报道表明 PVP 的疼痛缓解率可达 75% ~ 94%，高于放射治疗的 60% ~ 80%，并有加固椎体、加强脊柱支撑力的作用。由于 PVP 治疗快捷、创伤小、止痛效果好及并发症少，多数晚期患者能忍受，目前已成为脊柱特别是胸、腰椎转移瘤的重要治疗手段。但需强调的是脊柱转移瘤的治疗也应尽量采取多种手段的综合治疗，只有这样才能最大限度地提高患者的生存质量和延长生存期。

**（五）腹腔内转移瘤的介入治疗**

腹腔内转移瘤多见于肝癌自发破裂出血或肿瘤切除术后的种植性转移，常由胃十二指肠网膜动脉或肠系膜动脉供血（图 9-17A）。对这类患者原则上应尽量手术切除，若患者病情不允许或不愿意手术治疗，可经相应腹腔内脏动脉行 TACE 或 TAI 治疗（图 9-17B）。若腹腔内病灶多发或造影不能发现肿瘤供血动脉者，可行放射治疗、腹腔内化疗或全身静脉化疗。

**（六）腹膜后淋巴结和肾上腺转移瘤的介入治疗**

肝癌并发腹膜后淋巴结和肾上腺转移时可侵犯腹腔神经丛造成上腹或腰背疼痛，有的剧痛难忍，需长期应用止痛剂维持。对这类患者除可行放射治疗或经腹腔动脉、肾上腺动脉行介入治疗外，还可在 CT 导向下经皮穿刺行腹腔神经丛阻滞术以治疗上腹顽固性疼痛（图 9-18）。腹腔神经丛位于胸 12 和腰 1 椎体平面，在小网膜及胰腺的后侧、膈肌内侧脚及主动脉前侧、左右肾上腺之间，包绕于腹腔动脉和肠系膜上动脉根部的周围。一般选用 24 号 Chiba 细针，针长 15cm，中间穿入一小橡皮用以标志进针深度。操作时先行 CT 扫描，选择合适的穿刺路径，可从脊柱的两旁穿刺，或从脊柱一侧穿过腹主动脉，到达腹腔动脉干周围或膈肌脚前后。也可从前方经腹腔

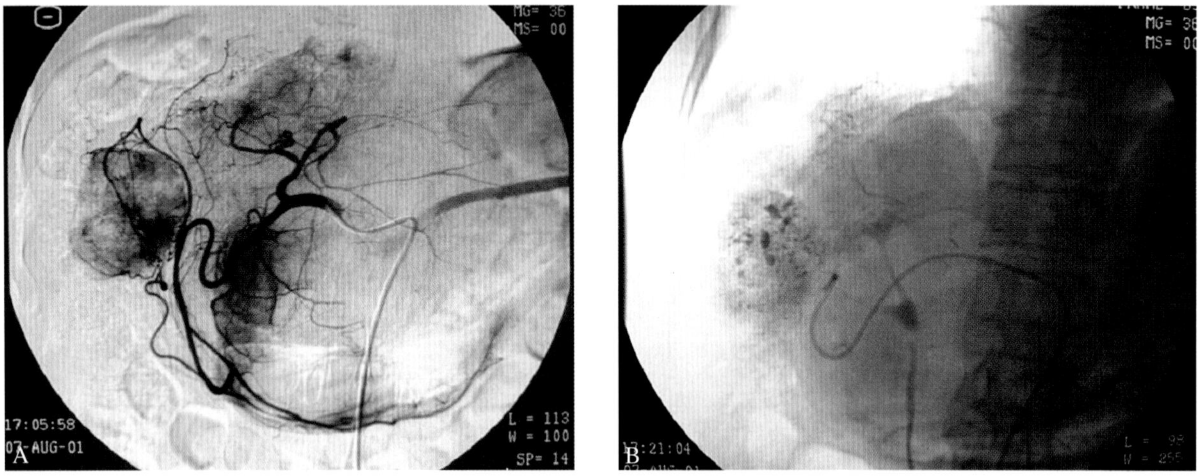


图9-17　肝癌术后腹腔内种植性转移瘤（A），经胃十二指肠动脉行TACE治疗（B）。

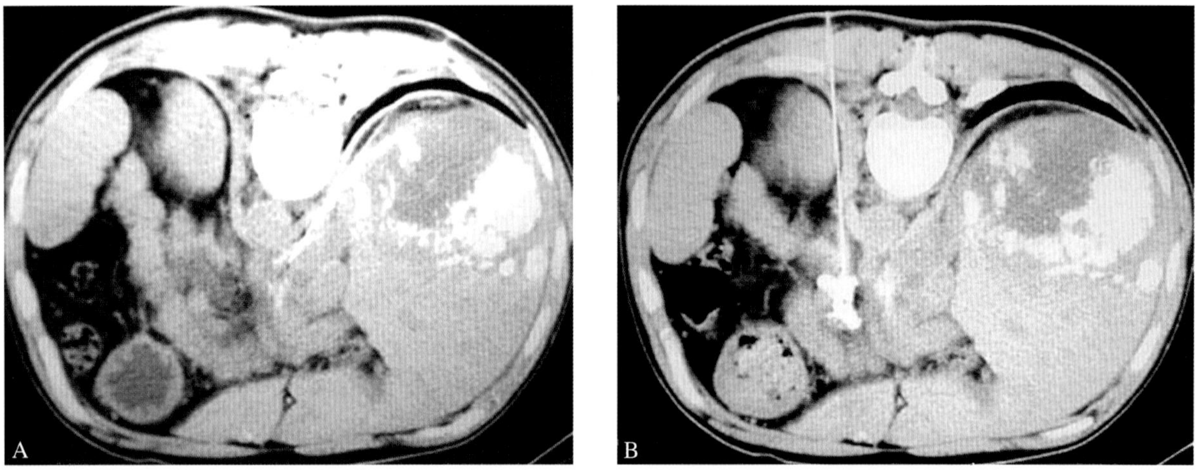


图9-18　肝癌伴腹膜后淋巴结转移行双侧（A、B）腹腔神经丛阻滞术

到达腹膜后腹腔动脉干周围。当针尖到达预定位置后，先用0.75%丁哌卡因5ml加60%泛影葡胺1ml作试验性阻滞，若患者疼痛明显缓解或消失，且CT证实针尖位置恰当，即可作永久性阻滞。由于50%以上的酒精浓度均可造成神经纤维的不可逆性损伤，为减轻无水酒精的毒、副作用及增强其阻滞效果，一般在无水酒精内加入长效局麻剂如0.75%丁哌卡因和适量造影剂稀释。临床常用无水酒精60ml、0.75%丁哌卡因30ml和60%泛影葡胺10ml配制成内含60%酒精浓度的混合阻滞剂，使用剂量根据患者耐受能力和阻滞剂在腹腔动脉周围分布情况而定，推荐一侧注入15～40ml，但总量不应超过70ml。CT扫描药液弥散满意，部位准确，即可拔针。拔针前应注入1ml等渗盐水，以防针内残液进入血管壁造成不良后果。

## 四、肝癌自发破裂出血的栓塞治疗

自发性破裂出血是原发性肝癌危重的并发症之一，其发生率为7%～20%，占肝癌患者病死率的9%～10%。临床主要表现为突发右上腹痛、腹胀、休克、腹膜刺激征及腹腔穿刺抽出不凝血等。在TAE等介入治疗未能广泛开展前，肝癌破裂出血经保守治疗未能控制者主要依靠开腹手术止血。但由于原发性肝癌患者绝大多数伴有肝硬化，肿瘤破裂出血、麻醉及手术本身均可进一步加重肝脏损害，常有出血虽被控制，术后却迅即出现黄疸及大量腹水，最终死于肝肾衰竭。急诊肝切除止血的住院死亡率为28.5%～54.5%。肝动脉结扎和纱布填塞的有效止血率为68.1%～

100%，住院死亡率高达 67.2% ~ 76.6%。手术必须在肝功能为 Child-Pugh A 和 B 级，休克基本得到控制的情况下进行。

近 20 年来的介入放射实践证明，TAE 能有效控制肝癌自发破裂出血（70% ~ 100%），住院死亡率低（0% ~ 29.4%），使肝癌破裂出血急诊手术率明显下降。基本方法为：常规肝动脉造影，观察肿瘤供血并寻找破裂出血部位，病灶常表现为多血供肿瘤染色，仅 26.9% 的患者可见造影剂外渗（图 9-19A）。导管超选至相应肝动脉分支或肿瘤寄生性供血动脉后，应用碘油及 1 ~ 2mm 见方的明胶海绵颗粒进行栓塞止血（图 9-19B）。若患者生命体征平稳，肝功能尚好，可加 EADM、MMC 等药物进行化疗栓塞，但应注意其用量。对破裂口造影剂外渗明显，出血量较大及刚行介入后肿瘤破裂出血者，可考虑加用弹簧圈作选择性肝动脉栓塞。笔者[10]曾报道急诊 TAE 治疗原发性肝癌自发破裂出血 26 例，其有效止血率为 100%，住院死亡率为 3.8%。其中 TAE 止血后择期手术 15 例，无住院死亡，1 年生存率为 76.3%，明显较非手术组为高。TAE 在肝癌破裂出血治疗中的价值是：①操作简单，创伤小，可急诊快捷栓塞止血，术后恢复快，肝功能 Child C 级者也可进行；② TAE 对循环、呼吸功能影响小，术中出现休克可经导管动脉内输液抢救，操作死亡率低；③ TAE 能有效止血，避免急诊手术，为择期肿瘤切除创造条件；④对不能切除肝癌，TAE 除能有效止血外，还能控制肿瘤的发展；⑤腹腔动脉造影能明确肿瘤大小、范围、数目及出血部位，为肝癌进一步治疗方法的选择提供依据。

笔者体会到，提高 TAE 控制原发性肝癌自发破裂出血的效果及其远期疗效主要取决于：①尽早诊断，即刻支持治疗；②急诊 TAE 止血，谨防休克发生；③导管尽量超选至肿瘤供血动脉栓塞止血，减轻肝功能损害；④出血量较大、造影剂外渗明显或 TACE 后肿瘤破裂出血可考虑加用弹簧圈作选择性肝动脉栓塞，术后吸氧，尽量避免作肝总或肝固有动脉栓塞，以提高止血效果，防止急性肝功能衰竭的发生；⑤对可切除病例，TAE 后择期手术切除是提高远期疗效的关键。不可切除者，应根据患者具体情况选择 TACE、PEI、局部消融及中医中药等方法积极后续治疗，延长患者生存期。此外，绝对卧床休息、镇静、吸氧、补液、输血、应用止血药物、止痛、腹带包扎及其他保肝对症处理等也是必不可少的。

### 五、肝癌并发阻塞性黄疸的介入治疗

当病灶位于肝门区、肝外淋巴结肿大或肿瘤直接侵犯胆管时常可引起梗阻性黄疸（图 9-20A）。对此类患者一般主张先行经皮肝穿刺胆道引流术（PTCD），并酌情放置金属或塑料胆道支架引流[11, 12]（图 9-20B），使黄疸减退，肝功能好转后再行 TACE 或 PCS-TAI 治疗，引流时间约需 2 周。胆管癌栓的引流效果相对较差，引

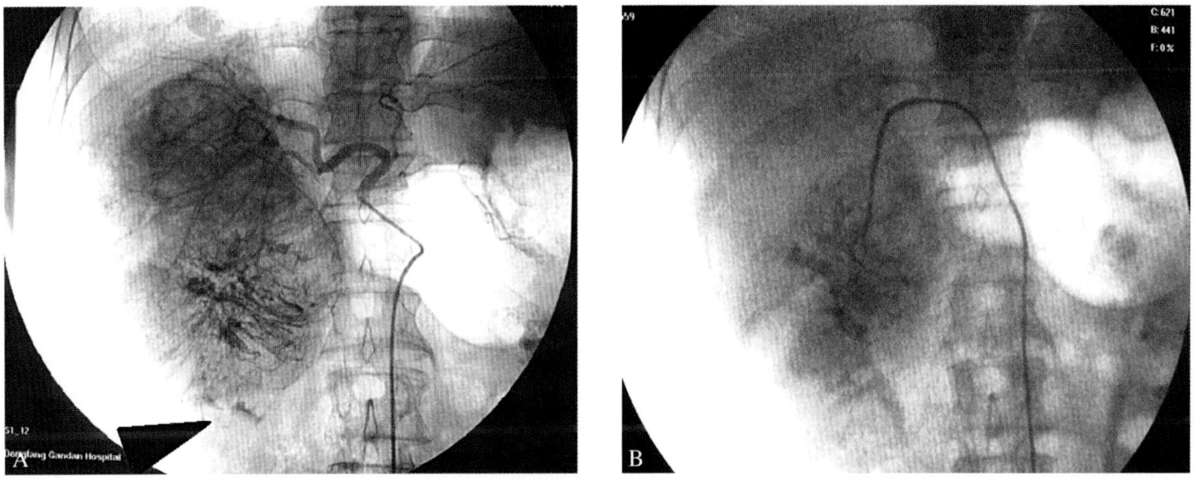


图9-19　肝癌自发破裂出血造影剂外渗（A），急诊TAE栓塞止血（B）。

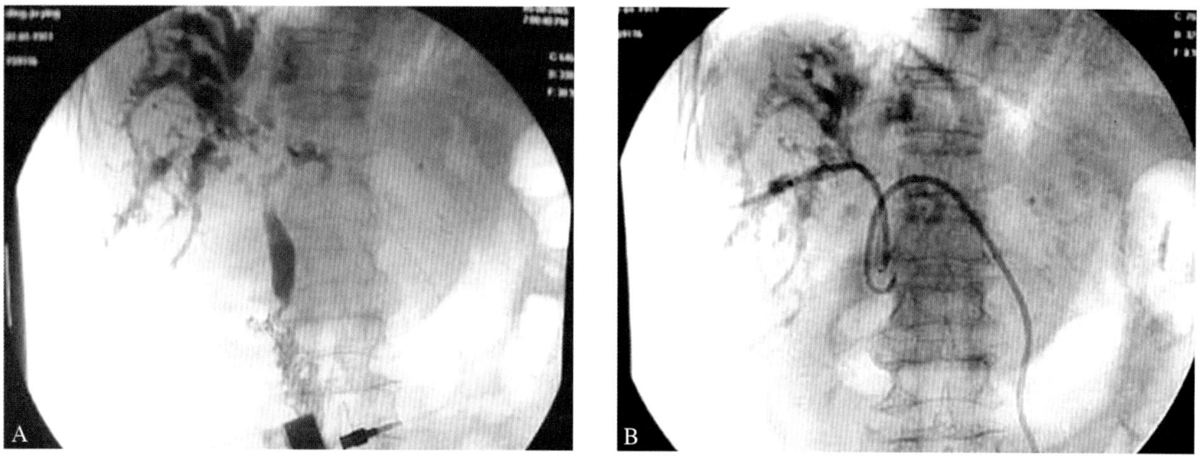


图9-20 肝癌侵犯肝门胆管并发阻黄（A），穿刺左、右肝管行双侧金属支架置入术（B）。

流管易被癌栓碎片堵塞，故一般仅行胆道内外引流术，以便日后换管。术后需配合行PEI、适形放疗或经引流管胆管内灌注化疗等，以控制癌栓的生长。由于此类患者的肝内病灶常为多发，有的瘤体巨大，胆道梗阻的部位也往往较高，PTCD穿刺胆管时最好在B超导引下进行，其优点是：穿刺点选择灵活，穿刺成功率高，并可避免贯穿肝内肿瘤病灶造成医源性扩散。

## 六、肝癌并发下腔静脉阻塞综合征的介入治疗

晚期肝癌常侵犯下腔静脉形成癌栓，严重者可阻塞血管形成综合征（Budd-Chiari综合征）。此外，位于右后叶和尾状叶的巨块型肝癌也可压迫下腔静脉导致血管阻塞。临床主要表现为下肢水肿、顽固性胸腔积液和腹水、呼吸困难、尿量减少甚至无尿。对这类患者可在阻塞部位放置金属腔静脉支架来缓解症状。笔直曾遇1例右后叶巨块型肝癌伴下腔静脉长段癌栓患者（长约17cm），血管内腔几乎完全堵塞（图9-21A）。患者无尿，双下肢极度水肿，大量胸腔积液和腹水，呼吸困难，对静注大剂量呋塞米无反应。术中采用2枚100mm×30mm支架对下腔静脉癌栓施行贯通（图9-21B），术后尿量即恢复正常。3周后双下肢水肿及胸腔积液积液和腹水完全消退，肝、肾功能恢复正常，并能很好耐受肝癌TACE治疗和腔静脉癌栓的适形放疗。

## 七、肝癌合并门静脉高压及脾功能亢进的介入治疗

我国原发性肝癌86.5%伴有肝硬化、门静脉高压和脾大，约15%以上死于门静脉高压症

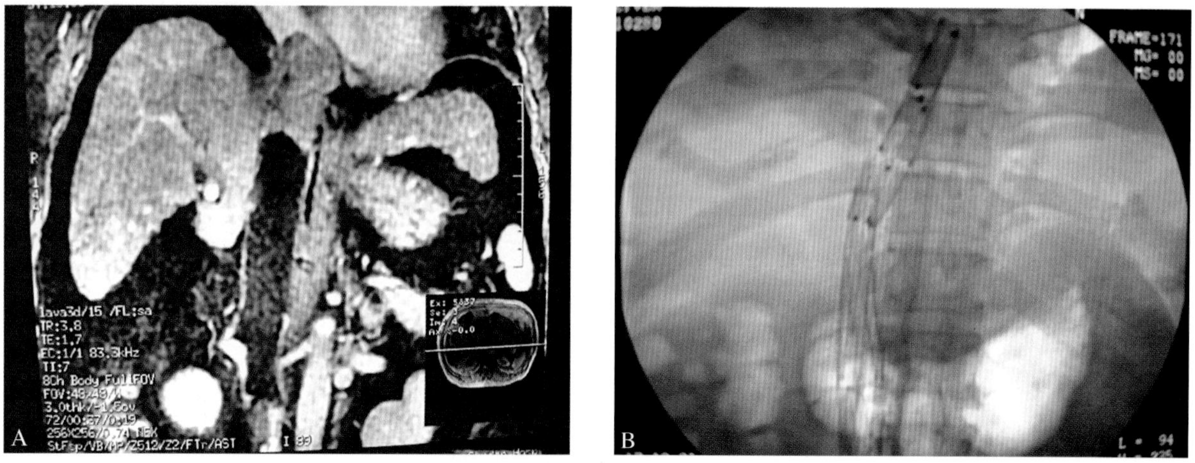


图9-21 肝癌并发下腔静脉癌栓，继发血栓形成阻塞血管（A），置入2枚金属支架后血管贯通（B）。

所致的上消化道出血。肝癌介入治疗时，除对原发癌灶进行控制外，也应对这些伴随疾病进行积极处理，提高患者的生存率。

**（一）脾功能亢进的栓塞治疗**

这是原发性肝癌患者常见的伴随病变，对这类患者应在TACE治疗的同时进行部分脾动脉栓塞术[13, 14]（Partial splenic embolization, PSE），以减轻门静脉高压，缓解脾功能亢进症状，使部分因白细胞减少而不能施行TAI的患者重新获得化学治疗的机会。一般认为，脾实质栓塞60% ~ 70%以上可取得较满意得疗效，白细胞和血小板能在2年内维持较高水平。但随着脾栓塞程度的提高，术后严重并发症的发生率也增高，栓塞后疼痛等反应相当严重。一般原发性肝癌伴肝硬化、门静脉高压及脾功能亢进患者的体质较弱，肝功能常有损害，且同时要作TACE治疗，上述一次脾栓塞面积常难以忍受。因此，对这类患者应根据其具体情况来决定PSE的程度和次数。若患者体质虚弱、瘤体巨大或肝功能受损明显，一次脾栓塞面积不应超过30%，可采取反复、多次的限制性部分脾动脉栓塞（limited partial splenic embolization, LPSE）来达到或接近上述有效栓塞面积（图9-22）。而肝功能严重受损或门静脉主干有癌栓者应属禁忌，以免术后加重病情。

**（二）门静脉高压的介入治疗**

原发性肝癌常伴肝硬化、门静脉高压症。若门静脉出现广泛癌栓，或肝动脉－门静脉间存在快速分流，门静脉压力可进一步升高。此类患者约80%伴有食管－胃底静脉曲张，加上患者原有脾功能亢进，TACE后极易发生上消化道出血而加重病情，甚至导致死亡。若患者肝功能尚可，病灶不在穿刺道上，可酌情行TIPS以降低门静脉压力，或行PTVE、内镜下食管曲张静脉套扎术（EVL）或硬化剂注射术（EVS）等以防治曲张静脉破裂出血[15]（图9-23）。PSE也可降低门静脉压力，与PTVE、EVL等有协同作用，脾亢纠正后也有利于出血的防治。对肝动脉-门静脉间存在大量分流者，肝癌介入时应予以同步栓塞堵瘘，以防大量高压的动脉血流进入门静脉诱发出血。

## 第九节　肝癌介入治疗中值得重视的几个问题

### 一、肝癌介入治疗方法的选择

近年来，随着放射介入治疗的进步和肿瘤局部治疗的兴起，肝癌的介入治疗已朝着多元化联合治疗的方向发展。具体应选择何种介入方法治疗，临床应主要依据患者的肿瘤情况、肝功能储备、全身状况及介入方法本身的特点而定。若患者无介入治疗禁忌，则可按下述原则选择介入治疗：①肝癌结节较多、分布较广或体积较大者可选择LpGsTACE、LpTACE、TARE及热化疗栓塞等治疗，少血供者最好经皮肝动脉或门静脉埋置PCS灌注化疗或栓塞，术后可酌情行PEI以提高疗效；②对病灶单发或结节较局限的原发性小肝癌，一般先行S-LpTACE或E-LpTAE，术后再配合行PEI或局部消融治疗。若患者肝硬化严重、肝功能受损明显，原则上应以局部治疗

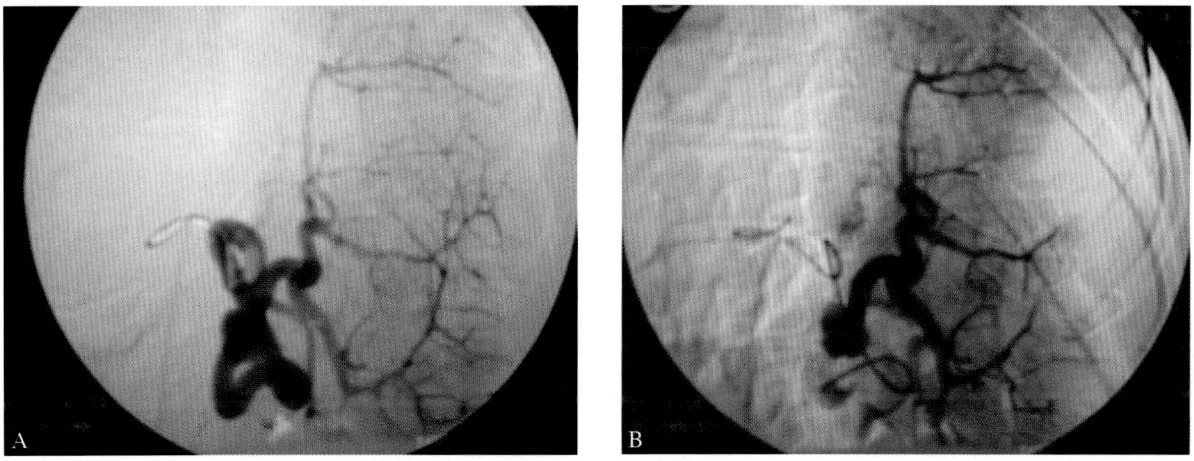


图9-22　A. 血管造影示脾巨大，脾动脉增粗并高度扭曲；B. 脾动脉超选插管后行限制性部分脾栓塞，栓塞面积约1/3。

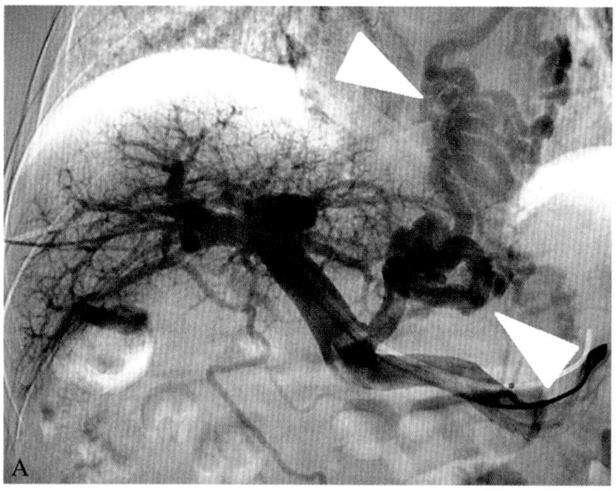

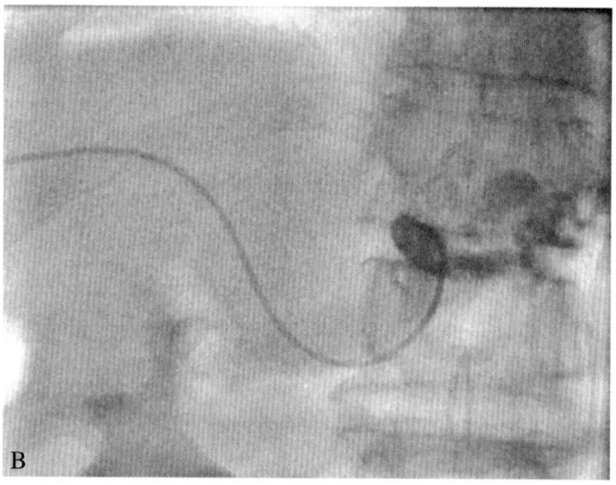

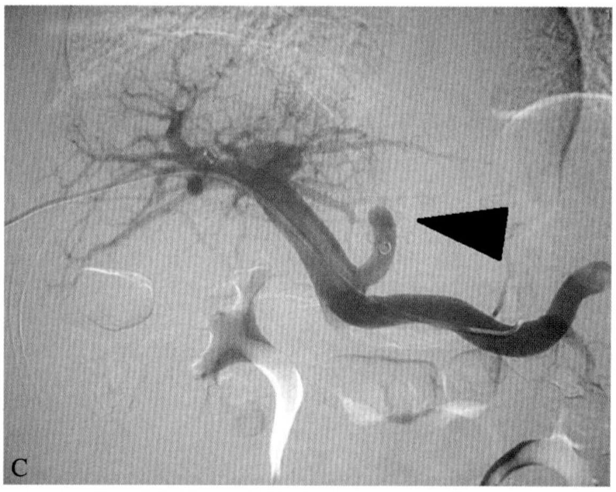

**图9-23 PTVE术**

A. 门静脉造影示胃冠状静脉高度扩张、扭曲；B. 采用无水酒精、明胶海绵、钢圈对胃冠状静脉进行综合栓塞；C. 门静脉再次造影证实胃冠状静脉栓塞完全。

为主；③继发性肝癌的TACE疗效一般不如原发性肝癌，故对病灶血供稀少，数目少于5个，直径≤3cm的转移瘤可直接采用PEI治疗。若肿瘤直径为3～5cm，病灶少于3个，且位于肝实质内，周边无重要管道结构，应选择PMCT、PRFA或PCA等局部消融疗法。多血供型继发性小肝癌的介入治疗同原发性肝癌；④肝癌并发肝外转移者可酌情选用TACE或PCS-TAI治疗，有胸腰椎转移者可采用PVP术止痛，肝癌自发破裂出血可行TAE急诊止血，门静脉癌栓等可采用TACE、PEI或激光消融治疗，梗阻性黄疸可行PTCD或金属内支架置放术等。

## 二、化疗栓塞的剂量与疗效

肝癌的治疗目的有三，即根治、延长生存期和减轻痛苦。在放射介入开展初期，对肝癌TACE的疗效期望过高，目标定位在控制肿瘤的生长甚至根治，而忽视了化疗药物和栓塞剂对肝功能和全身状况的影响，这在全国是个带有普遍性的问题。而我国原发性肝癌常伴有肝硬化，肝功能储备往往不足，以至当肝癌得到控制时，患者肝功能已出现严重损害或衰竭，生存期反而未能延长。事实上，目前的各种化疗药物对原发性肝癌多不敏感，只是相对有效。因此，尽管近年来化疗药物的用量不断加大，但疗效并无明显提高，以化疗药物为基础的各种提高疗效的研究和改进也收效甚微，然化疗药物损伤肝功能和破坏机体免疫的毒副作用却明显增加。此外，碘油用量过大也可损害肝实质或造成胆管损伤，过量的碘油可进入门静脉加重肝硬化。故在肝癌的介入治疗中，应辨证论治，具体应根据肿瘤大小、血供、类型和肝功能状况来决定化疗药物和栓塞剂的用量，并应强调包括肿瘤局部治疗在内的综合介入治疗，决不能以牺牲患者的肝功能来换取对肝癌的控制。同时也要将肝癌介入治疗的主要目标定位在延长生存期、减轻痛苦和提高生存质量上。

### 三、肝癌介入治疗的复查与复治

绝大多数肝癌并非一次介入即能控制病情，均需进行系列序贯的重复治疗。有资料表明，一次化疗栓塞后，尽管大部分肿瘤出现坏死，肿瘤血管明显减少或消失，但在肿瘤周边或血管进入处（瘤门）往往存在残留的活性病灶。这在单纯碘油栓塞的病例中非常高，可达 80%，在碘油加明胶海绵栓塞的病例中相对较少，约 24%，为使肿瘤完全坏死，重复治疗是必要的。复查和复治是极其重要的治疗过程，必须有一个规范。我院通常于首次 TACE 后 4 周复查肝功能、AFP、CEA、CA19-9、B 超、胸片、CT 或 MRI 等，并强调最好在 6 周内行第 2 次 TACE，以后根据情况适当延长复查和复治时间。从我们的经验来看，原发性肝癌第一个疗程的 TACE 治疗通常需 2 ~ 3 次，继发性肝癌需 3 ~ 4 次。初始因瘤体较大、癌细胞较多、肝功能相对较好，TACE 间隔时间应短些。一般第 1、2 次的间隔以 4 ~ 6 周为妥，第 2、3 次的间隔约 8 ~ 12 周，原则上患者肝功能需基本恢复正常 2 周以上即可考虑下一次介入治疗。复治不是第一次 TACE 的简单重复，应根据肿瘤血管的改变调整剂量和剂型，并注意侧支供血的形成。第一疗程结束后，再根据肿瘤和机体的全身状况决定下一步治疗方案：①肿瘤明显缩小，能行二期手术切除者应积极手术治疗；②肿瘤缩小不明显或患者不愿手术，但瘤区碘油聚集良好，影像学复查无活动性或新发病灶，AFP 降至正常，可长期观察，或仅作适当的 PEI 治疗即可。但值得注意的是，影像学检查也常有局限性，如 CT 表现为碘油完全充填、边界清晰的“密实型”肿瘤，DSA 造影常见其周边仍有血供，CT、MRI 等也常难以发现 1cm 以下的微小复发灶。故对 AFP 阴性，CT 复查表现为缩小稳定的病灶也不能掉以轻心，至少应在前次 TACE 的 6 个月内作一次肝动脉造影复查，明确患者病情；③肿瘤仍较大，AFP 未降或降而复升，CT 见病灶内碘油充填变稀、强化明显或有新发子灶，若患者肝功能和全身状况尚可，则应考虑做第二疗程的 TACE 治疗；④介入治疗后肿瘤迅速增大或播散，病情急剧直下，提示 TACE 治疗无效，应果断改用其他疗法积极治疗，以免延误病情。我院资料表明，肝癌 TACE 治疗的次数与生存期有一定的关系，治疗 2 次以下的 1 年生存率为 40%，中位生存期为 10 个月。而 4 次以上的 1 年生存率高达 87.4%，中位生存期为 21.4 个月。但两者并非绝对成正比，更重要的是栓塞的彻底性，有时 1、2 次高质量的 TACE 也能使患者生存达数年之久。总之，对肝癌介入复治的次数和间隔时间应辩证地看待，原则上既能保证 TACE 的治疗效果，又能让机体和肝功能得到最大限度的恢复。但由于肝癌患者的个体差异较大，肝功能状态不一，各种肝癌对介入治疗的反应也不一致，故目前尚无统一的客观标准可循。

### 四、肝癌TACE后的侧支供血

凡是动脉有狭窄或闭塞，就会出现代偿性的侧支循环。肝癌经肝动脉化疗栓塞后，尤其是多次 TACE 治疗后，其原有的供血动脉势必会受到影响而出现侧支循环，发现并正确处理这些侧支供血是提高肝癌介入治疗效果的基本措施[6]。肝癌侧支动脉供血主要有肝内侧支循环、肝外侧支循环和肝动脉交通支 3 类。

#### （一）肝内侧支循环

肝动脉在肝叶内、肝叶间及肝叶与肝被膜下间存在众多的侧支吻合，平素处于关闭状态。当肝动脉出现狭窄或闭塞，由于交感神经和体液因素的作用，这些侧支可重新开放形成肝内侧支循环，起代偿性供血营养肿瘤。

#### （二）肝外侧支循环

系肝外动脉与腹腔动脉分支或肠系膜上动脉间的侧支吻合，主要有：①肝固有动脉可经胃右动脉与胃左动脉侧支吻合；②肝固有或肝总动脉可经胃十二指肠动脉和胰前、后动脉弓与肠系膜上动脉侧支吻合；③肝总动脉可经胃网膜左、右动脉及胰前横弓与脾动脉侧支吻合。这些吻合能在多大程度上向肝脏提供动脉血流，与肝动脉堵塞的部位密切相关。若肝总动脉阻塞或瓣膜样闭塞发生在胃十二指肠动脉分出前，不会影响肝外侧支循环的建立；若阻塞发生在胃右动脉分出前的肝固有动脉，侧支血流将大为减少；若在胃右动脉分出后，则上述肝外侧支循环无效。此时，若无迷走或副肝动脉，则只能经扩张后的肝动脉交通支向肝脏和肿瘤提供动脉血液。

### （三）肝动脉交通支

除肝外侧支循环外，在肝门及其附近，各肝动脉之间，肝动脉与迷走（副）肝动脉之间，以及肝动脉与胃十二指肠动脉、胰十二指肠动脉、结肠中动脉之间，存在大小不定的交通支。在肝包膜内或包膜下的肝动脉分支，也可通过冠状韧带和三角韧带与两侧膈动脉、右肾动脉、右肾上腺动脉及肋间动脉等相交通。这些交通支平时一般关闭，在特定条件下可迅速扩张，成为肝动脉的主要侧支循环通路。

肝癌发生侧支供血的基本规律为就近原则，造影术中发现肝动脉不显影、分支稀少、肿瘤染色不均或碘油偏向性沉积，应高度怀疑有侧支循环供血可能，需探查其他血管。

## 五、肝癌血供理论与介入实践

现有的肝癌血供理论认为，肝癌血供 90%以上来自肝动脉，门静脉主要充当肿瘤的引流血管，仅在肿瘤周边和包膜处参与少量供血，或在肿瘤的某一特定时期如早期肝癌、肝动脉闭塞时作为供血血管。以肝癌血供理论为基础，经肿瘤供血动脉直接给药和栓塞为主要手段的介入疗法，使肝癌的介入治疗建立在较为可靠、合理、科学的基础上。无论在肿瘤缩小、AFP 下降等疗效考核和生存期、生存质量的评价方面，以 TACE 为主体的介入治疗都取得了较好的疗效，并明显超过了其他非手术疗法。这一理论固然解释了相当大部分的肝癌介入问题，但也存在许多与之相矛盾的现象。按照肝癌双重血供的理论，特别是门静脉供应肿瘤细胞最活跃的肿瘤周边部位的理论，单一的肝动脉栓塞是不够的，但临床经门静脉途径的化疗栓塞并未取得预期的效果。显然，在理论上肿瘤的不同生长方式、大小、部位和组织细胞学类型对血供的影响，以及大肝癌究竟在多大程度上接受门静脉供血并未搞清。此外，理论上肝癌越小门静脉供血的比例越大，但临床上却是肝癌越小 TACE 的疗效越好，这也与之相矛盾。追本溯源，现有的肝癌血供理论主要经由动物实验和尸肝标本灌注研究得出，在方法学上无疑有其合理性的一面，但不能真正反映活体肝脏和肿瘤的供血情况。因此，在今后的肝癌血供研究中，关键在于吸取其他相关学科的先进技术，寻找出能真实、客观反映活体肝癌血供的研究方法，进一步完善肝癌的血供理论。

## 六、肝癌介入治疗的规范化与个体化

介入治疗还是一门年轻的学科，发展极为迅速，甚至纷繁无序，需要规范化，这一点在中国尤为突出。目前，我国县级以上医院都能开展介入治疗，主要是针对肿瘤的灌注和栓塞，其中肝癌介入最为普及。但采用的设备主要是普通胃肠机，不能作血管造影，甚至有人存在介入治疗无非是插根管子，打点药而已的轻视心理。对于肝癌介入中药物使用的种类、剂型和剂量，复查和复治的间隔时间，随访观察等许多具体问题，各单位多凭自己的经验和习惯，差异很大，无章可依。临床报告缺乏按病理分型、肿瘤大小和分期标准进行分类统计，各家结果不一，没有可比性，这种笼统的疗效分析也不能体现我国肝癌介入治疗水平、发展和进步。肝癌介入治疗的规范化，近年来主要是针对适应证、介入方法和操作过程进行研究和初步规范，笔者认为也应在肝癌的病理诊断、设备使用、方法选择、疗效评价、药物配伍、辅助治疗及随访观察等方面予以规范。由于肝癌患者的个体差异较大，规范介入治疗的同时必须注意每一患者的特殊性，要求原则性和灵活性相结合，科学性与实用性相统一，最终实现肝癌规范性的个体化治疗。

## 七、肝癌综合治疗的意义

原发性肝癌属多因素、多阶段发展的癌症，故理论上难以找到如同异烟肼、链霉素等针对结核菌一样特效的药物。为此，综合治疗乃必由之路。它包括不同治疗方法的联合与序贯应用，也可为同一类治疗方法的不同治疗药物的联合与序贯应用。尽管这已成为人们的共识，但在介入治疗的实践中常常并未给予足够的重视，必须加以强调和完善，实施多学科的综合治疗。介入医生只搞栓塞，外科医生只搞切除，各学科之间分封而治的状态不应再继续下去了。介入放射学的医生应不断地学习有关学科的诊疗知识和技能，并与各学科形成密切合作。完善、系统的保肝、支持、对症治疗对于所有接受介入治疗的肝癌患者都是必须的。介入治疗间期辅以扶正固本的中医中药治疗和规范的免疫治疗，对于改善症状，增强机体免疫，提高疗效具有重要的实际作用和研究价值。巨块型肝癌 TACE 后结合放射治疗，可能会取得更好的疗效。不同介入方式的联合治疗及肿瘤缩小后的二期手术切除则是目前积极提倡的成功经验。因此，根据患者的具体情况，恰当地选择和施行上述综合治疗，必将有助于提高肝癌患者的生存期和生存质量。

## 八、肝癌TACE与外科手术的关系

TACE 是目前公认不能手术切除肝癌的首选治疗方法，但对可切除肝癌术前是否应行 TACE、术后预防性介入的抗复发效能及小肝癌治疗方法的选择等临床尚存争议。解决的方法尚有赖于今后大样本的循证医学研究。

### （一）不能切除肝癌的缩小后切除与带瘤生存

尽管手术切除仍为肝癌获得根治的主要途径，但不能切除的肝癌仍占绝大多数。近年来，随着放射介入治疗技术的发展和局部消融疗法的兴起，肝癌介入治疗已能有效延长患者的生存期，但由于难以达到 100% 消灭肿瘤的目的，故获得根治者仍较少。有资料表明，肝癌 TACE 治疗后肿瘤可有明显的坏死与缩小，但原先 AFP 阳性者仅 37.5% 降至正常，切除的标本中约 70% 可见切缘残癌，即使 AFP 恢复至正常者仍可能有残留癌细胞。为此，大肝癌经综合介入治疗缩小后行二期手术切除是一项积极的治疗措施，其不但可减轻患者的心理负担，还可使部分患者获得根治的机会。上海东方肝胆外科医院曾对 659 例不能手术切除的肝癌行以 TACE 为主的综合介入治疗，其中有 73 例获得二期手术切除，占 11.1%，5 年生存率为 61.5%，生存最长者达 17 年，可与小肝癌切除者（71.4%）相媲美[16]。但由于肝癌可为多中心发生，早期即可发生肝内转移，且二期切除的术式多为局部切除，故必须严格掌握其手术指征。目前绝大多数学者认为，对肿瘤范围局限、包膜较完整、肝内无子灶、手术难度较小及肝硬化程度较轻的患者原则上应予二期切除以达根治；对肿瘤位于肝左叶及多次 TACE 后肝动脉发生狭窄或闭塞者，为提高后续治疗效果即便不能根治也应积极争取二期手术切除。反之，则不应贸然手术，以免给患者造成不必要的痛苦和伤害。实践证明，中、晚期肝癌的治疗目标应以延长患者的生存期和提高患者的生存质量为主，而不应盲目追求所谓的“无瘤生存”或“根治”，如此则更符合医学伦理学观点。鉴于肝癌高复发、多中心和肝硬化的特点，需让患者理解“带瘤生存”在肝癌综合治疗中的意义。

### （二）术前 TACE 在肝癌外科治疗中的价值

对不能手术切除的大肝癌，经 TACE 治疗待其缩小后行二期手术切除，已得广大临床医生的认可[17]。但对可切除肝癌术前是否应行 TACE 至今尚无确切定论。有报道，对可切除肝癌术前行 TACE 仅可提高近期疗效，远期疗效反而降低。又有报道，将 52 例直径 ≥ 10cm 的可切除肝癌随机分为切除组与切前 TACE 组，结果认为术前 TACE 无任何优点。有的外科医生认为：术前 TACE 可使肝脏充血水肿和肿瘤粘连，增加了手术难度，也可能会松动肝癌细胞的间质使其容易脱落和转移，对可切除肝癌有弊无利。但放射介入医生常常观察到的是，肝癌切除术后的复发率长期居高不下，有的 1 ~ 2 个月内肝脏和两肺即出现广泛的复发和转移。笔者在大量的肝癌介入治疗实践体会到，术前 TACE 对可切除肝癌也是非常有价值的，特别是对肿瘤边界不清、体积较小和结节融合型的患者，其理由是：①肝癌可呈多中心发生，即便是单中心发生，肝内也可能隐藏着微小转移病灶。DSA 和 LpCT 可发现常规 BUS、CT 或 MRI 不能检出的肝内微小病灶，这对判断该患者是否能真正作根治性切除具有极大的帮助；②手术创伤、失血可使机体免疫功能下降，术中对瘤体的翻动和挤压也可造成癌细胞播散，TACE 可使大部分肿瘤细胞和瘤周的微小癌栓缺血坏死，残癌不活跃，减少了手术播散和术后复发的机会。

### （三）TACE 在肝癌术后复发防治中的价值

有认为术后 TACE 可降低复发率。Takenaka 等报道，术后 TACE 组 3 年生存率为 86%，口服化疗组为 50%，对照组为 15%；另有报道术后 TACE 组 5 年生存率达 48.7%，而对照组仅 19.5%；国内有报道术后合并 TAI 化疗、免疫治疗可降低复发率，1 年复发率单纯切除组为

56.7%，切除加化疗组为40.7%，切除加免疫组为32.3%，切除加化疗加免疫为27.3%。Lau等报道，采用$^{131}$I-碘油经肝动脉作内放射治疗可有效防止肝癌术后复发，并延长患者的生存期，疗效明显优于TACE防治组。但也不乏不同结果者。上海东方肝胆外科医院[18]曾对89例根治术后2个月内接受LpTACE、胸腺素、干扰素或IL-2等介入免疫综合治疗的原发性肝癌进行随访观察，结果35例发现有残留病灶（39.3%），外科实际根治切除率仅60.7%，其中7例AFP已降至正常，占AFP转阴肝癌的18.7%。AFP、BUS、CT、DSA和LpCT的术后残癌检出率分别为53.7%、47.8%、70.9%、94.3%和96.1%，以DSA和LpCT最为敏感。预防组术后1、2、3年累计复发率分别为8.6%、15.8%和18.1%，生存率分别为100%、92.5%和83.7%；治疗组术后1、2、3年生存率分别为76.3%、54.9%和39.9%，疗效均较本院以往单纯介入性预防或治疗有显著提高。笔者认为，肝癌术后有计划地辅以介入免疫综合治疗是积极、安全和合理的防治复发的方法，可望降低术后复发率，早期发现残癌早期治疗，提高术后生存率。具体防治方案应根据肿瘤转移的复发规律来设计：术中即可经大网膜静脉行区域性化疗一次，以杀灭肝内或循环中的肝癌细胞；术后2周开始免疫治疗，提高机体免疫功能，抑制肝癌细胞的生长；术后4～6周进行首次预防性介入治疗，杀灭肝癌细胞，栓塞可能形成的肿瘤微小血管，预防肿瘤复发。若DSA和LpCT检查未见肿瘤复发，术后6个月应重复TACE治疗1次。

### （四）小肝癌的介入与外科治疗

小肝癌首选外科手术，这是传统的外科理论，但切除后5年复发率可高达42.5%～79.7%。Farmer等综合文献报道，小肝癌切除术后1、3、5年的生存率分别为33%～80%、20%～50%和13%～39%，肝移植术后分别为42%～71%、21%～45%和20%～45%，直径小于5cm的中位生存期为55个月±8个月。国内陈敏山等报道102例直径≤5cm的小肝癌，外科手术切除后的1、3、5年生存率分别为93.9%、75.3%和52.8%。上海东方肝胆外科医院709小肝癌切除术后的1、3、5年生存率则分别为89.9%、85.0%和79.8%。Nishimine等报道，98例小肝癌行S-LpTACE治疗后1、3、5年的生存率分别为89.2%、58.9%和30.2%，明显高于常规TACE法。王建华等对42例小肝癌进行了TACE和PEI治疗，1、3、5年生存率分别为88%、74%和51%，认为对小肝癌的介入治疗效果显著，应成为一项重要的非手术治疗方案。笔者也曾对23例不愿手术的小肝癌进行综合介入治疗，结果基本相同。近年来，随着肝癌局部消融治疗的兴起，小肝癌综合介入疗效有望进一步提高。既然综合介入治疗和手术切除的效果相似，且可针对肝癌高复发的特性反复治疗，患者无疑都会选择创伤小、痛苦少的介入治疗。当然，现有的病例数还难以动摇对小肝癌应首选手术这一治疗原则，还有待于临床大量病例的积累与佐证，但其毕竟已向小肝癌的传统外科治疗理论提出了挑战。

### （五）继发性肝癌的原发癌灶处理

实践证明，原发病灶切除者较未切除者的疗效好。故临床发现肝转移时，应尽可能去寻找原发癌灶并将之切除，待机体恢复后再对肝转移瘤行介入治疗，通常于手术后3～4周进行。但若患者年老体迈、手术风险大或肝内病灶弥漫多发而原发灶症状相对较轻，则不应强行手术切除原发癌灶。对未能切除的原发病灶可采用介入治疗控制，如肺癌、胃癌、肾癌或盆腔肿瘤等可施行化疗栓塞术，结、直肠癌可经肠系膜上或下动脉作化疗灌注处理。

## 九、提高肝癌介入治疗效果的措施

近20余年，由于介入放射学的广泛开展，在肝癌的治疗上已取得了令人鼓舞的成绩。现有80%以上的肝癌患者直接受益于以TACE为主体的介入治疗，外科切除虽然疗效最佳，但近90%的患者已与手术无缘，即使已手术切除的其术后绝大部分也在接受介入抗复发治疗。这就意味着介入治疗的进步将影响到整个肝癌人群的总体治疗效果和预后。但毋庸讳言，现今肝癌介入的总体疗效仍不能令人满意，有的收效甚微。为了进一步提高肝癌的介入疗效，目前应做好以下几个方面的工作：

1. 大肝癌是我国肝癌介入治疗的主体，提高大肝癌的介入疗效对改善肝癌的整体治疗水平仍具有最重要的意义。实践证明，大肝癌的介入疗效不如小肝癌，但确有不少大肝癌 TACE 后存活 2 年以上，甚至有 5 年以上者。我院曾统计 509 例直径大于 10cm 原发性肝癌的介入疗效，其中 206 例能经 LpGsTACE 治疗的 1、3 年生存率分别为 68.4% 和 13.2%，中位生存期为 17.6 个月，疗效较好。影响大肝癌介入生存率的主要因素有转移、癌栓、血供多少、包膜情况及肝功能状态等，临床应分门别类地予以专门研究。

2. 鉴于肝癌高复发、多中心和伴肝硬化等的特殊性，以及近年来小肝癌介入治疗的进步，临床应改变过去介入治疗对象主要集中在中、晚期肝癌的状况，应将早期肝癌和小肝癌也列为介入治疗范畴以提高介入疗效。

3. 尽管继发性肝癌的介入疗效不如原发性肝癌取得的成就大，但介入治疗仍是目前继发性肝癌非手术治疗中效果最好和首选的治疗方法。对于那些原发癌灶已切除而肝内出现转移的患者应予以积极的介入治疗，对于那些原发病灶尚未查出而已有肝转移的患者更应如此。

4. 强调肝癌的综合介入治疗，包括不同介入治疗方法的综合或配合其他疗法进行多学科的综合。同时应将肝癌的介入治疗目标主要定位在延长生存期和提高生存质量上，不应以牺牲患者的肝功能来换取对肝癌的“治愈”，否则适得其反。

5. 加强肝癌血供、介入用药和生物基因疗法等的基础研究，不断完善肝癌的介入治疗体系，提高肝癌的介入治疗效果。近年小肝癌局部治疗的兴起是具有战略意义的方面。

## 第十节　肝癌介入术后反应与处理

### 一、化疗栓塞术后的病理生理改变

栓塞剂和化疗药物进入靶区后，导致肿瘤组织和邻近肝细胞的缺血坏死、变性或凋亡。电子显微镜下细胞内超微结构变化十分明显，线粒体高度扩张，内嵴模糊不清，溶酶体破裂，正常细胞内结构消失。栓塞区域常有大量急性炎性细胞的浸润，局部充血水肿，邻近靶区的肝包膜紧张，并有炎性渗出反应。由于坏死组织存留体内，机体有毒物质的吸收和炎症介质的释放可引起栓塞术后全身反应。

碘油在非癌肝组织内约滞留 1 个月而被逐渐清除，在瘤区却可存留数月或数年之久。化疗栓塞后，正常肝细胞可因缺血、缺氧，化学药物的毒性作用及靶区的缺血再灌注损伤而无辜受损。由于原发性肝癌绝大多数伴有肝炎、肝硬化，化疗栓塞所致的肝细胞损害势必严重影响肝脏的物质代谢功能，并可加速肝脏的硬化过程。由于栓塞术后肝组织充血水肿，门静脉细小分支被碘油等液体栓塞剂逆行栓塞，门静脉压力可增加，属支静脉曲张。若直接经门静脉栓塞，肝硬化患者门静脉压力可上升 20% ~ 40%，而非肝硬化患者可上升 50% ~ 100%。门静脉压力升高可导致胃肠道淤血，肠壁水肿，胃肠黏膜屏障功能下降，细菌和毒素转移入血，加重肝脏损害和全身中毒反应。门静脉回流受阻和肝功能的损害促使或加重患者腹水的形成，并可诱发上消化道出血的发生。

### 二、栓塞术后综合征及其发生机制

化疗栓塞主要作用于靶区癌组织和邻近肝组织，发挥治疗作用的同时常引起恶心、呕吐、发热、腹痛、腹胀、厌食、呃逆、黄疸、腹水及麻痹性肠梗阻等栓塞术后综合征。上述反应常为一过性，多于对症处理后 1 周内缓解；但也有持续超过 1 周仍有明显症状，称严重栓塞后综合征，发生率约 15.1%。若处理不当，不仅可延长住院时间，还会影响患者对以后介入治疗的合作意愿，应予重视。

#### （一）恶心、呕吐

发生率为 35%，轻者仅有恶心和干呕，重者呕吐频繁，吐出胃内容物甚至胆汁，有的可伴腹泻。多在术后早期出现，主要与术中冲击量使用化疗药物或碘油乳剂进入胃十二指肠动脉有关，也可为高热、胆囊炎和肝功能损害的伴随症状。

#### （二）发热

多为肿瘤坏死的吸收热，与肿瘤的大小和栓塞程度明显相关。采用明胶海绵栓塞后的发生率为 96%，发热常波动在 38℃ ~ 39℃，最高可达 41℃，一般持续 1 ~ 2 周，也可持续 1 个月以上，抗生素治疗无效。若患者高热持续不退或突发寒战高热，血白细胞超过 $20\times10^9$/L，则应考虑到并发肝脓肿或败血症的可能。

（三）肝区疼痛

发生率为68%，栓塞术中即可出现。主要为肝区胀痛或刺痛，呈持续性，常波及右腰背部，可向右肩部放散。有时疼痛程度随呼吸运动而变化，吸气时疼痛明显。主要原因为栓塞术后肝实质急性缺血、肝包膜肿胀、急性胆囊炎及肝表面肿瘤缺血坏死后的炎性刺激等，可酌情对症处理，大多数患者1周后可自行缓解。值得注意的是，若患者疼痛突然加剧，应特别警惕是否存在肿瘤自发破裂出血的可能。在化疗栓塞过程中，由于化疗药物和碘油的刺激常导致动脉痉挛发生疼痛，可经导管注射1%利多卡因5～10ml加以预防。

（四）腹胀与腹水

化疗栓塞后门静脉压力增高，血液回流受阻，肠壁淤血水肿，蠕动减慢，肠道积气产生腹胀，其发生率为38%。严重者可出现麻痹性肠梗阻。肝功能受损，血清白蛋白下降是腹水产生和加重的主要原因，发生率为20%。腹水的产生则进一步加重患者的腹胀。

（五）顽固性呃逆

位于肝膈面的肿瘤行TACE后可出现顽固性呃逆，系肿瘤坏死对邻近膈肌的炎性刺激所致，发生率为6%。

（六）肝功能损害及黄疸

化疗栓塞术后可造成一过性肝功能损害，表现为肝脏的各种酶类一过性升高，肝脏的解毒、代谢、合成、排泄功能下降。一般术后2～5天，部分患者出现乏力、食欲缺乏、失眠及皮肤巩膜轻度黄染等症状。肝功能检查ALT、AST、ALP、GGT、DBIL和IBIL等均有不同程度的升高，血清白蛋白下降。黄疸（TBIL≥34.2μmol/L）的出现率约为19%，其发生不仅与肝细胞损伤有关，而且与组织充血、水肿压迫肝内胆管及胆道本身缺血、痉挛或狭窄有关。

## 三、化疗栓塞术后处理

包括血管性介入术后的常规处理和栓塞术后综合征的防治。

（一）常规处理

1. 经股动脉插管后卧床24小时，穿刺处加压包扎18～24小时，穿刺侧下肢保持伸直位，穿刺点上方沙袋压迫4～6小时。造影导管在5F以下者，6小时后也可考虑下床活动。经其他血管途径介入的术后处理因其生理解剖特点而异。

2. 术后测血压、脉搏2小时1次，平稳后停测。

3. 观察穿刺部位有无活动性出血和血肿，注意穿刺侧肢体的皮肤温度和颜色、远端动脉搏动情况及肢体是否有麻木和酸痛。

4. 术中造影剂用量大者，静脉输液1 000～1 500ml，以便加速造影剂的排泄，减轻其毒副反应。

5. 单纯血管造影术后，不必常规使用抗生素。但对体质较弱或有感染可能者，最好应用广谱抗生素预防感染。

（二）化疗栓塞术后处理

肝癌介入术后需常规补液、保肝、抑酸、抗菌治疗3～5天，补液量每日1 000～1 500ml。常用的保肝药物有甘草酸二铵、还原型谷胱甘肽（TAD）、门冬氨酸钾镁、Vit C、Vit $B_6$及GIK极化液等，有黄疸者可加用茵栀黄、苦参素、腺苷蛋氨酸等降黄。有肝腹水者应控制每日输液量，补充白蛋白纠正低蛋白血症，并酌情应用利尿剂对症治疗。在抗癌药物中DDP引起的消化道症状较重，对肾脏的毒性亦最大。为此，应用DDP 40mg以上需要水化处理或用硫代硫酸钠解毒。有人提出双管疗法，即在用DDP作TAI时，同步经外周静脉输液并滴入4～10g硫代硫酸钠解毒。对栓塞术后症状明显者，须予对症处理以减轻不适。若患者发热明显或肝区持续胀痛，可用吲哚美辛栓剂50～100mg塞肛。腹痛剧烈并可排除外科急腹症者，可肌内注射布桂嗪、哌替啶或口服硫酸吗啡控释片（美施康定）止痛。术前3小时应用2.5mg芬太尼缓释透皮贴剂，有助于减轻术中和术后疼痛，药效可持续3天。恶心、呕吐频繁时可肌注甲氧氯普胺10mg或静推盐酸托烷司琼5mg处理，后者也可于术中经导管直接注入预防呕吐。术后口服乳果糖、多潘立酮等药物可促进胃肠道功能恢复，减轻腹胀。遇顽固性呃逆者可针刺内关、合谷，或肌注氟哌啶醇5mg等以改善症状。对术后反应特别明显，如肝区剧痛、高热、黄疸者，在积极保肝预防肝功能衰竭的同时可短期使用地塞米松，每日 5 ~ 10mg 静脉推注。此外，中药小柴胡汤随症加减对肝癌介入术后口苦、咽干、发热、腹胀及肋痛等有较好疗效。

## 第十一节　肝癌介入治疗并发症及其防治

肝癌 TACE 治疗术后的常见并发症包括两个方面，一是与血管介入操作直接相关的并发症，如穿刺点血肿、造影剂过敏、血管损伤及插入性器械折断等；二是与肝癌化疗栓塞有关的并发症，如胆囊炎、胃肠道黏膜损害、胃底-食管曲张静脉破裂出血、肝肾功能不全、肿瘤破裂出血、异位栓塞、肝脓肿或败血症等。

### 一、与介入操作直接相关的并发症及其防治

尽管现代血管造影术已相当安全，但其毕竟是一种侵入性的创伤检查，仍然存在一定的危险性，有的并发症甚至可直接危及患者的生命。

#### （一）造影剂过敏反应

是指注射常规剂量造影剂后患者出现的不良反应。轻者表现为恶心、呕吐、眼结膜充血、皮肤潮红、瘙痒和出现荨麻疹等症状，一般给予抗过敏治疗即能缓解。重者可表现为惊厥、支气管痉挛、喉头水肿、严重心律失常、休克、心跳和呼吸骤停等，此类反应虽属少见，但发生突然，且危及生命，应尽力抢救。有过敏体质的患者，造影时应特别小心，注射造影剂前可经导管注射 5 ~ 10mg 地塞米松以作预防。此外，DSA 室应配备良好的抢救设施，并备有急救药品，以便及时抢救。

#### （二）脊髓损伤

大剂量、高浓度造影剂快速注入主动脉造影时，如导管头端恰巧对准脊髓动脉，可造成脊髓损伤。轻者四肢感觉、运动功能减退，重者可引起截瘫。故主动脉造影最好使用猪尾巴导管，以避免导管头端直对脊髓动脉开口；造影时应注意控制造影剂的浓度和用量，并尽量选用非离子型造影剂。

#### （三）血管损伤

由于操作不当或血管本身病变，介入造影时可导致血管损伤。

1. 血管内膜损伤　内膜损伤可表现为血管部分或完全中断阻塞，长度可从数毫米至 2 ~ 3cm 不等。注入造影剂时不见其流动，且局部较浓密，多于注射后 1 ~ 10 分钟消散。遇此征象应立即停止注射，并将导管轻轻退出，再试注少量造影剂观察血管情况。若损伤处已无造影剂潴留，且受伤部位通畅，可继续治疗。若血管已阻塞不通，则应停止检查或从侧支动脉注入化疗栓塞药物。在经肠系膜上动脉超选插管时应特别小心，以免损伤动脉根部，造成全小肠缺血坏死，危及患者的生命。

2. 血管破裂　导管插破血管内膜，于夹层或动脉瘤内进行高压造影，均可导致血管破裂。破裂口较小时仅发生局部血肿，术中可见造影剂外溢，范围多在 3cm 左右，持续约 10 ~ 30 分钟。破裂口较大时，可致大量出血，甚至出现休克或死亡。为避免上述情况发生，术中操作应轻柔，造影前应了解导管头端位置，切忌在血管壁夹层或动脉瘤内进行高压造影。一旦发生，操作者应从容处理，可经导管注入各种止血药物和液体，并严密观察患者血压和脉搏的变化。若为远端血管破裂大出血，可采用不锈钢圈等在其近端行急诊栓塞止血。若损伤位于近端主干动脉，且破裂口较大，则应急诊手术止血。

3. 假性动脉瘤　动脉穿破出血后可被周围组织包绕形成假性动脉瘤。发生于穿刺部位的常因插管器械过粗或操作不当造成，表现为局限性搏动性肿块，应尽早手术切除，并修补动脉破裂口。较大的体内假性动脉瘤也可考虑介入栓塞治疗。

#### （四）导管打结

导管打结很少见，其原因主要是导管弹性差或有折裂，成形时用力过猛且又未在透视监视下进行。因此，操作时应随时观察导管头端的位置，注意不要让导管形成 360° 的弯曲。如有发生，可用以下几种方法解扣：①固定导管法：将导管送入升主动脉，使导管头顶端在动脉壁上或插入左颈总动脉口内，慢慢推送导管即可松扣；②导丝法：将硬头导丝缓缓插入导管，按顺时针和逆时针方向旋转几次，往往可解开；③带钩导管（丝）助解法：通过对侧股动脉插入带钩导管，套入扭结内牵拉帮助解扣；④抓钩解扣法：

将取血管内异物的抓钩放入主动脉内解扣。经以上处理多能解开，如万一不成功，可向下拉至穿刺部位，经手术切开取出。

### （五）血管内插管器械折断

由于操作失误或插管器械本身存在质量问题，插入血管后可能发生折断，出现血管内异物。一旦发生，首先应经血管腔途径将其取出，若不成功再改用外科手术。套取血管腔内异物的方法有：①圈套导管法：采用市售异物圈套器，或将一根0.025英寸以下的细长导丝对折，插入7～8F导管内，两端露出于导管尾端，导丝中段在导管头端外形成近梨形圈套。以圈套套取异物，收紧圈套将异物固定在导管头端，然后缓慢拖出体外；②网篮导管法：可借用泌尿道或胆道取石网篮经导管套取血管内异物。网篮一般呈螺旋形，极富弹性，操纵手柄可以改变网篮的大小和方向，因而在血管内易于套取异物。但应避免在心腔内使用，以免损伤腱索和瓣膜等心内结构；③钩形导管和转向导丝法：两者可配合使用。操作时先松动异物，然后单向旋转导管或导丝，利用弯钩与异物疏松绞合，将其轻轻拖至外周血管，再用圈套导管取出；④球囊导管法：先将球囊置于异物的近心端，充胀球囊后将异物缓慢拉至有利位置，再用其他方法取出；⑤取物钳法：如心肌活检钳、支气管镜钳等，由于质硬，易损伤血管，所以只限于右心房、腔静脉或腹主动脉等大血管的异物取出，插入时常需作血管切开。腹主动脉和髂动脉硬化扭曲者不宜使用。

### （六）穿刺处出血或血肿

原因是：①反复多次穿刺，导管过粗，或使用导管插入鞘，血管壁损伤严重；②患者凝血机制障碍，血小板严重减少，或术中肝素用量过大；③高血压病，术前未能有效控制血压；④穿刺点压迫止血手法不当，时间过短，下肢活动过早。穿刺点出血或小血肿，只要重新加压包扎即可。若血肿迅速增大，应立即手术清除血肿，并修补血管裂口。

### （七）动脉痉挛和急性动脉血栓形成

穿刺部位动脉痉挛多由于局麻不当、反复血管穿刺或插管时间过长所致，表现为穿刺侧肢体苍白、麻木、酸痛和动脉搏动减弱等。可用利多卡因等作局部封闭，无效时可静脉内注射盐酸罂粟碱60mg，或静脉滴注哌替啶100mg处理。更多见的是发生于化疗栓塞过程中，由于肝动脉痉挛患者常疼痛难忍。可于术中经导管动脉内注射1%利多卡因5～10 ml加以防治。若发生动脉损伤或动脉持久痉挛，均可导致急性动脉血栓形成，造成肢体远端缺血甚至坏死。症状轻者，可用尿激酶或链激酶溶栓治疗，或加用右旋糖酐40（低分子右旋糖酐）、复方丹参抗凝治疗。如肢体严重缺血应尽早手术取栓并修复损伤的动脉，术后抗凝治疗1～2个月。

### （八）急性血栓性静脉炎

原因是穿刺侧下肢活动受限，绷带绑得过紧，或部分原发性肝癌伴有红细胞增多症等。术后应嘱患者作足部背屈活动，绷带加压包扎应适中。治疗可用尿激酶8万～10万U及低分子右旋糖酐500ml静脉滴注7日，以后服用阿司匹林每日0.3g，1～2个月。溶栓无效可行静脉切开取栓术。近年来用灌注尿激酶溶栓，每小时5万U内加肝素1 000U，尿激酶总剂量可用至400万U以上，灌注期间每4小时监测部分凝血活酶时间，以高于正常值1.5～2倍为宜。

## 二、肝癌化疗栓塞术后并发症及其处理

### （一）药物的毒副作用

高浓度的化学药物虽可成倍杀伤癌细胞，但浓度过高、量过大或推注过快可引起心、肝、肾的毒副作用，其中药物性肝炎、胆管炎和肝血管损伤最为常见。有人统计，用FuDR经PCS-TAI治疗，约17.4%的患者发生硬化性胆管炎，药物性肝炎高达58.7%，血管损伤占15%～32.2%。MMC对血管的损伤更常见。此外，过量的碘油乳剂也可溢入胆管的滋养动脉，导致胆管壁缺血坏死或炎性狭窄，表现为肝内胆汁瘤形成或出现梗阻性黄疸（0.8%）。胆管损伤大多发生于小肝癌的化疗栓塞和肝癌术后的预防性介入，由于胆管受累部位较高，病变广泛，处理常十分棘手，若术中注意控制碘油乳剂的用量和给药速度可有效防止其发生。ADM类药物的心脏毒性较强，快速注射可引起胸闷、心悸、心律失常或一过性冠脉供血不足，吸氧、口含硝酸甘油等可缓解症状。DDP易造成肾功能损害，剂量超过40mg时

应水化处理或用解毒剂。恶心、呕吐是各种化疗药物常见的胃肠道反应，TACE 前可常规应用 5-羟色胺受体拮抗剂如盐酸托烷司琼、昂丹司琼等预防。

### （二）非靶器官梗死

肝癌化疗栓塞时由于药物反流或导管不能超选插管，栓塞剂可进入邻近正常脏器血管发生异位栓塞，如胆囊栓塞、胃肠栓塞、胰腺栓塞、肺栓塞和脾栓塞及脊髓动脉栓塞等。但由于肝癌介入治疗通常使用碘油和明胶海绵作为栓塞剂，且大多数情况下仅为少量栓塞剂流入肝外血管床，一般很少造成非靶器官梗死或其他严重后果。

1. 胆囊栓塞 异位栓塞最常发生于胆囊，发病率可高达 80% ~ 90%。其原因是胆囊动脉多起源于肝右动脉，化疗栓塞过程中又难于识别，故实际操作时很难避免化疗药物和栓塞剂逸入该动脉引起胆囊炎或胆囊坏死，但发生胆囊穿孔者少见。临床上主要表现为右上腹痛并向右肩背部放散，胆囊区有肌紧张、压痛和反跳痛，Murphy 征阳性。一般给予补液、抗炎、解痉及对症治疗 1 ~ 2 周即可缓解。对腹痛剧烈、保守治疗效果差者应采取手术切除胆囊。笔者所在医院有 2 例应用微球栓塞后发生溃疡性坏死性胆囊炎者，均经手术切除治愈。预防的关键在于超选插管时导管头端尽可能越过胆囊动脉，推注药物的速度不宜过快，最好在透视监视下进行。Akamatsu 等报道，TACE 前 15 ~ 30 分钟肌注雨蛙肽 (caerulin)20μg，可使胆囊动脉收缩，减少栓塞剂进入胆囊，术后胆囊炎症状明显减轻。

2. 胆管栓塞 少见，但后果有时极为严重，主要发生于小肝癌、低血供肝癌或术后预防性 TACE 的患者。根据胆管缺血坏死的程度、部位和范围的不同，临床症状不一，可表现为梗阻性黄疸或肝内胆汁瘤形成。前者首选 ERCP 或 PTCD 引流减黄，必要时需采用外科手术甚至肝移植治疗；对无症状的小胆汁瘤，一般不予处理。胆汁瘤较大，或有肝区胀痛、发热、感染等症状，则应经皮肝穿刺置管持续引流。胆管瘘口较大，胆汁外溢较多者，可经 ERCP 作胆道同步引流，促进瘤腔愈合，也可考虑手术切除病灶。预防的关键在于介入时注意控制碘油的用量、注药的速度和压力。

3. 胃肠和胰腺栓塞 实际发生率往往高于临床报道的数字，绝大多数表现为消化性溃疡的症状，可诱发上消化道出血。内镜检查可发现自胃窦到十二指肠降部多发性溃疡，或仅表现为十二指肠多发溃疡，但发生溃疡穿孔和坏死性胰腺炎者罕见。对单纯溃疡者止酸治疗可获痊愈，对有消化道出血者应予止血治疗，有血淀粉酶增高应用奥曲肽抑制胰液分泌，胰腺炎症状较重者应予禁食和胃肠减压。

4. 肺栓塞 一定比例的碘油可通过正常肝血窦或肝动脉 – 肝静脉分流，造成肺血管网的栓塞（1.7%）。表现为 TACE 后 2 ~ 5 天出现咳嗽、咯血和咳痰，胸片示双侧弥漫性碘化油颗粒存在，一般在 2 ~ 4 周内可逐渐吸收。化疗栓塞前先控制肝动脉 – 肝静脉分流，并注意碘油用量可有效防止肺栓塞。

5. 其他异位栓塞 脊髓动脉栓塞少见（0.3%），但属严重并发症，主要发生于经支气管动脉或肋间动脉化疗栓塞时。术中即可出现下肢远端麻木与感觉异常，尿、便困难或失禁，严重者出现截瘫。经扩血管、脱水、改善微循环及营养神经等治疗后，一般 1 个月可扶持行走，2 个月后逐渐恢复。异位脾动脉栓塞少见（1.1%），多在 CT 复查时发现，可有左上腹痛，能自行缓解。

### （三）胃十二指肠黏膜损害

胃镜检查的发生率为 45% ~ 60%，病变主要位于食管中下段至十二指肠降部，以胃体部最多见。内镜下黏膜呈弥漫性充血水肿，伴不规则糜烂和黏膜下出血灶，重者可有多发浅表性溃疡，类似于应激性胃黏膜损害。临床表现为恶心、呕吐、反酸、饱胀、食欲缺乏、胃脘部疼痛及上消化道出血等。其主要原因为：①栓塞剂和抗癌药物逸入胃、十二指肠供养动脉后，异位栓塞可造成消化道黏膜的缺血坏死，抗癌药物可对黏膜细胞直接产生毒副作用；②机体对肝癌化疗栓塞术后的应激性反应；③肝硬化、门静脉高压症患者的胃黏膜已有病变，TACE 后可加重其损害。预防的关键是，术中尽量超选插管并缓慢给药或用钢圈、球囊导管堵塞有关动脉后栓塞，避免抗癌药物和栓塞剂进入胃十二指肠动脉、胃右动脉及胃左动脉等造成损害。术后常规应用止酸剂和胃黏膜保护药物，如奥美拉唑、法莫替丁及硫糖铝等，有助于减少或预防胃十二指肠黏膜损害的发生。

**（四）上消化道出血**

较常见（2.8%），其中食管－胃底曲张静脉破裂出血占58.8%，胃十二指肠溃疡出血占29.5%，胃黏膜糜烂出血占7.6%，其他尚有贲门黏膜撕裂、胆道出血等。其主要原因为：①患者因肝硬化门静脉高压症、门静脉广泛癌栓及肝动脉－门静脉快速分流等常伴食管－胃底静脉曲张；②化疗栓塞术中栓塞剂可经肝动脉－门静脉交通支或瘘口进入门静脉，术后肝组织充血水肿及患者频繁恶心、呕吐等，均可进一步增加门静脉压力而发生食管－胃底曲张静脉破裂出血；③ TACE术后发生胃十二指肠黏膜损害除可直接导致出血外，尚可诱发食道－胃底曲张静脉破裂出血；④其他尚有剧烈呕吐造成食管、贲门黏膜撕裂出血（Mallory-Weiss综合征），栓塞后肿瘤坏死破入胆道引起出血等。此外，原发性肝癌常伴肝硬化和脾功能亢进，患者可因凝血功能障碍和血小板减少而加重出血。

上消化道出血的临床表现主要为呕血和黑便，由食管－胃底曲张静脉破裂所致出血常较凶猛，呕血量大，色暗红，患者可很快出现休克，甚至死亡。防治要点：①对肝硬化严重、门静脉主干癌栓或有门静脉高压症表现的患者，术前应常规作胃镜或上消化道钡餐检查，明确食管－胃底静脉曲张程度和胃十二指肠病变情况；②术前胃十二指肠有活动性溃疡者，应口服奥美拉唑、法莫替丁等药物治疗。有食管静脉重度曲张者，可口服普萘洛尔和螺内酯以降低门静脉压力，普萘洛尔的用量应使心率减慢至服药前的75%，也可酌情行EVL、EVS、PTVE或TIPS术预防。术后常规应用胃黏膜保护药物和止酸剂1～2周，防止胃十二指肠黏膜发生损害；③门静脉高压症患者在输注白蛋白和血浆时，宜少量分次缓慢滴注，输注前后可静脉推注呋塞米10～20mg以防血容量剧增；④发生上消化道大出血后，应立即禁食，监测血压、脉搏，口服凝血酶或去甲肾上腺素冰盐水，并积极给予吸氧、补液、止血和抗休克治疗。对食管－胃底曲张静脉破裂出血者，除常规应用酚磺乙胺、氨甲苯酸、巴曲酶、凝血酶原复合物及纤维蛋白原等止血药物外，可静滴奥曲肽或垂体后叶素等止血。若出血仍不能控制，可采用三腔二囊管压迫止血，急诊内镜下止血，必要时行PTVE或TIPS术急诊止血。

**（五）肝癌破裂出血**

并非罕见（0.8%），多发生于巨块型肝癌和肿瘤位于肝包膜下者，一般在术后72小时内突然出现腹痛、失血性休克等表现，腹腔穿刺可抽出大量不凝血。其主要原因为：①化疗栓塞术后肿瘤内间质水肿、压力增高；②肿瘤营养动脉栓塞不彻底或粗大肿瘤动脉未被完全栓塞，栓塞后瘤体表面组织缺血坏死；③术后频繁恶心、呕吐或其他诱因导致腹内压增高，诱发肿瘤破裂出血；④原发性肝癌常伴肝硬化和脾功能亢进，患者可因凝血功能障碍和血小板减少而加重出血。临床上主要表现为右上腹痛突然加剧，腹胀，全腹压痛、反跳痛，腹腔穿刺抽出不凝血等。出血迅猛者，可迅速发生休克导致死亡。但值得注意的是，肝癌患者介入术后常有腹痛或腹胀等不适，有的因年老体弱或应用强烈镇痛剂后腹痛表现不明显，若医生稍有疏忽即可能导致误诊而延误病情。因此，对巨块型肝癌患者术后腹痛突然加剧、腹胀明显、脉搏细速、嘴唇苍白及四肢湿冷等应高度警惕是否有肿瘤破裂出血的可能。处理原则是：①尽早诊断，即刻支持治疗以防休克发生。如绝对卧床休息、腹带包扎、吸氧、补液、输血及应用止血药物等；②再次TAE，急诊栓塞止血。术中可用碘化油和明胶海绵等作补充栓塞，出血量较大者可加用弹簧钢圈作选择性肝动脉栓塞；③术后加强保肝对症治疗，谨防急性肝功能衰竭的发生。

**（六）肝肾衰竭**

多发生于有肝炎、肝硬化背景的患者。由于其肝功能已有损害或储备功能不足，加上化疗药物和栓塞剂对肝、肾的毒害作用，TACE后可能出现肝肾衰竭。常发生于以下情况：①适应证掌握不严，病例选择不当；②术后出现其他严重并发症，如消化道出血、严重感染、肝破裂、血管破裂等；③肿瘤巨大，术中使用过量的化疗药物和栓塞剂；④肝血管超选不到位，正常肝组织被广泛栓塞；⑤门静脉主干癌栓。临床表现为心率增快、恶心、呕吐、厌食、少尿、严重黄疸、大量腹水、肝性脑病，TBIL达170μmol/L以上，凝血酶原活动度低于30%。此类患者预后极差。治疗原则：积极保肝对症处理，使用促肝细胞生长素和地塞米松等药物，有条件者可行人工肝、人工肾治疗。

**（七）肝脓肿或全身性感染**

少见（0.3%），若不重视可造成严重后果。主要原因为：①介入器械消毒不严或术中无菌观念不强造成污染；②栓塞术后缺血坏死的肿瘤病灶是细菌良好的培养基；③肝硬化、门静脉高压患者的胃肠道黏膜屏障功能受损，肠道细菌可顺血流进入肝脏。胆肠吻合术后的患者，细菌可经吻合口反流进入肝脏；④患者年迈体弱、恶病质或化疗栓塞术后机体免疫功能下降。临床主要表现为肝区疼痛、畏寒、高热、消瘦及贫血等症状，血常规示白细胞升高或下降，B超可见肝内有坏死液化病灶，血培养可有细菌生长。一旦发现肝脓肿，应酌情在超声引导下行经皮肝穿刺脓肿置管引流术，并给予有效的抗生素抗感染治疗。若发生败血症等全身性感染，应做血培养和药敏试验，在药敏结果出来之前，一般选用主要针对肠道$G^-$菌的广谱抗生素抗感染，并给予免疫球蛋白以提高机体的抵抗力。

**（八）Budd-Chiari综合征**

若患者肿瘤已压迫下腔静脉造成狭窄或直接侵犯下腔静脉形成癌栓，TACE后可诱发出现Budd-Chiari综合征，表现为双下肢水肿、肝脾肿大、腹水、尿少等。其原因可能为，TACE后肿瘤病灶或癌栓因炎症性水肿加重下腔静脉的狭窄或堵塞，导致肝静脉、下肢静脉等属支血液回流障碍。一般于TACE术后2～7天出现症状，轻者经口服利尿剂等治疗后1～3周缓解，重者需经皮植入下腔静脉支架以缓解症状。

## 第十二节　肝癌放射介入的疗效及其影响因素

### 一、肝癌放射介入的疗效评价

评价肝癌介入治疗效果的指标很多，可以从患者的自觉症状、一般情况、影像学检查、实验室检查及生存期等多方面进行综合评价。临床常用的客观指标有：肿瘤的大小、血供、标志物及患者生存率，其中生存率是评价疗效最为可靠的依据。

**（一）肿瘤大小**

综合文献报道，原发性肝癌TACE治疗后可使60%～100%的病例肿瘤缩小，有30%～80%的肿瘤缩小达50%以上，约30%的肿瘤大小无变化；TAI仅可使30%～60%的患者肿瘤缩小，缩小程度多不足50%。结肠癌肝转移TAI治疗后的部分有效率为55%，完全有效率为12%；乳腺癌肝转移TAI治疗后的部分有效率为20%，完全有效率为10%。肿瘤大小改变可用BUS、CT、MRI或肝动脉造影来确定，碘油栓塞后也可用X线平片观察肿瘤大小。

**（二）肿瘤血供**

TACE可使80%～90%的患者肿瘤血供减少或消失，视栓塞是否完全而异。DSA复查可见肿瘤血管减少、变细、肿瘤染色变浅、供血动脉狭窄或闭塞、动静脉分流好转或消失。碘油部分充填者，不充碘油区域常可见肿瘤血管存在，表明肿瘤栓塞不完全或复发。原来碘油充填密实，复查发现碘油变少或消失，肿瘤强化明显或出现病理血管，提示病灶活动。肝癌血供变化可经CT、MRI和肝动脉造影来确定，其中DSA检查最为敏感、可靠。

**（三）肿瘤标志物**

AFP是评价肝细胞癌介入疗效的重要依据。TACE治疗后约44%～80%的患者AFP降低，其中37.5%可恢复正常。而TAI治疗后AFP的下降例数一般不足40%，但也有13%可恢复正常。随访期间如AFP重新升高或由阴转阳，强烈提示肝癌复发。此外，CEA和CA19-9也是肝癌的常用标志物，前者主要针对胃癌、结直肠癌肝转移的患者，后者对胰腺癌、胆囊癌及胆管细胞性肝癌有较强的特异性[19]。

**（四）生存率**

患者的生存率是评价肝癌各种介入治疗效果的金指标。但由于肝癌的临床分期、病理分型及综合介入治疗的方法不一，不同学者报道的生存率也很不一致。原发性肝癌中、晚期未治者的中位生存期一般不超过6个月，但介入治疗后生存期可明显延长，TACE已取代放射治疗成为目前不可切除肝癌首选的治疗方法。我院一组介入统计资料表明[20]，中、晚期肝癌介入术后1、

3、5年的生存率分别为62.2%、12.9%和7.5%，中位生存期为16.2个月，其中1例存活达12年余；TAI组的1、2、3年生存率分别为27.9%、5%和0，中位生存10.8个月；LpTACE组分别为59.5%、22.1%和12.3%，中位生存15个月；LpGsTACE组分别为66.6%、29.5%和12.4%，中位生存17.4个月。肿瘤小于10cm的1、2、3年生存率分别为69.6%、30.5%和16.3%，中位生存18个月；瘤径10～20cm的分别为64.0%、26.3%和12.8%，中位生存16.4个月；大于20cm的1、2年生存率分别为53.2%和22%，中位生存13.2个月。全身静脉化疗对中晚期肝癌基本无效，TAI对肝癌的缓解率虽高于全身化疗，但在延长患者生存期方面无肯定作用，目前已很少单独使用。如果能以早、中期患者为主要治疗目标，加上合理使用肝段性栓塞、无水酒精注射或局部消融治疗，其疗效将显著提高。有资料表明，小肝癌综合介入治疗后的1、3、5年生存率分别为88%、74%和51%，可与手术切除媲美。

介入治疗对继发性肝癌也是有效的，TACE仍是目前继发性肝癌非手术治疗中效果最好和首选的治疗方法。有报道，继发性肝癌未治者的生存期为2～6个月，中位生存期为2.5～4.5个月，全身静脉化疗的中位生存期为8～8.5个月，而介入治疗的中位生存期可达11.5个月，1年生存率为63.4%。有人采用PCS-LpTACE/TAI治疗继发性肝癌，发现源于胃肠道肿瘤的疗效较好，其中位生存期可达17.6个月，1、2年生存率分别为68.4%和39.5%。

## 二、影响肝癌放射介入治疗预后的因素

肝癌介入治疗预后与多种因素有关。笔者所在单位曾对621例资料较完整的并经介入治疗的肝癌，进行了多达40项影响预后因素的Cox比例风险模型分析[20]。这些因素大致可归纳为肿瘤病变情况、治疗方法选择、患者自身状况及社会因素等四个方面，其中肿瘤本身的类型、血供、大小、数目和癌栓等是影响介入预后的主要因素。

### （一）肿瘤病变情况

1. 肿瘤细胞类型和血供　多血供型肿瘤的TACE疗效一般较少血供型的好，对抗癌药物相对敏感的则更易取得疗效。故肝细胞癌的介入预后较胆管细胞性肝癌、胆囊癌及转移性肝癌的预后好，来源于胃肠道的转移性肝癌较胰腺癌、乳腺癌、肺癌及食管癌肝转移的疗效好。但若肿瘤有肝外多元动脉血供者，如膈下动脉、胃十二指肠动脉、网膜动脉、胃左动脉及肋间动脉等，常不能彻底栓塞，疗效较差。

2. 肿瘤大小　肿瘤越小，生存期越长。据Hsieh统计，直径小于5cm的肿瘤经TACE治疗后，平均生存期为751天±176.3天，而直径大于5cm的为352天±44.4天。本组资料显示，直径小于5cm的肿瘤，介入治疗后中位生存期为27个月，1年生存率为75%；直径大于20cm的，中位生存期为13.2个月，1年生存率为53.2%。

3. 肿瘤数目和范围　病灶个数少、范围局限者疗效较好，占据肝脏的面积越大疗效越差，弥漫性分布者最差。有资料表明，单结节型肝癌TACE治疗后1年生存率可达67.9%，肿块型约为63.4%，弥漫型仅44.2%。伴有子灶比不伴子灶的同类型肝癌为差，前者1年生存率较后者下降约5%～15%。继发性肝癌单个病灶者介入治疗后1年生存率为91.7%，而多发转移者仅57.7%。本组资料显示，肿瘤占据全肝面积70%以下者经介入治疗后1、2、3年生存率分别为68.4%、30.3%和15.4%（中位生存18个月），超过70%者分别为59.2%、23.3%和11%（中位生存15.1个月）。

4. 癌栓　有门静脉、肝静脉和胆道癌栓者明显较无癌栓者的疗效差，且癌栓范围越广预后越差。本组肝癌伴门静脉癌栓介入治疗后的1、2、3年生存率分别为36.5%、7.7%和2.6%（中位生存9.4个月），远低于无门静脉癌栓的65.3%、23.2%和14.1%（中位生存16.9个月）。

5. 动静脉分流　有分流者较无分流者预后差，快速型分流较中、慢速分流差。如有肝动脉－门静脉主干分流者介入治疗后1、2年生存率分别为53%和18.7%（中位生存13.1个月），无分流者分别为65.5%和28.3%（中位生存17个月）。

6. 肿瘤边界　包膜完整，界限清楚者预后较好，反之则差。

7. 肝外转移　有淋巴结和远处转移的介入疗效差，无肝外转移的相对较好。

8. 肝癌自发破裂出血　有自发破裂出血者的疗效较差，出血量越大预后越差。

**（二）治疗方法的选择**

1. 肝癌 TAI 疗效不及 TACE，单次冲击性 TAI 不如 PCS-TAI 疗效好。Patt 等报道 55 例继发性肝癌 TAI 治疗的中位生存期为 8 个月，而 TACE 治疗的中位生存期为 15 个月，因此继发性肝癌的介入治疗也应尽可能在 TAI 的同时加栓塞治疗。

2. 在介入技巧上，末梢栓塞较近端栓塞为好，LpGsTACE 较 LpTACE 或 GsTACE 为好，小肝癌 S-TACE 较常规 TACE 为好，碘油充填密实型较稀少型或部分充填型疗效好。

3. 采用个案化、规范性综合介入治疗者较单纯 TACE 治疗的预后好。如巨块型肝癌 TACE 治疗缩小后行二期手术切较单纯介入治疗为好，原发灶已切除的继发性肝癌较未切除的介入疗效好，TACE 联合 PEI 或局部消融治疗的疗效较好，适当采用中医中药和生物免疫治疗的预后较好。

4. 有癌栓、动静脉分流、梗阻性黄疸、肿瘤自发破裂出血及肝外转移等并发症的患者，采取介入、放疗或外科手术等积极治疗者比放弃治疗者预后好。

**（三）患者自身状况**

1. 伴随疾病　有肝炎、肝硬化和门静脉高压症者的预后较差，肝硬化越重、肝功能受损越明显疗效越差。

2. 年龄　年长者新陈代谢较年轻者相对缓慢，患者 60 岁以上常有较好的介入疗效。

3. 全身状况　一般情况良好，肝外脏器无急、慢性疾病者，预后较好。

4. 心理素质　性格开朗、情感稳定和意志坚强者的预后较好。

**（四）社会因素**

家庭和睦、经济条件宽裕者预后相对较好。由于肝癌需要长期、反复、多次的治疗，经济负担较重，对条件困难者应合理安排其治疗方案，以便能得到长期、有序的治疗。

## 第十三节　展　望

近 30 年来，肝癌的放射介入治疗从无到有，从单一的经导管肝动脉化疗灌注或栓塞发展成多种介入疗法相结合，并具有多种治疗模式相配套的较完整的治疗体系，在理论和实践上都取得了很大的成就，并朝着多元化联合治疗的方向发展。为了进一步提高肝癌的介入疗效，一方面要从临床实际出发，不断总结经验，使现有的介入疗法发挥最大的效益；另一方面要深入开展基础实验研究，进一步完善肝癌的供血理论，开发新一代的抗癌药物和栓塞剂。近年来纳米技术获得了突破性进展，21 世纪的肝癌介入治疗有望采用纳米技术将纳米粒子药物复合物灌注入肝动脉或门静脉以提高抗癌药物的疗效，纳米技术与分子生物学技术相结合也将是本世纪研究的重点。此外，随着肝癌细胞凋亡相关基因研究的不断深入，以及肿瘤血管形成抑制剂的逐步开发与应用，基因水平的介入治疗和抗肿瘤血管形成的治疗必将给肝癌患者带来福音。小肝癌常规动脉内化疗栓塞的疗效低、反应大，在条件许可的情况下使用同轴导管作超选 S-TACE 是今后的发展方向。近年肿瘤局部治疗的兴起是具有战略意义的方面，如 PEIT、PCM、PRFA 及 PCA 等必将是今后治疗小肝癌的有效武器。$^{131}$I- 抗人肝癌单克隆抗体、含药微球、$^{90}$Y 玻璃球及中药抗癌制剂等新的药物在肝癌介入治疗中的应用尚有待进一步的开发和推广。经 PCS 持续灌注生物免疫制剂或化疗药物对清除残留癌细胞、降低术后复发率有着美好的临床应用前景。不过本节内容所提到的肝癌各种介入疗法要获得突破性进展，特别是在基因和免疫介入治疗方面，笔者认为必须与分子生物学和临床高科技相结合方能实现。

### 参考文献

[1] 贾雨辰，程红岩. 肝癌的放射介入治疗//吴孟超. 肝脏外科学. 2版，上海：上海科学技术文献（教育）出版社，2000：610-620.

[2] 吴恩惠，刘玉清，贺能树. 介入性治疗学. 北京：人民卫生出版社，1994：267-322.

[3] 颜志平. 阚祖兴. 王建华. 原发性肝癌//王建

华. 王小林. 颜志平. 腹部介入放射学. 上海: 上海医科大学出版社, 1998: 55-69.

[4] 杨业发, 程红岩, 徐爱民, 等. 肝动脉的X线解剖学研究与肝癌的介入治疗. 中国医学影像技术, 2002, 18(5): 409-411.

[5] 杨业发, 程红岩, 徐爱民, 等. 腹腔动脉及其分支血管造影的形态学与临床意义. 解剖学杂志, 2002, 25(3): 232-235.

[6] 杨业发, 程红岩, 徐爱民, 等. 肝癌肝外动脉供血的形成机制与介入治疗的研究. 中华普通外科杂志, 2004, 19(7): 411-413.

[7] Uchida H, Ohisi H, Matsuo N, et al. Trascatheter hepatic segmental arterial embolization using lipiodol mixed with an anticancer drug and gelfoam particles for hepatocelluler carcinoma. Cardiovasc Intervent Radiol, 1990, 13: 140.

[8] 滕皋军, 何仕诚. 经皮椎体成形术: 病例选择与操作技术//滕皋军, 何仕诚, 邓钢. 经皮椎体成形术. 南京: 江苏科学技术出版社, 2005: 119-179.

[9] Gangi A, Guth S, Imbert JP, et al. Percutaneous vertebroplasty: indications, technique, and results. Radiographics, 2003, 23(2): 10.

[10] 杨业发, 程红岩, 徐爱民, 等. 肝动脉插管栓塞治疗原发性肝癌自发破裂出血的疗效评价. 中华肿瘤杂志, 2002, 24(3): 285-287.

[11] Zajko AB, Sheng R, Zetti GM, et al. Transhepatic balloon dilatation of biliary strictures in liver transplant patients: a 10-year experience. JVIR, 1995, 6: 79.

[12] Gordon RL, Ring EL, Laberge JM, et al. Malignant biliary obstruction: treatment with expandable metallic stents. Follow-up of 50 consecutive patients. Radiology, 1992, 182: 697.

[13] Jonasson O, Spigos DG, Mozos MF, et al. Partial splenic embolization: experience in 136 patients. World J Surg, 1985, 9(3): 461.

[14] 杨业发, 程红岩, 徐爱民, 等. TACE联合LPSE治疗原发性肝癌伴脾亢的临床研究. 中华肝胆外科杂志, 2003, 9(3): 150-153.

[15] Richter GM, Noeldge G, Palmaz JC, et al. The transjugular intrahepatic portosystemic stent-shunt (TIPSS): Results of a pilot study. Cardiovasc Intervent Radiol, 1990, 13: 200.

[16] Chen H, Wu MC, Yang YF, et al. An analysis of prospective outcome of re-resection for recurrent liver cancer and extrahepatic metastases, a follow-up of 267 cases. The Chinese German Journal of Clinical Oncology, 2003, 2(1): 2-9.

[17] Yamada, Kishi K, Sonomura T, et al. Transcatheter arterial embolization in unresectable hepatocellular carcinoma. Cardiovasc Intervent Radiol, 1990, 13: 135.

[18] 程红岩, 徐雯, 杨业发, 等. 肝动脉插管化疗栓塞在预防肝癌术后复发中的应用价值. 中华肿瘤杂志, 2005, 27(10): 626-628.

[19] 谢天培, 杨业发. 肝癌标志物的检测//吴孟超. 肝脏外科学. 2版. 上海: 上海科学技术文献（教育）出版社, 2000: 181-203.

[20] 贾雨辰, 刘崎, 贺佳, 等. COX模型对肝癌预后因素的分析. 中华放射学杂志, 1996, 30(2): 80-84.

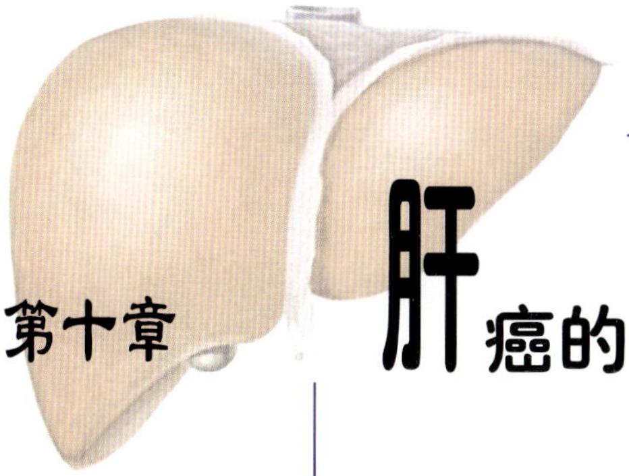

# 第十章 肝癌的放射治疗

蒋国梁 赵建东

## 第一节 肝癌放射治疗的历史回顾与现状

放射治疗是恶性肿瘤治疗的三大手段之一，但在原发性肝癌（以下简称肝癌）的治疗上却不常用。我国对肝癌进行放疗的尝试始于20世纪60年代，当时采用半肝甚至全肝的大面积放疗，由于对肝癌的浸润范围和肝癌病灶的定位非常不精确；对放射剂量的计算不精确，并且对肝的放射耐受性没有充分了解，因而肝癌放疗的疗效极差，放射治疗被摒弃于肝癌的治疗方法之外。

近10余年来，由于计算机技术的高度发展及其在医学领域中的应用，三维适形放疗（3-dimensional conformal radiation therapy, 3DCRT）和调强放疗（intensity-modulated radiation therapy, IMRT）技术应用于肿瘤的放疗。3DCRT的基本原理是聚焦式照射：以肿瘤为中心，设计多个照射野，从不同的方向射入肿瘤，使肿瘤部位受到较大剂量的照射，而肿瘤周围正常器官和组织的剂量被分散，受到较低剂量照射。IMRT技术比3DCRT更先进，除上述3DCRT的优点外，加上每个放射野实施不均匀的剂量照射（称为调强谱），每个野的调强谱是按照肿瘤立体形态而设计的。在北美和欧洲原发性肝癌是一个少见肿瘤，而来自于消化道恶性肿瘤的转移性肝癌较为常见，所以适形放疗被应用于转移性肝癌的治疗，对部分肝脏照射后肝脏的耐受性有了深入的认识，获得了正常肝脏的放射耐受剂量：即采用常规分割照射，全肝脏的放射耐受剂量是30Gy，同时发展了预测放射性肝病（radiation induced liver disease, RILD）发生的数学模式：Lyman模式，它的参数是：$n$=0.97, $m$=0.12, $TD_{50}$=39.8Gy。这一切都使得高剂量的外照射放疗安全地作用至肝脏肿瘤。对肝癌放疗的报道开始于10余年前，较早的一篇肝癌放疗的临床报告来自于Robertson JM等，他在1997年报告了22例肝癌，采用常规分割放疗联合肝动脉灌注化疗（FUDR）的方法，放射总剂量：48～72.6 Gy/32～44次。放疗后的肿瘤有效率是91%，全组病人的中位生存期16个月，4年生存率20.0%。放射的急性不良反应和毒性不大，晚期的损伤主要是RILD，有1例，其他有胃肠道的晚期损伤5例[1]。其后出现了较多的临床报告，都显示了3DCRT放疗肝癌的疗效比传统放疗技术的疗效明显改善，这些报告多来自于亚洲的日本、韩国和中国台湾等。几乎与国外同步，我国的放疗界也开始用3DCRT来治疗肝癌，国内的临床资料同样表明3DCRT治疗肝癌的疗效令人鼓舞。

对肝癌进行适形放疗尚未解决的关键问题有：①肝癌放疗的指征；②肝癌放疗的技术规

范及其技术参数，包括放射计划设计的原则，肿瘤靶区的定位和确定，放射野的设计，剂量计算，正常器官放射剂量的限制；③如何解决放疗过程中肿瘤靶区的移动，因为肝癌在放疗中随呼吸主要在头脚方向运动；④我国伴有乙型肝炎导致肝硬化肝脏的放射耐受剂量，什么是他们发生 RILD 的高危险因素和发生率的预测模型。西方放疗医师从他们对转移性肝癌放疗中获得了肝脏放射耐受剂量和建立的预测 RILD 发生率的 Lyman 模型是否适合于我国肝癌患者。上述问题都需要我国的放疗工作者在临床实践中逐步解决。

## 第二节　肝癌适形放疗的适应证与禁忌证及放疗流程

### 一、肝癌适形放疗的适应证与禁忌证

#### （一）适应证

1. 病理组织学或细胞学证实的，或符合临床诊断标准的肝癌；

2. 单个病灶；

3. 肝功能分级为 Child-Pugh A；

4. 患者一般情况好，卡氏评分（KPS）≥ 70；

5. 骨髓和肾功能正常。

上述适应证中提到的“单个病灶”，一般而言，应该进行手术治疗，包括手术切除和肝脏移植。因医学原因不能手术（心肺功能差或不能耐受麻醉等），或病人拒绝手术或技术上无法手术切除（病灶跨叶，门静脉、主要的肝静脉、下腔静脉肿瘤侵犯，阻塞性黄疸等）的患者，在放疗后，能获得相对较好的结果，3 年生存率达 25% ~ 30%。对其他一些更晚期的肝癌患者，因为肿瘤的压迫等产生了严重的临床症状，如肝门淋巴结转移性压迫造成的梗阻性黄疸，门静脉和下腔静脉的癌栓，骨、肾上腺和其他软组织的转移等，也有姑息性放疗的适应证。

#### （二）禁忌证

1. 已经发生肝外转移和（或）远处转移；

2. 肝功能 Child-Pugh 分级为 B 和 C；

3. 肿瘤边界在影像学上无法确认；

4. 继往有肝脏放疗史；

5. 合并严重的内科疾病；

6. 骨髓和肾功能严重损坏。

### 二、肝癌放疗的流程

#### （一）体位固定

患者用真空垫固定后，双上肢上举抱肘置于额头，使远离射入的放射野。

#### （二）减少呼吸运动造成的靶区运动

1. 呼吸的训练　训练患者平静呼吸，潮气量尽量小，建议使用腹带来限制病人的呼吸幅度。

2. 使用呼吸门控技术（respiratory gating system, RGS）或主动呼吸控制技术（active breath control, ABC）[2]。研究证实，ABC 技术（图 10-1）应用于肝癌患者的适形放疗是可行的，它提供了一个减少呼吸运动的简便方法，又没有增加 CT 模拟和加速器照射的操作负担。

#### （三）定位 CT 扫描

口服 2% 泛影葡胺 300ml 胃肠造影剂后用模拟机定位 CT 扫描。扫描范围自膈顶上 3 ~ 4cm 至右肾下极，层厚层距均为 5mm。扫描的 CT 图像经网络传输到 TPS 系统。

#### （四）放疗计划的设计

1. 肝癌的靶区定位　肝癌在平扫 CT 的边界并不很清楚，因此在确定大体肿瘤体积 GTV 时，应综合增强 CT、MRI 和碘油沉积（TACE 治疗后）的图像，可以采用 CT 和 MRI 图像融合的技术来确定 GTV。再外扩至少 5mm 为临床靶区体积（CTV）。从 CTV 扩大到计划照射靶区（PTV）外加的距离，是根据摆位的误差来确定。

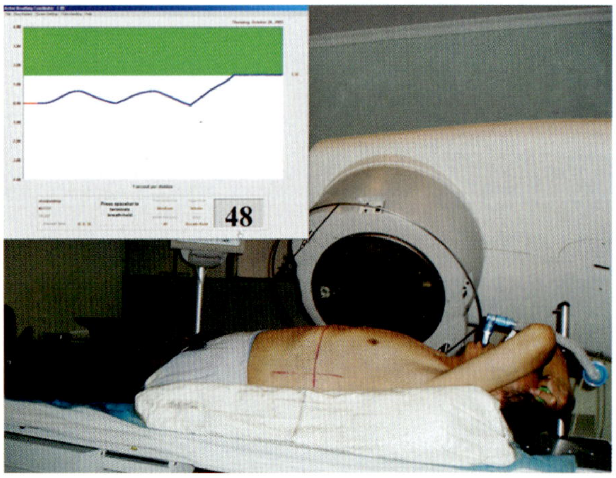


图10-1　患者在ABC控制下接受放射治疗

使用呼吸控制技术，如 ABC 的条件下，PTV 边界要依据模拟机下透视的膈相对于脊柱的重复性，在三维上的外扩最少为 10 mm；平静呼吸下的 PTV 边界确定要依据透视下膈和沉积碘油三维的运动幅度，外扩 15 ~ 35 mm[2]。再分别勾画关键脏器包括肝脏、双侧肾脏、脊髓、胃和十二指肠。

2. TPS 计划设计　放射野的设计以共面放射野为主，或加非共面野，共设置 2 ~ 6 个放射野。放射野设计的原则是：射野通过肝脏的路径要短，并尽可能保护一部分正常肝脏不受任何放射剂量或较低剂量的照射。要求 95% 的处方剂量包绕至少 99% 的 PTV，100% 的处方剂量包绕至少 95% 的 PTV。上述放疗计划设计原则的基本考虑是要保护正常肝脏，尽可能减少肝脏的放射剂量，避免 RILD 的产生，同时使正常肝脏有再生和增殖的机会，维持肝脏的正常功能。上述原则的提出是基于大鼠半肝照射后正常未受照肝脏再生和增殖的动物实验，该研究表明：正常肝脏在放射损伤的刺激下能够再生以代偿肝功能[3]。

3. 关键器官剂量限制

（1）肝脏：根据复旦大学附属肿瘤医院[4]先前发表的我国原发性肝癌患者肝脏放射耐受剂量学参数和文献资料表明：对肝功能分级为 Child-Pugh A 的患者，正常肝脏（总肝脏体积减去 PTV）的剂量：全肝平均剂量（mean dose to normal liver, MDTNL）≤ 23 Gy，并且正常肝脏的剂量体积直方图（dose volume histogram, DVH）的要求是：V5 < 86%、V10 < 68%、V15 < 59%、V20 < 49%、V25 < 35%、V30 < 28%、V35 < 25%、V40 < 20%（图 10-2）。如果一个肝脏的放疗计划，其肝脏 DVH 曲线在图 10-2 曲线的上方，则该放疗计划可能是不能耐受的，产生 RILD 的概率较大；如果在图 10-2 的 DVH 曲线以下，则该放疗计划是安全的。

（2）脊髓的最大点剂量 < 45 Gy。

（3）双侧肾脏 > 20 Gy 的部分小于双侧肾脏体积和的 50%（V20 < 50%），或者至少一侧肾脏 2/3 的体积接受的剂量要 < 20 Gy（V20 < 66%）。

（4）胃和十二指肠 >50Gy 的体积小于 10%（V50 < 10%）。

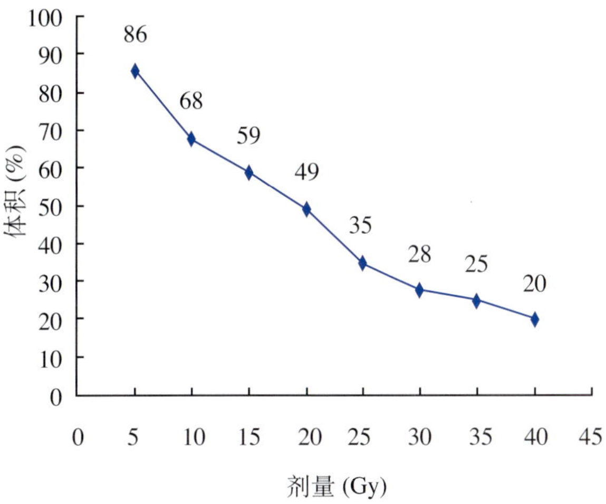


**图10-2　肝脏功能为Child-Pugh A的患者能耐受的放射剂量（以DVH来表示）**

（5）升结肠 >45 Gy 的体积小于 10%（V45 <10%）。

4. 放疗分割方法和照射总剂量　肝癌放疗有剂量效应关系，大于 50 Gy 的肿瘤剂量能够显著提高肿瘤缓解率。目前在我国有两种放疗的分割方法应用于肝癌放疗：大分割放疗和常规分割放疗。

（1）大分割放疗：每次照射 4 ~ 5Gy, 每周照射 3 次（隔天 1 次），总剂量 50Gy 左右。

（2）常规分割放疗：即每次照射 2Gy, 每天照射 1 次，每周照射 5 次。根据复旦大学附属肿瘤医院的剂量递增试验结果，对肿瘤直径小于 10cm 的肝癌，能耐受的放射剂量为 62 Gy。对肿瘤直径大于 10cm 的肝癌，能耐受的放射剂量为 52 Gy。

## 第三节　肝癌适形放疗的不良反应及疗效

### 一、肝癌适形放疗的不良反应与放射性肝损伤

#### （一）放疗期间的急性不良反应

主要包括：①厌食、恶心、呕吐，较严重的有上消化道出血，特别是放射野累及较大体积的十二指肠、空肠和胃的患者；②急性肝功能损害：表现为胆红素上升，血清 ALT 上升；③骨髓抑制，特别是对于大体积的肝脏受照的患者，或伴脾功能亢进的患者。

### （二）放射的后期损伤

放射肝脏的主要后期放射损伤是放射性肝损伤（RILD）。

1. 临床表现、诊断和治疗

（1）临床表现：有 2 种：①典型的 RILD：发病快，患者在短期内迅速出现大量腹水和肝大，伴 ALP 升高到＞正常值的 2 倍，或 ALT 上升至＞正常值的 5 倍；②非典型 RILD：仅有肝脏功能的损伤：ALP ＞正常值 2 倍，或 ALT 上升至＞正常值的 5 倍。没有肝大和腹水。

（2）诊断：诊断标准：①继往有高剂量肝脏放疗史；②在放疗结束后发生；③临床表现；④能排除肝脏肿瘤发展造成的临床症状和肝功能损害。

（3）治疗：RILD 的治疗没有特效的治疗方法和药物，常使用对症治疗，包括肾上腺皮质激素和利尿剂的应用，同时给予积极的保护肝脏的药物和支持处理。RILD 是一种严重的放射并发症，一旦发生，预后很差，70% 以上的患者将在短期内死于肝功能衰竭。

2. 发生 RILD 的危险因子　根据国内肝脏放射的经验，以下是发生 RILD 的危险因子：患者的原有肝脏功能差，如肝脏功能为 Child-Pugh B 和 C；正常肝脏的受照体积大，剂量高，超过了肝脏的耐受剂量；患者同时伴发脉管的癌栓，如门静脉和下腔静脉的癌栓；如果同时使用 TACE，而 TACE 和肝脏放疗的间隔时间短于 1 个月。另外，在放疗期间出现急性肝脏功能损坏的患者，如≥ RTOG Ⅱ级肝损伤，如果对这些患者继续进行放疗，则以后发生 RILD 的几率很大，可高达 60%。因此对这类患者应该停止放疗，以避免 RILD 的发生。

3. 我国肝癌患者肝脏的放射耐受剂量　我国肝癌发生的原因主要是乙型肝炎和黄曲霉毒素 B1 的毒害。所以，我国肝癌患者的肿瘤手术标本中，大约 90% 都伴发乙型肝炎后的肝硬化。由于硬化肝脏修复放射性损伤的能力受到明显影响，同时在放射损伤后肝脏增殖的能力也受到损坏，因此使有肝硬化的肝脏对放射损伤的耐受能力受到显著的损伤，放射的耐受剂量可能低于正常没有肝硬化的肝脏。根据复旦大学附属肿瘤医院和广西医科大学附属肿瘤医院的资料[4]，我国肝癌患者肝脏的耐受剂量是：Chlild-Pugh A 患者，MDTNL 23Gy, Chlild-Pugh B 患者，MDTNL 6Gy。另外，获得了能耐受的 DVH（见图 10-2）。同时他们还发现，肝脏的放射耐受剂量与该患者正常肝脏的体积大小有关，即除去肿瘤（PTV）后正常肝脏的体积越大，则患者的耐受剂量越大，反之肝脏的耐受剂量越低。可以用以下的公式来估计：

$$\text{MDTNL (Gy)} = -1.686 + 0.023 \times \text{NLV (cm}^3\text{)}$$

（获得公式 NLV 的范围：557 ~ 2 115 $cm^3$）

在上述公式中，MDTNL 为该患者的肝脏能耐受的全肝平均剂量，NLV 为全肝脏的体积减去 PTV。如某个患者的 NLV=600 $cm^3$, 则其能耐受的 MDTNL 是 12.1Gy；另一个患者的 NLV=1200 $cm^3$, 则 MDTNL=25.9Gy。

上述我国患者肝脏的放射耐受剂量的获得是基于大分割放射的资料，即每次照射 4 ~ 6Gy，隔天照射，每周照射 3 次的分割方法。这些放射耐受剂量阈值还需要前瞻性的临床试验来证实。

4. RILD 的预测模型　这是在放疗领域常用的对某种正常组织放射并发症的预测的数学模型。复旦大学附属肿瘤医院用 Lyman 的 NTCP 模型对 RILD 的发生几率进行预测。Lyman 模型，公式为：

In NTCP model:

$$NTCP = 1/\sqrt{2}\,\pi \int^{t}_{-\infty} \exp(-t^2/2)dt$$

$$t = (D-TD_{50}(v))/(mTD_{50}(v))$$

$$v = V_v/V_{ret}$$

$$TD_{50}(1) = TD_{50}(v)*v^n$$

复旦大学附属肿瘤医院用我国肝癌患者放疗的资料来分析和进行数学回归，获得的 Lyman 模式的参数为：Child-Pugh A 患者：$n$=1.1，$m$=0.28，$TD_{50}$=40.5Gy；Child-Pugh B 患者的参数为：$n$=0.70，$m$=0.43，$TD_{50}$=23.0Gy[5]。

## 二、肝癌放疗的疗效

文献报道的肝癌 3D CRT 放疗一般和介入化疗等联合使用，也有使用放疗作为局部复发肝癌的挽救性放疗。尽管在肝癌放疗参与的时间和合并治疗技术上有差异，绝大多数研究提示，对局部晚期肝癌，放疗的部分缓解率为 25% ~ 78%，完全缓解率有的高达 13%。2 年和 5 年的总存活率分别为 10.2% ~ 53.8% 和 9% ~ 19%。复旦大学附属肿瘤医院和广西医科大学附属肿瘤医院的一项联合研究也显示，大分割放疗联合 TACE 治疗原发性肝癌的近期缓解率为 55%，1、2 和 3 年的总生存率分别为 65%、43% 和 33%[6]。复旦大学附属肿瘤医院一项常规分割放射治疗肝癌的研究，结果显示病人的中位生存期 16 个月，1 年生存率 60%，2 年生存率 38%，3 年生存率 28%[7]。

## 第四节 肝癌的调强放疗现状及质子和碳离子放疗

### 一、肝癌的调强放疗现状

有关肝癌的 IMRT 的临床应用报道，Fuss M[8] 等用常规分割的 IMRT 从 2000 年 11 月到 2004 年 4 月治疗了 10 例患者，用调强的立体适形放射治疗（intensity-modulated SBRT）治疗了 2 例患者。平均 CTV（临床靶体积）为 456 $cm^3$（范围 61.7 ~ 947 $cm^3$；SBRT 治疗的范围是 7 ~ 24 $cm^3$），平均 PTV 为 72 $cm^3$（范围 221 ~ 1 857 $cm^3$；SBRT 治疗的范围是 36 ~ 76 $cm^3$）。要求肝脏的 D30 和 D50 分别小于 25Gy 和 35 Gy（平均的 D30 为 16.1 Gy; 平均的 D50 为 26.1 Gy）。肝脏的平均剂量为 29.8 Gy（范围 25.3 ~ 35.7 Gy），比肝脏的 D50 要高，这是因为 PTV 包括了有发生并发症危险的正常肝组织，并且接受了相对高达 54 ~ 76Gy 的处方剂量（中位剂量 62Gy）。对这个小样本病例的有限随访中，没有观察到 1 例发生 RILD。作者认为这些初步的结果令人鼓舞，对这一技术的应用有进一步研究的必要。

临床资料支持 IMRT 治疗原发性肝癌优越性的资料目前仍尚属缺乏。中国台湾的 Cheng 等[9] 于 2003 年研究了 12 名 3D CRT 放疗后出现 RILD 的原发性肝细胞性肝癌的患者。对 3D CRT 和 IMRT 的剂量学参数进行了比较。IMRT 用的是 5 野步进调强技术，使用的是共面 5 野，机架角分别为 0°、72°、144°、216° 和 288°。结果是 IMRT 显著降低了肝脏的 NTCP（23.7% *vs* 36.6%），但是同时也显著增加了肝的平均剂量（29.2 Gy *vs* 25.0 Gy）。作者对此的解释是因为他们选择了 Lyman 模型参数 $n = 0.32$，这一值可能偏小，才得出了这样一个矛盾的结果。IMRT 计划中对肿瘤靶区的剂量覆盖是可以接受的，更好地或至少维持 3D CRT 避开危险器官（不包括肝脏）的水平。另外在这个剂量比较实验中，3D CRT 应用的是个体化优化的共面和非共面野，射野数最多达到了 8 个，然而 IMRT 计划使用的是标准的共面等距的 5 野。还有该实验输入的是典型的非 IMRT 技术的剂量限定（尤其是规定了相对较低的最大剂量为 105%），作为 IMRT 逆向剂量优化的基础。因此该试验没有证实 IMRT 对比 3D CRT 潜在的优势。复旦大学附属肿瘤医院进行的一项剂量参数比较用 IMRT 复制的 3D CRT 的射野方向，在保持肿瘤等效均一剂量相似的情况下，调强计划减少了正常肝脏的受量，减小了发生 RILD 的概率，同时降低或者至少维持了其他关键脏器的照射受量。Thomas E[10] 等研究了 15 例肝内肿瘤（有肝转移瘤、胆管细胞癌和肝细胞性肝癌等）的调强放疗，其中 8 例是肿瘤 PTV 与胃和十二指肠毗邻，7 例非毗邻。需要指出的是在该研究中对于非毗邻组，调强的肿瘤剂量均匀性使用的与 3D CRT 相同（± 7%），而对于肿瘤与胃、十二指肠毗邻的情况，调强的肿瘤剂量均匀性则降低了限制适当的放宽，仅要求最大剂量要小于平均剂量的 110%。由于 IMRT 靶区剂量的均匀性较差，该实验用等效均一剂量（EUD）作为指标来对 IMRT 与 3D CRT 的肿瘤剂量进行比较。在维持了 IMRT 与 3D CRT 相同正常组织的损伤（肝、胃和十二指肠，以 NTCP 表示）时，计算肝内肿瘤的 EUD。结果表明 IMRT 具有提高肝肿瘤剂量（以 EUD 表示）的能力。

### 二、肝癌的质子和碳离子放疗

粒子射线用于临床治疗癌症已有 60 余年的历史，肝癌放疗使用的质子和碳离子比电子重。它们带有正电荷并有独特的剂量分布曲线，这使之非常适合治疗体内深部的被正常组织包绕的肿瘤。它们在临床上的应用各具特点，质子的剂量分布具有 Bragg 峰的明显放射物理学特点；碳离子的生物学剂量分布优于光子和电子。

Kato 等报道了用碳离子治疗一组 25 名 Ⅰ / Ⅱ 期肝癌患者剂量递增试验的结果，患者每次分割剂量按 10% 递增。总剂量为 49.5 ~ 79.5（钴等效剂量）Gy/15 次，放疗时间在 5 周以上。1 年和 5 年的局部控制率分别为 92% 和 81%，5 年的生存率是 25%。观察到的唯一Ⅲ级不良反应是高剂量照射区域出现的脱皮[11]。Kawashima[12] 等用同样的分割方案治疗了 30 名肝癌患者。有 24 例（80%）患者的肿瘤完全缓解，2 年的局部无进展率为 96%，1 年和 3 年的生存率分别是 77% 和 62%。放疗后 1 ~ 4 个月有 8 例患者出现了肝功能不全，表现为无黄疸性腹腔积液、转氨酶升高和（或）扑翼样震颤。其他的研究者也报道了用质子和重离子治疗肝癌取得了很好的结果。Bush 等提供的证据更能支持质子放疗的作用。他们评估了 6 例接受质子放疗（63Gy/15FX）6 ~ 18 个月后，进行肝移植的患者，2 例患者病理没有找到肿瘤细胞，这证实了高剂量放疗有根治肝癌的潜能[13]。

肝癌的质子和碳离子放疗初步疗效令人满意。然而，质子和碳离子放射治疗只局限于世界的少数几个中心内，且价格非常昂贵，短时间内广泛应用是不现实的。然而这些研究的阳性结果显示：如果能够给予肿瘤足够高的剂量，大多数患者的肝癌病灶可以得到有效控制。

## 参考文献


[1] Robertson JM, Lawrence TS, Andrews JC, et al. Long-term results of hepatic artery fluorodeoxyuridine and conformal radiation therapy for primary hepatobiliary cancers. Int J Radiat Oncol Biol Phys, 1997, 37:325-330.

[2] Zhao JD, Xu ZY, Zhu J, et al.Application of active breathing control in 3-dimensional conformal radiation therapy for hepatocellular carcinoma: The feasibility and benefit. Radiother Oncol, 2008, 87:439-444.

[3] Zhao JD, Jiang GL.Normal liver regeneration after partial liver radiation: an experimental study on rats. Int J Radiat Oncol Biol Phys, 2007, 69:S610.

[4] Liang SX, Zhu XD, Xu ZY, et al. Radiation-induced liver disease in three-dimensional conformal radiation therapy for primary liver carcinoma: The risk factors and hepatic radiation tolerance. Int J Radiat Oncol Biol Phys, 2006, 65:426-434.

[5] Xu ZY, Liang SX, Zhu J, et al.Prediction of radiation-induced liver disease by Lyman normal-tissue complication probability model in three-dimensional conformal radiation therapy for primary liver carcinoma.Int J Radiat Oncol Biol Phys, 2006, 65:189-195.

[6] Liang SX, Zhu XD, Lu HJ, et al. Hypofractionated three-dimensional conformal radiation therapy for primary liver carcinoma. Cancer, 2005, 103:2181-2188.

[7] Zhou ZH, Liu LM, Chen WW, et al. Combined therapy of transcatheter arterial chemoembolization and three-dimensional conformal radiotherapy for hepatocellular carcinoma.Br J Radiol, 2007, 80:194-201.

[8] Fuss M, Salter BJ, Herman TS, et al. External beam radiation therapy for hepatocellular carcinoma: potential of intensity-modulated and image-guided radiation therapy. Gastroenterology, 2004, 127:S206-S217.

[9] Cheng JC, Wu JK, Huang CM, et al.Dosimetric analysis and comparison of three-dimensional conformal radiotherapy and intensity-modulated radiation therapy for patients with hepatocellular carcinoma and radiation-induced liver disease.Int J Radiat Oncol Biol Phys, 2003, 56:229-234.

[10] Thomas E, Chapet O, Kessler ML, et al. Benefit of using biologic parameters （EUD and NTCP） in IMRT optimization for treatment of intrahepatic tumors. Int J Radiat Oncol Biol Phys, 2005, 62:571-578.

[11] Kato H, Tsujii H, Miyamoto T, et al. Results of the first prospective study of carbon ion radiotherapy for hepatocellular carcinoma with liver cirrhosis. Int J Radiat Oncol Biol Phys, 2004, 59:1468-1476.

[12] Kawashima M, Furuse J, Nishio T, et al. Phase Ⅱ study of radiotherapy employing proton

beam for hepatocellular carcinoma. J Clin Oncol, 2005, 23:1839-1846.
[13] Bush DA, Hillebrand DJ, Slater JM, et al.High-dose proton beam radiotherapy of hepatocellular carcinoma: preliminary results of a phase Ⅱ trial. Gastroenterology, 2004, 127:S189-S193.

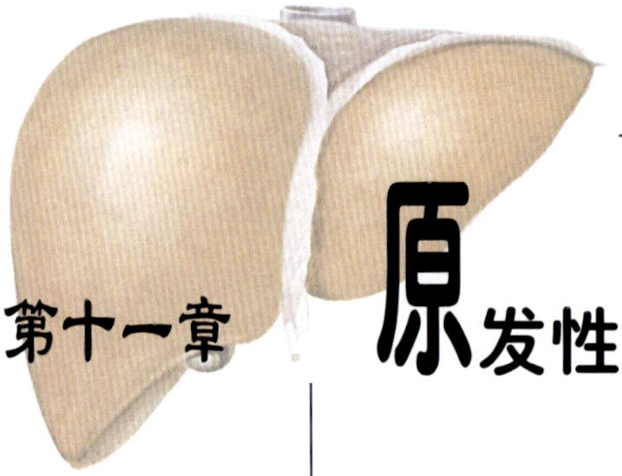

# 第十一章 原发性肝癌的系统性化疗

钱 军
秦叔逵

原发性肝癌 (primary liver cancer, PLC) 是临床上最常见的恶性肿瘤之一，其中 90% 为肝细胞性肝癌 (hepatocellular carcinoma, HCC)。就全球而言，PLC 的发病率依然呈现上升趋势，近年来这一趋势在西方国家尤为明显，已经是美国近十年来增长量最高的恶性肿瘤。与其他国家相比，我国可以说是一个“肝癌大国”，肝癌的发病数达到全球总数的 55%，而死亡人数占 45%，在国内占据恶性肿瘤死亡率位次的第 2 位。

由于起病隐匿，侵袭生长迅速，治疗后易复发，保守治疗效果差，病死率高，因此 PLC 被公认是一种难治的恶性肿瘤。经过长期不懈的努力，我国在 PLC 的治疗上取得了明显进步。手术治疗仍然是 PLC 获得根治的首选和最有效手段。当今的肝脏外科，已经不存在“手术禁区”，也不认为巨大肿瘤不能切除。与此同时，一些新的治疗技术相继出现，不断在临床上推广应用，并取得良好的效果，包括肝动脉介入治疗（栓塞化疗，TACE）、精确放射治疗、物理消融（射频治疗、冷冻治疗、微波治疗和高强度超声聚焦治疗）、放射性粒子植入技术以及化学消融（无水乙醇或者乙酸瘤体注射）等。但是，近半个世纪以来 PLC 的远期疗效（生存受益）和预后并未取得显著改善。

一般认为，目前 PLC 的治疗有两项基本原则，一是根治性切除是提高长期生存率的最有效手段；二是单一的治疗方法难以达到最佳效果，需进行规范化综合治疗。尽管外科切除术水平和肝移植技术进步巨大，但在临床工作实践中，80% 以上的 PLC 在确诊时已经是晚期，存在肝内播散、门静脉瘤栓、远处转移、术后广泛复发，或者因为伴有严重的肝硬化肝功能失代偿，不能进行手术治疗，甚至是 TACE 治疗也明显受到限制，此时，包括系统性化疗在内的非手术疗法不失为提高生活质量、可能延长生存的重要方法。

自从 20 世纪 50 年代起系统性化疗就用于治疗肝癌，可是多年来停滞不前或进展缓慢。系统性化疗中单药有效率往往比较低，一般 <10%，且不良反应明显，可重复性差。迄今为止，PLC 的系统性化疗还没有所谓的标准药物或公认的方案可言。近十年来，新一代化疗药物相继问世，作用机制独特，使得对消化系统恶性肿瘤的内科治疗有了长足的进步，胃癌和大肠癌的预后显著改善，受到这些研究的鼓舞和启发，推动了系统性化疗治疗 PLC（主要是 HCC）的研究，具有新的苗头，值得重视。

## 第一节　系统性化疗的限制因素和适应证

### 一、限制因素

系统性化疗主要是指通过口服或静脉途径

给药，达到全身分布的化疗方式。一般认为，影响 HCC 系统性化疗疗效的因素主要有两方面，一是肝癌细胞通常存在着原发性耐药，其机制包括多药耐药基因的高表达、P- 糖蛋白、谷胱甘肽 -S- 转移酶、拓扑异构酶Ⅱ、热休克蛋白、p53 突变和凋亡相关基因 *bcl*-2、*bcl*-xL 等异常表达；二是大多数的肝癌发生在已存在的肝脏疾病的基础上，如乙型病毒性肝炎、丙型病毒性肝炎和（或）酒精性肝硬化，肝功能已有明显损害，使得药物的代谢存在障碍，肝硬化还可以并发腹腔积液、门静脉高压和胃肠道淤血，也往往影响药物的吸收，造成药物的疗效很差。

### 二、适应证

如前所述，在过去的 30 年里，肝癌的手术治疗取得了显著成就，根治性切除后 5 年生存率可以达到 50% 左右，但是在确诊时仅有不到 20% 的患者可以行手术治疗，即使能够进行根治性切除，5 年复发率在 40% ~ 60% 左右；而肝动脉介入治疗不能阻止，甚至可能促进远处转移，复发和转移是原发性肝癌患者长期生存的主要障碍。因此，系统性化疗还得以保存。对于无明显化疗禁忌证的患者，系统性化疗的主要适应证：①合并肝外转移的晚期患者；②虽表现为局部病变，但不适合手术治疗和肝动脉介入栓塞化疗者；③合并门静脉主干癌栓者。

对于可切除的 PLC，现有的临床研究结果未显示包括肝动脉介入化疗和系统性化疗在内的新辅助化疗具有任何优势；而辅助化疗上，也未观察到在无病生存期（DFS）和总生存期（OS）上较对照组有显著延长，故目前一般不推荐在临床上常规应用[1]。至于肝移植术后进行辅助化疗的安全性已经多个中心验证，但是对于长期生存和无病生存的作用尚有争议[2]。

### 三、系统性化疗与最佳支持治疗比较

国外有两项随机对照的Ⅱ期临床研究比较了系统性化疗与最佳支持治疗（BSC）的优劣。1988 年，Lai 等[3]应用多柔比星（ADM）单药 60mg/m$^2$（60 例）与 BSC（46 例）相比较，中位生存期（MST）分别为 10.6 周比 7.5 周（$P$=0.036），ADM 组中 8.3% 的患者肿瘤缩小超过 25%，但部分缓解（PR）仅为 3.3%，且不良反应明显，25% 的患者死于化疗并发症，主要是心脏毒性和感染；故作者认为阿霉素治疗晚期肝癌仅有微弱优势。当然，随着对化疗药物不良反应的进一步掌握和辅助治疗的进步，对化疗毒性的有效防治，化疗的优势可能将更为明显。

2001 年，Ishikawa 等[4]报道了使用优福定（UFT）或支持对症治疗晚期 HCC 的随机临床研究，结果显示 MST、1 年和 2 年生存率在化疗组分别为 12.1 个月、55.3% 和 36.9%，而对照组仅仅为 6.2 个月和 5.5%（1 年生存率），化疗组在统计学上有显著优势。这一结果令人兴奋，但缺点是病例数太少，治疗组仅 28 例，且为单中心研究。

## 第二节 系统性化疗的有效药物

大多数化疗药物都曾试用于治疗 HCC，但单药有效率都比较低，迄今美国食品药品管理局（FDA）尚未批准任何一个化疗药物用于临床上治疗 HCC。我们还应该看到在 20 世纪 90 年代之前化疗药物的真实有效率可能要比文献报道的要低一些，因为许多研究是在 CT 和 MRI 成像问世以前进行的，当时也未采用严格统一的客观疗效评价标准，更缺乏可靠的多中心协作研究数据。

### 一、蒽环类

自 20 世纪 70 年代以来，ADM 一直是 HCC 化疗研究的“标准对照用药”。Vogel 等[5]报告Ⅱ期临床试验中，ADM 75mg/m$^2$，每 3 周重复，单药有效率可达 25%，MST 为 8 个月，但不良反应和化疗相关性死亡率高，难以推广应用。脂质体阿霉素 (Caelyx) 具有在肿瘤组织中高聚集，不良作用相对较小的优势[6, 7]，有学者[6, 7]在Ⅱ期临床试验中使用 30 ~ 45mg/m$^2$，q3w，治疗 40 例晚期肝癌，获得 PR 4 例，缓解率（RR）为 10%，稳定（SD）33%，中位疾病进展时间（mTTP）2 个月。一般认为，由于 ADM 治疗 HCC 的疗效可重复性差，不良反应较大，除了在一些临床研究中还常使用该药作为对照，临床上作为系统化疗已很少使用。

Jurgen 等 [8] 使用表柔比星（E-ADM）20mg/$m^2$，d1、8、15，每 4 周重复治疗晚期或多灶性 HCC，入组 52 例，可评价疗效者有 44 例，结果获得完全缓解（CR）1 例，PR 3 例，SD 16 例，RR 为 9.1%，疾病控制率（DCR）45.5%，治疗有效者（CR+PR+SD）的 MST 达到 16.2 个月，而无效者 MST 仅为 6.1 个月。因此，认为在较低剂量水平应用 E-ADM 治疗 HCC 有明确疗效，可以延长患者生存，且不良反应较小。

伊达比星胶囊（去甲氧柔红霉素）是一种口服的蒽环类药物，Tumolo 等 [9] 报告单药治疗不能手术的 HCC 40 例，结果 CR 1 例，PR 6 例，SD 22 例，RR 17.5%，mTTP 4 个月，安全性好，认为值得进一步研究。

米托蒽醌（Mx）属于蒽醌类抗瘤抗生素，与蒽环类相比，心脏毒性较低。曾一度被认为是对 HCC 较为有效的药物，单药有效率介于 3% ~ 26%[10]，但有关该药的临床研究主要集中在日本和韩国，缺乏大规模的临床验证。

## 二、氟尿嘧啶类

氟尿嘧啶类药物是治疗消化系统恶性肿瘤的基本药物，5- 氟尿嘧啶 (5-FU) 也是第一个用于 HCC 系统性化疗的药物，但早年采用 5-FU 单药治疗的疗效比较差。加用亚叶酸钙（CF）可增加胞内四氢叶酸水平，后者与 5-FU 活性代谢产物 FUdRP 和胸苷酸合成酶形成的三联复合物更多且稳定，可以增强 5-FU 的疗效。

Tetef 等 [11] 使用 5-FU 250 ~ 450 mg/$m^2$ 联合 CF 500mg/$m^2$，连用 5 天，每 4 周重复，治疗 15 例晚期肝癌患者，结果 1 例获得 PR (7%)，缓解持续了 2.4 个月，8 例 SD (53%)，6 例 PD (40%)，mTTP 2.7 个月，MST 3.8 个月。Porta 等 [12] 使用 5-FU 370mg/$m^2$ 联合 CF 200mg/$m^2$，连用 5 天，每 4 周重复，治疗 25 例不能手术的肝癌患者，获得 1 例 CR (4%)，6 例 PR (24%)，5 例 SD (20%)，13 例 PD (52%)。

作为一个细胞周期特异性的抗代谢药物，持续给药的方式更符合药理学和病理生理学特点，因此，一系列口服的氟尿嘧啶类药物相继上市。日本学者 Shiraishi[13] 应用卡莫氟 600 mg/d，连续用药 4 周以上，治疗 18 例晚期肝癌，3 例有效 (16.7%)。 意大利的 Lencioni 等 [14] 应用去氧氟尿苷治疗晚期肝癌患者，24 例可评价患者中取得 CR 1 例，PR 3 例，RR 17%。Yehuda 和 Von Delius[15, 16] 均报道了口服卡培他滨（Xeloda）治疗 HCC，37 例晚期肝癌，2 000mg/($m^2$·d)，连用 14 天，第 3 周重复，结果 RR 11%，MST 10.1 个月。新一代氟尿嘧啶类药物 S-1 在胃癌上已显示较高疗效，甚至可以与联合方案相媲美，在 HCC 的小样本研究中也显示疗效喜人，且与 5-FU 不完全交叉耐药 [17]。

## 三、铂　　类

铂类属广谱有效的抗肿瘤药物，单药应用治疗 HCC 具有一定的疗效。

Okada 等 [18] 报告顺铂（PDD）治疗肝癌的 Ⅱ 期临床试验中，对于 26 例初治的晚期患者，应用 PDD 80mg/$m^2$，每 4 周重复，获得 PR 4 例 (15.4%)，且疗效维持 >3 个月，27.3% 的患者血清甲胎蛋白（AFP）值较基线水平下降 >50%。

奥沙利铂（L-OHP）是第三代铂类，已在胃癌和大肠癌治疗中显示较 PDD 具有更好的疗效，且不良反应较少。2004 年的 ASCO 会议上，Yen 等 [19] 报道了采用 L-OHP 单药治疗不能手术或转移复发 HCC 的 Ⅱ 期临床试验，14 例复治患者中，应用 L-OHP 100mg/$m^2$，d1、15，每 4 周重复，结果 1 例 PR，且维持疗效达 9 个月，6 例 SD，mTTP 2.7 个月，MST10 个月。

## 四、丝 裂 霉 素

丝裂霉素（mitomycin，MMC），属于抗生素类化疗药，药理作用及用途：由链霉菌提取，化学结构具有苯醌、乙酰亚胺基及氨甲酰三个活性基团，作用与烷化剂相似，与 DNA 链形成交联，抑制 DNA 复制，对 RNA 也有抑制作用。属细胞周期非特异性药物。静注后迅速进入细胞内，肌肉、心、肺、肾脏中浓度较高。主要在肝脏代谢，由尿排出，24 小时尿排出约 35%。可以用于治疗胃癌、结肠癌、肝癌、胰腺癌、非小细胞肺癌、乳腺癌和癌性胸腔积液、腹水等。剂量限制性毒性为骨髓抑制：白细胞、血小板减少，最低值出现在用药后 3 ~ 4 周。

早年也曾经常应用于肝癌，但是由于 MMC

主要在肝脏内进行生物转化，加重了肝脏负担；血管刺激性强，对局部也有刺激作用，切不可漏至血管外；对肾脏、肺亦有明显毒性；延迟性和长时间的骨髓抑制，程度严重；化疗指数低；与ADM联合，可以增加心脏毒性。目前已经较少应用。

## 五、喜树碱类

喜树碱类是消化系统恶性肿瘤的常用药物，属于拓扑异构酶Ⅰ抑制剂。我国学者对于拓扑异构酶Ⅰ抑制剂的研究早于国外。从20世纪70年代起，我国学者就对喜树碱和羟喜树碱（HCPT）进行了大量的实验和临床研究，实践经验表明HCPT对于肝癌等实体肿瘤具有一定的疗效。但是，由于历史原因和既往的临床研究很不规范，尚无高级别的循证医学证据，难以对其确切的临床价值作出客观评价。

2001年，Reilly等[20]最早报道了伊立替康（CPT-11）单药治疗晚期肝癌的Ⅱ期临床研究，CPT-11用量125mg/m$^2$，每周1次，连用4周，休2周为一周期，14例患者中有1例取得PR，疗效持续7个月，RR为7%，不良反应较轻微。2002年ASCO会议上，Yehuda等[21]又报告了一种喜树碱类衍生物依喜替康（DX-8951f，exatecan）治疗HCC，采用0.5mg/m$^2$，连续5天，每3周重复，43例患者中获得PR 2例，MR 6例，SD 14例，mTTP3.3个月，MST 7.4个月。

## 六、吉西他滨

吉西他滨(GEM)是一种抑制DNA合成的抗代谢类药物，治疗多种实体肿瘤有效。20世纪90年代早期，澳大利亚学者Gradiadei等研究发现，吉西他滨在体外有抑制人肝癌细胞的活性；后来的实验证实，吉西他滨对于人的HepG2细胞均有很强的抗肿瘤活性。这些实验提示吉西他滨在肝癌的治疗中有很好的前景。

我国台湾学者Yang等[22]进行了Ⅱ期临床研究，GEM 1 250mg/m$^2$，qw，连用3周，休1周，共治疗28例肝癌患者，获得5例PR(17.8%)，7例SD(25.0%)，16例PD，mTTP12周，MST达到18.7周。3～4级毒性：中性粒细胞减少10.7%，贫血14.3%，血小板减少10.7%，肝毒性14.3%，因此认为吉西他滨是治疗晚期HCC有前途的一种新药，剂量限制性毒性是血小板下降。

## 七、其他药物

Strumberg等[23]曾报告应用紫杉醇单药70mg/ m$^2$，每周1次，若无明显不良反应，下一周较前剂量递增10mg/ m$^2$，连用6周，50天为一周期，结果在16例不能切除的HCC患者中，获得PR 1例，SD 9例，不良反应轻。但其他学者的研究多不支持在HCC中使用紫杉类药物，如Chao等[24]应用175mg/ m$^2$，每3周重复，治疗不能切除的20例HCC患者，未见有CR或PR者，仅有SD 5例，作者认为紫杉醇对HCC无效。

与紫杉类药物类似的作用于癌细胞微管的药物T138067，可以与β-微管蛋白不可逆结合，引起细胞骨架的破坏，在Ⅱ期临床试验[25]中，对于34例可评价的HCC患者，取得RR 9%，另有SD13例，19%的患者AFP较治疗前基线下降50%以上；但在2005年ASCO会议上的最终报告显示，与对照药物ADM相比，平均生存期均为6个月，统计学上无差异。

诺拉曲塞(nolatrexed dihydrochloride, Thymitaq)属于胸苷酸合成酶抑制剂，后者在DNA的复制和细胞生长中起关键作用。作为可能用于治疗HCC的新药，曾经备受关注。早期的Ⅱ期临床研究中，诺拉曲塞的单药有效率为8%，疾病控制率达41%，MST较ADM组延长了34%[26, 27]。虽然该药的客观有效率不高，但对稳定病灶，延长生存有一定疗效，值得关注。该药随即进入Ⅲ期临床研究。然而，2005年8月4日生产厂家Eximias制药公司宣布：诺拉曲塞治疗肝癌的随机、双盲的全球多中心Ⅲ期临床研究，在2005年4月已完成入组，但是没有达到其主要研究终点，即未获得满意的结果；同时，公司表明将对试验结果做进一步的分析，以了解对于患者的生存益处和确定未来的研究方向；迄今尚无下文。

台湾学者Cheng等[28]曾报道采用依托泊苷软胶囊（VP-16）和他莫昔芬（TAM）联合治疗

晚期 HCC 患者，VP-16 50mg/m$^2$，TAM 40mg，均为口服，1 次 / 日，连用 3 周，休 2 周为一周期，结果 33 例患者中 8 例 PR（24.2%），MST 8 个月，作者认为以 VP-16 软胶囊为主，联合非化疗药 TAM 对于晚期 HCC 具有一定的疗效。但最新的 meta 分析表明：在 HCC 的治疗中，TAM 无论是在客观有效率或生存期延长方面均无明显作用 [29]，对于以往采用化疗药物联合 TAM 中 TAM 的有效性需要重新评估。

亚砷酸即三氧化二砷（$As_2O_3$）注射液，单药对中晚期原发性肝癌的有效率为 13.8%，中位缓解时间 5 个月，对部分肝区疼痛的患者具有显著的镇痛作用，主要不良反应为骨髓抑制和肝功改变；实验研究显示其抗癌作用机制复杂，主要是对肝癌细胞的原浆毒作用和诱导凋亡作用，此外，还可抑制癌细胞端粒酶、抗血管形成、调控细胞周期和部分癌基因、抑癌基因表达等 [30]。

## 第三节 联合化疗方案的探索

一般认为，联合化疗的客观疗效应优于单药化疗。联合化疗被推荐于一般情况良好，肝功能处于代偿期的 HCC 患者。传统的方案多以蒽环类药物和（或）PDD 为基础，客观疗效已较单药有了明显提高，一般在 15% ~ 35%，MST ≥ 6 个月，缺点是不良反应相对较大。新一代的方案多以 L-OHP、GEM 或者 CPT-11 为主，联合 5-FU 或卡培他滨，比传统方案疗效提高，毒性降低，患者耐受性良好。

### 一、以ADM（E-ADM）和（或）PDD为基础的联合方案

Lee 等 [31] 以 ADM 和 PDD 组成的 AP 方案治疗转移性 HCC，其中 ADM 60mg/m$^2$ d1，PDD 60mg/m$^2$ d1，每 4 周重复，37 例可评价疗效，结果 CR 1 例，PR 6 例，SD 6 例，PD 24 例，RR18.9%，mTTP 6.6 个月，MST 7.3 个月；同时，有 32.4% 的患者 AFP 较治疗前基线下降超过 50%；Ⅲ ~ Ⅳ的毒性反应主要是中性粒细胞下降（14.3%）、血小板下降 (11.9%) 和腹泻 (9.5%)。

日本学者 Tanioka 等 [32] 采用低剂量的 5-FU 和 PDD 组成的 LD-FP 方案，即 5-FU 170mg/(m$^2$·d) civ 连续 7 周，PDD 3mg/(m$^2$·d) 连续 5 周，休 1 周为一周期，治疗了 38 例晚期 HCC 患者，结果获得 PR 18 例 (47.4%)，SD 10 例，PD 9 例，mTTP 达到 211 天，患者耐受性良好，仅 1 例患者未能完成疗程。但是这仅为单中心报告，并且需要长期住院用药，不符合欧美国家的治疗习惯。

Boucher 等 [33] 以 E-ADM、PDD 和 5-FU 组成的 ECF 方案治疗 21 例 HCC，RR 14.5%，mTTP 5.9 个月，半年、1 年和 2 年生存率分别为 90.2%、70.3% 和 24.6%。日本 Ikeda 等 [34] 在 5-FU 和 PDD 的基础上加上米托蒽醌（Mx）组成 FMP 方案，5-FU 450mg/m$^2$ civ d1 ~ 5，Mx 6mg/m$^2$ d1，PDD 80mg/m$^2$ d1，每 4 周重复，在入组的 51 例转移性 HCC 患者中，1 例出现早期死亡，获得 PR 14 例，SD 27 例，PD 9 例，RR 为 27.5%，MST 11.6 个月，mTTP 4.0 个月，中位疾病缓解时间 7.6 个月，1 年生存率 44.3%，作者认为该方案对 HCC 有效，毒性反应可以耐受。我国台湾学者 Yuan 等 [35] 曾经使用 EAPFL 双周方案治疗 66 例晚期 HCC，其中 VP-16 40mg/m$^2$ d1 ~ 3，ADM 30mg/m$^2$ d1，PDD 60mg/m$^2$ d1，CF 120mg/m$^2$ d1，5-FU 1 200mg/m$^2$ civ 72h，每 2 周重复，结果获得 1 例 CR (1%)，13 例 P R (20%)，RR 21% (95% CI 11 ~ 31)，mTTP 3.3 个月，中位总生存期（mOS）8.9 个月。3/4 度毒性包括中性粒细胞减少 (28%)，贫血 (11%)，血小板减少 (7%)，肝毒性 (5%)，呕吐 (2%) 和腹泻 (2%)；没有化疗相关性死亡。作者认为可以通过增加剂量密度来提高疗效，值得进一步研究。

2007 年，Lee 等 [36] 报告采用 EE 方案，即 E-ADM 40mg/m$^2$ d1，VP-16 120mg/m$^2$ d1、3、5，第 3 周重复，治疗 35 例晚期 HCC 患者，其中 28 例 (80%) 原患 HBV 肝炎，26 例 (74%) 曾经进行过含 PDD 的 TACE 治疗。结果 2 例 PR，9 例 SD，DCR 为 32% (95% CI 17 ~ 48)，中位无进展生存时间（mPFS）2.1 个月，mOS 为 6.4 个月 (95% CI 4.4 ~ 8.5)。在没有 HBV 肝炎背景和 CLIP 评分 0 ~ 1 的患者，总的生存比较好（$P$ 值分别为 0.024 和 0.033）。主要毒性为血液学事件，包括 3/4 度中性粒细胞减少 (29%) 和发热性

中性粒细胞减少 (11%)。作者认为EE方案对于具有HBV肝炎背景的晚期HCC患者有一定疗效，尤其是已经进行过含PDD的TACE治疗失败的患者。

对于采用α-干扰素治疗HCC的疗效尚存在争议[37, 38]，由于亚洲人群合并病毒性肝炎的比例高，似乎α-干扰素治疗有效。我国香港学者Leung等曾经多次报告[39]采用含α-干扰素的PIAF四药方案治疗149例不能手术的HCC患者，取得CR 2例，PR 22例，RR为16.1%，MST 30.9周 (95% CI 22.1 ~ 40)。有意义的独立预测疗效因素包括没有肝硬化 ($P = 0.006$)，胆红素水平低 ($P = 0.006$)，血清学HCV阳性 ($P = 0.025$)。而下列因素与生存时间短有关：高Okuda分期 ($P = 0.001$)，血管侵犯 (vascular involvement) ($P = 0.018$)，存在肝硬化 ($P = 0.008$)。危险性低的患者（good risk patients，没有肝硬化和总胆红素≤ 0.6mg/dl) 的客观有效率达到50%。作者认为没有肝硬化和总胆红素比正常低的晚期HCC患者，PIAF四药方案系统化疗疗效比较好，生存期有所延长。

## 二、以L-OHP、GEM或卡培他滨为基础的新一代方案

2005年，Shin等报告[40]在AP方案的基础上加用卡培他滨治疗晚期HCC患者，即ADM 50mg/m$^2$ d1，PDD 60mg/m$^2$ d1，卡培他滨2000mg/m$^2$ d1 ~ 14，每3周重复，疗效较AP方案有所增加，在27例患者中取得RR 26%，mTTP 3.7个月，MST 11.6个月，33%的患者AFP较治疗前基线下降超过50%，不良反应可以耐受。2006年，Park等[41]的研究也重复出了类似的结果。29例已经发生转移的HCC患者，用药同上，结果RR 24% (95% CI 9 ~ 40)，还有6例SD；总体耐受性良好，但是有1例化疗相关性死亡。

Yang等[42, 43]采用GEM与ADM或PDD分别组成GA方案和GP方案，GA方案（GEM 1 250mg/m$^2$ d1、8，ADM 30mg/m$^2$ d1，q3w）在34例患者中取得PR 4例，MR 6例，SD 9例，PD 15例；GP方案（GEM 1 250mg/m$^2$ d1、8，PDD 35mg/m$^2$ d1、8，q3w）在43例患者中取得CR 1例，PR 9例，MR 8例，SD 8例，PD 17例。两方案的RR率、mTTP、MST和AFP下降>50%者分别为11.8%比21.3%、2.5个月比3.2个月、4.6个月比6.4个月和16%比32%，似以GP方案疗效较佳，且毒性反应较小。国内学者盛立军[44]、陈樟树[45]和练祖平等[46]也分别报告应用GP方案治疗HCC，近期有效率在25% ~ 29%，mTTP为4 ~ 5个月，提示GP方案有效，并且疗效似乎较国外研究略高。

采用L-OHP为主的联合方案是近年HCC化疗领域的热点。秦叔逵等[47]首先报告采用FOLFOX-4方案治疗晚期HCC的单中心研究，8例HCC中获得1例PR，RR为12.5%，中位TTP 2.4个月，同时，疾病控制率（DCR）达到62.5%。随后，秦叔逵等[48]在国内进行的一项多中心Ⅱ期临床研究中，使用FOLFOX-4方案治疗了27例PLC患者，其中25例为HCC，2例为胆管细胞癌，25例可以评价，结果获得CR 1例，PR 4例，NC 8例，PD 12例，RR为20.0%，DCR为54.2%（13/25），稳定患者的mTTP达5.5个月；常见的不良反应为Ⅰ ~ Ⅱ度白细胞减少和轻度周围神经毒性。观察期间，共出现NCI 3/4级毒性反应11例次，包括中性粒细胞减少5例次，白细胞减少3例次，血小板减少1例次，感染1例次和肝功能异常1例次；其中感染事件被研究者判断为与化疗药物无关；2例轻度，3例中度神经毒性。这一研究显示FOLFOX-4方案对于晚期HCC具有明显的客观疗效，可延长患者的生存期，而且安全性和耐受性均较好。Frustaci等[49]也曾经报告一项L-OHP联合低剂量5-FU持续静推方案治疗晚期HCC患者，L-OHP 100mg/m$^2$ d1，5-FU 200mg/(m$^2$·d) civ d1 ~ 14，q2w，在31例中取得9例PR，8例SD，13例PD，1例失访，RR为29%，中位缓解时间4.5个月。这两项国内、外研究具有一致性，都提示以L-OHP为主的联合方案值得深入研究。目前，秦叔逵等正在牵头组织一项FOLFOX-4方案与ADM对照治疗晚期HCC的大规模Ⅲ期亚太区多国多中心的临床研究（EACH研究），进展顺利，结果可期。

Boige等[50, 51]还报告了L-OHP联合卡培他滨组成的XELOX方案治疗晚期HCC，即

L-OHP 130mg/$m^2$ d1，卡培他滨 2 000mg/$m^2$ d1～14，q2w，在 40 例可评价的患者中，3 例 PR，29 例 SD，DCR 达 72%，PFS 4.1 个月，MST 9.3 个月。国内学者王芳等[52]也有一组小宗病例报道，结果类似。另外，Taieb 等[53]报告 L-OHP 和 GEM 组成的 GEMOX 方案，GEM 1 000mg/$m^2$ d1，L-OHP 100mg/$m^2$ d2，q2w，治疗 26 例晚期 HCC 患者，结果 4 例 PR，14 例 SD，DCR 达 69%。法国 Louafi[54]的一项Ⅱ期临床研究治疗 32 例 HCC，疗效与之相近，RR 18%，DCR 76%，PFS 6.3 个月，MST 11.5 个月。在这两个方案中，GEMOX 方案的 DCR 均较高，值得进一步扩大病例观察。GEMOX 方案联合分子靶向药物，如西妥昔单抗的Ⅱ、Ⅲ期临床研究也在进行之中[55]。

喜树碱类药物是 HCC 介入治疗中常用的有效药物，但联合方案用于 HCC 的系统性化疗报道较少。新近，大连医科大学第二临床医学院的刘芳等[56]报道采用 CPT-11 联合 PDD 和 5-FU 治疗 HCC，10 例患者 PR 10%，SD 50%，AFP 下降者 20%，mTTP 为 5 个月。白冰等[57]尝试使用 HCPT 联合 $As_2O_3$ 注射液治疗晚期 HCC，初步结果显示有效，并可能有协同作用，但是需要对照研究。

## 第四节 其他系统性治疗药物

### 一、分子靶向治疗

所谓分子靶向治疗（molecular targeted therapy）是指利用瘤细胞与正常细胞之间分子生物学上的差异，包括基因、酶、信号转导、细胞周期、细胞融合、吞饮及代谢上的不同特性，将抗癌药物定位到靶细胞的生物大分子或小分子上，抑制肿瘤细胞的生长增殖，或使其死亡。分子靶向治疗具有分子靶向性、高度特异性、非细胞毒性（细胞稳定）、作用机制相对明确的特点，是个体化治疗的一大进步。目前已成为肿瘤研究的热点，并逐渐成为一种重要的治疗手段，开创了恶性肿瘤诊断和治疗的一个新时代。

目前已试用于肝癌临床的分子靶向药物主要有表皮生长因子受体抑制剂、抗血管形成药物、特异性单克隆抗体、信号转导抑制剂、泛素－蛋白酶体抑制剂和基因治疗药物等。多靶点药物索拉非尼更成为第一个被欧洲 EMEA、美国 FDA 和中国 SFDA 先后批准的原发性肝癌的系统性治疗药物，抗血管形成药物单药或与化疗药物联合应用也是苗头可喜。

### 二、内分泌治疗

PLC 的发病率在性别比例上有较大差异，提示与性激素可能相关。实验研究提示雌激素可以刺激肝细胞增生[58]，口服的雌激素制剂可导致肝腺瘤的发病率升高，在 HCC 的细胞表面也检测出有雌激素受体（ER）的表达。所以自 20 世纪 90 年代以来，陆续有学者应用雌激素受体拮抗剂他莫昔芬来治疗 PLC，报道有客观缓解的病例，或可延长患者生存期。但最新的 meta 分析显示他莫昔芬在 HCC 的治疗中，无论是客观有效率或生存期延长均无作用[59]；亚组分析中，对一般状况较好的患者似略有优势[60]，故对以往含他莫昔芬方案的有效性尚需重新评估。

也有应用孕酮类药物来治疗 PLC，有报道显示可延长晚期患者的生存期，且不良反应少，耐受性好。Villa 等选取有 ER 表达的 HCC，应用甲地孕酮与安慰剂对照，中位生存期 18 个月对 7 个月，$P$=0.009[61]。但多数学者认为，孕酮类药物延长 PLC 的作用主要在于该药可以治疗晚期肿瘤患者的恶病质状态，对肝癌细胞本身并无治疗作用。

也有作者尝试应用雄激素受体拮抗剂氟他胺和促黄体激素释放激素（LHRH）来治疗 HCC，均未见有客观疗效或延长生存期的作用[62, 63]。

总之，虽然内分泌治疗药物在 PLC 的系统性治疗中有实验研究的基础支持，临床上也有小样本的有效报道，但目前 meta 分析的结果尚不支持在 PLC 的系统性治疗中作为有效药物常规应用。

### 三、生长抑素

生长抑素是一种环状多肽类激素，主要表现为抑制内、外分泌腺的分泌，减少肠道对水、氨基酸的吸收，近年来其在肿瘤中的治疗作用已引起重视，如对垂体瘤、消化道类癌、内分泌系肿瘤的治疗作用和化疗相关性腹泻、肠梗阻、消化道出血等肿瘤相关并发症的防治。生长抑素通过与肿瘤细胞表面的生长抑素受体（SSTR）结合而发挥作用。Reubi 等采用放射自显影的方法检测了 54 例 HCC 患者的组织标本，发现 41% 的标本存在 SSTR 的过度表达。Kouroumalis 等[64]开展了一项随机、前瞻性研究，采用生长抑素类似物奥曲肽治疗 HCC，与支持治疗相比较，mOS 显著延长（13 个月比 4 个月），1 年生存率显著增加（56% 比 13%）；而 Yuen 等[65]应用长效奥曲肽制剂治疗 HCC，70 例患者中位生存期为（治疗组比对照组）1.93 个月 比 1.97 个月。Slijkhuis 等[66]应用长效奥曲肽制剂治疗 24 例 HCC 患者，取得 mTTP 为 3.6 个月，mOS5.1 个月，作者认为该治疗受益有限。综上，对生长抑素制剂是否可以改善患者的生活质量、延长生存期尚存在不同的意见。由于生长抑素药物本身的不良反应轻微，同时对于 PLC 常见并发症具有一定的治疗作用，可以考虑作为一种姑息性治疗的选择。

### 四、干 扰 素

干扰素具有抗病毒、抗肝细胞增殖、免疫调节和抑制新生血管的作用。早期国内的报道[67]提示 α- 干扰素可以延长 PLC 的生存期，应用 5MU/ 次，每周 3 次，与对照组相比，MST 为 14.5 周 比 7.5 周；但欧洲的研究认为 α- 干扰素在客观疗效和延长生存上均无益处[68]，故对 α- 干扰素治疗 HCC 的疗效尚存在争议。有人认为由于亚洲人群合并病毒性肝炎的比例高，倾向有效；α- 干扰素联合细胞毒药物化疗可能起到协同增效作用[69]。

### 五、沙利度胺

沙利度胺（Thalidomide，反应停）是一种右手螺旋、具有一个手性中心的谷氨酸衍生物。20 世纪 50 年代由德国研究成功，因其具有止吐、镇静作用曾广泛应用于早孕反应。之后，由于发现该药的严重致畸作用和周围神经疾病而被禁用。近年来，由于沙利度胺独特的抗炎、免疫调节和抗血管形成作用，在多种疾病的治疗中再次得到广泛应用，在恶性肿瘤的治疗中有逐渐增多趋势。

Patt 等在应用沙利度胺治疗 HCC 的临床研究中，入组了 37 例患者，可评价疗效 32 例，初始应用 400mg/d，分两次口服，耐受性良好者逐渐增量至 1 000mg/d，结果取得 1 例 PR，1 例 MR，10 例 SD，mOS6.8 个月，作者认为该药对 HCC 有微效，在 800mg/d 以下的剂量水平多耐受性良好[70]。

该药停用数十年后又重新应用于临床，虽然作用机制复杂，尚未完全阐明，但已证实该药具有一定的抗肿瘤血管形成与调节免疫的作用，在 PLC 的临床治疗中尽管疗效尚不够理想，但方便安全，对于其最佳给药剂量、方法和联合治疗方案有待进一步研究。2006 年 ASCO 会议上，Jeong 等[71]报告联合沙利度胺（400mg，每晚 1 次）和卡培他滨（750mg/m$^2$，每天 2 次，d1 ~ 14）治疗不能手术的 HCC，19 例可评价疗效的患者中取得 1 例 CR，4 例 PR，4 例 SD 持续 3 个月以上，疗效可喜，同时患者耐受性良好；Zhu[72]也曾联合使用周剂量的 E-ADM [20mg/(m$^2$·w)] 和沙利度胺（200mg/d），17 例可评价的 HCC 患者中取得 DCR 41%，mTTP 达 6 个月，为生物靶向药物与化疗联合提供了有益的借鉴。

## 第五节　结　　语

原发性肝癌的恶性程度高，进展迅速，预后极差，早期、积极、综合治疗的原则适用于各期患者。对早期患者应追求根治，对于不能手术的患者进行积极的综合治疗可以延长生存、减少痛苦。在现阶段，多数系统性治疗药物的疗效尚不能令人满意，除上述介绍的药物之外，还有研究应用 COX-2 抑制剂、维 A 酸、普伐他汀、基因药物和中医药等治疗，但都未能见到突出疗效，分子靶向治疗药物在稳定病情上显示出了可喜苗头，与化疗药物的联合应用值得进一步研究。对于大多数不适合局部治疗的 PLC 患者，系统化疗仍不失为一种积极的治疗方法，一些新药的临床使用和规范性临床研究使得原发性肝癌不适合系统化疗的传统观念不断受到挑战和质疑。新一代铂类 (L-OHP)、喜树碱类 (CPT-11)、氟尿嘧啶类 (Xeloda) 和抗代谢药 (GEM) 是近年系统性化疗研究中高度重视的药物，在控制病情发展，延长患者生存方面已取得了单中心的肯定结论，急需进行随机对照的大宗病例多中心临床研究。我国的 PLC 具有发病率高、合并乙型肝炎比例高、中晚期患者多见和生存期短的特点，不能手术和进行 TACE 的病例比较多，所以积极探索系统化疗具有重要的现实意义。

## 参考文献


[1] Schwartz JD, Schwartz M, Mandeli J, et al. Neoadjuvant and adjuvant therapy for respectable hepatocellular carcinoma: review of the randomized clinical trials. Lancet Oncol, 2002, 3(10):593-603.

[2] Sun W, Sonnad S, Furth E, et al. Adjuvant chemotherapy in patients with hepatocellular carcinoma after orthotopic liver transplantation. Proc Am Soc Clin Oncol, 2005, Abstract 4126.

[3] Lai CL, Wu PC, Chan GC, et al. Doxorubicin versus no antitumor therapy in inoperable hepatocellular carcinoma. A prospective randomized trial. Cancer, 1988, 62(3):479-483.

[4] Ishikawa T, Ichida T, Sugitani S, et al. Improved survival with oral administration of enteric-coated tegafur/uracil for advanced stage IVA hepatocellular carcinoma. J Gastroenterol Hepatol, 2001,16(4):452-459.

[5] Vogel CL, Bayley AC, Brooker RJ, et al. A phase Ⅱ study of adriamycin (NSC 123127) in patients with hepatocellular carcinoma from Zambia and the United States. Cancer, 1977, 39(5): 1923-1929.

[6] Hong RL, Tseng YL.A phase Ⅱ and pharmacokinetic study of pegylated liposomal doxorubicin in patients with advanced hepatocellular carcinoma. Cancer Chemother Pharmacol, 2003, 51(5): 433-438.

[7] Valle JW, Dangoor A, Beech J, et al. Treatment of inoperable hepatocellular carcinoma with pegylated liposomal doxorubicin(PLD): results of a phase Ⅱ study. Br J Cancer, 2005, 92(4): 628-630.

[8] Jurgen P, Ivan Z, Wolfgang S, et al. Systemic chemotherapy with epirubicin for treatment of advanced or multifocal hepatocellular carcinoma. Chemotherapy, 2001, 47(5): 359-365.

[9] Tumolo S, Toffoli G, Bearz A, et al. Oral idarubicin (IDA) for the treatment of hepatocellular carcinoma. Proc Am Soc Clin Oncol, 2002, Abstract 635.

[10] Yoshida T, Okazaki N, Ohkura H, et al. Phase Ⅱ trial of mitroxantrone in patients with hepatocellular carcinoma. Eur J Cancer Clin Oncol, 1988,24(12):1897-1898.

[11] Tetef M, Doroshow J, Akman S, et al. 5-Fluorouracil and high-dose calcium leucovorin for hepatocellular carcinoma: a phase Ⅱ trial. Cancer Invest, 1995, 13(5): 460-463.

[12] Porta C, Moroni M, Nastasi G, et al. 5-Fluorouracil and *d,l*-leucovorin calcium are active to treat unresectable hepatocellular carcinoma patients: preliminary results of a phase II study. Oncology, 1995, 52(6):487-491.

[13] Shiraishi K, Kubo Y, Majima Y, et al. Clinical evaluation of 1-hexylcarbamoyl-5-fluorouracil (HCFU) in hepatocellular carcinoma. Gan To Kagaku Ryoho, 1984, 11(11):2348-2355.

[14] Lencioni M, Falcone A, Allegrini G, et al. Oral doxifluridine in advanced hepatocellular carcinoma: A phase II study. Oncology, 2000, 59(3):204-209.

[15] Yehuda Z, Manal M, Alvaro A, et al. Oral capecitabine for the treatment of hepatocellular carcinoma, cholangiocarcinoma, and gallbladder carcinoma. Cancer, 2004, 101(3):578-586.

[16] Von Delius S, Lersch C, Mayr M, et al. Capecitabine for treatment of advanced hepatocellular carcinoma. Hepatogastroenterology, 2007, 54(80): 2310-2314.

[17] Morise Z, Sugioka A, Fujita J, et al. S-1 plus cisplatin combination therapy for the patients with primary liver carcinomas.

Hepatogastroenterology, 2007, 54(80): 2315-2318.

[18] Okada S, Okazaki N, Nose H, et al. A phase Ⅱ study of cisplatin in patients with hepatocellular carcinoma. Oncology, 1993, 50(1):22-26.

[19] Yen Y, Doroshow J, Leong L, et al. Phase Ⅱ study of oxaliplatin in patients with unresectable, metastatic or recurrent hepatocellular cancer. Proc Am Soc Clin Oncol, 2004, Abstract 4169.

[20] O'Reilly EM, Stuart KE, Sanz-Altamira PM, et al. A phase Ⅱ study of irinotecan in patients with advanced hepatocellular carcinoma. Cancer, 2001, 91(1):101-105.

[21] Yehuda ZP, Rowinsky E, O'Reilly EM, et al. Phase Ⅱ trial of DX-8951f (exatecan mesylate) in hepatocellular carcinoma (HCC): a final analysis. Proc Am Soc Clin Oncol, 2002, Abstract 555.

[22] Yang TS, Lin YC, Chen JS, et al. Phase Ⅱ study of gemcitabine in patients with advanced hepatocellular carcinoma. Cancer, 2000, 89(5):750-756.

[23] Strumberg D, Erhard J, Harstrick A, et al. Phase I study of a weekly 1 h infusion of paclitaxel in patients with unresectable hepatocellular carcinoma. Eur J Cancer, 1998, 34(8):1290-1292.

[24] Chao Y, Chan WK, Birkhofer MJ, et al. Phase Ⅱ and pharmacokinetic study of paclitaxel therapy for unresectable hepatocellular carcinoma patients. Br J Cancer, 1998, 78(1):34-39.

[25] Posey J, Johnson P, Mok T, et al. Results of a phase 2/3 open-label, randomized trial of T138067 verses doxorubicin (DOX) in chemotherapy-naive, unresectable hepatocellular carcinoma (HCC). Proc Am Soc Clin Oncol, 2005, Abstract 4035.

[26] Stuart K, Tessitore J, Rudy J, et al. A phase Ⅱ of nolatrexed dihydrochloride in patients with advanced hepatocellular carcinoma. Cancer, 1999, 86(3):410-414.

[27] Gallo J. Nolatrexed dihydrochloride vs. doxorubicin, a clinical update of a multi-center randomized phase Ⅱ study in ethnic Chinese subjects with unresectable or metastatic HCC. Proc Am Soc Clin Oncol, 2004, Abstract 4262.

[28] Cheng AN, Chen YC, Yeh KH, et al. Chronic oral etoposide and tamoxifen in the treatment of far-advanced hepatocellular carcinoma. Cancer, 1996, 77(5):872-877.

[29] Nowak AK, Stockler MR, Chow PK, et al. Use of tamoxifen in advanced-stage hepatocellular carcinoma. A systematic review. Cancer, 2005, 103(7):1408-1414.

[30] 钱军, 秦叔逵, 何泽明, 等. 三氧化二砷注射液治疗中晚期原发性肝胆癌的临床观察. 中华肿瘤杂志, 2001, 23(6):487-489.

[31] Lee J, Park JO, Kim WS, et al. Phase Ⅱ study of doxorubicin and cisplatin in patients with metastatic hepatocellular carcinoma. Cancer Chemother Pharmacol, 2004, 54(5):385-390.

[32] Tanioka H, Tsuji A, Morita S, et al. Combination chemotherapy with continuous 5-fluorouracil and low-dose cisplatin infusion for advanced hepatocellular carcinoma. Anticancer Res, 2003, 23(2C):1891-1897.

[33] Boucher E, Coubinais S, Brissot P, et al. Treatment of hepatocellular carcinoma with systemic chemotherapy combining epirubicin, cisplatinum and infusional 5-fluorouracil (ECF regimen). Cancer Chemother Pharmacol, 2002, 50(4):305-308.

[34] Ikeda M, Okusaka T, Ueno H, et al. A phase Ⅱ trial of continuous infusion of 5-fluorouracil, mitoxantrone, and cisplatin for metastatic hepatocellular carcinoma. Cancer, 2005, 103(4):756-762.

[35] Yuan JN, Chao Y, Lee WP, et al. Chemotherapy with etoposide, doxorubicin, cisplatin, 5-fluorouracil, and leucovorin for patients with advanced hepatocellular carcinoma. Med Oncol, 2008, 25(2) :201-206.

[36] Lee JL, Ryu MH, Chang HM, et al. Efficacy

and safety of epirubicin and etoposide combination chemotherapy in advanced hepatocellular carcinoma : A retrospective analysis. J Gastroenterol Hepatol, 2007, 23(5) :811-816.

[37] Lai CL, Lan JY, Wu PC, et al. Recombinant interferon-alpha inoperable hepatocellular carcinoma: a randomized controlled trial. Hepatology, 1993, 17(3) :389-394.

[38] Llovet JM, Sala M, Castells L, et al. Randomized controlled trial of interferon treatment for advanced hepatocellular carcinoma. Hepatology, 2000, 31(1):54-58.

[39] Leung TW, Tang AM, Zee B, et al. Factors predicting response and survival in 149 patients with unresectable hepatocellular carcinoma treated by combination cisplatin, interferon-alpha, doxorubicin and 5-fluorouracil chemotherapy. Cancer, 2002, 94(2):421-7.

[40] Shin D, Lee SI, Park J, et al. Systemic chemotherapy with capecitabine, doxorubicin and cisplatin for metastatic hepatocellular carcinoma. Proc Am Soc Clin Oncol, 2005, Abstract 4177.

[41] Park SH, Lee Y, Han SH, et al. Systemic chemotherapy with doxorubicin, cisplatin and capecitabine for metastatic hepatocellular carcinoma. Biomedcentral Cancer, 2006, 6:3-9.

[42] Yang TS, Wang CH, Hsieh RK, et al. Gemcitabine and doxorubicin for the treatment of patients with advanced hepatocellular carcinoma: a phase Ⅰ-Ⅱ trial. Ann Oncol, 2002, 13(11):1771-1778.

[43] Yang TS, Chang WC, Lin YC, et al. A phase Ⅱ study of gemcitabine and cisplatin for patients with advanced hepatocellular carcinoma. Proc Am Soc Clin Oncol, 2003, Abstract 1351.

[44] 盛立军，宋恕平，牛作兴，等. 吉西他滨联合顺铂治疗16例晚期肝癌. 中国癌症杂志，2003,13(1):67-68.

[45] 陈樟树，陈曦，欧阳学农，等. 吉西他滨治疗8例晚期肝癌. 中国癌症杂志，2001, 11(6):532-533.

[46] 练祖平, 侯恩存, 陆运鑫, 等. 吉西他滨联合顺铂治疗晚期原发性肝癌的临床观察. 实用肿瘤学杂志, 2007, 21(3):224-225, 229.

[47] 秦叔逵, 曹梦苒, 钱军, 等. 奥沙利铂为主的FOLFOX方案治疗晚期原发性肝癌. 临床肿瘤学杂志, 2005, 10(1):58-60.

[48] Qin SK, Wang YJ, Wu Q, et al. Phase Ⅱ study of oxaliplatin+5-fluorouracil/leucovorin in patients with unresectable hepatocellular carcinoma. Gastrointestinal Cancer Symposium of ASCO, 2007, Abstract151.

[49] Frustaci S, Bearz A, Basso B, et al. Efficacy of oxaliplatin and 5-fluorouracil in hepatocarcinoma. Proc Am Soc Clin Oncol, 2003, Abstract 1346.

[50] Boige V, Raoul JL, Pignon JP, et al. Preliminary results of capecitabine-oxaliplatin (XELOX) in hepatocellular carcinoma (HCC) . Proc Am Soc Clin Oncol, 2005, Abstract 4128.

[51] Boige V, Raoul JL, Pignon JP, et al. Multicentre phase Ⅱ trial of capecitabine plus oxaliplatin (XELOX) in patients with advanced hepatocellular carcinoma: FFCD 03-03 trial. Br J Cancer, 2007, 97(7) :862-867.

[52] 王芳，柳江，阿依夏木. 奥沙利铂联合卡培他滨治疗晚期原发性肝癌. 中国癌症杂志，2006, 16(10):880.

[53] Taieb J, Mansourbakht T, Ducreux M, et al. Gemcitabine plus oxaliplatin in advanced hepatocellular carcinoma (AHCC) : Results of a phase Ⅱ study. Proc Am Soc Clin Oncol, 2004, Abstract 4086.

[54] Louafi S, Boige V, Ducreux M, et al. Gemcitabine plus oxaliplatin (GEMOX) in patients with advanced hepatocellular carcinoma (HCC): results of a phase Ⅱ study. Cancer, 2007, 109(7):1384-1390.

[55] Asnacios A, Fartoux L, Romano O, et al. Gemcitabine plus oxaliplatin (GEMOX) combined with cetuximab in patients with progressive advanced stage hepatocellular

carcinoma: results of a multicenter phase 2 study. Cancer, 2008, 112(12):2733-2739.

[56] 刘芳, 张阳, 周金平, 等. 伊立替康联合化疗方案治疗原发性肝癌的临床研究. 大连医科大学学报, 2008, 30(1):44-47.

[57] 白冰, 蔡辉. 三氧化二砷联合羟基喜树碱治疗晚期原发性肝癌的临床观察. 医学综述, 2007, 13(24):2043-2044.

[58] Francavilla A, Polimeno L, Dileo A, et al. The effect of estrogen and tamoxifen on hepatocyte proliferation in vivo and in vitro. Hepatology, 1989, 9:614-620.

[59] Nowak AK, Stockler MR, Chow PK, et al. Use of tamoxifen in advanced-stage hepatocellular carcinoma. A systematic review. Cancer, 2005, 103(7):1408-1414.

[60] Barbare JC, Bouche O, Bonnetain F, et al. Randomized controlled trial of tamoxifen in advanced hepatocellular carcinoma. J Clin Oncol, 2005, 23(19):4338-4346.

[61] Villa E, Ferretti I, Grottole A, et al. Hormonal therapy with megestrol in inoperable hepatocellular carcinoma characterized by variant oestrogen receptors. Br J Cancer, 2001, 84(7):881-885.

[62] Chao Y, Chan WK, Huang YS, et al. Phase Ⅱ study of flutamide in the treatment of hepatocellular carcinoma. Cancer, 1996, 77(4):635-639.

[63] Grimalcli C, Bleiberg H, Gay F, et al. Evaluation of antiandrogen therapy in unresectable hepatocellular carcinoma: results of a European Organization for Research and Treatment of Cancer multicentric double-blind trial. J Clin Oncol, 1998, 16(2):411-417.

[64] Kouroumalis EA. Octreotide for cancer of the liver and biliary tree. Chemotherapy, 2001, 47(suppl 2):150-161.

[65] Yuen MF, Poon RT, Lai CL, et al. A randomized placebo-controlled study of long-acting octreotide for the treatment of advanced hepatocellular carcinoma. Hepatology, 2002, 36(3):687-691.

[66] Slijkhuis WA, Stadheim L, Hassoun R, et al. Octreotide therapy for advanced hepatocellular carcinoma. J of Clin Gastroenterology, 2005, 39(4):333-338.

[67] Lai CL, Lan JY, Wu PC, et al. Recombinant interferon-alpha inoperable hepatocellular carcinoma: a randomized controlled trial. Hepatology, 1993, 17(3):389-394.

[68] Llovet JM, Sala M, Castells L, et al. Randomized controlled trial of interferon treatment for advanced hepatocellular carcinoma. Hepatology, 2000, 31(1):54-58.

[69] Masato S, Hiroaki N, Keizo D, et al. Subcutaneous interferon-α therapy for advanced hepatocellular carcinoma with tumor thrombi in the major portal branches. Cancer, 2002, 94(2):435-442.

[70] Patt YZ, Hassan MM, Lozano RD, et al. Thalidomide in the treatment of patients with hepatocellular carcinoma. Cancer, 2005, 103(4):749-755.

[71] Jeong W, Chun HG, Cer D, et al. A combination of capecitabine and thalidomide in patients with hepatocellular carcinoma. Proc Am Soc Clin Oncol, 2006, Abstract 4142.

[72] Zhu AX, Fuchs CS, Clark JW, et al. A phase Ⅱ study of epirubicin and thalidomide in unresectable or metastatic hepatocellular carcinoma. The Oncologist, 2005, 10:392-398.

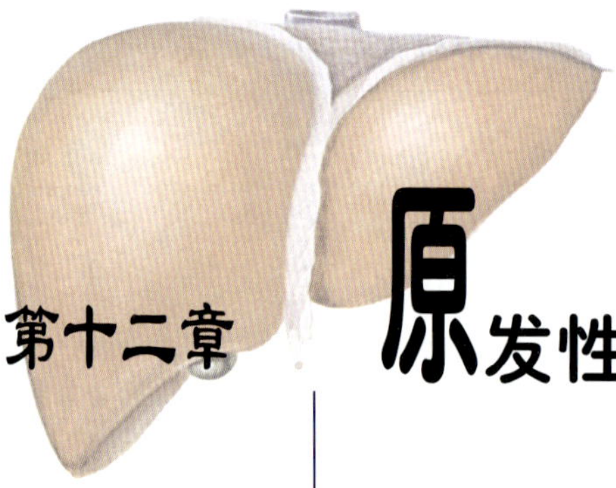

# 第十二章 原发性肝癌术后复发及伴癌栓的处理

王义

手术切除仍然是治疗肝癌的首选方法。随着诊断水平的提高和肝脏外科水平的提高，肝癌的手术切除率有了显著提高，但患者的远期生存率仍然不高，其最主要的原因是肝癌术后复发十分普遍，60% 以上的患者在手术后 5 年内死于肿瘤复发。关于肝癌术后的复发率，文献报道相差悬殊，国内资料术后 5 年复发率，大肝癌为 60% ~ 80%，小肝癌为 40% ~ 50%；鉴于国内肝癌多伴有肝硬化，以及切除的肝癌以大肝癌为主，手术往往难以达到根治的要求，故实际术后复发率可能还要高，有报道大肝癌术后 5 年复发率高达 96%，小肝癌达 71.5%。国外文献报道肝癌术后 2 年复发率为 43% ~ 57%，3 年复发率为 80%，5 年复发率可达 75% ~ 100%[1-3]。可见，肝癌切除术后复发是十分普遍的现象，这严重制约了肝癌手术切除的疗效。自 20 世纪 90 年代开始，抗肝癌术后复发已成为肝癌外科的研究重点，从基础到临床对肝癌术后复发的机制及影响因素等诸多问题进行了广泛而深入的研究，以期探索出解决这一长期困扰临床难题的对策，惜至今尚无突破性进展。所以，如何预防和治疗肝癌术后复发，将继续是今后肝癌外科的主要任务之一。

另一方面，肝癌是一种侵袭性很强的恶性肿瘤，而肝脏又是一个富含管道的器官，故肝癌很容易侵犯这些管道形成各种癌栓，包括门静脉癌栓、胆管癌栓和肝静脉、下腔静脉癌栓。肝癌的侵袭性受多种癌基因、抑癌基因和生长因子的调控，而肝癌瘤内压则是肝癌细胞进入管腔的动力，肿瘤 − 管腔压力梯度促进肝癌细胞进入管道形成癌栓及癌栓的延长。肝癌合并癌栓是一个常见的现象，它是另一个制约肝癌治疗疗效的瓶颈因素。近年来通过深入的临床研究认识到，对可切除肝癌合并癌栓者应行积极的外科手术治疗，经过恰当的外科手术治疗，部分这样的病例仍能取得较好的疗效。但对不可切除肝癌合并癌栓者尚无有效的治疗方法。

## 第一节 肝癌术后复发的机制及影响因素

### 一、肝癌术后复发的机制

一般认为，肝癌切除术后肝内复发有两个不同的来源：肝内残留的微转移癌灶（recurrence due to residual intrahepatic metastasis）和多中心发生的新癌灶[1]（recurrence due to multicentric liver carcinogenesis）。采用 HBV-DNA 整合的方法和 p53 基因分析已表明肝癌的单中心和多中心发生各占一半，同样的方法研究肝内复发的起源表明肝内残留复发和新生再发也各占 50%。但二者在术后发生的时期有所不同，根据二者发生时期的差别推算残留复发和新生再发所占的比例，其结果与上述方法非常接近，分别占48%和52%[1]。可见，肝内复发的这两个来源具有同样重要的位置，在采取预防措施时不可有所偏废。实际上，临床上还有一些肝内复发是切缘残留和肿瘤细胞经血管播散的结果。

**（一）残留复发**

肝癌具有很强的侵袭性，容易侵犯门静脉等血管发生血行转移，切除的肝癌标本中有80%～90%门静脉受侵犯。侵入门静脉的肝癌细胞可在肝内形成转移灶，当转移灶较大，可为影像学检查或术中探查所发现，临床上称为卫星灶或子灶；当转移灶微小，既不为术前影像学检查所发现，术中探查（包括术中B超）也不能发现，则往往被遗漏而残留，成为术后肝癌复发的根源（残留复发）。如前所述，残留复发并不少见，约占肝内复发的一半，因此临床上许多所谓肝癌根治性切除实际上并不能达到真正意义上的根治，只是希望而已（hepatic resection with curative intent）。

相对于新生再发而言，残留复发的特点是术后发生早，平均复发时间为6.5个月 ±3.25个月，随着时间的延长发生的危险性下降。因此，术后早期复发主要为残留复发，有研究表明术后2年内的复发病例中残留复发是新生再发的3～6倍；一组246例肝癌根治性切除术后，1年内复发的病例中89%为残留复发。残留复发的另一特点是多见于Ⅲ、Ⅳa期肝癌术后，而Ⅰ、Ⅱ期肝癌术后复发中所占的比例<40%。残留复发可发生在残肝的任何部位，但以原发灶周围和同侧半肝多见，多发多于单发。

值得指出的是，残留复发并非均来源于肝内残留的微转移癌灶，也可来源于残留的多中心发生的新生癌灶。若肝癌呈多中心不同时发生(metachronous multicentric hepatocarcinogenesis)，在手术切除一个癌灶时另一个癌灶可能刚刚形成，这种新生微小癌灶与微小转移癌灶一样，可以被遗漏而残留成为复发的根源。这种不同克隆起源的残留复发往往为单发，且多发生在与原发灶不同侧的肝脏，常常可获得再切除。

残留复发的另一个来源是切缘残留。多见于肿瘤无包膜，边界不清者，虽然手术切缘距肿瘤边缘有一定距离，肉眼也未见有肿瘤残留，但显微镜下为阳性切缘（$R_1$ 切除）；当肿瘤较大且贴近大血管时，手术切缘宽度不够也容易造成切缘残留。这种切缘残留造成的复发一般发生在残肝断面，往往于术后短期内发生，常常呈不规则形单发病灶，有时需与手术瘢痕相鉴别；也可为多发，一般将残肝断面的病灶大于其他部位的病灶定义为切缘残留复发。虽然切缘残留不属于根治性切除的范畴，但临床上所谓根治性切除术后发生切缘复发者并不少见。

**（二）新生再发**

新生再发（second primary tumor）是指手术切除达到了真正意义上的根治，在原发肿瘤切除后肝内不存在上述任何形式的肿瘤残留，肝内复发是由于肝癌多中心不同时发生的结果。手术切除虽然达到了根治，但仅是“治标”，手术后残肝再发生肝癌的条件（如乙肝病毒、肝硬化等）依然存在，所以手术后任何时候都有可能有新的癌灶形成，上海东方肝胆外科医院最长一例于手术后32年复发。目前普遍认为，肝硬化是一种癌前病变，有研究对接受肝移植而切除的肝硬化肝脏进行病理检查，发现了为数不少的术前未被发现的多发微小癌灶和高度非典型增生结节，这是新生再发的基础。

与残留复发不同，新生再发的一个特点是术后发生率基本是恒定的，不随时间变化而变化。由于残留复发主要发生在术后早期（≤1年），故手术1年后的复发主要为新生再发，有一组复发灶与原发灶组织学对比研究发现，手术1年后复发者100%系新生再发。但在临床上有两种情况需注意区别，一是虽然发现复发是在手术1年后，然而由于疏于复查发现时复发灶已很大，显然经过了较长时间的生长，这种复发可能是残留复发；另一种情况是术后经过TACE等预防性治疗，推迟了复发发生的时间。新生再发的另一个特点是其发生率与肝炎、肝硬化的程度有关，肝炎、肝硬化越重，新生再发的发生率越高。新生再发是小肝癌术后复发的主要来源（>60%），这可能是由于小肝癌发生肝内转移的几率较低、残留复发所占比例较小所致。新生再发可发生在残肝内的任何部位，可以是单发或多发，似与原发灶无直接联系。与残留复发相比，新生再发获得再切除的机会较大，因而预后较好，有一组对比研究显示新生再发者平均生存期为29.6个月，显著长于残留复发的15.8个月。

（三）播散复发

肝癌细胞通过血管播散至残肝也是一种复发的来源，这种播散有两条途径：经门静脉和经肝动脉播散。经门静脉播散多发生在手术过程中，在游离和切除肝癌的过程中有时不可避免地造成对肿瘤的挤压，后者促进肝癌细胞进入门静脉并播散至全肝。手术中容易引起播散的环节还见于取门静脉癌栓的过程，这一过程中癌细胞容易脱落而发生肝内播散。经门静脉播散的复发一般发生于手术后短期内（1～3个月），其特点是残肝内出现粟粒样多发复发灶，这种类型复发一般无手术机会，预后较差。

血源性经肝动脉播散引起的肝内复发是一个不容易忽视的途径。近年来通过检测外周血AFP mRNA，表明循环血液中存在肝癌细胞，这些癌细胞可经肝动脉播散至残肝造成复发。肝癌肝移植术后植入肝脏肿瘤复发说明了这一播散途径的存在。

## 二、肝癌术后肝内复发的影响因素

肝癌切除术后是否复发受众多因素影响，从上述肝内复发的来源看，这些影响因素主要来自肿瘤、肝脏和手术本身，肿瘤因素主要影响残留复发，肝脏因素主要影响新生再发，而手术因素主要影响残留和播散。

（一）肿瘤因素

1.转移相关分子　肝内复发的一个重要来源是残留的微转移癌灶，因此容易发生肝内转移的肝癌术后复发率高。肿瘤转移的过程从癌细胞脱落到附着，是一个复杂的细胞与细胞、细胞与基质相互作用的结果，涉及癌基因、抑癌基因、转移相关基因、生长因子及受体、黏附分子以及细胞外基质、肝癌血管形成等众多因素。有关肝癌转移与复发的关系研究较多，如p53为抑癌基因，其突变与肝癌的侵袭性呈正相关，有研究显示p53突变是肝癌术后复发的一个独立危险因素。nm23-H1为转移抑制基因，在保持正常组织结构和细胞连接中起重要作用，有研究表明nm23-H1 mRNA过度表达的肝癌术后复发率低。黏附分子是一大类位于细胞表面的糖蛋白，其中E-钙黏蛋白（E-cadherin）与肝癌术后复发的关系研究较多，结果表明E-钙黏蛋白表达的高低与肝癌的分化程度有关，低表达的肝癌术后容易早期复发[6]。血管生成与肝癌的生长、转移密切相关，血管生成活动旺盛其侵袭性也高，已有研究显示血管内皮细胞生长因子（VEGF）、血管生成素及其受体高表达的肝癌术后复发率高，且复发时间早。

2.生物学特性　肝癌细胞的分化程度、DNA倍体、增殖能力等生物学特性影响肝癌术后的复发率。肝癌细胞的组织学分级与术后复发有一定关系，虽然文献报道的结果不尽一致，但一般认为分化差的肝癌术后复发率高。细胞核出现异倍体DNA含量的肝癌常呈浸润性生长，容易形成血管癌栓、卫星结节，这些恶性生物学行为导致术后复发率高。细胞核增殖抗原（PCNA）是反映肝癌细胞增殖活性的指标，许多研究显示PCNA高表达是肝癌术后复发的一个独立危险因素，PCNA对小肝癌的术后复发更具预测意义。反映肝癌细胞增殖活性的指标还有有丝分裂指数（mitotic index）、Ki-67标记指数等，均与术后复发率具有高度相关性。端粒酶（telomerase）是一种与肝癌细胞增殖有关的核蛋白，近来有不少研究显示高端粒酶活性的肝癌术后容易早期复发，检测一组20例肝癌切除标本的端粒酶活性，9例早期复发者其活性（RTA值）为36.4±27.8，显著高于未复发者（9.8±7.63，$P$=0.004）[7]。其他与术后复发有关的肝癌细胞生物学特性还有雌激素受体的表达和AFP的分泌等，雌激素受体表达阳性的肝癌术后复发率高，AFP阳性肝癌术后容易复发，尤其是高浓度阳性（>1 000μg/L）复发率高。

3.肝癌的病理特征　已有大量研究显示，肝癌的病理特征对术后复发率有重要影响，这些病理特征主要包括肿瘤的大小、有无包膜、是否伴门静脉癌栓、单发还是多发，以及肿瘤血管密度等。从总体看，肿瘤的大小与术后复发率呈正比关系，国内资料大肝癌的5年复发率高于小肝癌，有资料显示为1.9倍，而5年无癌生存率低于小肝癌；但临床上早就观察到，不少大肝癌可获得长期无癌生存，尤其是单个、有包膜者，因此有研究认为肝癌大小不是肝癌复发的主要危险因素。肝癌是否有包膜及包膜是否完整，长期以来一直被认为是肝癌的预后指标，许多研究显示肝癌有包膜者术后复发率低，无包膜者术后复发率高；但也有不少研究不能证明肝癌包膜与术后复发的这种关系，这可能与选择的病例不同有关，位于肝脏边缘较小的肝癌可以通过增加手术切缘的宽度来增加手术的彻底性，此时肝癌包膜就显得不那么重要；而位于肝脏中央较大的肝癌，手术切除时往往无距离可让，此时肝癌包膜对切除的彻底性就具有决定性的影响。门静脉癌栓（肉眼或镜下）是肝癌侵犯血管的结果，为肝癌肝内播散的主要来源，因此与术后复发有密切关系，几乎所有的研究均显示，门静脉癌栓是肝癌术后复发的独立危险因素。多发肝癌术后复发率高于单发肝癌，多发肝癌大致有两种情况，其一是主癌伴子灶，此为肝内转移的结果；其二是同时多中心发生；手术切除后前者肝内可能还残留微小转移灶，后者肝内则可能还有新的生长点，故这两种多发性肝癌术后均容易复发。肝癌的微血管密度（MVD）近年来受到了病理研究的重视，肝癌的生长和转移都依赖于新生血管的生成，因此微血管密度可作为肝癌生长和转移的一个指标，有研究显示，肝癌微血管密度每提高1.1368，其术后复发的危险性增加2.12倍，高血管密度肝癌的术后复发率是低血管密度肝癌的3.23倍，微血管密度对小肝癌更具预后意义。

**（二）肝脏因素**

1. 肝硬化　伴有肝硬化的肝癌术后复发率显著增高，这种增高是新生再发的结果。肝硬化已被视为一种癌前病变，故有人认为，尽管肝癌为可切除肝癌，若伴有肝硬化也是肝移植的适应证，因切除全肝可消除新生再发的来源，尤其是重度肝硬化者，其发生新生再发的机会较轻度肝硬化更大。肝硬化影响术后复发还在于：①因肝储备功能下降而限制了肝切除的范围，从而影响了肝癌切除的根治性，致使术后容易复发；②发生在严重硬化肝脏上的肝癌常呈浸润性生长，容易侵犯门静脉，这也可能是术后复发率高的原因。

2. 肝炎状态　乙型和丙型肝炎病毒在肝癌发生中的作用已基本得到肯定，因此可以理解，残肝存在乙型或丙型肝炎病毒感染者术后容易复发，在一组216例根治性切除的肝癌中，HBsAg和HCVab均阴性者40例，HBsAg阳性而HCVab阴性者131例，HBsAg阴性而HCVab阳性者22例，HBsAg和HCVab均阳性者20例，四组5年无瘤生存率分别为66%、29%、22%和36%，有乙型或（和）丙型肝炎病毒感染者的无癌生存率显著低于无感染者，但两种病毒混合感染者的无癌生存率并不低于单一病毒感染。临床上还观察到，病毒性肝炎伴有血清ALT升高的肝癌术后容易复发，一组33例伴有丙肝的肝癌，其中高ALT（>80U/L）者17例，低ALT（<80U/L）者16例，二者切除术后3年复发率分别为76.6%和18.8%（$P<0.05$）[9]。乙肝“大三阳”（HBeAg阳性）伴血清ALT升高者术后也容易复发，这种慢性活动性肝炎还可使新生再发发生的时间提前，且往往呈多发复发。肝切除手术可加重残肝的病毒性炎症，可能会促进新生再发的发生。

3. 残留肝脏组织学状态　肝癌切除术后残留肝组织的增生能力与术后肝内复发有密切关系，肝组织增生能力强者复发率高。反映肝组织增生能力的指标有PCNA指数、5-溴脱氧尿核苷标记指数（5-bromodeoxyuridine labeling index）以及DNA流式细胞仪分析等，这些指标对新生再发的发生具有预测意义。

**（三）手术因素**

1. 术中挤压　在常规肝癌切除过程中的操作有时难以达到无瘤原则的要求，特别是在游离和切肝过程中的“扒、握”对肿瘤有挤压作用，当游离巨大肝癌或位于第二、第三肝门的肝癌时对肿瘤造成的挤压更明显。这种挤压可将肝癌细胞“挤”进门静脉，有研究发现大肝癌和伴门静脉侵犯的肝癌切除术中门静脉血中有肝癌细胞存在，进入门静脉的肝癌细胞可在残肝内播散，造成术后短期内残肝出现多发复发灶。

2. 手术切缘　手术切缘的宽窄是否影响术后的复发率，文献报道的结果仍不统一。长久以来一直认为手术切缘距肿瘤边缘要有一定的距离才能达到根治目的，否则会增加术后复发的机会，虽然多宽的切缘才能达到肝癌根治性切除的标准至今尚不明确。曾有学者提出至少应达到 2～3cm，但由于肝内管道结构的限制以及普遍伴有肝硬化的事实，按照这一标准只有少数位于肝脏边缘的较小肝癌才可以获得根治性切除，显然不切合临床实际。目前为大多数学者所普遍接受的肝癌根治性切除标准的切缘宽度为 1.0cm，因为大量研究结果显示，切缘宽度＞1.0cm 者肝内复发率要显著低于切缘宽度＜1.0cm 者，我院 1 457 例肝癌切除术后随访资料显示，切缘≥2cm 者 1 年无癌生存率可达 83.8%，而切缘＜1cm 者仅为 26.0%[11]。但近年来不少临床研究发现，手术切缘的宽窄与术后复发率并无直接关系，窄切缘或者无距离切缘的复发率与宽切缘者无显著差别，甚至残肝断面的复发机会也未因无距离切缘而增加。临床上为了追求根治效果，曾风行广泛的大块肝切除，甚至离体或半离体肝切除，但术后复发仍是所面临的主要问题，说明扩大切肝范围、增加切缘宽度并不能有效地降低术后复发率。但我们应该看到，临床上有相当比例的肝内复发是发生在残肝断面，这不能说与手术切缘无直接关系。事实上，手术切缘的宽窄是否影响肝内复发率还取决于肝癌的类型，肝癌边界清楚、包膜完整者，无距离切缘也可能达到“根治性”切除，而肝癌边界不清、无包膜者，无距离切缘肯定会造成肝癌组织残留，增加残肝断面复发甚至肝内播散的机会。

3. 手术术式　肝癌肝切除的术式可分为规则性和非规则性两大类。早期肝癌肝切除的术式主要是规则性的肝叶或半肝切除，但由于肝癌常伴有肝硬化，这种广泛的规则性切除容易引起术后发生肝功能衰竭，手术死亡率高。因此后来的术式逐渐转为以肿瘤为中心的非规则性的局部切除，以尽可能地保留肝组织，这一术式确实明显降低了手术死亡率，但术后复发率上升了。这是因为肝癌容易侵犯门静脉形成癌栓，一组 142 例肝癌中肉眼可见门静脉癌栓 26 例（18.3%），而镜下发现门静脉癌栓多达 121 例，发生率高达 85.2%；研究表明肝癌最早侵犯门静脉是肿瘤所在肝段的门静脉，随后再逐肝段扩展，非规则的局部切除往往会切除了肝癌而残留下受侵犯的门静脉，后者则成为残留复发发生的来源。因此，目前越来越多的学者主张肝癌肝切除的术式应以肝段为基本单位的规则性肝段切除，这样既尽可能多地保留了肝组织，又切除了该肝段的门静脉及其癌栓，故可有效地降低术后肝内残留复发的发生。用规则性肝段切除取代非规则性局部切除是否可显著降低肝癌术后复发率，尚需大宗病例的前瞻性对照研究进一步证实。

4. 手术输血　有文献报道术中输血对肝癌术后复发具有促进作用，且这种作用似有一定选择性，对早期（pTNM Ⅰ、Ⅱ）肝癌、无门静脉侵犯及肝内转移的肝癌、伴有肝硬化的肝癌具有促进术后复发的作用，而对中晚期（pTNM Ⅲ、Ⅳ）肝癌、伴有门静脉侵犯的肝癌则无此作用。然而近期一组 195 例肝癌根治性切除中[10]，117 例接受了输血，78 例未输血，后者 1、3、5 年无癌生存率虽高于前者，但差异无显著性（$P$=0.175）；但在伴有门静脉侵犯的病例中，未输血者 1、3、5 年无癌生存率显著高于接受输血者，结果与上相反，输血可促进伴有门静脉侵犯肝癌的术后复发。因此，输血是如何影响肝癌术后复发，其机制如何目前仍不十分清楚，以往认为可能是输血抑制了机体的抗肿瘤免疫反应以及促进新生再发的发生，近期的研究似乎又提示输血可促进残留复发的发生。另一方面我们还应该看到，肝癌切除术中失血多、需要输血者往往为肝癌比较大、切肝范围比较广、手术比较困难者，而手术失血量少无需输血者，常常是肝癌比较小、切肝范围比较小、手术比较简单者，故前者术后复发率高于后者是由于输血的缘故，还是病例条件不同所造成尚难以确定。可见，输血与肝癌术后复发究竟存在怎样的关系还有待进一步研究。

5. 肝切除　临床上早就认识到肝切除本身对肝癌术后复发有促进作用。动物实验结果表明肝切除可刺激微癌的生长、促进残留复发的发生，且这种促进作用与切肝量存在正比关系。切除大鼠 66% 的肝脏后于残肝及皮下接种肝癌细胞，两处生长的肿瘤体积分别是未作肝切除大鼠的 6 和 4 倍；经大鼠门静脉注入 $10^6$ 个肝癌细胞，未切肝大鼠肝内癌结节和肿瘤容积分别为 25 个 ±7 个和 2.0ml±0.6ml，切除 30% 肝脏的大鼠分别为 58 个 ±9 个和 4.5ml±0.6ml，均显著多于来切肝大鼠，而切除 70% 肝脏的大鼠则分别为 94 个 ±17 个和 9.4ml±1.6ml，又均显著多于 30% 肝切除大鼠。其机制可能是肝切除启动了肝再生过程，且切肝量愈大肝再生作用愈明显，在肝再生过程中诱导了多种因子持续高表达，其中肝细胞生长因子（HGF）和转化生长因子（TGF）及其受体的表达与肝癌术后复发的关系密切。HGF通过细胞膜表面的受体发挥对肝细胞增生的巨大调控作用，同时还可通过受体作用于肝癌细胞而促进其生长。在TGF中对TGF-$\beta_1$研究较多，其促进肝癌术后复发是由于其抑制了免疫活性细胞的增殖，使机体处于免疫抑制状态，从而有利于微癌灶的生长；另外，由于肝癌细胞表面缺乏或低水平表达TGF-$\beta_1$受体，使得TGF-$\beta_1$失去通过旁分泌途径介导肝癌细胞凋亡的作用，而TGF-$\beta_1$可介导癌周肝细胞发生凋亡，这样有利于肝癌细胞在原位扩增，进而成为复发灶。

## 第二节　肝癌术后复发的预防

通过上述的研究可以看出，肝癌术后肝内复发的来源有多种，其影响因素则更多、更复杂，这就给复发的预防带来了极大的困难。虽然经过长期、大量的研究，但仍未寻找到预防肝癌术后肝内复发的有效方法，这是当前肝癌术后复发率仍居高不下的原因。目前临床上对肝内复发的预防主要针对其来源及有关影响因素采取相应的对策。

### 一、预防残留复发的发生

如前所述，约有一半的肝内复发是来自残留的肝内微转移癌灶，因此术后采取措施及时杀灭这些癌灶可望预防残留复发的发生，这对降低肝癌术后复发率具有十分重要的意义。以往针对肝内可能存在的微转移癌灶主要采取预防性化疗，包括肝脏局部化疗和全身化疗，并结合免疫治疗。近年来已认识到，血管生成对肝内微转移癌灶的生长发展具有特殊的意义，因此抗血管生成正逐步引入肝癌术后复发的预防。

#### （一）围术期抗血管生成[15]

和其他实体瘤一样，肝癌的发生、发展和侵袭、转移与其诱发的血管生成有关，后者在肝癌的恶性生物学行为中扮演重要调控角色，肝癌的高血供特点决定了其高血行转移及高复发的特点，研究表明肝癌的转移能力与其诱导的血管生成程度相关，因此抗血管生成有望减少肝癌发生肝内转移的机会，从而减少肝癌微转移灶的形成。

在微转移癌灶形成后其生长发展更依赖血管新生作用，只有在新生血管形成后转移细胞才可继续发展。按照肿瘤休眠理论，原发主瘤对微转移癌灶的生长发展具有抑制作用，这种抑制作用是通过一些内源性抗血管生成因子，如凝血酶致敏蛋白（TSP-1）、血管抑素（angiostatin，AS）、内皮抑素（endostatin，ES）等，抑制转移灶的血管生成而实现的，转移癌灶由于血管生成受到抑制而缺乏血供，细胞发生凋亡增加，当与细胞增殖取得平衡后便保持长期不发展的休眠状态。然而，在原发主瘤被切除后，这种对微转移癌灶血管生成的抑制作用也随之消失，导致原先处于休眠状态的微转移癌灶快速生长，形成可被临床发现的复发灶。因此，在肝癌切除的围术期进行抗血管生成治疗，使微转移癌灶继续处于休眠状态，这种肿瘤休眠疗法（tumor dormancy therapy）可望预防残留复发的发生。

抗肿瘤血管生成的药物（因子）很多，已有十多种分别进入Ⅰ～Ⅲ期临床试验，其中AS和ES是迄今为止发现的疗效最好的血管生成抑制剂，也是唯一直接抗血管生成的制剂，它们可直接抑制内皮细胞的有丝分裂。其他抗血管生成制剂多为间接作用，通过调节肿瘤血管生成的微环境而抑制其形成，包括AGM-1470、IFN-α、IL-12、苏拉明等。TNP-470是一种人工半合成药物，Ⅰ、Ⅱ期临床试验显示其较好的抑制新生血管的效果。肿瘤诱发血管生成是通过释放新生血管诱生剂实现的，血管内皮细胞生长因子（VEGF）是一种较强的新生血管诱生剂，可促进内皮细胞的有丝分裂、增殖、移行，采用抗VEGF抗体可抑制VEGF的诱生作用，从而抑制新生血管的生存。另外，新兴的抗血管新生的基因治疗也显示出较好的前景，通过病毒或非病毒载体导入不同的目的基因（如反义VEGF基因、TIMP-2基因、野生型p53基因、Tie-2基因、AS基因等），从而：①抑制血管新生刺激因子的表达；②诱导血管新生抑制因子的表达；③抑制内皮细胞上的受体表达。但目前尚处于动物实验阶段。

有关抗血管生成预防肝癌术后复发的研究刚刚起步，有许多问题还有待系统地深入研究，就目前的认识而言：①抗血管生成的治疗应始于围术期；②联合应用多种作用机制不同的血管生成抑制剂，以取得比单一用药更好的疗效；③应与肝脏局部化疗或免疫治疗联合运用，因有效的抗血管生成治疗最多只能使肝癌细胞处于“休眠”状态，不能彻底清除之，彻底杀灭肝内微转移灶癌细胞还得依靠化疗药物或免疫细胞的攻击，但处于“休眠”状态的肝癌细胞不易受化疗药物或免疫细胞的攻击。

### （二）术后预防性肝脏局部化疗

肝癌切除术后行预防性肝脏局部化疗，以杀灭残肝内可能存在的微转移癌灶，这是目前临床上预防残留复发的主要措施。方法包括经股动脉穿刺（Seldinger 法）的肝动脉化疗（TAC）和经术中置入导管的灌注化疗，后者可置于肝动脉、门静脉或二者同时置入，故可行肝动脉灌注化疗（HAI）或（和）门静脉灌注化疗（HPI）。TAC 一般始于术后 4 周内，常选用三种作用机制不同的化疗药物联用，可同时注入少量碘油，但除非 DSA 显示残肝内有肿瘤血管染色，一般不再用其他栓塞剂。HAl、HPI 一般始于术后 2 周内，化疗方案有较多变化，常为多种化疗药物的交替灌注，5 ~ 7 天为一个疗程。

有关术后肝脏局部化疗预防肝内复发的报道较多，从国内外文献报道的结果看[16, 17]，尽管化疗方法、药物选用及适应证的掌握不尽相同，但大多数显示了降低肝内复发率和提高无瘤生存率的肯定结果，故目前对术后肝脏局部化疗预防肝内复发的价值持肯定态度，其临床应用也因此越来越普遍。但应该指出的是，文献报道的结果绝大多数为回顾性资料对比分析，因而缺乏足够的说服力。近期国内一组 94 例肝癌根治性切除术后前瞻性随机分组研究，其中 47 例术后 3 ~ 4 周行 TAC，另 47 例作为观察对照，结果前者肝内复发率仅为 19.1%（9/47），后者则高达 53.2%（25/47），充分显示了术后预防性 TAC 对预防肝内复发的积极作用[16]。

术后预防性肝脏局部化疗的运用虽已较普遍，但在实施上还有待规范，如究竟是作 TAC 还是 HAI 或（和）HPI、需作几个疗程、间隔时间如何等，目前均存在较大的随意性。在适应证的掌握上也不尽一致，有学者主张对所有患者术后均作肝脏局部化疗，有些学者则主张仅限于那些所谓“高危复发者”。考虑到 TAC 对肝脏的损害，笔者认为对那些肝硬化较重、存在明显门静脉高压症、肝功能处于代偿与失代偿之间者应慎作预防性 TAC，宁愿选择定期观察，在发现复发灶后再作局部处理；而对肝功能代偿良好者应争取行预防性 TAC。另外，有学者还在行肝脏局部化疗的同时联合静脉或口服全身化疗，以期在减少肝内复发的同时减少肝外复发，但据近期的研究报道，联合全身化疗非但没有达到预期的目的，还增加了肝外复发率，降低了无瘤生存率，这可能与过度化疗损害了机体的免疫功能有关。

### （三）全身化疗

包括静脉化疗和口服化疗。由于肝癌术后复发主要发生在残肝内，全身化疗预防肝内复发的作用不如肝脏局部化疗直接，故目前对肝癌术后行预防性全身化疗基本持否定态度。近期有一组 49 例前瞻性对照研究，其中 24 例术后行静脉化疗（表柔比星、丝裂霉素），25 例术后未作化疗，前者 1、3、5 年生存率和无瘤生存率分别为 100%、77%、72% 和 75%、63%、63%，后者则分别为 92%、63%、51% 和 68%、37%、32%，虽然化疗组的生存率和无瘤生存率均高于未化疗组，但两组的差异无显著意义（$P$ 值分别为 0.0746 和 0.0575）[18]。

口服化疗主要为口服 FT207 或卡莫氟（HCFU），目前应用的病例尚不多，文献对其预防术后复发的价值报道不一，有待进一步研究。

### （四）免疫及免疫化疗

曾在临床上风行一时，包括细胞因子（IFN-r, IL-2 等）、免疫细胞（LAK 细胞等）的全身运用和与化疗药物的联合肝动脉灌注等，文献报道疗效不肯定。但近期一组 150 例随机对照研究显示了积极效果[19]，其中 76 例术后接受了过继免疫治疗（静脉输给 LAK 细胞和抗 $CD_3$ 抗体），74 例作为对照，结果过继免疫治疗组术后复发率降低 18%，复发的危险性降低了 41%，显示过继免疫治疗可推迟肝内复发的时间，延长患者的无瘤生存期。其他有益的免疫治疗尚有皮下注射 α- 胸腺素（日达仙），但价格昂贵。

## 二、预防新生再发的发生

预防新生再发就是预防肝癌的再发。虽然新生再发是肝内远期（> 1 年）复发的主要来源，但实际上在术后早期，新生再发以同样的速率发生，只不过其重要性被残留复发掩盖而已，故预防新生再发的发生也应从手术后开始，而不是要等到手术 1 年后。上述预防残留复发发生的方法均可用于预防新生再发，除此之外尚有两种主要针对新生再发的方法。

### （一）抗肝炎病毒治疗

如同在肝癌发生中起重要作用一样，乙型肝炎病毒（HBV）和丙型肝炎病毒（HCV）在新生再发发生中起同样重要的作用，有研究显示伴有肝炎者新生再发的发生率是无肝炎者的 2 倍。因此，术后抗肝炎病毒治疗对于预防新生再发的发生具有重要意义，这一点在目前的肝癌术后复发的预防上尚未引起足够的重视。目前认为，伴有活动性肝炎（ALT 升高、HBV-DNA 阳性）者术后应作抗病毒治疗。抗 HBV，首选拉米氟啶（贺普丁），α- 干扰素也有一定疗效；抗 HCV 则首选 α- 干扰素。至于抗肝炎病毒治疗对于预防新生再发的效果尚未见临床报道，值得进一步深入探讨。

### （二）癌前病变的分化诱导

肝硬化已被视为一种癌前病变，因而在新生再发的发生中起重要作用。对肝癌细胞的分化诱导已早有研究，如维 A 酸分化诱导人肝癌细胞株 SMMC-7721 等。近来有作者将维 A 酸用于肝癌切除术后残肝内具有癌变潜能细胞的分化诱导，有报道术后口服维 A 酸类药物（polyprenoic acid）12 个月有效地减少了新生再发的发生机会，延长了患者的生存率。肝癌术后对残肝内癌前病变进行分化诱导治疗，可望为肝癌术后复发的预防开辟一条新途径，目前的研究报道尚少。

## 三、预防和减少术中肝癌细胞播散

如前所述，术中操作造成肝癌细胞经门静脉播散是肝内复发的重要来源之一，预防的措施除了术中坚持无瘤原则、尽量避免挤压肿瘤外，主要包括以下几个方面：

### （一）逆行肝切除

常规肝切除的顺序是先游离肝脏和肿瘤，再断肝。当右肝肿瘤巨大时，肝脏和肿瘤的游离比较困难，在游离过程中不可避免地对肿瘤造成挤压，后者促进肿瘤细胞肝内播散。采用逆行肝切除，即先断肝然后再游离肝脏和肿瘤，可避免常规肝切除的挤压播散，因而可望降低肝内复发率。一组对照资料显示，54 例右肝大肝癌行逆行肝切除的 5 年无瘤生存率（32%）显著高于 106 例右肝大肝癌行常规肝切除者（13%），说明采用逆行肝切除方法对预防肝内播散有一定作用[21]。然而，该切肝方法目前尚不为大多数肝外科医生所熟悉，需进一步研究推广。

### （二）结扎荷瘤叶肝蒂

在游离肝脏和肿瘤前先结扎荷瘤叶肝蒂，便阻断了肝癌细胞经门静脉向余肝播散的途径。结扎肝蒂的方法有：

1. 肝门解剖法　即在肝门部解剖出相应的肝蒂予以结扎、切断。

2. 肝蒂钩绕法　即按肝蒂的解剖位置，在相应肝门部附近肝表面作两小切口，用血管钳钩绕肝蒂带线结扎，该方法较肝门解剖法简单，可分别结扎左或右半肝的肝蒂、右后或右前叶肝蒂、左外叶肝蒂。

3. 若肿瘤巨大、压迫推挤肝门，则既不能解剖出肝蒂又不能钩绕肝蒂，此时可在肝门阻断下向患侧肝蒂方向断肝，在肝内显露出肝蒂后予以结扎。

### （三）术前门静脉栓塞

文献报道有两种形式：

1. 门静脉支持久栓塞　在手术前 1 ~ 2 个月先对患侧门静脉进行栓塞，主要适用于肿瘤较大、需行半肝切除者，特别是要行右半肝切除而左肝无明显代偿增大者，在栓塞门静脉右支后右肝发生萎缩左肝则代偿性增大，故门静脉支栓塞不仅可预防肝癌细胞的播散，还可减少肝切除术后肝衰竭发生的机会。

2. 暂时门静脉栓塞　选择可降解、半衰期短的栓塞剂（如淀粉微球），在切肝时对门静脉造成暂时的栓塞，随着栓塞剂的降解，在肝切除完成后门静脉恢复通畅，这一暂时性的栓塞可阻断肝切除术中肝癌细胞播散的途径，有报道 8 例肝癌肝切除术中采用了淀粉微球门静脉暂时性栓塞，术后随访6～24个月无一例发生肝内复发，虽病例较少，但值得进一步深入探索。

### （四）热凝固化或冷冻后切除

对肿瘤先行热凝固化或冷冻后再切除，可减少术中肿瘤细胞播散的机会。

## 四、增加手术的彻底性

不可否认，临床上许多肝内复发是由于手术不彻底造成。一组142例复发肝癌的分析，其中99例（69.7%）复发发生于手术后6个月内[12]，可见相当高比例的肝内复发是发生在手术后短期内，这与手术的不彻底不无关系。手术不彻底的原因有手术因素和肿瘤因素，针对这些因素采取相应的措施来增加手术的彻底性，是降低肝内复发率的有效途径。

### （一）术中B超

这是增加手术彻底性、减少肝内残留复发的重要措施，目前在许多临床中心已成为肝癌肝切除术中常规的检查项目。由于高频探头的使用，以及避免了肋骨、肺气、肠气的干扰，术中B超可获得较术前B超更清晰、分辨率更高的图像，它可发现3～4mm的肝内病灶，其敏感性和特异性均优于术前B超、CT、CTAP、MRI等。常规开展术中B超检查可：①发现术前未被发现、术中未被扪及的肝内小病灶，尤其是伴有肝硬化者意义更大，有报道约20%的病例在作术中B超检查后有新的发现；②指导切肝线的确定，可减少切缘残留的机会，一组对比研究显示，术中B超指导下的肝切除切缘均为阴性，而对照组有10%为阳性切缘；③发现术前未被发现的门静脉或（和）肝静脉癌栓；④指导解剖性肝段切除。

在运用术中B超时应注意：①扫描应按一定顺序进行，一般先探已发现的病灶，再探其余肝脏；②所发现的肝内新病灶并非皆为肝癌子灶，应注意定性分析，常需鉴别诊断的是肝内小囊肿及小血管瘤，前者不难区别，后者有时则不易鉴别，此时可作肝门阻断并在压迫局部肝脏下再探，若为血管瘤肿块回声反射会明显减弱；③术中B超不可代替术中触诊，因术中B超的高频探头容易遗漏近肝表面的小病灶，而这些表面病灶恰恰可以通过触诊很容易被发现。

### （二）切缘

如前所述，切缘是影响肝癌术后复发的重要因素之一，因此，术中如何保持阴性切缘是降低术后复发率的重要措施。虽然有资料显示切缘的宽窄与复发率之间无显著相关性[22]，对位于肝脏周边或表面的肝癌还是要争取较宽的切缘，特别是无明显肿瘤包膜者，可减少术后切缘复发的机会。在作不规则性局部切除时应注意避免一种倾向，即在肝表面确定切肝线时距肿瘤有一定距离，当切肝至深部时已贴近肿瘤，这样影响肿瘤切除的彻底性，应该保持所有肝切面（立体地）与肿瘤之间的距离。对于中央型肝癌，由于肝内管道结构的限制，切缘与肿瘤之间有时可能无距离可让，此时应避免肿瘤暴露于肝切面。事实上，即使肿瘤压迫血管或胆管，在非压迫部位断肝仍可保持一定距离，待断肝至血管或胆管时再贴近肿瘤，这样可增加中央型肝癌切除的彻底性。若切缘不够满意，可作进一步处理，如局部注射无水酒精、明胶海绵块蘸吸化疗药物后填于切缘等，还有将化疗药物制成缓释剂型埋于切缘，这样保持术后较长时间内切缘局部有较高的化疗药物浓度，从而杀灭可能残存的肿瘤细胞。于拟定切肝线行微波热凝固化，再沿固化带切肝可减少切缘肿瘤残留的机会。应该指出的是，肝癌手术切除应力争根治性，不应依赖这些姑息的切缘处理，因为这些方法究竟能否降低切缘复发率尚无肯定结论。

### （三）术式

如前所述，肝切除术式也是影响术后复发率的因素之一，目前提倡以肝段为单位的规则性肝切除，这种按解剖的肝段切除可提高手术的彻底性，特别是可减少门静脉癌栓残留的机会。借助于术中B超及肝门肝蒂的解剖，Couinaud所划分的8个肝段均可被单独切除；如肿瘤较大、超过一个肝段范围，可作2个或2个以上肝段的联合肝段切除；如果肿瘤较小而肝硬化又较重，可按肝蒂进一步分支切除肝段的一部分，此为亚肝段切除。然而，这种以肝段为单位的规则性肝切除究竟能否降低肝癌术后复发率，目前尚缺乏大宗病例的前瞻性对照研究证实。

**（四）术前 TACE**

对可切除肝癌术前先行 TACE 治疗，希望使肿瘤坏死瘤小、血管减少以及包膜形成，从而提高后来手术切除的彻底性、降低术后复发率。术前 TACE 始于 20 世纪 80 年代初，曾在临床上风靡一时，经过 20 年的临床运用，目前对术前 TACE 的价值有趋于否定之势。有关术前 TACE 的文献报道较多[23-25]，就其究竟是否可降低术后肝内复发率，结果较为不一致，不少报道认为术前 TACE 不能降低术后肝内复发率、不能延长患者的无瘤生存期；但有相当一部分确实观察到术前 TACE 显著降低了术后、尤其是术后早期（< 1.5 年）的肝内复发率，显著延长了患者的无瘤生存期。造成这些相互矛盾结果的主要原因可能是病例选择的差异，相对早期的小肝癌术后肝内复发的主要形式是新生再发，术前 TACE 对降低这类肝癌的术后复发率理论上似无意义；但相对晚期的大肝癌术后肝内复发的主要形式是残留复发，术前 TACE 可减少这类肝癌发生肝内转移的机会，从而降低残留复发的发生率。国内有资料显示，术前 TACE 可明显提高直径> 8cm 肝癌患者的生存率，而不能提高直径 3 ~ 8cm 肝癌患者的生存率。我院资料也显示，对肿瘤较大、边界不清楚的所谓“高危复发”肝癌行术前 TACE，可显著提高这类患者的无瘤生存率[11]。可见，术前 TACE 的实施应有选择性，不可全盘否定，也不应将适应证扩大到所有可切除肝癌。国外许多有关术前 TACE 的报道以小肝癌为主，如一组 60 例术前 TACE 的肿瘤最大径为 37mm ± 3.1mm，而国内临床上仍以大肝癌为主，因此国外的经验不完全适用于我们，对术前 TACE 究竟可否增加手术切除的彻底性，从而降低术后肝内复发率，值得我们进一步作病例分层的前瞻性对照研究，因为目前的资料多为回顾性资料比较，说服力不强。

有关术前 TACE 报道结果比较一致的是该方法不能提高（甚至是降低）患者总体生存率，这是因为术前 TACE 加速了已发生硬化肝脏的肝功能恶化，从而使原来死于肝癌复发的病例死于术后肝衰竭和消化道出血。因此，关于术前 TACE 的价值不仅要考虑到肿瘤因素，还要考虑到肝脏因素，肝硬化较重、肝功能处于代偿边缘者，应避免施行术前 TACE，否则不仅会增加手术后发生肝衰竭的可能，还可能因肝功能损害而失去手术切除的机会。实际上，术前 TACE 除了损害肝功能外，还有许多其他缺点，如增加后来手术切除的困难、促进肺转移的发生、致使胆管损伤等，在决定是否行术前 TACE 时均应将上述因素考虑在内。

至此，术前 TACE 的适应证似较明确：①“高危复发”肝癌；②不伴严重肝硬化者。根据这两条适应证有选择性地行术前 TACE 可扬长避短，或许会既降低了肝内复发率，提高了无瘤生存率，又可提高了总体生存率。

## 第三节　肝癌术后复发的治疗

虽然肝癌术后复发问题的关键是预防，但在采取了上述预防措施后仍出现复发，则如何治疗便成为问题的中心。目前对肝癌术后复发的治疗多持积极的态度，因为通过治疗可使一部分患者重新获得根治，不能根治者也可延长带瘤生存时间。肝癌术后复发的治疗原则和方法基本同首次发现的肝癌。

### 一、手术治疗

手术切除仍然是复发肝癌的首选治疗方法，对于单个复发或复发灶局限者，只要肝功能代偿良好，应积极争取再切除，我院对再切除病例长期随访的结果显示，可获得与第一次切除相似的疗效。只是在判断复发肝癌是否可切除时，应充分意识到再次手术的复杂性，由于第一次肝切除后的粘连及肝脏形态结构的变化，往往使得再切除较第一次肝切除困难，尤其是原来相对简单的肝脏游离和肝门控制的过程变得十分复杂，并成为出血的主要环节。一般情况下，第一次手术为小范围的肝局部切除，复发后的再次切除机会较大，手术也相对容易；而第一次切肝范围广泛，特别是半肝或半肝以上的切除，则复发后再切除的机会较小，手术也较为复杂，即使是不大的复发肝癌切除。

## 二、非手术治疗

对于不能或不可切除的复发肝癌，可采取非手术治疗方法，包括肝动脉化疗栓塞（TACE）、B超或CT引导下的局部治疗（如局部无水酒精注射、射频消融、氩氦刀等）及局部放疗（如“γ刀”、“X刀”等）。这些方法的适应证及具体操作与治疗首次发现的肝癌一样，这里就不再赘述。

## 三、肝移植

在肝移植技术发展成熟的今天，肝移植已成为肝癌术后复发治疗的一项可选择的方法。由于肝癌切除术后的高复发率，一些肝移植中心已将肝移植作为肝癌的首选治疗方法，而不是传统的肝切除。与肝癌切除相比，肝移植虽然提高了患者的无瘤生存率，但在总体生存率上并无明显优势，故有学者提出对首发肝癌仍然首选切除，待复发后再作肝移植，即把肝移植作为复发肝癌的首选治疗方法。由于肝移植也没有解决肝癌术后复发的问题，再加上我国肝癌绝大多数伴有乙型肝炎，肝移植术后乙型肝炎复发率高，故对可切除复发肝癌的首选治疗方法是肝移植还是再切除，尚需更多病例的前瞻性随机对照研究加以证实。目前一般认为，与首发肝癌一样，对可切除的复发肝癌仍以再切除为首选，对于无法切除（包括肿瘤原因或肝脏原因）而又无肝外转移及血管侵犯，可选择行肝移植。

# 第四节　肝癌合并癌栓的处理

## 一、肝癌合并门静脉癌栓的手术治疗

由于肝硬化结节使肝静脉受压，肝癌的出瘤血液更多地进入门静脉，即门静脉是肝癌的主要流出道，故在各种癌栓中肝癌合并门静脉癌栓最常见，约30%～40%的肝癌合并肉眼门静脉癌栓，而合并镜下门静脉癌栓发生率则更高，可达66.2%～90.2%，即使小肝癌也高达37.0%～76.6%。门静脉癌栓最早形成于荷瘤肝段门静脉支，后逐渐向较大分支延伸，最后到达门静脉主干，并可向对侧门静脉支延伸。门静脉癌栓不仅是肝癌发生肝内播散的重要原因，在癌栓堵塞门静脉主干后，还可使患者的肝功能进一步恶化，诱导急性门静脉高压症，引起顽固性腹水和食管-胃底静脉曲张破裂出血，后者常导致患者死亡。因此肝癌合并门静脉主干癌栓者如不积极治疗预后极差，中位生存期仅2.7个月。近年来通过积极的手术治疗，大为改善了肝癌合并门静脉癌栓者的预后，有些患者甚至获得了长期生存的机会。肝癌合并门静脉癌栓的手术方式视原发灶大小和癌栓分布的范围而定，基本有原发灶切除+癌栓切除和原发灶切除+门静脉切开取栓两大类。

### （一）原发灶切除+癌栓切除

原发灶与癌栓一并切除，这是最彻底的治疗术式，适用于癌栓范围局限于肝癌所在的段、叶门静脉支。如右后叶肝癌，癌栓局限于门静脉右后叶支，在作右后叶切除时一并将门静脉右后支及其癌栓整块切除；左肝癌合并门静脉左支癌栓，作左半肝切除时一并切除原发灶和门静脉左支及其癌栓。近来有作者报道，若癌栓延伸至对侧门静脉一级分支，在作半肝切除时也可一并切除对侧门静脉支，然后将门静脉主干与对侧门静脉断端作对端吻合或自体静脉搭桥吻合。但这种手术操作复杂，技术要求高，对肝脏造成的缺血时间长，其应用价值有待进一步评价。

### （二）原发灶切除+门静脉切开取栓

这是目前最常用的术式，包括：

1. 经肝断面门静脉取栓　肿瘤切除后仍在肝门阻断下敞开肝断面门静脉，用卵圆钳或吸引器头伸入管腔内取（吸）癌栓组织，逐步深入到门静脉主干及对侧分支；取（吸）尽癌栓后放松肝门阻断，让门静脉血涌出，若有残留的癌栓组织可被门静脉血冲出；如放松肝门后仍无门静脉血涌出，或血流不畅，则表明主干内仍有较大的癌栓阻塞，应再深入主干取栓，直至有血流涌出。在放松肝门阻断后门静脉血流有可能将残留的癌栓组织冲入对侧门静脉支，故在复流后应再向对侧门静脉支取栓。在确信已取尽癌栓后，肝断面门静脉用无损伤血管钳夹持，小圆针细丝线连续缝合关闭。

2. 门静脉主干切开取栓　若经肝断面门静脉不能取尽主干内癌栓，可直接切开主干取栓：有时原发灶较小且位于肝表面，但形成的癌栓可延伸至主干，此时可在局部切除原发灶后直接切开门静脉主干取栓。方法是切开肝十二指肠韧带右侧的浆膜，适当游离胆总管后将之牵向左侧，分离、显露其后内方的门静脉右后壁，在肝门阻断下纵行切开门静脉取栓，取栓方法同前。癌栓取尽后用 5-0 无损伤缝线连续缝合门静脉切口。

若原发灶不可切除，单纯切开门静脉取栓一般无治疗意义，可选择 TACE、适形放疗、激光消融等治疗，但它们的确切疗效尚有待进一步总结。

## 二、肝癌合并胆管癌栓的手术治疗

肝癌侵犯胆管可形成胆管癌栓，其发生率约为 1%～5%。肝癌侵犯胆管的主要方式为直接浸润，其他可能的途径还包括：①癌细胞侵入静脉或淋巴管再逆行侵入肝内胆管壁；②癌细胞通过血行转移至肝内胆管壁营养血管，再穿破胆管上皮进入肝内胆管腔内；③癌细胞沿神经鞘间隙侵入肝内胆管壁。肝癌突破肝内胆管壁后由原发灶血管供血继续生长形成癌栓，并不断发展延伸至肝外胆管；侵入肝内胆管腔的肝癌组织也可与原发灶脱离，下行至肝外胆管形成癌栓；还有一部分肝癌侵犯胆管引起出血，在管腔内形成含癌细胞的血凝块。

肝癌合并胆管癌栓者除肝癌的临床表现外，最突出的症状是黄疸，以往临床上常将这类患者的黄疸与肝癌晚期、肝功能失代偿所致的黄疸或肝癌压迫、侵犯肝门部胆管引起的黄疸混为一谈，一般划为不宜外科手术治疗一类。近 10 余年来临床上对本病有了新的认识：一方面，这类患者虽伴有黄疸，但一般状况往往较好，可以耐受外科手术；另一方面，这类患者经过积极手术治疗后，其预后并不比无胆管癌栓者差，部分患者甚至可获得根治而长期生存。

手术方式以肿瘤切除＋胆管切开取栓为首选，方法类似于肝切除治疗肝内外胆管结石，在切除原发肿瘤后，经肝断面胆管取栓，同时切开胆总管探查、取栓，取尽癌栓后肝断面胆管缝闭，胆总管置“T”管引流。多数癌栓与胆管壁并无牢固连接，可整条取出；少数癌栓组织可侵入胆管壁，此时不易完整取出，可用刮匙刮。在取胆管癌栓时有时会遇胆道出血，可用浸有缩血管药物（如肾上腺素、麻黄碱等）或凝血药物（如凝血酶等）的纱条填塞胆管腔，多可压迫止血；若填塞仍不能止血，可行肝动脉结扎。虽然胆管切开取栓方法简单，但有时不易取尽，这不仅会导致术后癌栓复发，术后梗阻性黄疸也得不到解除，因此术中应力求取尽癌栓，胆总管切口应与肝断面胆管会师，胆总管下端也应注意探查，术中可行胆道冲洗，必要时应作胆道镜检查。

对无法切除的肝癌伴胆管癌栓者，可放置胆管内支架，以缓解胆道梗阻。

## 三、肝癌合并下腔静脉癌栓的手术治疗

下腔静脉癌栓来自肝静脉，一般是后者的延续。肝癌合并腔静脉癌栓不如合并门静脉癌栓常见，但手术治疗比较困难，一般需在全肝血流阻断（hepatic vascular exclusion，HVE）下进行。随着肝脏外科技术和麻醉处理的进步，近年来也开展了对肝癌合并下腔静脉癌栓的手术治疗。

### （一）术前检查

肝癌合并下腔静脉癌栓者可无下肢水肿等下腔静脉阻塞的症状，诊断主要依靠影像学检查，故在检查时应注意观察肝后下腔静脉。B 超、CT 及 MRI 均可发现下腔静脉癌栓；MRI 显示下腔静脉较 CT 清楚，故发现下腔静脉癌栓的敏感性高于 CT，尤其是矢状面或额状面可清楚显示癌栓的全程。其他影像学检查尚包括经食管内镜超声和下腔静脉造影，除显示癌栓外，前者对确定癌栓的上极位置特别有意义，后者则有助于了解侧支循环建立的情况。根据影像学发现癌栓的位置、范围，术前制订详细的手术计划。

### （二）手术方法

体位、切口同一般肝切除。进腹离断肝周韧带后，将肝脏脏面翻起，游离肝下下腔静脉并套脐带线；再于膈下游离肝上下腔静脉套脐带线，做好全肝血流阻断准备。若腔静脉癌栓向近端延伸已超过膈肌水平，则应劈开胸骨（或切开膈肌）打开心包游离腔静脉置阻断带。如癌栓已达右心房，则需体外循环。为防止癌栓脱落造成栓塞，切肝应在全肝血流阻断下进行，先阻断第一肝门，再阻断肝下下腔静脉，最后阻断肝上下腔静脉；切肝方法同一般肝切除，待切除肿瘤后再纵行切开肝后下腔静脉，用卵圆钳取栓或吸引器吸取，取尽癌栓后用肝素液冲洗管腔，最后用血

管缝线连续缝合切口。放松血管阻断，放松顺序与阻断顺序相反。若患者对全肝血管阻断的耐受性差，为了减少阻断下腔静脉带来循环不稳定的影响，切肝可先在阻断第一肝门下进行，待肿瘤切除后再阻断肝下、肝上下腔静脉取栓。但应注意切肝时避免挤压下腔静脉。若下腔静脉癌栓就在肝静脉入口附近，可不作全肝血流阻断，在切肝最后用萨氏钳控制局部下腔静脉，切断肝静脉后从其残端取栓，必要时可纵行切除部分下腔静脉壁。

（三）术中注意事项

1. 解剖、游离肝下、肝上下腔静脉时应谨慎操作，尤其在膈下游离肝上下腔静脉较为困难，应特别注意避免损伤腔静脉而发生难以控制的大出血。

2. 全肝血流阻断可引起患者的循环不稳定，需要麻醉医生的积极配合和处理，包括扩充血容量、稳定血压及纠正酸中毒等。

3. 取腔静脉癌栓应务必彻底，以免残留碎屑造成肺动脉栓塞，术中、术后应严密监测血氧饱和度。

## 参考文献


[1] Poon RT, Fan ST, Wang J. Risk factors, prevention, and management of postoperative recurrence after resection of hepatocellular carcinoma. Ann Surg, 2000, 232:10.

[2] Ercolani G, Grazi GL, Ravaioli M, et al. Liver resection for hepatocellular carcinoma on cirrhosis. Ann Surg, 2003, 237:536.

[3] 王悦华，刘永雄，冯玉泉，等. 小肝癌手术切除82例临床分析. 中华外科杂志，1998，36:451.

[4] 黎乐群，彭涛，林进令，等. 复发性肝细胞癌的细胞克隆来源及其与复发时间的关系. 中华肝胆外科杂志，1999，5:11.

[5] Sakon M, Umeskita K, Nagano H, et al. Clinical significance of hepatic resection in hepatocellular carcinoma. Arch Surg, 2000, 135:1456.

[6] Huang GT, Lee HS, Chen CH, et al. Correlation of E-cadherin expression and tecurrence of hepatocellular carcinoma. Gastroenterol, 1999, 46:1923.

[7] Suda T, Isokawa O, Aoyagi Y, et al. Quantitation of telomerase activity in hepatocellular carcinoma: a possible aid for a prediction of recurrent disease in the remnant liver. Hepatology, 1998, 27:402.

[8] 孙惠川，汤钊猷，马曾辰. 影响肝癌根治性切除后复发率的因素. 中华肝胆外科杂志，2000，6:7.

[9] Tarao K, Rino Y, Takemiya S, et al. Close association between high serum ALT and more rapid recurrence of hepatocellular carcinoma in hepatectomized patients with HCV-associated liver cirrhosis and hepatocellular carcinoma. Intervirology, 2000, 43:20.

[10] Makino Y, Yamanoi A, Kimoto T, et al. The influence of perioperative blood transfusion on intrahepatic recurrence after curative resection of hepatocellular carcinoma. Am J Gastroenterol, 2000, 95:1294.

[11] 张智坚，杨甲梅，吴孟超. 肝细胞癌根治性切除术标准的探讨. 肝胆外科杂志，1999，7:180.

[12] 程红岩，陈栋，徐爱民，等. 肝癌术后复发原因的探讨. 中华肿瘤杂志，1999，21:269.

[13] Yamamoto J, Kosuge T, Takayama T, et al. Recurrence of hepatocellular carcinoma after surgery. Br J Surg, 1996, 83:1219.

[14] Poon RT, Fan ST, Ng IO, et al. Different risk factors and prognosis for early and late intrahepatic recurrence after resection of hepatocellular carcinoma. Cancer, 2000, 89:500.

[15] 张延龄. 抗血管生成疗法在肿瘤外科中的作用. 国外医学外科学分册，1999，26:258.

[16] 李锦清. 肝癌切除术后辅助肝动脉栓塞化疗的价值. 中国实用外科杂志，2000，20:139.

[17] Nakashima K, Kitano S, Kim YI, et al. Postoperative adjuvant arterial infusion chemotherapy for patients with hepatocellular carcinoma. Hepatogastroenterol, 1996,

43:1410.

[18] Huang YH, Wu JC, Lui WY, et al, Prospective case-controlled trial of adjuvant chemotherapy after resection of hepatocellular carcinoma. World J Surg, 2000, 24:551.

[19] Takayama T, Sekine T, Makuuchi M, et al. Adoptive immunotherapy to lower postsurgical recurrence rates of hepatocellular carcinoma: a randomized trial. The Lancet, 2000, 356:802.

[20] Muto Y, Moriwaki H, Saito A. Prevention of second primary tumors by a acyclic tetinoid in patients with hepatocellular carcinoma. N Engl J Med, 1999, 340:1046.

[21] Liu CT, Fan ST, Lo CM, et al. Anterior approach for difficult major hepatectomy. World J Surg, 1996, 20:314.

[22] Ochiai T, Takayama T, Inoue K, et al. Hepatic resection with and without surgical margins for hepatocellular carcinoma in patients with impaired liver function. Hepatogastroenterol, 1999, 46:1885.

[23] Gerunda GE, Neri D, Merenda R, et al. Role of transarterial chemoembolization before liver resection for hepatocarcinoma. Liver Transpl, 2000, 6:619.

[24] Uchida M, Kohno H, Kubota H, et al. Role of preoperative transcatheter arterial oily chemoembolization for resectable hepatocellular carcinoma. World J Surg, 1996, 20:326.

[25] 彭淑镛, 陈才德, 江献川, 等. 术前肝动脉化疗栓塞对肝癌切除术后疗效的影响. 中华肝胆外科杂志, 1996, 2:12.

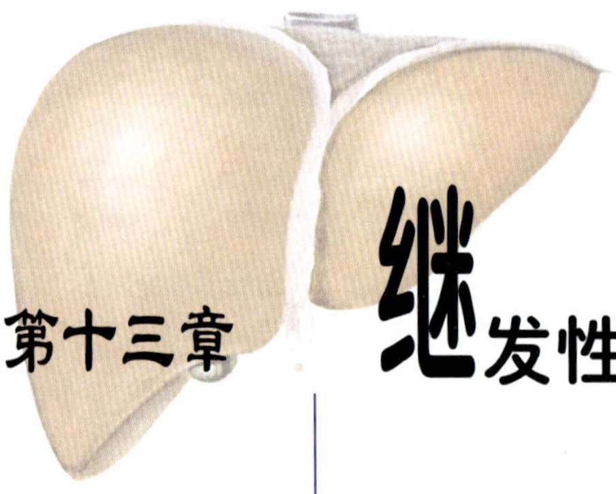

# 第十三章 继发性肝癌

沈锋 吴东

肝脏是人体最大的实质性器官，血液供应丰富，许多其他器官的恶性肿瘤可通过不同的途径，如随血液、淋巴液转移至肝脏，或直接浸润肝脏形成继发性肝癌，又称转移性肝癌。近年来随着结、直肠癌、胃癌、肺癌等肿瘤发病率的上升，继发性肝癌在我国亦有增多趋势[1,2]。

## 第一节 流行病学及病理

### 一、流行病学和转移来源

人体约1/2脏器发生的肿瘤可转移到肝脏。尸检证实在各种转移性肿瘤中，转移性肝癌占41%，肝脏转移的频率仅次于淋巴结转移（57%）。继发性肝癌中57%来自消化系统的原发肿瘤，其中结、直肠癌最易发生肝脏转移。在结、直肠癌初次诊断时，已发生肝脏转移的概率为10%～25%，术后5年转移发生率为13.1%～22.2%。其他较多发生肝转移的原发癌包括胰腺癌、乳腺癌、胆囊癌、肝外胆管癌、胃癌、卵巢癌、头颈部肿瘤等。眼部恶性肿瘤虽然罕见，但肝转移发生率最高。某些特殊类型的肿瘤如神经内分泌系统来源的肿瘤亦易引起肝转移，但既往尚未引起足够重视。第二军医大学东方肝胆外科医院1999年至2001年经手术病理证实的继发性肝癌的来源情况如表13-1所示，以消化道系统肿瘤转移的频率最高，特别是结、直肠癌[3]。

人体各部位的癌肿常经四种途径转移到肝脏：

1. 经门静脉转移　为主要转移途径。消化道及盆腔部位的恶性肿瘤多经此途径转移入肝脏，约占继发性肝癌的35%～50%。门静脉血流有分流现象，即肠系膜上静脉血液流入肝右叶，而肠系膜下静脉和脾静脉血流流入肝左叶。但临床上这些门静脉所属脏器的肿瘤转移的分流情况并不明显，而以全肝肿瘤的广泛播散多见。

2. 经肝动脉转移　任何血行播散的肿瘤均可循肝动脉转移至肝脏，如肺癌、乳腺癌、肾癌、恶性黑色素瘤、鼻咽癌等可经此途径转移入肝。

3. 经淋巴路转移　肝外肿瘤经淋巴回流转移至肝内形成转移者较少见。胆囊癌可沿胆囊窝淋巴管扩展至肝实质内，也可以经肝门淋巴结循淋巴管逆行转移到肝脏，此时转移肿瘤多不形成结节，而是沿着胆管周围淋巴管蔓延生长，部分肿瘤的转移可局限于肝门淋巴结而导致阻塞性黄疸。

4. 直接侵犯　肝脏邻近器官的肿瘤，如胃癌、横结肠癌、胆囊癌和胰腺癌等均可通过原发肿瘤与肝脏的粘连，而致癌细胞直接浸润扩散至肝脏，右侧肾脏和肾上腺的肿瘤也可直接侵犯至肝脏。

表13-1　414例转移性肝癌的器官来源

| 原发肿瘤 | 例数 | % |
|---|---|---|
| 结肠癌 | 142 | 34.30 |
| 胆囊癌 | 102 | 24.64 |
| 直肠癌 | 52 | 12.56 |
| 胃癌 | 49 | 11.84 |
| 胰腺癌 | 35 | 8.45 |
| 乳腺癌 | 27 | 6.52 |
| 鼻咽癌 | 6 | 1.45 |
| 子宫内膜癌 | 1 | 0.24 |
| 合计 | 414 | 100.00 |

### 二、病　　理

继发性肝癌因原发癌的生物学特性、个体状况以及发现的早晚而表现为数目不一，可为单个结节或多发结节，但发现时多数呈多发、散在性，以小于5cm的结节多见。多数转移癌的癌结节外观呈灰白色，质地较硬，与周围肝组织之间有明显分界，结节的中央常因坏死而凹陷，其组织学结构与肝外原发癌相似。如来自胃腺癌的继发性肝癌，其组织中显示腺状结构；来自眼部的黑色素瘤，肝脏的转移性癌结节也因含较多的黑色素而呈棕黑色。

按照继发性癌与原发癌发现时间的异同，继发性肝癌可分为同时转移癌与异时转移癌两类。前者与原发癌同时被发现，结、直肠癌中这一概率为20%；后者在原发癌手术后不同的时间被发现。一般而言，多数恶性肿瘤发生肝转移的危险性与原发癌的大小、浸润状况和淋巴结转移状况相关，即越晚期的原发癌越易引起肝转移，但也有不少例外的情况，有些低分化或未分化的肿瘤可以肝转移为首发表现，肝外原发性癌灶可以很小而肝脏的转移性癌却生长很快乃至侵占整个肝脏。此外，继发性肝癌很少合并肝硬化，也多不侵犯门静脉形成癌栓，而肝硬化肝脏也较少发生转移癌。

## 第二节　临床表现及相关检查

### 一、临床表现

继发性肝癌的临床表现无特异性，原因是原发癌部位的不同，肝脏转移的程度亦不同。临床上常见有四种不同的临床表现模式。

1. 仅有原发肿瘤的临床表现　主要见于无肝病背景的病人。肝脏转移尚属早期，尚未出现症状，而原发肿瘤已甚明显且多属中晚期。此类病人的继发性肝癌多在原发肿瘤的检查、随访中发现，亦常会在手术探查时发现。

2. 仅有继发性肝癌的临床表现　主要见于原发肿瘤较早期或其部位隐匿，不易引起相应的临床症状与体征。患者多主诉上腹或肝区闷胀不适或隐痛，随着病情发展，患者又出现乏力、食欲差、消瘦或发热等。体检时在中上腹部可扪及肿大的肝脏，或质地坚硬有触痛的硬结节，晚期患者可出现贫血、黄疸和腹水等。此类患者的临床表现类似于原发性肝癌，但一般而言发展相对缓慢，程度也相对较轻，多在行肝脏各种检查时疑及转移癌可能，进一步检查或在手术探查时发现原发肿瘤。部分患者乃至无法找到原发癌灶。

3. 既有原发肿瘤，也有继发性肝癌的临床表现　主要见于原发肿瘤及肝脏转移癌均已非早期，患者除肝脏的类似于原发性肝癌的症状和体征外，同时有原发肿瘤引起的临床表现。如结、直肠癌肝转移时可同时伴有排便习惯、粪便性状的改变及便血等。此类患者可因两方面的症状就诊时发现。

4. 既无原发肿瘤，也无继发性肝癌的临床表现　主要因原发肿瘤的部位隐匿，即使已发生侵袭性生长，但仍未表现原发肿瘤的症状，而肝脏的转移灶也尚属早期。近年来随着人们健康意识和检查技术的提高，一些无症状的继发性肝癌的发现率大大提高。患者可在全身系统检查中发现肝转移癌及原发病灶。

尽管临床表现有不同的模式，但多数患者有肝脏和原发部位同时或异时出现的症状和体征。由于临床上对恶性肿瘤肝转移有相当的警惕性，有些患者有原发灶手术史，因此详细的病史询问和体格检查仍能提供诊断线索。

### 二、实验室检查

1. 肝功能检查　多属正常，但病情重者多有血清胆红素、碱性磷酸酶（ALP）、乳酸脱氢酶及γ-谷氨酰转肽酶（γ-GT）等的升高，其中ALP和γ-GT升高对继发性肝癌的诊断价值更大。

2. 肿瘤标志物检测　CEA、CA19-9、CA125等对胃癌、结直肠癌、胆囊癌、胰腺癌、肺癌、卵巢癌等的肝转移具有重要的诊断价值。AFP检测在继发性肝癌中常为阴性，但个别消化道肿瘤如胃癌等转移至肝脏时可出现AFP的低水平升高，AFP的浓度一般在100μg/L以下，少数患者AFP也可明显升高。

3. 乙型肝炎（HBV）抗原、抗体检测　多数继发性肝癌无肝炎、肝硬化的病史，因而此项检测可为阴性，对于区别在肝炎、肝硬化基础上发生的原发性肝癌较有价值。

## 三、影像学检查

影像学检查包括B超、CT、MRI、肝动脉造影和PET等。影像学检查在继发性肝癌的诊断中有重要价值，不仅能发现肝脏占位，而且能由此推测为转移性肿瘤，并可能显示原发癌的部位，以确立诊断。一般而言，继发性肝癌在各种影像学检查中多显示多发、散在、大小相仿或相差不大的占位性病变，多无肝硬化征象。

### （一）B超检查

是继发性肝癌诊断的重要方法，且其价廉、易重复、无损伤，应用最为广泛。继发性肝癌在B超上表现多样。根据原发癌的不同可有多种表现。其常见特点为：

1. 肝脏很少合并肝硬化征象如肝脏形态失常、回声增粗、脾脏肿大等。

2. 可显示多发圆形肿块，其大小可相同或不同，偶见肿瘤单发。

3. 肿瘤与周围肝组织分界清楚，包膜完整，后壁远端回声无明显增强。

4. 肿瘤回声类型多样，可呈高回声、低回声、等回声或混合回声等多种回声表现。部分病例可出现继发性肝癌的相对特征性表现，如“牛眼征”指肿瘤呈强回声结节，周围有低回声的暗圈包绕，肿瘤中心因坏死、液化出现无回声或低回声区，呈同心圆样改变，似牛眼；而肿瘤结节状回声中心出现更高信号时被称为“靶征”等。

5. 一些较大的转移癌内部血供较少，中心易坏死，可见液性坏死腔；部分病例可出现混合型表现，如肿物伴有囊性变或呈现囊实混合型等。

此外，一些B超表现可用于肿瘤转移来源的鉴别，如强回声肿瘤，形态不规则，边缘不整，多见于结肠癌等消化系统肿瘤；而低回声型肿瘤，无明显声晕，直径小于2cm时，多见于胰腺癌、胆管癌、平滑肌肉瘤等，当直径较大时则多为淋巴瘤等；囊实混合回声型肿瘤多见于有分泌功能的肿瘤，如肾上腺、甲状腺来源的肿瘤等；等回声的肿瘤也多见于胃肠道的转移瘤。

### （二）CT检查

也因原发肿瘤的不同而表现多样，通常表现为：

1. 平扫　肝内可见单发或多发圆形或分叶状肿块，大多表现为低密度，且在低密度病变内可存在更低密度区域。

2. 增强　肿瘤可强化，境界清楚，中央密度多低于周围部，动脉期及门脉期肿瘤边缘可显示环形不规则强化，部分可见“牛眼征”。

3. 少数肿瘤内部可坏死、液化，表现为囊性变，壁较厚或有不规则强化，也可合并钙化而呈高密度灶。单发性较大体积转移瘤CT增强时可呈环形强化，中心坏死而形成“靶征”。

### （三）MRI检查

多数病灶在T1及T2加权表现呈相对于肝实质的低信号及高信号，与原发性肝癌相似。可出现相对特异性的“靶征”或“牛眼征”，即在T2加权上表现为病灶中央坏死所致的小圆形或小片状高信号，周围有宽度不等的内晕环，信号强或低于肝实质，形态不规则。增强后，由于多数病灶少血供，表现为轻度不均匀强化或不规则的边缘环状强化，此点与原发性肝癌有较大区别。与CT相比，MRI对较小的转移癌也比较敏感。

### （四）PET

在继发性肝癌的诊断中有特殊价值，可整体显示全身各部位的异常高代谢性病灶，有助于了解转移癌的来源及扩散转移的程度，但不易辨别原发和继发病灶之间的因果关系，须结合其他检查，且目前费用甚为昂贵。

### （五）X线检查

1. X线胸部平片检查对于了解继发性肝癌同时伴肺转移有较大帮助，个别位于右肝叶膈顶部的巨大肿瘤可见膈肌抬高，应作为常规检查。而上消化道、全消化道钡餐、钡灌肠以及逆行肾盂造影等检查则可对判别消化道或泌尿道原发性肿瘤的来源有一定的意义。

2. 肝血管造影作为肝脏肿瘤诊断的重要手段，灵敏度高、定位准确、可用于继发性肝癌的鉴别诊断及肝转移灶可切除性的评估，且在诊断的同时可结合其他疗法进行治疗，但因其具有损伤性、价格昂贵，故对于血液供应丰富的肝脏肿瘤更为适用。

**（六）肝脏穿刺组织学检查**

当继发性肝癌的诊断通过常规检查难以确认时，可行肝穿刺获取肿瘤组织，作组织学检查可与原发性肝癌等恶性肿瘤相鉴别，同时还可能明确组织来源。目前该项技术已较安全，但具有一定的创伤。

## 第三节　诊断和鉴别诊断

### 一、诊　断

尽管继发性肝癌的临床表现较为复杂多样，但其诊断仍有规律可循。继发性肝癌的诊断有如下要点：①存在肝外其他器官肿瘤病史或依据；②有肝脏病变引起的症状和体征；③实验室检查 AFP 阴性，HBV 抗原、抗体检测多为阴性，而 CEA、CA19-9、CA125 等标志物阳性，肝功能检查中 ALP、γ-GT 等升高；④ B 超、CT 或 MRI 等影像学检查提示肝脏存在多发、散在的实质性占位，并常有较具特征性的表现。

对具有不同临床表现的诊断对象，注意以下几方面可提高继发性肝癌的诊断准确率。

1. 对于无症状者，通常在进行常规的健康体检中发现，因而常规体检中应进行胸部平片、上消化道钡餐、B 超等影像学检查，以及 AFP、CEA、CA19-9、CA125 等肿瘤标记物筛查，可及时对处于“潜伏期”的患者作出诊断。

2. 对仅有原发癌的临床表现者，原发灶一经证实，应同时对其他脏器尤其是肝脏进行 B 超和血清标志物检查，尽早发现伴发的转移癌。

3. 对仅有肝脏临床表现者，影像学检查发现肝脏有占位性病变，则诊断的重点在于与原发性肝癌相鉴别，影像学和血清标志物检查常能提供继发性肝癌的诊断依据乃至来源的线索，多数病人可经检查发现原发病灶的性质、部位和侵犯程度，少数患者经反复检查可能仍不能发现原发灶，作肝穿刺活检有助于诊断的确立和来源的判断。

4. 对同时有肝脏及原发灶临床表现者，多数情况下通过影像学和实验室检查能作出继发性肝癌的诊断，少数情况下对原发和继发病灶之间的因果关系仍不能明确，经穿刺活组织检查或剖腹探查才能作出最后的诊断。

此外，临床上继发性肝癌还多见于已有原发癌手术史的患者，为减少漏诊，应注意以下几点：①易发生肝转移的各种原发肿瘤，在其根治性切除术后，应定期（每 3 ～ 6 个月）随访检查，其中肝脏 B 超检查尤为重要；②如原发肿瘤有某种或某些肿瘤标志物升高，根治性切除术后又重新上升，除证实原发肿瘤复发外，必须作相应的肝脏检查以发现早期的肝脏转移；③原发肿瘤根治术后，出现不易以原发癌解释的症状时，尤其是如上腹胀痛不适，不明原因的低热等，也应作肝脏影像学检查。

### 二、鉴 别 诊 断

继发性肝癌的鉴别诊断主要包括两个方面，一是须与原发性肝癌相鉴别；二是须与一些 AFP 阴性的肝脏肿瘤相鉴别。与原发性肝癌鉴别的依据是多数原发性肝癌 AFP 阳性，有肝炎、肝硬化背景，影像学检查提示原发性肝癌的某些特征性的表现等。

须与继发性肝癌鉴别的其他 AFP 阴性的肝脏肿瘤较多，包括：

1. 肝血管瘤　女性多见，无肝病背景，病程长，超声、CT 和核素血池扫描呈过度充填。

2. 肝腺瘤　常无肝病背景，多见于女性，常有口服避孕药史。

3. 炎性假瘤　可发生于低丙球蛋白血症、获得性免疫缺陷、自身免疫性疾病及经门静脉的上行感染。可有红细胞沉降率增快和白细胞增多。超声有时呈分叶状，无声晕。

4. 肝脓肿　可有发热，上腹痛，肝区叩击痛，可有红细胞沉降率增快和白细胞增多。超声检查有时可见液平，穿刺可抽出脓性物质，细菌培养阳性等。

5. 肝包虫病　多有疫区接触史，多无肝病背景，超声可见液平，Casoni 试验阳性等。

## 第四节 治疗及预后

### 一、治　疗

继发性肝癌须综合治疗，肝脏病变的治疗方法与原发性肝癌相似，但必须兼顾原发肿瘤的治疗。临床上常根据原发肿瘤的治疗情况，选择如下方案和具体方法[4,5]。

#### （一）原发肿瘤已被切除者

如患者全身情况良好，无重要脏器的器质性病变，无其他脏器的广泛性转移，肝脏病变为孤立性，但仍局限于肝脏的一叶或一段，应首选肝叶切除术。术式的选择视病灶的大小及侵犯状况而定。尽管多数患者无肝硬化，但若单发者可行规则性肝切除术，多发者宜选择非规则性肝切除术，手术方法同原发性肝癌。术中 B 超对于肝脏转移癌的手术具有重要意义，利于肝脏病灶切除的根治性。术中应注意腹腔其他脏器的探查，以发现可能的转移灶并作相应处理，亦可附加肝门区淋巴结清扫和肝动脉、门静脉置管以便术后化疗。如术中发现肿瘤无法切除，可行术中冷冻、微波固化、射频消融、肝动脉结扎或加栓塞等。

少数原发病灶虽经各种检查仍未被发现，但肝脏病变可切除时，亦可积极行肝切除术，术中再作仔细探查或有可能发现原发病灶并作相应处理。仍不能发现者术后应在综合治疗的基础上密切随访观察。

如肝脏病变较小（< 3cm）、多发（< 3 个），亦可行 PEI、经皮射频消融、冷冻、微波固化等治疗[6]。肝移植在继发性肝癌治疗中的经验不多，有报道 25 例各种转移性肿瘤肝移植，术后中位生存时间为 10 个月，个别类型肿瘤如平滑肌肉瘤、神经内分泌肿瘤等肝移植术后生存可超过 3 年。辅助性化疗对继发性肝癌肝切除术有益，术前、术后应根据药物敏感状况予以有效的化疗，同时辅以生物治疗及中医中药治疗，可明显提高疗效。

#### （二）对原发和肝脏继发性肿瘤均可切除者

如肝脏病变符合上述手术适应证，原发灶又有可能切除者，应首选原发和继发肿瘤的外科治疗，至于两处肿瘤手术同期或分期进行，须视原发癌的性质、联合手术的大小以及患者的耐受能力而定。因继发性肝癌患者多有较好的肝脏代偿能力，目前围术期处理水平已有很大提高，因此在术中仔细操作，减少出血，预防感染的前提下，行多数脏器联合肝脏同期的手术已较为安全，可避免患者二次手术的痛苦。但若原发癌灶已引起肠梗阻、严重感染等并发症时，选择同期手术应十分谨慎。

#### （三）原发或肝脏继发肿瘤任一或均不能被切除者

原则上首选非手术治疗，且非手术治疗方法的选择还取决于原发和继发肿瘤的性质和进展状况，必要时行姑息性外科处理。

1. 原发病灶尚处稳定期，即在短期内不至于出现严重的并发症危及生命，而肝脏转移灶已较广泛，或部位特殊易出现梗阻性黄疸、破裂出血、肝功能不全等并发症，应先将重点放在肝脏肿瘤治疗。对多发、散在性肝转移癌选择 TACE；部位特殊的孤立性结节可行 PEI、射频消融、冷冻等局部治疗或与 TACE 相结合。

2. 肝脏转移癌尚属早期，但原发灶已广泛侵犯且短期内可出现肠梗阻、胃潴留、破裂出血等并发症，应先将重点置于原发病灶的处理，必要时应行姑息性外科处理。

3. 原发和继发病灶均已属晚期，多数患者仅能行化疗、放疗、生物治疗和中医中药等，必要时行并发症的外科或非外科处理。此类患者的治疗目的是尽量延长患者的生存时间，并提高生存质量。

### 二、预　后

继发性肝癌的预后取决于原发癌的性质，原发和继发癌发现时的严重程度，对治疗的反应性等多种因素，总体预后不佳，但肝切除术可显著改善其预后。结、直肠癌的单个转移灶，< 5cm 者，肝切除术后的 5 年生存率可达 24% ~ 42%，且肝脏转移灶切除术后复发可再行切除，再切除后的 5 年生存率最高可达 26%，其他种类继发性肝癌的肝切除术疗效较差。非切除的继发性肝癌患者生存超过 5 年者甚为少见，TACE 后 5 年生存率为 3 %~ 7%，放射治疗后的中位生存期为

9～12个月，全身化疗后的中位生存期为6～8个月。报道中疗效较好的是PEI、冷冻等局部治疗，PEI后3年生存率达39%，冷冻治疗后中位生存期20个月，但治疗对象均为肝脏病变较小且原发病灶多已切除者。继发性肝癌的肝移植术亦已有较多尝试，报道的术后生存期最长达4年10个月，但总体疗效尚未得到肯定。

## 参考文献

[1] 吴孟超，肝脏外科学. 2版. 上海：上海科技教育出版社，2000.

[2] 汤钊猷现代肿瘤学. 2版. 上海：复旦大学出版社，2006.

[3] 丛文铭. 肝胆肿瘤诊断外科病理学. 上海：上海科技教育出版社，2002.

[4] 周伟平，吴孟超. 结直肠癌肝转移的治疗进展. 中华胃肠外科杂志，2005, 8(1): 5-6.

[5] Shah SA, Bromberg R, Coates A, et al. Survival after liver resection for metastatic colorectal carcinoma in a large population. J Am Coll Surg, 2007, 205(5): 676-683.

[6] 陈夷，吴孟超，陈汉. 微波热凝治疗转移性肝癌. 中华肝胆外科杂志，2006, 12(2): 118-120.

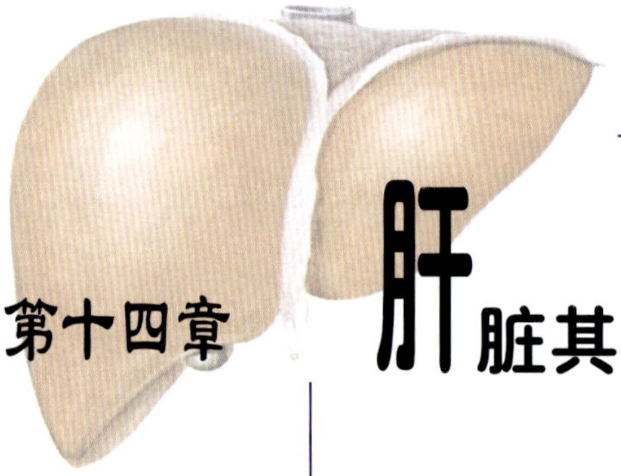

# 第十四章 肝脏其他恶性肿瘤

吴 翟

东 健

除原发性和继发性肝癌外，肝脏还有一些比较少见的恶性肿瘤，如纤维板层癌、类癌、起源间叶组织的肝脏恶性肿瘤等。临床上它们和其他肝脏肿瘤的鉴别比较困难，只能依靠组织学检查才能确诊，其治疗原则与肝癌基本相似[1]。

## 第一节 肝纤维板层癌

肝纤维板层癌（fibrolamellar hepatocellular carcinoma，FLC）是一种特殊类型的肝细胞癌，好发于青年人。临床上肿瘤生长缓慢，多不伴有乙型肝炎和肝硬化，AFP 阴性，手术切除率高，预后较好。

### 一、病因和病理

FLC 最早由 Edmonson 于 1956 年描述，曾被称为嗜伊红肝细胞癌伴板层纤维化、肝细胞癌多角细胞型伴纤维间质、纤维板层颗粒细胞性肝瘤以及颗粒性肝细胞瘤等，1980 年命名统一为 FLC。其发生率在地区上有所差异，在欧美地区较常见，约占肝细胞癌的 7% ~ 24%，在亚洲及非洲极少见。

本病病因至今不明，与乙型肝炎病毒感染、肝硬化、酗酒及化学物质接触均无明显关系。肿瘤常单发，半数以上位于左叶，发现时肿瘤体积较大，直径通常超过 10cm（3 ~ 25cm）。生长缓慢，质地较硬，边界清晰，常有假包膜和包膜形成，多不伴有肝硬化。肿瘤剖面呈灰白色，中部可见灰白色近似放射状致密瘢痕灶将肿瘤分隔，常有钙化灶，可见有出血坏死，肿瘤较大时可出现囊性变。镜下癌细胞较大，呈立方形或多角形，界限清楚，胞浆丰富，富含嗜酸性颗粒，并常含有淡染的包涵物或透明小体。癌巢被丰富致密的板层状纤维组织规则包绕，呈放射状排列。癌灶周围的肝组织基本正常，无肝硬化及乙肝病毒感染。电镜观察癌细胞与正常肝细胞相似，但线粒体多肿胀，胞浆中糖原少，有时见包涵体及神经内分泌颗粒。免疫组织化学法染色显示细胞内铜结合蛋白、纤维蛋白原、琥珀酸脱氢酶、$\alpha_1$ 抗胰蛋白酶、白蛋白和 C 反应蛋白等可升高，少数细胞内有银染颗粒和黏液样小滴，HBsAg 多为阴性[2, 3]。

### 二、临 床 表 现

发病年龄多为 5 ~ 35 岁，男女比例无明显差别。早期无或仅有轻微临床表现，中晚期者主要表现为腹部肿块，伴有腹痛，但起病缓慢，病程较长，部分病人可出现黄疸。

实验室检查可出现肝功能轻度异常。血清 AFP 和 HBsAg 多为阴性，CEA 可升高。血清维生素 $B_{12}$ 及非饱和 $B_{12}$ 结合力、转钴胺素和神经紧张肽升高。B 超示肿瘤边界清晰，病变呈混杂回声、低回声为主，少数可呈强回声，并可见钙化、出血或坏死液化区域。CT 平扫常表现为孤立有包膜的低密度结节，血液供应丰富，缺少普通型肝癌常见的动静脉分流，癌灶中心常能发现放射状瘢痕区和钙化灶，为其较有特征性的改变。肝动脉造影示肿瘤为多血供型，实质期肿瘤染色不均，肿瘤血管可呈近似放射状分布，部分病人动脉期显示肿块周边区呈结节状浓染。MRI 显示 T1 加权为低信号，混杂不均，其内可有条状及带状更低信号区，T2 加权肿瘤可呈高信号，但其中 T1 加权像显示的星条状低信号区，于 T2 加权像上也可呈低信号，为瘢痕组织。

### 三、诊　断

青年患者发现的单发性肝脏占位性病变，若 AFP 阴性，无肝炎及肝硬化史，肿瘤内有钙化灶，应考虑本病的可能。血清维生素 $B_{12}$、神经紧张肽的升高具有参考价值。与肝脏良性占位如肝血管瘤、肝囊肿等，通过 B 超、CT 等影像学检查易于鉴别，但与肝细胞癌、继发性肝癌、肝局灶性结节增生、肝腺瘤等肝脏良、恶性疾病鉴别有一定困难，常需作肝穿刺活检或手术探查作组织学检查。

### 四、治　疗

纤维板层型肝癌的预后较其他类型肝癌为好，治疗以根治性手术切除为主，对姑息切除者术后可辅以超声介入、放射介入、放疗或化疗等。有肝外转移者在切除肝原发病灶的基础上，可行转移灶切除，术后复发者可行再次手术切除或其他综合治疗。若肿瘤无法切除，TACE 或放疗的效果亦较好。本病肝移植的远期疗效亦优于肝细胞癌。

## 第二节　肝类癌

肝类癌（carcinoid）可分为原发性和继发性，前者少见，约占各种类癌的 1%，后者主要由消化道等脏器的类癌转移至肝脏，比较常见。原发性肝类癌因在结构和生化等方面显示有神经内分泌功能，故又称神经内分泌肿瘤。本病女性多见，属低度恶性肝癌，预后较原发性肝细胞癌为好[3, 4]。

### 一、病因和病理

本病病因不明，有学者认为是由肝内胆管上皮内的嗜银细胞或干细胞的异常分化形成，也可能与一些癌基因的功能异常有关。肉眼观察肿瘤可单发或多发，直径在 1.0 ~ 18.0cm 不等，有包膜，与周围肝组织界限清晰。肿瘤剖面呈橙黄色，有出血灶，但少有坏死灶，肿瘤巨大时可形成多发囊性改变，囊内为血性液体。可发生肝内转移。光镜下肿瘤通常由许多小的细胞巢、细胞串或大的细胞团块组成。肿瘤细胞规则，呈多边形或立方形，胞质内有嗜酸性颗粒，核圆形，居中，核膜薄。毛细血管网丰富。电镜下显示胞质内大量致密核心颗粒，肿瘤细胞可形成管腔样结构，腔内细胞有直的微绒毛结构，并可观察到表明胆管上皮特征的连接复合物。免疫组织化学检查：细胞内神经内分泌标记物如 NSE、S100、CgA 以及 Syn 等阳性。癌细胞嗜银染色和重铬酸钾染色阳性。

### 二、临床表现

早期可无症状，肿瘤较大时出现肝区胀痛、腹胀及纳差等，上腹部可触及肿块，质地较硬或有囊性感，表面平滑。部分患者有神经内分泌症状，如促肾上腺皮质激素异常分泌所致的肾上腺皮质功能亢进症，胃泌素分泌过多所致的 Zollinge-Ellison 综合征，降钙素及胰岛素分泌增多引起的高血钙及低血糖症状，以及绒毛膜促性腺激素引起的性早熟等。本病的影像学检查显示肝脏占位性病变，与其他肝脏肿瘤不易区别。B 超检查表现为低回声，边界清晰，可有囊性病变样改变。CT 检查显示，肝内低密度区、增强后边界更为清晰。肝动脉造影显示为多血供型肿瘤。MRI T1 加权像常表现为低信号，T2 加权像表现为高信号，其中可有片状更高信号区，对诊断有帮助。

### 三、诊　断

患者同时具备肝脏占位性病变及神经内分泌紊乱表现时，应考虑本病的可能。由于继发性肝类癌较为常见，故应作系统检查以排除继发性肝类癌。肝类癌很少有肝硬化，肝功能常在正常范围内，AFP、CEA 多为阴性。电镜的特征性改变和抗 CgA 抗体等标记阳性是诊断肝类癌的主要依据，血清学检测中发现一些激素或肽表达水平增高，同时患者可出现激素升高所引起的症状，也是诊断的重要依据。

### 四、治　疗

手术切除是最有效的治疗方法，但临床上仅有少部分患者可获得根治性手术切除。由于这类肿瘤生长缓慢，且一部分病人因激素和多肽分泌失常而出现症状，故对原发性或继发性肿瘤的外科姑息性减负荷手术、TACE、放疗等，也可减少激素的分泌而缓解症状。对术后复发者可视病情行再次手术切除或行 TACE。此外，某些神经内分泌肝肿瘤对化疗药物甚为敏感，化疗药物联合应用可取得较好的姑息性疗效。应用各种抑制激素分泌或阻断剂也可暂时缓解症状，如生长抑素类药物、$H_2$ 受体阻断剂以及类固醇类药物等。

## 第三节　肝母细胞瘤

肝母细胞瘤（hepatoblastoma，HB）是儿童常见的肝脏恶性肿瘤，多见于 3 岁以下的婴幼儿，3 岁以上儿童及成人罕见。其发病率占儿童肝脏原发恶性肿瘤的 50% ~ 62%，男女之比约为 2 ∶ 1。本病进展较肝细胞癌缓慢，手术切除率高，且预后亦较好。

### 一、病因和病理

HB 的发病机制仍不十分清楚，近年来研究发现 HB 组织中存在一系列基因的变异，包括染色体 13q21-q22、9p22-pter 和 20q 等的缺失以及抑癌基因 H19、APC 和 β - 连环蛋白（catenin）基因的缺失及突变等。认为与母亲长期与某些化工原料和油漆接触以及口服避孕药有关。此外，HB 可与一些遗传性或先天性疾病相伴发，包括肾母细胞瘤、家族性腺瘤性息肉病、先天性胆道闭锁、糖原累积症以及 Beckwith-Wiedemann 综合征等，可能与某些染色体的变异有关。

肝母细胞瘤多发生在肝右叶，一般为单发，圆形，界限清楚，瘤体直径在 5 ~ 25cm 不等。肿瘤无明显分叶，可有囊性变和骨样改变，中心区常有坏死和出血，多不伴有肝硬化。镜下显示肿瘤由成熟期不同生长阶段的上皮和间质变异成分所构成，上皮成分为主，分为两型，即上皮型和上皮间叶混合型。

上皮型又分为以下四个亚型：①胎儿型：占 31%，瘤细胞体积小于正常肝细胞，核分裂象少见，细胞为立方形或圆形，呈 1 ~ 2 层细胞的梁状排列。②胚胎型：占 19%，瘤细胞排列成不规则索状、条带状、腺泡状等，以带状或丝球排列比较常见，核深染，胞质少。③粗梁型：占 3%，瘤细胞排列成十余层细胞厚度的梁索状，细胞形态可为胎儿型、胚胎型或 HCC 样。④小细胞未分化型：占 2% ~ 10%，又称间变型，瘤细胞因黏附力差而呈松散片状或巢状分布，细胞体积小，边界不清。

上皮间叶混合型的组织学特性是数量不等的胎儿型或胚胎型上皮细胞成分与间叶成分混合出现，可见围绕肿瘤细胞沉积的骨样组织和灶化性钙化。

免疫组化染色不同组织学类型的肝母细胞瘤的免疫表达各异，并与肿瘤的分化和预后有关。其中细胞角蛋白、甲胎蛋白、S-100 蛋白、波形蛋白以及抑癌基因 p53 和 p16 等可在肿瘤细胞胞浆同时或异时表达。

### 二、临床表现

患儿腹部有进行性增大的肿块，食欲减退，消瘦，贫血，有时有腹部疼痛，晚期可出现发热、黄疸、腹腔积液等。查体可在右上腹触及肿块，质地硬，边界清，无明显压痛，肿瘤与肝组织常有明显界限。少数患儿可伴有发育异常，如腭裂、舌肥大、耳垂发育不良、一侧肾上腺缺如、脐疝以及各种心血管和肾脏畸形等。

肝功能检查多在正常范围。AFP 常呈阳性，约 1/3 的患儿 AFP 可显著性增高，与肿瘤的消长相平行。HBsAg 多为阴性。影像学检查可显示肝脏占位病变，并可有邻近器官受压移位现象。约半数患者 X 线片上显示钙化影，此与骨样组织形成有关。B 超可发现肝脏肿大，肝内有占位性病变，若肿块巨大，位于肝脏边缘部位，可呈半球状突起，肿瘤内部回声强弱不一，分布不均，并可见斑片状强回声的钙化影。CT显示肿瘤病灶为单个或多个巨块型低密度区，边缘清楚，增强后肿瘤内可有强化，边缘更为清楚，肿瘤内的密度更低，呈裂隙形、类圆形和不规则形，并常见钙化影。MRI在T1加权图像多为强弱不均的低信号区，T2加权图像则为强弱不均的高信号区，增强后正常肝信号强度增加，而肿瘤病灶多无变化，肿瘤边缘显示更清晰。

### 三、诊　断

婴幼儿的肝脏占位，出现腹部可扪及的巨大肿块，应首先考虑本病的可能。AFP常呈高浓度阳性，HBV免疫学指标常呈阴性，结合各种影像学检查诊断并不困难。AFP阴性者与其他肝脏先天性良性巨大肿块有时难以鉴别，需行组织学检查以确诊。

### 四、治　疗

手术切除是首选的治疗方法。如肿瘤巨大且肝内外已广泛转移扩散，或肿瘤已侵及肝内外主要结构，近年来认为联合化疗（顺铂+多柔比星）以及TACE可明显缩小肿瘤的体积，部分病人能达到二期切除的目的。肝母细胞瘤切除后的预后较好，报道中约1/3的患者可存活5年。肝母细胞瘤多不伴有肝硬化，且肿瘤多为单发，包膜完整，可行左三叶或右三叶切除，切除的极量可达全肝的85%，对孤立的肺部转移灶也可行肺叶切除术，故对本病治疗应以积极态度，争取外科切除。

不能手术者行全身化疗和TACE，可延长患者的生存时间，对远处脏器无明显转移者亦有行肝移植的报道。

## 第四节　肝囊腺癌

肝囊腺癌（cystadenocarcinoma）为少见的原发性肝脏囊性恶性肿瘤，发病率较低。一般认为多见于中年女性，男女比例约为1：4。本病手术切除率较高，预后亦较好[5, 6]。

### 一、病因和病理

病因不明，常被认为由肝内胆管的囊腺瘤恶变而来，环境因素亦可能起一定作用。肿瘤多数大于10cm，为界限清晰的含黏液的囊性肿块，多为单发多房性，囊腔大小不一，囊壁厚薄不均。囊腔内壁可有大小不等的乳头状赘生物突起，囊壁内衬胆管型上皮，呈单层立方和柱状上皮，常可见到非典型增生上皮细胞。细胞的基底膜可破裂或缺乏，肿瘤因此可侵及纤维基质及血管。肿瘤细胞呈柱状、多边形或圆形，细胞及胞核大小不均，异型性明显。囊液外观呈多样性，有黄色、棕灰色或血性，有时为黏性胶冻样液体或脓样液体。囊液内可见含有坏死组织、铁血黄素和胆固醇等物质。

### 二、临床表现

主要表现为上腹部肿块、上腹不适、腹胀、腹痛、食欲缺乏及体重下降，偶尔可因肿瘤压迫胆管而出现黄疸。体格检查可有肝脏肿大，并可触及肝脏肿块，表面平滑，有囊性感，随呼吸上下移动，多无腹水形成。

早期肝功能多正常。血清CA19-9可增高，囊液内CA19-9浓度可高于单纯性肝囊肿的数倍。B超检查可探及肝内圆形或卵圆形液性暗区，部分区域可有实变，其内分隔成多个囊腔，囊内壁有乳头状突起，囊壁回声较强。CT平扫显示肿瘤区域为低密度区，边缘清晰，内有分隔，壁内附着单个或多个乳头状结节突起，增强扫描见囊壁均匀增强，肿瘤边界及囊内分隔更为清晰，部分囊壁可有钙化灶。肝动脉造影可见成簇的异常血管分布于肿瘤边缘，囊壁和分隔可有造影剂积聚。MRI显示T1图像呈低信号，T2加权图像信号增强，肿瘤内分隔为中等强信号，呈网格状，囊腔内壁因有赘生物而表现为高低不平的改变。胃肠道造影可显示胃或结肠可受压而移位变形。肿瘤较大且位于肝右叶者，膈肌亦可受压而明显抬高。

### 三、诊　断

中年以上的患者，肝区有多房囊性占位病变，囊壁内有乳头状突起，囊壁厚薄不均，病灶周缘及囊内分隔有异常血管影像等，应考虑肝囊腺癌的可能。

本病主要应与肝囊肿、肝包囊虫病、肝囊腺

瘤等相鉴别。肝囊肿为单个或多个边缘锐利的囊性改变，无囊性分隔。肝包囊虫病CT检查为多个或单个圆形或卵圆形囊性低密度灶，囊壁有串珠状结节并伴钙化，B超检查可见到内囊壁上的子囊等，Casoni试验多为阳性，结合病史诊断不难。肝囊腺瘤大多见于中年女性，由于其影像学改变与肝囊腺癌相似，故在临床上很难鉴别，多需依靠病理诊断。此外尚需排除卵巢或胰腺囊腺癌肝转移的可能，原发肿瘤的病史、临床表现和影像学检查可供鉴别。

### 四、治　疗

肝脏囊腺癌手术切除治疗的预后较好，因此一旦怀疑为肝囊腺瘤或囊腺癌均应首选手术治疗，无法切除者可行放射治疗，或在超声引导下在肿瘤内反复穿刺抽出囊内液，并注入化疗药物或无水乙醇，可一定程度上控制肿瘤的发展。

## 第五节　肝脏间叶源性恶性肿瘤

肝脏间叶源性恶性肿瘤为起源于间叶组织的肝脏恶性肿瘤，分为原发性和继发性两大类，临床极为少见，通常只能依靠组织学检查才能确诊。包括血管肉瘤、横纹肌肉瘤、平滑肌肉瘤、纤维肉瘤、恶性淋巴瘤等。其临床症状、诊断和治疗原则与肝癌基本相似。

### 一、肝血管肉瘤

肝血管肉瘤（angiosarcoma）又称血管内皮细胞肉瘤或恶性血管内皮瘤，是由肝血窦内皮细胞异形增生所形成的原发性恶性肿瘤，在血管源性恶性肿瘤中最常见，国外肝血管肉瘤为最常见的原发性肝脏肉瘤，而在我国仅偶有发现。

肝血管肉瘤的发生与环境中的二氧化钍、无机砷、氯乙烯等有关，仅约25%合并肝硬化。肿瘤体积较大，常多发，可累及整个肝脏；肿瘤质较软，可伴有出血、囊性变、钙化及纤维化。肿瘤细胞富含染色质，呈星形或梭形，也可呈多边形或圆形，大小不一，常见瘤巨细胞，并可见吞噬现象。胞核有不同程度间变，瘤细胞可排列成单层或多层，沿血管分支扩散生长，也可大量增生形成乳头或团块状，还可见到间断相互吻合的血管及纤细的网织纤维结构分隔团块状肿瘤组织，在银色结缔组织染色下显得更清楚。

本病多见于老年人，男性较女性多见。临床表现为不明原因的肝大，常伴有腹痛、乏力，恶心、食欲减退、体重减轻、发热等。本病进展较快，晚期可有黄疸、腹水，腹水呈淡血性。部分患者可以肿瘤破裂出血为主要表现。因肿瘤内存在动静脉分流，可引起心力衰竭。血小板在肿瘤内大量消耗，可引起弥散性血管内凝血。易出现肝外转移，多为血行播散，可转移至肺、胰、脾、肾和肾上腺等，以肺转移最为常见。实验室检查可发现红细胞和血红蛋白下降、白细胞增多、血小板减少等改变，半数以上患者血清胆红素增高，AFP、CEA均为阴性，第Ⅷ因子相关抗原（一种内皮细胞标志物）可能阳性。部分患者因门静脉纤维变性而出现门静脉高压征象。血管造影可观察到异常血管排列，血液由中央流向小血管湖，肿瘤周围持续染色和肿瘤中心造影剂缺如，有助于肝血管肉瘤的诊断。

手术切除为首选治疗方法。但由于肝血管肉瘤发现时多已扩散，且肿瘤生长快，切除率很低。化疗等仅可适当延长患者的生存时间，因而总体预后差，平均生存期为6个月。

### 二、平滑肌肉瘤

平滑肌肉瘤（leiomyosarcoma，LMS）多见于成年女性，因其呈侵袭性生长，易发生远处转移，预后差。

肝平滑肌肉瘤发生机制尚不清楚，可发生于AIDS及应用免疫抑制剂的患者，少数伴有HCV相关的肝硬化。通常发现时肿瘤体积已很大，常为单结节，多位于肝右叶，肿瘤呈灰色，可有不同程度的出血和坏死。镜下分化好的细胞为长菱形，呈索状排列，细胞边界清晰，胞质呈嗜酸性，胞核两端圆，深染，常见多形和异形细胞，并可见较多核分裂象，核两端胞质可呈现PAS染色阳性小空泡，致核有压痕，为特征性表现。免疫组化SMA、肌动蛋白（actin）、波形蛋白（vimentin）和结蛋白（desmin）阳性，少数EMA及CK阳性。

患者常表现为腹部肿块及肝大，部分患者有肝区疼痛，体重减轻、盗汗、低热、疲乏或消瘦等类似肝脓肿的早期表现，晚期则可出现腹水，下肢水肿和恶病质。若肿瘤来源于肝静脉或下腔静脉，患者可有 Budd-Chiari 综合征表现。肝功能可有轻度异常，晚期可有总胆红素增高，凝血时间延长。肝脏 CT 及 MRI 检查通常表现为肝脏巨大肌肉密度肿块，中央伴有坏死灶，增强扫描后呈环形强化。

本病好发部位主要有子宫、胃肠道、下腔静脉和腹膜后，因此肝平滑肌肉瘤的诊断首先需排除肝外转移，而其临床表现与其他肝脏肉瘤无明显区别，需借助病理诊断及免疫组化染色进行鉴别。

本病多呈高侵袭性生长，可转移至肺、腹膜、胰腺和胸膜等处，手术切除率很低，多数患者在 1 年内死亡，预后较差。化疗与放疗的结合可一定程度改善病人的生存期。

## 三、横纹肌肉瘤

横纹肌肉瘤（rhabdomyosarcoma，RMS）甚为罕见，国内外报道均较少，好发于儿童及幼儿，预后相对较好。

本病病因不明，可能与染色体易位、p53 等基因的变异以及雌激素有关。肿瘤可呈多发或单发，边界清楚，无明显包膜形成，可伴有液化坏死和囊腔形成。大多数肿瘤发生于肝外胆管，并呈息肉状突入胆管，延伸至肝脏，胆管壁可增厚、狭窄。肿瘤细胞可分为胚胎性、腺泡性及多形性，以胚胎性最为常见。瘤细胞形态变异大，可为圆形、长带形、梭形或蝌蚪样，胞质呈嗜酸性，核小偏位，核仁清楚。腺泡性横纹肌肉瘤以小圆形为主，强嗜酸性，可见多核巨细胞样的横纹肌细胞。免疫组化可见肌动蛋白、肌红蛋白（myoglobin）和结蛋白等肌原性标记物阳性。

本病可有肝大、肝区疼痛、发热和消瘦等表现，若肿瘤侵及肝静脉系统，也可出现压迫症状。AFP 多为阴性。B 超检查可呈相对低或强回声，无特征性表现。CT 图像显示为低密度、无增强性肿块，边界清楚，中央常伴有坏死及钙化。MRI T1 加权呈低密度信号，T2 加权为高信号。诊断方面亦需在排除转移性横纹肌肉瘤的同时，通过病理及免疫组化进行鉴别。

儿童肝横纹肌肉瘤，当肿瘤相对较早且无广泛侵袭性生长，首选手术切除肿瘤，术后再辅以化疗等，预后相对较好。若肿瘤已属晚期，行全身化疗可适当改善预后。

## 四、纤维肉瘤

纤维肉瘤（fibrosarcoma）好发于中老年人，平均发病年龄 50 岁，男性多见，易发生远处脏器的转移。

本病发病机制不明，可能与 HBV 病毒感染及肝硬化有关。肿瘤多呈单结节，体积较大，直径可大于 10cm，质硬，呈灰白色。可伴有出血、坏死及囊性变。部分患者可为多结节伴有卫星灶及门静脉侵犯。镜下肿瘤细胞分化好时，可呈细长菱形，与胶原纤维交错排列，呈特征性人字形、羽毛状或鱼骨样，细胞大小一致，胞浆淡染，核菱形，可见分裂象。嗜银染色示瘤细胞周围有网状纤维包绕。分化差的肿瘤胶原纤维及网状纤维明显减少，因而无典型的人字形结构。免疫组化无特异性标记物，仅对波形蛋白呈阳性反应，而对上皮、肌肉、淋巴网状组织以及神经组织等的相关抗体呈阴性反应。

本病主要表现为腹痛、腹胀、体重下降和右上腹腹块等。部分患者伴有肝硬化、低血糖。血清中 CEA、CA19-9 和 AFP 阴性，但多有乙肝病史，血清 HBsAg 阳性。CT 检查表现为边缘不规则的低密度肿块，肝动脉血管造影显示肿瘤血管丰富。临床上在排除转移性肝纤维肉瘤后，可经病理及免疫组化确定诊断。

肝纤维肉瘤易转移至肺、肾上腺、胰腺、骨、淋巴结、皮肤、胆囊等处，非手术治疗患者多在确诊后 1 年内死亡，而经手术切除或放疗者，个别生存期可延长至 5 年。

各种肝脏恶性间叶组织肿瘤的临床表现均无特异性，实验室检查亦未发现特异性的血清学指标。仅个别类型肿瘤如脂肪肉瘤等在 MRI 等影像学检查中能发现某些线索，它们与肝癌的鉴别及它们之间的鉴别诊断较为困难，多需依靠组织学检查和免疫组化才能确诊。孤立性的肉瘤首选手术切除，但此类肿瘤侵袭性强，发现时多已失去手术机会，TACE、超声介入、放疗、化疗等能一定程度减缓肿瘤的发展，但总体预后甚差。

### 参考文献

[1] 吴孟超. 肝脏外科学. 2版. 上海：上海科技教育出版社，2000, 367-373.

[2] 丛文铭. 肝胆肿瘤诊断外科病理学. 上海：上海科技教育出版社，2002, 157-244.

[3] 丛文铭，张树辉. 肝细胞癌少见类型. 中华病理学杂志，2002, 31(5): 457-460.

[4] 沈宏伟，吴育连，彭承宏，等. 原发性肝脏类癌43例诊治分析. 中华肝胆外科杂志，2002, 8(7): 436-437.

[5] Li Ai jun, Wu Mengchao, Zhou Weiping. Diagnosis and treatment of liver cystadenocarcinoma: report of 18 cases. The Chinese-German Journal of Clinical Oncology, 2005, 5: 267-270.

[6] Vogt PD, Michael Henderson J, et al. Cystadenoma and cystadenocarcinoma of the liver: a single center experience. J Am Coll Surg, 2005, 200(5): 727-733.

[7] 丛文铭，谭璐，张树辉，等. 肝脏少见原发性间叶性肿瘤101例的临床病理研究. 第二军医大学学报，2003, 24(4): 369-372.

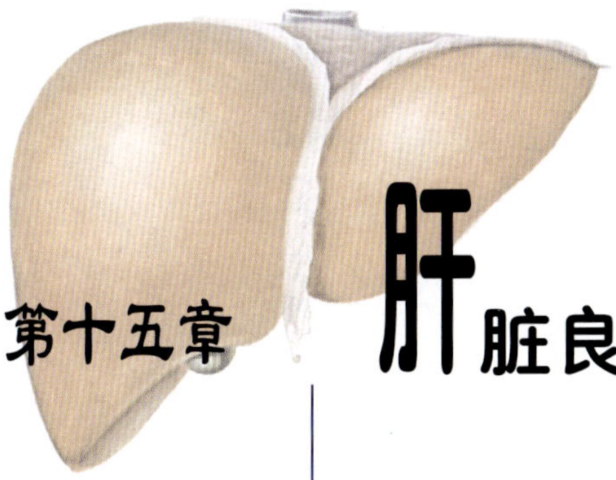

# 第十五章 肝脏良性肿瘤

吴东

临床上肝脏良性肿瘤较为少见，有些种类还甚为罕见，但近年来随着影像技术的不断进步及普及，肝脏良性肿瘤的发现亦日渐增多，在临床上已引起重视。肝脏良性肿瘤多无明显的症状，大多数病例是在偶尔的脏器影像学检查时发现，部分病例凭详细的病史资料，仔细的观察以及某些富有特征的影像学表现，或行经皮肝穿刺活检可以得出正确的诊断，但还有一部分病例需经手术切除，病理学检查加免疫组化染色才能最后确诊。

肝脏良性肿瘤的分类方法甚多，根据组织学特点可将其分为肝细胞性、胆管细胞性、血管性、间叶性以及间叶上皮混合性等[1-4]，具体见表 2-2、3。

## 第一节 肝脏良性血管淋巴性肿瘤

### 一、海绵状血管瘤

肝海绵状血管瘤（cavernous hemangioma）是最常见的肝脏良性肿瘤，发病率为 1% ~ 7%，约占肝脏良性肿瘤的 74%。该病可发生于任何年龄，通常从儿童期开始发病，于成年期得到诊断，多见于女性，男女比例为 1 ∶ 5[5]。

#### （一）病因与病理

本病的病因有多种说法，有人认为是先天性病变，可能与血管发育迷路有关；也有人强调本病为后天发生，与服用类固醇激素、避孕药以及妇女怀孕有关。最近的研究还发现，肥大细胞与本病的发生有关。

肿瘤多为单发病灶，约 10% 病例为多发，肝左、右两叶发生率无明显差别。病灶大小不一，最大者重 18kg，最小者需在显微镜下才能确定。肝海绵状血管瘤呈膨胀性生长，表面为红色、暗红色或紫红色，可分叶，表面光有纤维包膜包裹，质软，或兼有硬斑区。切面呈海绵状或蜂窝状，组织相对较少，部分患者若有血栓形成则常有炎症改变，偶尔可见钙化灶，进一步纤维化，海绵状血管瘤可形成纤维硬化结节，称为“硬化性血管瘤”。光镜下肝海绵状血管瘤由众多大小不等、相互交通的血管腔组成，管腔衬以扁平的内皮细胞，腔内充满血液。血管之间有厚度不等的纤维隔，为细长条束状，血管腔中可见新鲜或机化血栓，少数血栓有成纤维细胞长入，瘤体外围常有一纤维包膜，与正常肝组织形成明显的分界。免疫组化检查 CD34 及 F- Ⅷ阳性。

#### （二）临床表现

大多数肝海绵状血管瘤即使瘤体较大也无临床症状，常因体检或其他疾病作 B 超、CT 或同位素扫描以及剖腹探查时发现。有症状者仅表现为一些非特异性的症状，如腹胀、上腹钝痛、餐后饱胀、恶心、呕吐或长期低热，极少表现为梗阻性黄疸或自发破裂出血。根据临床表现及瘤体大小，临床上可将其归纳为四种类型：①无症状型：肿瘤小于4cm，B超、CT等影像检查或剖腹手术发现。②腹块型：肿瘤增长至一定大小，虽未产生自觉症状，但病人无意中发现肿块。③肿瘤压迫型，约占50%～60%，肿瘤生长至相当程度，压迫邻近脏器及组织，出现上腹胀满、疼痛，有时食欲缺乏、恶心、乏力等。值得注意的是疼痛往往并非因肝血管瘤直接引起。④内出血型：肿瘤发生破裂，腹腔内出血，心悸、出汗、头昏、低血压、休克等症状，同时伴有剧烈腹痛、腹肌紧张，此型死亡率相当高，偶有肿瘤带蒂者，当发生扭转时也可出现急腹症症状。

血管瘤患者体检可扪及肿大的肝脏，表面光滑，质地柔软，触及肿块有囊性感，压之能回缩，有时可闻及血管杂音。实验室检查肝功能试验多正常，对于诊断无明显价值。

1. 影像学检查中B超是最为常用的方法。典型的小血管瘤，因血管组织较为致密，呈中等回声光团，密度均匀，界线清晰，形状规则。而海绵状血管瘤内部回声强弱不等，可呈条索状或蜂窝状，并有形态不规则、大小不等的无回声区，如有钙化灶可见强回声伴声影。彩色多普勒检查于病变中间可见散在斑点状彩色血流信号，较大血管瘤可见周围血管受压、移位现象。

2. ECT检查对肝海绵状血管瘤诊断有重要价值，用$^{99m}$Tc标记红细胞，有血流的地方即可显像，血流丰富或淤积者同位素浓聚，即肝血流-血池显像，能检出小至1cm的病灶。肝海绵状血管瘤在血池扫描上表现为5分钟开始在血管瘤部位有放射性浓聚，逐渐增浓充填，1小时后仍不消散，这种缓慢的放射性过度填充现象是诊断肝海绵状管瘤的特征性依据，对血管瘤的诊断符合率可达90%，目前认为其效率要优于CT、B超。

3. CT扫描　平扫时为低密度病灶，境界清楚，外形光滑或轻度分叶，多数密度均匀，但血管瘤较大时，中心部可见不规则形更低密度区，CT值在4.7～10Hu之间，少数中心有钙化影。增强扫描有以下特点：①增强早期（60秒内），低密度的血管瘤边缘出现分散的、高密度的增强灶，增强灶的密度与同层的主动脉相等。②随着时间的推移，增强灶的范围逐渐扩大，而密度逐渐降低。③延迟期，分散的增强灶逐渐融合，最后整个低密度灶变为等密度[6]。

4. MRI　MRI能检出小于1cm的肿瘤，T1加权像表现为内部均匀的低信号结构，质子加权表现为稍高于肝实质的信号，T2加权像呈高密度信号区，称“灯泡征”[6]。

5. 肝动脉造影　此项检查对肝血管瘤的敏感性达96.9%，特异性100%，准确性97.7%。其特征性表现为显影早，消失慢。即早期注药后2～3秒病灶周边即有致密染色，但造影剂清除缓慢，可充盈持续达30秒，造影剂的这种充盈快而排出慢的现象是血管瘤的典型图像，称之为“早出晚归征”。

**（三）诊断**

肝血管瘤的诊断主要依赖于影像诊断，目前认为凡B超检查发现肝内有直径约3cm大小的局灶占位，应以CT或MRI来验证，必要时可进一步行血池扫描或血管造影检查。

**（四）治疗**

肝海绵状血管瘤的治疗取决于肿瘤的大小、部位、生长速度、有无临床症状及诊断的准确性。对于巨大的肝海绵状血管瘤，应手术切除。目前多认为直径>5cm才能称之为巨大血管瘤，但也有不同的观点。黄志强将海绵状血管瘤分为三级：①瘤体直径<4cm者称小海绵状血管瘤；②瘤体直径在5～10cm之间者称大海绵状血管瘤；③巨大海绵状血管瘤的瘤体直径应在10cm以上。而对于小血管瘤，无临床症状的可暂不作处理。但若有下列情况应考虑手术治疗：①不能排除恶性病变者；②有明显症状者；③生长速度较快者；④位于肝门部的血管瘤。对于肿瘤极度生长侵犯主要血管或多发性血管瘤无法手术切除的病例可考虑肝动脉结扎、肝动脉栓塞或放射治疗。

切除血管瘤的最大困难是控制出血，为了防止术中发生难以控制的大出血，可采用以下三点措施：①切线处先做大的褥式缝合或手持压迫控制出血；②可考虑全肝或半肝血流阻断；③采用吸刮法断肝，所遇管道可在直视下一一结扎切断。对于手术中意外发现的肝小血管瘤在不影响其主要治疗的前提下，可一并切除。肝海绵状血管瘤切除范围应视瘤体大小及其所占据的肝脏部位而定。局限于肝段、肝叶的血管瘤采取相应肝段、肝叶的切除，对于病变占据整个肝叶或半肝或近三个主叶而健侧肝叶代偿正常时，可作规则性肝切除术。不宜手术或不愿手术者可选用肝动脉栓塞、冷冻治疗、微波固化或放射治疗等。

本病发展较慢，预后良好，但妊娠可促使瘤体迅速增大，如此时遇意外分娩或分娩时腹压上升因素，有增加自发性破裂的机会，但肝海绵状血管瘤自发性破裂的病例极为罕见，国外多为肝穿刺活检所致。肝海绵状血管瘤切除术后复发较为常见，主要原因是肿瘤为多发性或术中切除未尽。复发后可再手术或选用动脉栓塞、放射或局部注射硬化治疗。

## 二、婴儿血管内皮瘤

婴儿血管内皮瘤（infantile hemangioendothelioma）又称毛细胞血管瘤，是婴儿中一种常见的肝良性肿瘤，多数病人发生于1岁以下，有自愈倾向，有严重并发症，经久不愈可发生恶变。

### （一）病因与病理

本病与皮肤的毛细胞血管瘤一样，由毛细血管内皮细胞所组成，若经正常的增生、成熟及退化阶段后发生消退，则不会形成肝脏的占位性病变。此外本病还可与一些疾病相伴出现，如Kasabach-Merritt综合征、一些先天性心脏病、21-三体综合征、肝左位胸腔异位等。

55%的肿瘤为单发，以右叶多见，直径为0.5～15cm，45%的肿瘤为多发，弥漫性，散布于肝内。肿瘤切面可见暗红色富含血液的毛细胞血管腔，发生坏死时为黄白色。肿瘤与周围组织分界不清，局部可有浸润。

病理上可分为二型，Ⅰ型：肿瘤的周边区由密集增生的不规则薄壁毛细细胞血管样腔隙组成，管腔内衬以单层内皮细胞，细胞形态较为一致，肿瘤间质成分少，可含残留的胆管、肝细胞及门管区，肿瘤的中央部分可为大片纤维间质区。肿瘤内可见坏死、出血及钙化。Ⅱ型：大体结构与Ⅰ型相似，肿瘤细胞为多形性内皮细胞，可多层排列，缺少整齐一致，细胞异型，胞核不规则，深染，此型侵袭性强。免疫组化检查CD34，CD31，UEA-1及FⅧ阳性。

### （二）临床表现

小的血管内皮瘤一般无症状，大者可在出生后一周出现上腹部肿块，肝大，腹部膨隆伴腹痛，个别患儿有发热、黄疸、溶血性贫血、血小板减少以及肝功能衰竭等。30%的患儿可同时伴有皮肤、淋巴结、脾、胃肠道、胸膜、前列腺、肺和骨的血管内皮瘤。此外，血管内皮瘤可出现动－静脉交通，部分患者还可出现高排出量型的心力衰竭。

实验室检查AFP可升高，可高达400μg/L。X线腹部平片可见肝区阴影，膈肌抬高及结肠、胃移位，偶见瘤体钙化点。B超见肝大，肝区内有流动缓慢或不规则的液性暗区，多数为边界光滑的低回声占位，较大的瘤体则为均匀的强回声。CT检查肿瘤多为低密度影，多伴有钙化。SPECT扫描可出现病灶的早期充填，对诊断有一定帮助。

### （三）诊断

临床上发现新生儿皮肤血管瘤在几周内迅速增大，然后退变，伴有进行加深的黄疸，以及肝大、肝区震颤及血管杂音，心力衰竭等体征应考虑该病的存在。进一步行X线腹部平片、B超、CT、MRI、血管造影可明确诊断。

### （四）治疗

本病为良性肿瘤，5%～10%的肿瘤可能自然消退，但伴有严重并发症者未经及时治疗多数于数月内死亡。因此对于已确诊的患者，无论是单发或者多发，均应对患者行手术切除治疗。对于部分不可手术切除的患者，采用冷冻治疗法和放射治疗法也可改善患者预后。

此外，大剂量激素疗法病程的改善也起到一定的作用。对于心力衰竭患者，最直接有效的办法是阻断动－静脉瘘，方法有肝动脉栓塞或肝动脉结扎，对于极为衰竭或瘤体巨大难以手术切除的患儿，可使瘤体缩小，心衰得以控制，且此项治疗损伤小，可重复进行，可有效阻断新生的侧支循环。

本病预后大多数良好，未经治疗的患儿可死于心衰、弥散性血管内凝血、肝功能衰竭等，部分患者还有转变为肝血管肉瘤的报道。

## 三、淋巴管瘤

淋巴管瘤（lymphangioma or lymphangiomatosis）为含淋巴液的管腔构成的良性肿瘤，多发生于颈部及腋窝，身体其他部位的发生率仅占5%，淋巴管瘤原发于肝脏更是罕见，多与其他脏器合并发病[3]。

（一）病因与病理

淋巴管瘤是淋巴系统先天性畸形及局部淋巴管梗阻所致的淋巴系统良性肿瘤，十分罕见。单独发生于肝脏者称为肝淋巴管瘤。肝淋巴管瘤缺少典型的大体形态学特征，肝脏明显肿大，肿瘤可弥漫分布，瘤体多呈海绵状或囊状改变，其内充满浆液或乳糜样液体。镜下可见肝实质内出现大量囊性扩张的淋巴管，管腔大小不一，内含淋巴细胞，无红细胞，瘤体囊壁由网状淋巴管组成，腔内衬以扁平内皮细胞。基质多为疏松的黏液样结缔组织。临床上还可见肝淋巴管瘤与血管瘤并存的病例，免疫组化提示 CD34，CD31 及 F-Ⅷ因子阳性。

（二）临床表现

本病多见于儿童及青年人，男女比为 1∶2。临床上缺少特异性表现，与病变累及的器官数量及部位有关。若肿瘤生长过大可引起上腹不适或肝区疼痛，部分患者可有胸腔积液、腹水和受累器官的功能障碍。体检可表现为肝、脾大，外生型可扪及柔软的肿块。影像学检查可出现类似肝囊肿性病变的表现。

（三）诊断

术前不易确诊，主要依赖影像检查，B 超及 CT 扫描可显示肝脏囊性占位病灶，典型的肝淋巴管瘤表现为囊性或多个囊性病灶组合成的中央有分隔的块影。肝淋巴管瘤应与转移性肝肿瘤伴液化坏死以及肝包虫囊肿相鉴别，特别是后者与肝淋巴管瘤有时在影像学表现相似，易于混淆，应引起重视，肝穿刺活检可以明确诊断，但仍应慎重进行。

（四）治疗

本病无恶变趋势，预后良好，对已确诊且无明显临床症状的患者，可以不作特殊处理，为防止感染、出血及肿瘤的增大，对局限于肝脏的淋巴管瘤，可以手术切除治疗。若淋巴管瘤累及多个脏器，尤其是胸膜和肺时，预后较差。

## 第二节　肝脏良性间叶肿瘤

### 一、平滑肌瘤

平滑肌瘤（leiomyoma）是一种极为少见的肝脏良性肿瘤。迄今文献共报道 10 例[3]。

（一）病因与病理

病因迄今不明，有文献报道与 EB 病毒感染有关，但仅限于个案报道。大体上肿瘤为单发病灶，周边有包膜，肿瘤切面呈纵横条束编织状。光镜下肿瘤由大量胶原组织及平滑肌细胞组成，部分细胞可见玻璃样变（WVG 染色），间质少，血管较丰富。免疫组化提示波形蛋白（vimentin）、平滑肌肌动蛋白（SMA）、增殖细胞核抗体（PCNA）阳性，其他均为阴性。

（二）临床表现

临床上缺少特异性表现，症状多与肿瘤大小有关。患者可出现上腹不适或肝区疼痛，体检可表现为肝、脾大。影像学检查：B 超有呈类似肝癌的低回声占位，但不会出现癌栓、子灶。CT 有类似肝海绵状血管瘤的增强表现，但无局限化持续显著增强的表现。MRI T2 加权像示大片低信号伴中央不规则极高信号。血管造影可显示出异常肿块效应，有供应血管的伸展，瘤体内可见散在血管湖。

（三）诊断

术前不易确诊，主要依靠术后病理进行诊断。通常认为肝脏原发性平滑肌瘤的诊断必须符合 2 个标准：①肿瘤必须由平滑肌细胞组成；②无肝脏以外部位的平滑肌瘤存在。

（四）治疗

肝脏原发性平滑肌瘤为良性肿瘤，无论瘤体大小均与正常肝组织分界明显，手术切除的几率大，切除后预后良好。

### 二、肝脂肪瘤

肝脂肪瘤（lipoma）由 Stretton 于 1951 年报道，是较为罕见的肝良性肿瘤。

（一）病因与病理

本病病因不明，部分脂肪瘤可伴有髓外造血，称髓脂肪瘤。大体肿瘤呈单发，主要由成熟的脂肪细胞组成，可被纤维组织束分成叶状，色黄质软，周围有完整的薄层纤维组织包膜，除肿瘤部位外，肝脏大小、色泽均可正常或仅轻度肝大。光镜下分化成熟的脂肪细胞大小较一致，核无异形，周边包膜无侵犯。免疫组化 S-100 散在阳性，SMA 和 HMB45 阴性。

（二）临床表现

肝脂肪瘤可发生于各年龄组，以成人多见，文献报道男女之比约为2.3 ：1～2.5 ：1，以女性多见。临床上多无症状或仅有轻微右上腹不适，大多数为单个病灶，少数有多个病灶或肝左、右叶均有，文献报道最小有0.3cm，最大直径有36cm，但大多为5cm左右。影像学检查B超呈极强回声，光点特别细小、致密，内有血管通过，边缘锐利，略有分叶感，但瘤体后部回声强度明显低于前部，衰减明显。CT呈极低密度，达－95Hu至水样密度。

（三）诊断

患者临床症状多无特异性，一般无嗜酒及肝炎史，化验检查肝功能及AFP多正常，但影像特点的特殊表现可与其他肝占位性病变相区别。

（四）治疗

最有效的治疗方法是手术切除，尤其是不能与含脂肪较多的肝细胞癌相鉴别时，应首先考虑手术治疗。

## 第三节 肝细胞腺瘤

肝细胞腺瘤（hepatocellular adenoma）是一种女性多发的肝脏良性肿瘤，通常由类似正常的肝细胞所组成。

（一）病因与病理

主要与口服避孕药的广泛应用有关。在口服避孕药没有问世以前该病的发生率相当低，Edmondson统计，1918-1954年洛杉矶总医院的5 000例尸检，仅发现2例。20世纪60年代至70年代，该病的发病率显著增高。1973年Baum报道了口服避孕药与肝细胞腺瘤的关系，发现避孕药及同类药物均与肝细胞腺瘤有明显的关系，在美国肝细胞腺瘤几乎都发生于服避孕药物5年以上的妇女，发生率约为3.4%，据认为雌激素能使肝细胞增生，孕激素使肝血管肥大。该病晚期易恶变。但在临床上往往还可见到一些并无服避孕药物历史的成年男性、婴儿、儿童等患者。

肝细胞腺瘤多发生于无肝硬化的肝右叶内，左叶少见。多为单发的孤立结节，可有或无包膜，境界清楚、质软，表面有丰富的血管，直径从1～2cm到10cm大小不等，切面呈棕黄色，内有暗红色或棕色出血或梗死区，无纤维基质。少数有蒂，有时可见不规则坏死后所遗留的瘢痕标志。往往可见较粗的动静脉内膜增生性改变。光镜所见肝细胞腺瘤由分化良好的肝细胞所组成，细胞较正常肝细胞为大，因为有较多的糖原或脂肪，胞浆常呈空虚或空泡状。细胞排列成片状或条索状，无腺泡结构。很少有分裂象，核浆比正常。无明显的狄氏腔，无胆管。电镜检查瘤细胞内细胞器缺乏。有时瘤体由分化不同的肝细胞组成，若有明显的异型性应警惕同时并有肝细胞癌的可能。

（二）临床表现

肝细胞腺瘤生长缓慢，早期多无临床症状，往往于体检或剖腹手术时发现。该病多发生于15～45岁服避孕药的育龄妇女，其中以20～39岁最为多见。男性及儿童也可发病。随着肿瘤逐渐增大，可出现腹胀、隐痛或恶心等压迫症状。肝细胞腺瘤有明显的出血倾向。当瘤内出血时可有急性腹痛，甚至出现黄疸。遇外伤瘤体破裂，可造成腹腔内大出血，出现低血容量性休克及贫血，甚至引起循环衰竭而死亡。

1. 肝功能、AFP、ALP等通常都在正常范围。

2. 影像学检查

（1）B超示肿瘤边界清楚、光滑。常可见明显包膜，小的肝腺瘤多呈分布均匀的低回声，大的肝腺瘤亦是分布欠均匀的低回声或间以散在边缘清晰的增强回声，部分还可呈较强的回声斑，但后方不伴声影，肿瘤后方多无增强效应，较大的肝腺瘤内常伴有出血或坏死液化，超声图像上显示有不规则的液性暗区。

（2）CT表现：①平扫：肝内低密度或等密度占位性病变，出血、钙化可为不规则高密度，边缘光滑，周围可见“透明环”影，常为特征性表现。病理基础一般是由瘤周被挤压的肝细胞内脂肪空泡增加而致。②增强：早期可见均匀性增强，之后，密度下降与正常肝组织呈等密度。晚期呈低密度。其瘤周之透明环无增强表现。③肿瘤恶变可呈大的分叶状肿块或大的坏死区，偶尔可见钙化。

（3）放射性核素$^{67}$Ga扫描表现为冷结节，$^{99m}$Tc PMT表现为早期摄入、排泄延迟以及放射性稀疏。

细针穿刺细胞学检查能明确诊断，但有出血的可能，应慎重对待。

### （三）诊断

首先要引起注意的是男性也可以患肝腺瘤，其次就是与肝癌的鉴别诊断。根据患者病史、实验室检查以及影像学综合检查，多数患者可做出诊断。

### （四）治疗

手术切除为最好的治疗方法，因肝细胞腺瘤有出血及恶变的危险，且常与肝癌不易相区别。故有学者主张一旦发现，均应行手术治疗。又因有学者发现在停用口服避孕药后有些肝细胞腺瘤患者肿瘤可发生退化，故多数学者认为对于大于5cm的肝细胞腺瘤应积极手术治疗；小于5cm的肿瘤，若无症状或症状较轻者，在停用口服避孕药的情况下，定期行CT或B超检查，若继续增大，则行手术治疗。对于因肝细胞腺瘤破裂所致腹腔内出血者，应根据患者情况酌情处理。对于手术切除有困难的患者应做活检确诊，并长期随访。

# 第四节　其他良性肿瘤

## 一、肝囊肿

### （一）病因与病理

肝囊肿临床上较为常见，分先天性与后天性两大类，后天性多为创伤、炎症或肿瘤性因素所致，以寄生虫性如肝包虫感染所致最多见。先天性肝囊肿又称真性囊肿，最为多见，其发生原因不明，可由先天性因素所致，可能与肝内迷走胆管与淋巴管在胚胎期的发育障碍，或局部淋巴管因炎性上皮增生阻塞，导致管腔内分泌物滞留所致。可单发，亦可多发，女性多于男性，从统计学资料来看，多发性肝囊肿多有家族遗传因素。

肝囊肿多根据形态学或病因学进行分类，Debakey根据病因将肝囊肿分为先天性和后天性两大类，其中先天性肝囊肿又可分为原发性肝实质肝囊肿和原发性胆管性肝囊肿，前者又可分为孤立性和多发性肝囊肿；后者则可分为局限性肝内主要胆管扩张和Caroli病。后天性肝囊肿可分为外伤性、炎症性和肿瘤性，炎症性肝囊肿可由胆管炎性或结石滞留引起，也可与肝包囊病有关。肿瘤性肝囊肿则可分为皮样囊肿、囊腺瘤或恶性肿瘤引起的继发性囊肿。

孤立性肝囊肿多发生于肝右叶，囊肿直径一般从数毫米至30cm不等，囊内容物多为清晰、水样黄色液体，呈中性或碱性反应，含液量一般在500ml以上，囊液含有白蛋白、黏蛋白、胆固醇、白细胞、酪氨酸等，少数与胆管相通者可含有胆汁，若囊内出血可呈咖啡样。囊壁表面平滑反光，呈乳白色或灰蓝色，部分菲薄透明，可见血管走行。囊肿包膜通常较完整，囊壁组织学可分三层：①纤维结缔组织内层：往往衬以柱状或立方上皮细胞；②致密结缔组织中层：以致密结缔组织成分为主，细胞少；③外层为中等致密的结缔组织，内有大量的血管、胆管通过，并有肝细胞，偶可见肌肉组织成分。

多发性肝囊肿分两种情况，一种为散在的肝实质内很小的囊肿，另一种为多囊肝，累及整个肝脏，肝脏被无数大小不等的囊肿占据。显微镜下囊肿上皮可变性扁平或缺如；外层为胶原组织，囊壁之间可见为数较多的小胆管和肝细胞。多数情况下合并多囊肾、多囊脾，有的还可能同时合并其他脏器的先天性畸形。

### （二）临床表现

由于肝囊肿生长缓慢，多数囊肿较小且囊内压低，临床上可无任何症状。但随着病变的持续发展，囊肿逐渐增大，可出现邻近脏器压迫症状，如上腹饱胀不适，甚至隐痛、恶心、呕吐等，少数患者因囊肿破裂或囊内出血而出现急性腹痛。晚期可引起肝功能损害而出现腹水、黄疸、肝大及食管静脉曲张等表现，囊肿伴有继发感染时可出现畏寒、发热等症状。体检可发现上腹部包块，肝大，可随呼吸上下移动、表面光滑的囊性肿物以及脾大、腹水及黄疸等相应体征。

肝囊肿巨大时X线平片可有膈肌抬高，胃肠受压移位等征象。

B超检查见肝内一个或多个圆形、椭圆形无回声暗区，大小不等，囊壁菲薄，边缘光滑整齐，后方有增强效应。囊肿内如合并出血、感染，则液性暗区内可见细小点状回声漂浮，部分多房性囊肿可见分隔状光带。

CT表现为外形光滑、境界清楚、密度均匀一致。平扫CT值在0～20Hu之间，增强扫描注射造影剂后囊肿的CT值不变，周围正常肝组织强化后使对比更清楚。

MRI图像T1加权呈极低信号，强度均匀，边界清楚；质子加权多数呈等信号，少数可呈略低信号；T2加权均呈高信号，边界清楚；增强后T1加权囊肿不强化。

**（三）诊断**

肝囊肿诊断多不困难，结合病人体征及B超、CT等影像学检查资料多可做出明确诊断，但如要对囊肿的病因做出明确判断，需密切结合病史，应注意与下列疾病相鉴别：①肝包虫囊肿：有疫区居住史，嗜伊红细胞增多，Casoni试验阳性，超声检查可在囊内显示少数漂浮移动点或多房性、较小囊状集合体图像。②肝脓肿：有炎症史，肝区有明显压痛、叩击痛，B超检查在未液化的声像图上，多呈密集的点状、线状回声，脓肿液化时无回声区与肝囊肿相似，但肝脓肿呈不规则的透声区，无回声区内见杂乱强回声，长期慢性的肝脓肿，内层常有肉芽增生，回声极不规则，壁厚，有时可见伴声影的钙化强回声。③巨大肝癌中心液化：有肝硬化史以及进行性恶病质，B超、CT均可见肿瘤轮廓，病灶内为不规则液性占位。

**（四）治疗**

对体检偶尔发现的小而无症状的肝囊肿可定期观察，无需特殊治疗，但需警惕其发生恶变。对于囊肿近期生长迅速，疑有恶变倾向者，宜及早手术治疗。

1. 孤立性肝囊肿可有多种治疗方法。包括：

（1）B超引导下囊肿穿刺抽液术：适用于浅表的肝囊肿，或患者体质差，不能耐受手术，囊肿巨大有压迫症状者。抽液可缓解症状，但穿刺抽液后往往复发，需反复抽液，有继发出血和细菌感染的可能。近年有报道经穿刺抽液后向囊内注入无水酒精或其他硬化剂的治疗方法，但远期效果尚不肯定，有待进一步观察。

（2）囊肿开窗术或次全切除术：适用于巨大的肝表面孤立性囊肿，在囊壁最菲薄、浅表的地方切除1/3左右的囊壁，充分引流囊液。

（3）囊肿或肝叶切除术：囊肿在肝脏的周边部位或大部分突出肝外或带蒂悬垂者，可行囊肿切除。若术中发现肝囊肿较大或多个囊肿集中某叶或囊肿合并感染及出血，可行肝叶切除。此外，对疑有恶变的囊性病变，如肿瘤囊液为血性或黏液性或囊壁厚薄不一，有乳头状赘生物时，可即时送病理活检，一当明确，则行完整肝叶切除。

（4）囊肿内引流：术中探查如发现有胆汁成分则提示囊肿与肝内胆管相通，可行囊肿空肠Roux-en-Y吻合术。

2. 多发性肝囊肿的治疗　多发性肝囊肿一般不宜手术治疗，若因某个大囊肿或几处较大囊肿引起症状时，可考虑行一处或多处开窗术，晚期合并肝功能损害，有多囊肾、多囊膜等，可行肝移植或肝、肾、膜多脏器联合移植。

## 二、肝炎性假瘤

肝炎性假瘤（inflammatory pseudotumor of liver，IPT）是一种原因不明、罕见的良性增生病变，自1953年Pack首次报告以来，近年来报道逐渐增多，因其与肝脏恶性肿瘤难于鉴别，因而诊断仍较困难。

**（一）病因与病理**

炎性假瘤目前病因仍不清楚，可能与创伤、感染及免疫变态反应有关。有学者认为是食物中的某些微生物、胆管炎或慢性腹腔感染，循门静脉上升至肝内引发炎性改变。另外一些学者认为与肝实质外伤后破裂出血坏死、免疫反应、肝内静脉闭塞性脉管炎有关。

炎性假瘤在临床上或在影像学上有类似肿瘤的表现，其病理性质是炎性增生所形成的一个境界清楚的瘤样团块，主要由纤维基质和浆细胞为主的各种慢性炎性细胞浸润所构成。

大体观肿瘤大小不一，多为2～4cm左右的病灶，肿物边界清楚，多有完整包膜，剖面呈灰黄色，剖面平滑韧实，无中央坏死。肝炎性假瘤大体病理可分三型：①孤立结节，可发生于肝脏的任何部位，一般无包膜，切面呈灰黄色或灰白色；②多个无包膜的结节；③多个结节融合成块状，主要含有淋巴细胞、淋巴滤泡、泡沫巨细胞、肉芽肿形成、异物巨细胞、纤维化成分等，外周包以含胆管、血管的肝实质结构，偶尔可见闭塞性脉管炎的病理改变，以及梭形的肌纤维母细胞，其核呈卵圆形。Someren又根据其组成成分的不同，将其分为以纤维增生为主的玻璃样变型（硬化性假瘤）、以组织细胞为主的黄色肉芽肿型和以浆细胞为主的浆细胞肉芽肿型。

（二）临床表现

炎性假瘤可发生于任何年龄，以儿童多见。男性居多，80% 为单发病灶，右叶多于左叶，病灶直径最小 1cm，最大 25cm。相当一部分患者肿块位于肝脏表面，可与腹壁、膈肌和周围组织有炎性粘连。患者发病无明显规律，可症状轻微或无症状。大多数病人有发热及上腹疼痛，伴消瘦及体重减轻。部分患者有疲劳、不适、恶心、呕吐等症状，肿块压迫肝门时，部分患者可出现黄疸，少数患者尚可出现门脉高压的表现。体检时与肿瘤所在位置有关，部分患者可触及质韧、光滑的肿物，一般无肝硬化体征。

（三）诊断

肝炎性假瘤的诊断较为困难，术前误诊率高，主要依赖穿刺细胞学检查及影像学检查。

实验室检查：ESR 增快，白细胞增多，C 反应蛋白阳性。肝功能和 AFP 可在正常范围。B 超表现为低回声的圆形或类圆形病灶，边缘清楚，内部回声不均匀，有时可见分布不均的中小光点或光团，部分病变中心可见小圆形液性暗区，囊壁光滑。CT 表现为混合性低密度病灶，门脉造影 CT 增强扫描早期无强化。后期中等度强化，并有从外向内弥漫的趋势，但延迟扫描仍不能变为等密度。磁共振成像 T1 加权像上呈略低信号区，质子加权像上呈略高或等信号，T2 加权像为高信号。肝动脉造影时炎性假瘤病变多呈无血管或少血管特点。放射性 $^{99m}$Tc 扫描为冷信号。

炎性假瘤与肝细胞癌的 B 超、CT 表现极为相似，CT 检查时其共同点为增强时均为低密度占位病变，但动态扫描上则明显不同，肝癌为迅速增强和快速下降，呈尖顶山峰型，增强时间保持甚短，一般不超过 5 分钟。海绵状血管瘤是从病灶边缘出现结节或棉花团样增强，随时间延长逐渐向中心弥散，变为等密度影，而炎性假瘤也有类似表现，但延迟期不变为等密度。此外，血管造影可将其加以区别，前者表现为血管减少，而肝细胞癌的血管增多、增粗。

B 超、CT 引导下穿刺活检可获得明确的病理诊断，可为患者的治疗做出正确的选择，患者因此可选择非手术方法而达到满意的预后。

（四）治疗

肝脏炎性假瘤至今为止未见癌变的报道，出现并发症的患者也仅占少数，预后多属良好。如能获得病理诊断，可以以保守治疗为主。有作者用类固醇激素治疗和用抗生素治疗不能手术切除或未行手术切除的患者，也获得了较好的效果。手术切除是目前肝脏炎性假瘤的主要治疗方法，术前难以获得病理诊断的患者，应采取积极的手术治疗，切除病灶以解除患者顾虑，达到根治。

## 三、肝局灶性结节性增生

肝局灶性结节性增生（focal nodular hyperplasia，FNH）是一种少见的良性病变，无恶变趋势，以往曾有多种命名，如局灶性肝硬化、肝错构瘤、良性肝细胞瘤、错构性胆管细胞瘤等，1958 年 Edmondson 提出了局灶性结节性增生这一新命名，世界卫生组织于 1975 年及国际肝脏研究协会于 1976 年予以承认。

（一）病因与病理

FNH 的病因尚未明了。多数学者认为是肝脏局限性再生性病变的一种表现，局部肝细胞在炎症、创伤等因素的作用下发生局限性血供减少或血管畸形，最终引起肝细胞萎缩和肝组织的代偿性增生。也有人认为在先天性血管畸形的基础上，肝细胞因肝细胞酶系缺损，易受激素类药物的刺激而发生坏死，修复再生，形成瘤样病变。有报道 FNH 患者可同时伴有肝血管瘤或身体其他部位的血管畸形。口服避孕药被认为是该病的病因之一，有相当比例的女性患者有口服避孕药史，且易发生 FNH 的破裂出血，但 FNH 也可出现于不服用药物者，且可出现于任何年龄及性别的患者，因此，口服避孕药对 FNH 的发生可能无直接作用，但可促进肝脏原有病变的发展，可能与激素对局灶性结节性增生细胞的营养作用有关。

FNH 大体上常为孤立性结节，无包膜，边界清晰，一般呈黄褐色或浅棕色，肿瘤直径多数小于 5cm，也有部分可大于 10cm。病灶常位于肝包膜下，肝脏表面常出现脐凹。其特征性改变是病理切面有典型的中央星芒状瘢痕组织，纤维间隔由中央向四周放射，将病灶分隔成大小不同的小叶。

镜下见结节由增生的肝细胞组成。肝细胞因含丰富的糖原而使胞质淡染，排列成条索状。其间被放射状纤维组织间隔分开，其中常包含一条或数条肝动脉，动脉内膜或中层纤维肌层的异常增生，其管腔可完全闭锁或偏心，没有中央静脉，但可见增生的胆管，并有大量血管及淋巴细胞、白细胞浸润，此点有助于与肝细胞腺瘤相区别。肝细胞常有形态异常，应注意与分化良好的肝细胞癌相区别。

**（二）临床表现**

局灶性结节性增生无特异性临床表现，患者通常在查体或因其他疾病行影像学检查或手术探查时偶然发现。患者多数为 40 ~ 50 岁的女性，可有口服避孕药史，少数呈上腹隐痛或查体触及包块，病变位于肝门者，可并发门静脉高压症，部分患者出现病灶破裂出血，可有急腹症及休克的临床表现。

大多数局灶性结节性增生患者肝功能良好，AFP 阴性，多数无肝炎病史。

B 超检查有多种表现，典型表现为肝包膜下包块，边界清楚，实质回声可高于或低于正常组织，可见中央线状星形回声，应注意与纤维板层型肝癌区别。

CT 平扫表现为低衰减病灶（20 ~ 40Hu）。典型图像可见中心性裂隙状透光影，注射造影剂后，此中心低密度区消失。值得一提的是碘油 -CT 表现为病变部位内碘油高度沉积，短期内很快排空，与肝细胞癌的表现显著不同 [8]。

MRI 有较为特征性的改变，T1 和 T2 加权像均为等信号强度的团块病灶，偶尔也可见到病灶内的星形瘢痕现象，即 T1 加权像为低信号，T2 加权像为高信号的放射条状影 [8, 9]。

血管造影部分患者可显示病灶富含血管，其典型表现为中央供养动脉和轮辐状血管向四周放散，当病灶较小时看不到大的供养动脉，可见小血管呈网状分布。放射性核素胶体 $^{99m}Tc$ 对 FNH 的诊断也有一定帮助，FNH 富含肝巨噬细胞，可表现为胶体 $^{99m}Tc$ 的摄取增多。

**（三）诊断**

由于无特异性临床表现，因此其诊断主要依赖影像学检查。综合 B 超、彩色多普勒及 CT 扫描等结果可对该病作出较为准确的诊断，临床上对于可疑病例，影像学检查诊断不确切的，可行肝穿刺活检、手术活检或手术切除以明确诊断。临床上 FNH 需与分化好的肝细胞癌、肝细胞腺瘤、肝结节性再生性增生及肝血管瘤相鉴别，尤其是肝癌，如纤维板层癌也可见中央低密度的瘢痕病灶，但其瘢痕多见于造影增强扫描，而且有钙化影，可以鉴别 [10]。

**（四）治疗**

由于 FNH 是良性病变，无恶变倾向，预后良好，且认为其与口服避孕药物有关，因此治疗应首先停用避孕药物，少数病例在停用避孕药后病灶可以缩小。无症状的患者一般不予以手术治疗，有症状和不能排除恶变者，积极行肝叶切除是较为安全的方法。对于临床上诊断尚不能完全明确的患者，临床医师对此应保持高度的警惕，采取积极的手术治疗方法以明确诊断十分必要，对于部分无法手术切除的病例可试行肝动脉栓塞和肝动脉结扎术治疗 [11]。

## 四、肝局灶性脂肪变性

**（一）病因与病理**

肝局灶性脂肪变性（focal fatty infiltration of liver）或称肝局灶性脂肪浸润，是脂肪肝的一种特殊类型，为肝细胞内脂肪沉积所致，Yates 等于 1986 年最先报道本病。

肝局灶性脂肪浸润的发病机制目前不十分清楚。可能与局限性肝内门静脉少量分流有关，但也有学者认为肝内门脉分流是肝实质包膜的正常门脉灌注变异，有待进一步研究。

肝脏局灶性脂肪病变罕见，多见于肥胖女性，可伴血脂的代谢异常。病变好发于肝外周包膜下，少见于肝实质深部内，多呈孤立的结节，周围可有完整的纤维包膜，外观呈黄白色，镜下脂肪结节内呈弥漫性脂肪变性，可见脂肪细胞被纤维组织所分隔，周围肝细胞多正常或仅有轻度脂肪变。脂肪浸润的范围不等，2 ~ 3cm 或大范围的浸润均有报道，大范围脂肪浸润可呈地图形，与某肝叶或肝段相一致。有学者将该病分为五种类型：①叶或段的均一病变；②叶或段的结节状病变；③位于肝门周围的病变；④弥漫性斑片状病变；⑤弥漫性小结节状病变。

### （二）临床表现

临床表现一般不具有明显的临床症状，肿瘤较大时可有上腹不适感，常见的有恶心、食欲缺乏、乏力等。少数患者出现肿瘤内出血时可有腹痛、轻度黄疸、肝区疼痛、叩击痛等，而大多数患者是意外体检发现，肝功能大多正常。

B 超检查应列为首选，显示为边界清晰的强回声图像。有学者将其分为三种类型：①叶段型脂肪肝：脂肪浸润位于肝某一或多个解剖叶段，声像为该叶段的回声增强，呈扇形或地图形。②团块型脂肪肝：声像图为一个或多个边界清楚形态不规整的回声增强区，其余肝回声正常。③小叶间脂肪堆积：此型多为胆囊床、第一肝门区、门脉和肝静脉主支周围肝组织的区域性脂肪变，声像图表现为上述部分出现不规则的片状低回声，以三角形、长条形、类圆形为多见，内部回声均匀，边界清晰，可见肝内管道结构通过。

CT 检查其病灶为均匀的低密度影，平扫 CT 值一般为 −15 ~ 30Hu，最低可达 −90Hu，病灶形态为扇形或地图形分布，病灶可延及肝包膜，边界不清，也可较锐利，增强后病灶虽可能强化，但远不及周围肝组织及脾脏强化明显。无血管走行异常。

MRI 常规扫描 T1 及 T2 加权像均表现为均匀的高信号，但对轻度或中度脂肪浸润不敏感，脂肪抑制技术、水减影技术、脂肪减除技术对该病的诊断有帮助。

同位素扫描，局灶性脂肪肝可表现正常，此点有助于与其他肝占位病灶相鉴别。

### （三）诊断

肝局灶性脂肪浸润以往多依靠肝穿刺获得确诊，近年由于影像学技术的发展，患者可凭 CT、B 超、MRI 等检查而确诊。影像学检查的综合运用可大大提高局灶性脂肪肝的诊断准确性，但需注意与肝癌、肝脂肪瘤及血管瘤相鉴别。化学移位成像技术（chemical shift imaging）对鉴别诊断有帮助。

### （四）治疗

本病为良性病，预后良好，不会恶变，且为可逆性改变，因此一般无需特殊治疗，但对诊断有疑问的病例可动态观察，部分病例可见病灶形态改变或消失。对有明确引起脂肪肝的病因，如肥胖、酗酒等应行病因治疗，肝功能异常者应给予对症护肝治疗。对于较为局限的脂肪瘤可行手术切除。

## 五、肝错构瘤

肝错构瘤是一种少见的肝良性肿瘤，是肝脏胚胎或胎儿发育畸形所形成的瘤样肿块，多见于婴幼儿。

### （一）病因与病理

本病最早由 Maresch 于 1903 年报道，1956 年由 Edmondson 正式命名。本病发病机制不明，多发生于 2 岁以内婴幼儿，平均年龄 15 个月。男性多于女性，成人极少见。可能系肝脏胚胎发育畸形加上继发性退变所致。最新研究发现该病可能与 19 号染色体异常转位有关，并与肝未分化胚胎肉瘤关系密切。

依据其组织成分来源不同，分为内胚层性、中胚层性、内中外胚层性和混合性四类。内胚层性错构瘤主要来自内胚层细胞，又可分为实质性和胆管性。实质性错构瘤，又称为上皮性错构瘤，以肝细胞增生为主体，含少量胆管及淋巴细胞；胆管错构瘤，又称 Meyenberg 综合征，以胆管细胞、上皮细胞和纤维胶原基质增生为主体。

中胚层性错构瘤主要来自中胚层细胞，又可分为间叶性和血管性两种。间叶性错构瘤最为常见，主要由分化成熟且排列紊乱的间叶组织、胆管、淋巴管和肝细胞组成，肿瘤以囊肿存在为其特征，囊内充有无色或黄色浆液。其间可见扩张的胆管、淋巴管及炎性细胞浸润，肝小叶结构消失，肝细胞成散在排列。血管性错构瘤以血管和纤维结缔组织增生为主，肝细胞和胆管占的比例较少。

内中外三胚层性错构瘤又称为 Cowden 病，主要由肝细胞、胆管、血管、淋巴管上皮细胞和神经胶质细胞组成。混合性错构瘤是除肝内成分外，还含有其他脏器如胃肠道或肺的细胞或组织成分。

大体形态：肿块可以发生于肝脏的任何部位，以右叶多见，多为单发，偶尔可为多发。肿瘤带蒂或突出于肝脏表面，一般呈球形或圆形，表面高低不平，可有包膜，有时与正常肝组织分界不清，可有卫星灶，或浸润周围组织。肿瘤大小不一，病灶最大直径可达29cm。典型的病灶由多个大小不等的囊肿构成，小的囊肿肉眼不易分辨，大的直径10cm不等，一些较大的囊肿形似多房，囊液澄清或呈胶状。囊腔间为白色纤维组织或黄色黏液样组织或质韧的黄褐色组织。

光镜下常见错构瘤病灶由排列紊乱的原始间叶组织、胆管和肝实质组成。其中间叶成分由疏松的黏液样间质中的星形细胞以及胶原混合物组成。另有一些病灶被间叶成分包绕，形态异常不规则，有炎性浸润的胆管。病灶中也可见数目不等的正常肝细胞，但无肝小叶结构。

### （二）临床表现

发病年龄从新生儿到21岁不等，大多在2岁以内，最小15天，约占小儿肝肿瘤的6%，在良性肿瘤中仅次于血管瘤居第二位。大多数无临床症状，随着发育生长，往往在就诊前2～3个月出现腹围急剧增大或在上腹部触及质硬肿块等临床表现，肿块压迫邻近脏器时可出现恶心、呕吐、便秘、腹胀等消化道症状，部分患者甚至可出现心功能不全或生长发育不良。体检触及肿大的肝脏及随呼吸移动的肿块，质硬无压痛。肝功能正常，AFP在正常范围。

B超示间叶性错构瘤为肝巨大占位病变，周围为强回声，内含大小不等的无回声暗区病变，有晕圈，部分囊壁内有不规则乳头状突起。

CT示肝内多房性囊泡像，壁较厚的占位病灶充满大小不等的圆形、卵圆形低密度区，边界清楚，CT值在15～22HU之间。

### （三）诊断

腹部平片、血管核素扫描、血管造影、B超及CT等辅助检查对该病的诊断有一定的作用，但仍易与肝母细胞瘤、神经母细胞瘤、肝血管瘤以及肝淋巴管瘤相混淆。该病的最后确诊有赖于手术切除病理检查或细针穿刺细胞学检查。

### （四）治疗

该病有恶变的可能。有学者认为间质错构瘤与未分化胚胎肉瘤有一定关系，并有间叶性错构瘤与未分化胚胎肉瘤并存病例的报道，因此手术切除肿瘤或切除肝叶是必要的。对于肿瘤巨大手术切除有困难者，有学者报道用环磷酸胺治疗或放疗取得疗效。

## 六、肝良性畸胎瘤

### （一）病因与病理

肝良性畸胎瘤（liver teratoma）极少见，病因不明，多为囊性，故也称为肝囊性畸胎瘤，或称为皮样囊肿，文献报道甚少，绝大部分患者是婴幼儿。畸胎瘤一般均含有三层组织，外胚层组织可见皮肤毛发、皮脂腺、牙齿、神经组织等；中胚层可见骨、软骨、结缔组织；内胚层可见消化道上皮、呼吸道上皮等。肝脏良性畸胎瘤多为囊性结构，瘤内可含有肝脏、骨骼、软骨、肌肉、皮肤毛发等组织。

### （二）临床表现和诊断

患者多以腹部包块就诊，极个别由于压迫胆管而出现黄疸者，X线检查和CT扫描常见钙化、牙齿和骨骼样结构，可以确诊。肝功能检查多正常，AFP正常，如伴有AFP升高，则提示病情向恶性转化。

### （三）治疗

肝脏良性畸胎瘤系真性肿瘤，易恶变，加上一些分化不良的畸胎瘤转变成恶性的可能性更大，所以治疗以手术切除为主。

## 参考文献

[1] Hamilton SR, Aaltonen LA. Pathology and genetics of tumors of the digestive system. IARC Press 2000, 167-168.

[2] 吴孟超. 肝脏外科学. 2版. 上海: 上海科技教育出版社, 2000, 374-394.

[3] 丛文铭. 肝胆肿瘤诊断外科病理学. 上海: 上海科技教育出版社, 2002, 79-326.

[4] Mergo PJ, Rosp R. Benign lesions of the liver. Rodio Clin North Am, 1998, 36 (2): 319-331.

[5] Kim S, Chung JJ, Kim MJ, et al. Atypical inside-out pattern of hepatic hemangiomas. AJR, 2000, 174 (6): 1571-1574.

[6] Vilgrain V, Boulos L, Vullierme MP, et al. Imaging of typical hemangioma of the liver with pathologic correlation. Radiographics, 2000, 20 (2): 379-390.

[7] Ruppert-Kohlamyr AJ, Uggowitzer MM, Kugler C, et al. Focal nodular hyperplasia

and hepatocellular adenoma of the liver. AJR, 2001, 176 (6): 1493-1498.

[8] Buetow PC, Pantongrag-Brown L, Buck JL, et al. Focal nodular hyperplasia of the liver: radiologic-pathologic correlation. Radiographics, 1996, 16 (2):368-388.

[9] 陆建平，王飞，王莉，等. 肝脏局灶性结节增生的MRI诊断. 中华放射学杂志, 1996, 30 (8): 564-565.

[10] Kerlin P, Davis GL, McGill DB, et, al. Hepatic adenoma and focal nodular hyperplasia: clinical, pathologic, and radiologic features. Gastroenterology, 1983, 84 (5 Pt 1): 994-1002.

[11] Cherqui D, Rahmouni A, Charlotte F, et, al. Management of focal nodular hyperplasia and hepatocellular adenoma in young women: a series of 41 patients with clinical, radiological, and pathological correlations. Hepatology, 1995, 22 (6): 1674-1681.

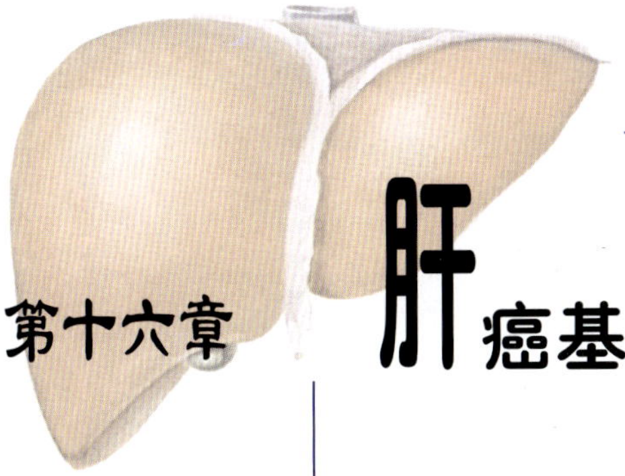

# 第十六章 肝癌基础研究进展

殷正丰

肝癌基础研究内容广泛，几乎涉及肿瘤研究的各个领域。鉴于本书其他各章中均有相关的基础研究进展的介绍，本章则拾遗补缺，仅收入一些与临床关系密切的热点基础研究进展。

## 第一节 肝癌干细胞研究进展与问题

近年来，随着干细胞的概念被引入肿瘤学研究，以及多种肿瘤干细胞得到成功分离和鉴定，肿瘤干细胞（cancer stem cell，CSC）学说逐渐形成。这一学说认为[1]，与正常组织一样，肿瘤组织由处于各种不同分化程度的细胞组成；其中有一小群干细胞样细胞，具有自我更新能力、无限增殖能力和多向分化潜能，是肿瘤形成的起始细胞并维持肿瘤的持续生长，在肿瘤发生、进展、转移、复发过程中起着关键作用。这种细胞就是所谓“肿瘤干细胞”，也称为“肿瘤起始细胞”（tumor-initiating cell, TIC）。而肿瘤组织中其余绝大部分肿瘤细胞只具有相对的增殖能力，经过有限的增殖和分化阶段后最终走向死亡。肿瘤干细胞学说不仅为肿瘤发生、发展和转移机制的研究带来新的思路，而且为肿瘤临床诊断和治疗带来新的希望，是肿瘤学领域具有划时代意义的全新理论。至于肝癌与干细胞关系的研究则由来已久。随着肿瘤干细胞理论的提出，肝癌干细胞也成为研究热点，并且新近取得了令人瞩目的研究结果。

### 一、肿瘤干细胞理论

#### （一）肿瘤干细胞理论的提出

早在150年前，病理学家就发现肿瘤组织与胚胎组织之间存在相似性，于是提出了肿瘤来源于胚胎样组织的假设。20世纪60年代，研究人员把系列稀释的小鼠白血病细胞移植到同系的小鼠体内，发现移植的癌细胞仅有1%～4%能够形成脾内克隆。1994年报道的具有$CD34^+CD38^-$表型的人急性髓性白血病（human acute myeloid leukaemia, AML）干细胞是人类恶性肿瘤干细胞的首次发现。之后很快得到其他报道的验证。2001年Reya通过对造血干细胞与血液系统肿瘤研究的回顾，提出了完整的肿瘤干细胞学说，并且推测肿瘤干细胞不仅存在于血液系统肿瘤中，还存在于众多实体瘤中。

#### （二）实体肿瘤干细胞存在的证据

2003年研究人员第一次从实体瘤内分离出肿瘤干细胞。Al-Hajj等[2]利用流式细胞仪从乳腺癌细胞中分选出$CD44^+CD24^{-/low}$细胞，其中200个细胞即可在非肥胖型糖尿病/重症联合免疫缺陷（non-obese diabetic/severe combined immunodeficiency, NOD/SCID）小鼠体内形成移植瘤，且可在其体内连续传代。每次形成的移植

瘤内均既含有 $CD44^+CD24^{-/low}$ 细胞，又含有原发瘤中不具成瘤性的其他表型的肿瘤细胞。几乎在同时，Singh 等[3, 4]从一系列脑肿瘤组织中分选出 $CD133^+$ 肿瘤细胞，其体外生长特征与正常神经干细胞相似，能够自我更新和增殖，并可在体外被诱导分化成与原发瘤表型相似的肿瘤细胞。而在 NOD/SCID 小鼠体内成瘤只需种植 100 个 $CD133^+$ 肿瘤细胞，且所形成移植瘤的表型与原发瘤相同。随后众多研究小组相继在肺癌[5]、前列腺癌[6]、胰腺癌[7]、结肠癌[8]、子宫内膜癌[9]等一系列实体肿瘤组织中发现了肿瘤干细胞，有力支持了肿瘤干细胞学说。

## 二、肝癌干细胞存在的证据

已有一些研究[10-13]提示肝癌干细胞（liver cancer stem cell, LCSC）的存在，因为与许多其他类型的肿瘤一样，肝癌也是由具有自我更新和分化潜能等干细胞特征的肝癌细胞亚群产生和驱动的。

卵圆细胞是一种肝干细胞 / 前体细胞，可分化为肝细胞及胆管细胞。利用大鼠混合型肝细胞 - 胆管细胞癌组织建立的 CC-62 细胞系表达白蛋白、CK-7、CK-19、OV-6 等卵圆细胞标志，并可在裸鼠体内成瘤。这是鉴定肝癌干细胞的首次尝试。Chiba 等[14]采用侧群（side population, SP）细胞分析方法研究了 4 种人肝癌细胞系，结果在 Huh7 和 PLC/PRF/5 细胞系中分离到 SP 细胞，而在 HepG2 和 Huh6 细胞系中未发现 SP 细胞。免疫组化检测发现，大部分 SP 细胞同时表达肝细胞和胆管细胞标志蛋白。体内、外试验显示，这些 SP 细胞有很强的克隆形成能力和抗凋亡能力。$1 \times 10^3$ 个 SP 细胞即可在 NOD/SCID 小鼠体内形成移植瘤，而 $1 \times 10^6$ 个非 SP 细胞不能形成瘤。分析移植瘤后发现，SP 细胞可产生 SP 和非 SP 细胞，且只有 SP 细胞继承成瘤能力。基因芯片分析发现，与非 SP 细胞相比，SP 细胞中有数个干细胞基因表达上调，而这些基因对于维持干细胞功能和表型特征非常关键。基于上述结果，研究者认为其分离到的 SP 细胞即为人肝癌干细胞。最近，Shi 等[15]在 4 种肝癌细胞系（HCCLM3、MHCC97-H、MHCC97-L 和 Hep3B）中也分离到了 SP 细胞，并且发现各种肝癌细胞系中 SP 细胞的比例高低与该细胞系本身的转移能力呈正相关。这些 SP 细胞在体外均具有自我更新能力、高克隆形成能力和显著的抗化疗药物（5-FU）特性。而在 NOD/SCID 小鼠体内，低至 $2 \times 10^3$ 个 SP 细胞即可形成肿瘤。

CD133 是公认的造血干细胞和神经干细胞标志，并被认为是脑和前列腺肿瘤干细胞标志物。近年来，多个研究小组报道[16-19]从人肝癌细胞系中分离和鉴定了 $CD133^+$ 表型的肝癌干细胞。Ma 等[18]研究发现，与 $CD133^-$ 肝癌细胞相比，$CD133^+$ 肝癌细胞具有更强的克隆形成能力和增殖能力。免疫组化检测发现，$CD133^+$ 细胞少量存在于人肝癌标本、配对的非肿瘤肝组织和硬化肝组织中，而不存在于正常肝组织中。这一结果与以往肿瘤干细胞在整个肿瘤组织中比例不超过 5% 的报道相一致。体内试验显示，$1 \times 10^3$ 个 $CD133^+$ 肝癌细胞即可在 NOD/SCID 小鼠体内成瘤。移植瘤中的大部分细胞为 $CD133^-$ 细胞，而 $CD133^+$ 细胞少于 1%。这与人肝癌标本中的情况相似。$CD133^+$ 肝癌细胞还可在体外被诱导分化成非肝细胞，而 $CD133^-$ 细胞不具有这种分化能力。基因分析结果显示，$CD133^+$ 肝癌细胞高表达与干细胞自我更新、增殖等相关的基因，如 β-catenin、Oct-3/4、Bmi、SMO 和 Notch-1 等，而这些基因也参与肝癌细胞的信号通路。Ma 等[19]进一步研究发现，$CD133^+$ 肝癌细胞具有抗化疗药物（多柔比星和 5-FU）特性，并且这种抗药性是通过激活 AKT/PKB 和 Bcl-2 生存信号通路来实现的。这一结果提示，通过阻断上述通路可能会提高肝癌对化疗的敏感性，从而提高肝癌的治愈率和减少肝癌复发。

新近 Yang 等[20, 21]的研究显示，CD90 可能是另一个重要的肝癌干细胞候选标志物。他们从人肝癌细胞系分离到的 $CD90^+$ 细胞可在免疫缺陷小鼠体内形成肿瘤，且各种肝癌细胞系中 $CD90^+$ 细胞比例与该肝癌细胞系的成瘤性和转移能力呈正相关。在所有肝癌标本及 91.6% 的肝癌患者血样本中分离到了 $CD45^-CD90^+$ 细胞，并且这些细胞可在免疫缺陷小鼠体内成瘤。肝癌组织中 $CD45^-CD90^+$ 细胞数目与配对血标本中 $CD45^-$

CD90$^+$细胞数目呈显著正相关。从移植瘤内分离到的CD90$^+$细胞可在免疫缺陷小鼠体内二次成瘤及三次成瘤。进一步研究发现，CD90$^+$CD44$^+$细胞的恶性表型比CD90$^+$CD44$^-$细胞高，可在免疫缺陷小鼠的肝脏原位成瘤并形成肺转移瘤。应用CD44抗体阻断CD44活性，可诱导CD90$^+$细胞体外凋亡，并抑制CD90$^+$细胞在免疫缺陷小鼠体内形成肿瘤。以上实验结果提示，CD90是一个较理想的肝癌干细胞候选标志物，而CD44是针对CD90$^+$肝癌干细胞的潜在治疗靶点。鉴于这些研究工作预示的重要意义，目前国内外一些实验室都在验证并试图扩展有关研究结果。

## 三、肝癌干细胞研究的意义

肝癌是我国最常见的恶性肿瘤之一。肝癌手术后转移复发率高，且对放疗、化疗不敏感，远期疗效差。尽管近年来治疗手段有所进步，但并没有从根本上改变肝癌高死亡率的状况。因此，现有的肝癌治疗手段亟需改进。而肿瘤干细胞理论为人类战胜肝癌带来了新的希望。

首先，肿瘤干细胞理论更新了人们对肝癌发生、发展、转移、复发的理解。研究者一直试图揭示肝癌发生的分子和细胞机制。随着过去30年干细胞生物学领域的不断进步以及近年来肿瘤干细胞研究的不断深入，人们逐渐认识到肿瘤可能是一种干细胞疾病。肿瘤干细胞是肿瘤形成的起始细胞并维持肿瘤的生长，而肿瘤中绝大多数细胞不能自我更新，经过有限的增殖之后最终走向死亡。后者的播散可能不会导致肿瘤的转移、复发。肿瘤干细胞才是肿瘤转移、复发的根源。近年来关于肝癌干细胞存在的证据不断被发现，人们更有理由推测肝癌可能也是一种干细胞疾病。

其次，肿瘤干细胞学说对肝癌传统治疗理念带来巨大冲击。肝癌手术后转移复发率高，且对放疗、化疗不敏感，远期疗效差。目前临床上对肿瘤的治疗都是针对全部肿瘤细胞，评价治疗手段有效与否一般都是以肿瘤的消退或者缓解为标准。根据肿瘤干细胞理论，肿瘤中绝大多数细胞只具备有限增殖能力，消灭这些细胞虽然能使肿瘤消退或缓解，但是如果治疗不能杀死导致肿瘤形成并维持肿瘤生长的肿瘤干细胞，那么肿瘤仍会复发。因此肿瘤的治疗应针对肿瘤干细胞[22]。与其他肿瘤干细胞一样，肝癌干细胞也表达ABC转运蛋白[17]等耐药相关蛋白，且大部分时间处于静止期，而传统化疗药物主要针对处于细胞周期中快速增殖的肿瘤细胞。这就部分解释了为什么化疗药物无法杀灭全部肿瘤细胞从而难以避免复发的现象。因此，有必要深入研究肝癌干细胞的生物学特性，寻找肝癌干细胞特异的分子标志物，为针对肝癌干细胞的治疗提供靶点，从而使原发性肝癌的治疗现状发生根本性改变。

肿瘤干细胞学说对于肝癌的诊断、预后判断及治疗方案的确定也具有重要意义。临床研究显示，约30%乳腺癌患者临床确诊时可在骨髓中检测到播散肿瘤细胞，但是5年后这些患者中只有50%左右有骨转移的临床表现，也就是说有相当一部分骨髓中检测到播散肿瘤细胞的患者最终并没有形成明显的骨转移灶。根据肿瘤干细胞理论，一个可能的解释是，这些不形成转移灶的患者骨髓中的播散肿瘤细胞中不存在肿瘤干细胞，而只有当肿瘤干细胞发生播散时才会形成转移。推测肝癌患者中也可能存在类似现象，并且得到一些研究结果的初步支持[20, 21]。因此，寻找肝癌干细胞特异、敏感的标志物，开发相应的播散肝癌干细胞诊断试剂，用于检测肝癌患者的血液、骨髓内是否存在播散的肝癌干细胞，可以更准确地预测哪些肝癌患者可能发生转移和（或）复发，并制定出更合理的个体化治疗方案。

## 四、存在的问题及研究方向

总的来说，与其他某些类型的肿瘤干细胞的研究相比，目前肝癌干细胞的研究进展还比较少，人们对肝癌干细胞的认识也仅限于少数几篇文献报道。即便是已报道的研究结果，也有待其他更多实验室的验证，甚至肝癌干细胞存在的证据尚受到一些质疑。尽管如此，肝癌干细胞已经吸引了国内外许多科学家浓厚的研究兴趣。相信认识肝癌干细胞将会经过一个较长的过程。

鉴于至今尚未有公认的肝癌干细胞标志物，当前亟待解决的问题是确定肝癌干细胞特异性标志物，以此为基础建立分离、鉴定和培养肝癌干细胞的标准技术体系。虽然目前已有SP表型、$CD133^+$、$CD90^+$ 等作为肝癌干细胞候选表型的报道，但这些候选表型均各有其特异性或敏感性方面的不足 [15, 18, 20]。除此之外，今后肝癌干细胞研究需重点解决以下关键问题：①鉴定肝癌干细胞与肝干细胞的关系。肝干细胞的研究由来已久。目前认为，肝脏是一个增殖分化并不旺盛的组织器官，肝干细胞只有在肝脏受到严重的慢性损伤的情况下才可能出现。目前对肝癌干细胞的起源尚有不同观点。显然，鉴定肝癌干细胞是否起源于肝干细胞，以及鉴定可能涉及干细胞的肝癌发生发展的机制无疑具有十分重要的意义。②鉴定肝癌干细胞不同于正常肝干细胞和肝癌细胞的生物学特点以及分子信号传导通路。③鉴定肝癌干细胞的耐药性以及阐明其机制。④针对肝癌干细胞的治疗措施的研发。相信随着研究的深入，肝癌干细胞特异性标志物及相关信号传导通路将会被发现，肝癌干细胞在肝癌的发生、发展、转移、复发及预后中扮演的关键角色将得到评价。这对于肝癌诊断、治疗、预后判断等都具有重要的现实意义。

## 第二节　循环肝癌细胞检测及其临床意义研究进展

恶性肿瘤转移是一个多阶段、多步骤的复杂过程，包括肿瘤细胞从原发灶脱离并黏附于周围组织，进入循环系统播散并存活，以及在远离原发部位着床生长并形成转移灶等三个互不分割的环节 [23]。存在于原发瘤和转移瘤之外的肿瘤细胞统称为游离肿瘤细胞（isolated tumor cell, ITC），亦称播散肿瘤细胞（disseminated tumor cell, DTC），包括淋巴结、骨髓和血液等组织中的单个或小簇肿瘤细胞。其中进入血流的又称循环肿瘤细胞（circulating tumor cell, CTC）。原发性肝癌是我国最常见的恶性肿瘤之一。尽管近年来治疗手段不断增加，但并没有从根本上改变肝癌高死亡率的状况。究其原因，转移复发率高是影响肝癌远期疗效的主要因素。肝癌细胞可以在很早期播散，大多通过血液和淋巴系统转移，甚至播散到胸腔积液、腹水等体液中。播散肝癌细胞是肝癌转移复发的根源。因此，播散肝癌细胞检测具有重要的临床意义。

### 一、基于RT-PCR的循环肝癌细胞检测方法

#### （一）RT-PCR 检测循环肝癌细胞的分子生物学基础

血液中存在丰富的核糖核酸酶使其中游离 RNA 无法存在是基于 RT-PCR 检测 CTC 的理论依据。有实验证实，总量 10 $\mu$g 的 HepG2 细胞总 RNA 与 5 ml 健康人血样混合后，HepG2 中高丰度特异表达的 AFP mRNA 无法被检测到。如果外周血检出肝癌特异 mRNA 则说明血液中存在产生对应 mRNA 的完整细胞。特异 mRNA 与 CTC 在时空上的一致性是 RT-PCR 检测循环肝癌细胞的分子生物学基础。

#### （二）应用白蛋白 mRNA 作为转录标志物检测循环肝癌细胞

从肝癌患者外周血循环中检测 CTC 的工作最早报道于 1991 年美国肝脏研究协会的专题研讨会。白蛋白 mRNA 被作为转录标志物，以白蛋白基因外显子 3 和 4 的序列为引物作 PCR，其敏感阈为 5 个 Hep3B 肝癌细胞 /$10^6$ 个 MCF7 细胞（乳腺癌细胞系）。检测 6 例健康志愿者、10 例肝硬化患者、10 例继发性肝转移患者以及 10 例经肝移植的非肿瘤患者，结果均为阴性，也未发现医源性播散的 CTC。但是，另有报道应用 RT-PCR 检测到健康志愿者外周血白蛋白 mRNA，提示白蛋白基因在非肝源性细胞（尤其是白细胞）也有低水平转录。后来有人采用两套白蛋白基因特异性引物作巢式 PCR，发现 7 例健康志愿者中有 6 例阳性。其他实验室采用同样方法也得到类似结果。Louha 等采用非巢式方法，从 10 例健康志愿者检出 5 例阳性。还有人从大鼠睾丸、子宫、胎盘及人的肺和胃等非肝脏组织中检测到白蛋白转录物。Muller 等采用非巢式 PCR 方法，以白蛋白 mRNA 为转录标志物进行了广泛研究，结果 28 例健康志愿者有 8 例阳性，19 例急性肝炎患者 18 例阳性，25 例慢性肝炎患者 22 例阳性。如果将本来阴性的健康者外周血白细胞用不同的丝裂素和白介素刺激 3 天，结果转为阳性。提示外周血白细胞中白蛋白基因低水平转录不是随机事件，而是白细胞活化的结果。

从以上研究结果可以看出，多种原因可以导致 mRNA 的非特异性扩增。因此，白蛋白

mRNA 作为肝癌 CTC 标志物的特异性较差，目前已被弃用。

**（三）应用 AFP mRNA 作为转录标志物检测循环肝癌细胞**

采用 AFP mRNA 作为转录标志物检测肝癌患者 CTC 的报道最初见于 1994 年，结果 26 例健康志愿者均为阴性，而 33 例肝癌患者中 17 例阳性，其中 6 例肝外转移的肝癌患者均呈阳性，30 例慢性肝炎和（或）肝硬化患者中 4 例阳性。Komeda 等采用类似方法，检测的阳性率与 TNM 分期（Ⅳ期）、肿瘤 >5 cm、血清 AFP 浓度高于 300 μg/L 以及肝内外转移关系密切。Louha 等应用优化的 RT-PCR 方法检测，也发现检测阳性率与肝内癌栓形成、门静脉癌栓形成、肿瘤 >3 cm 和血清 AFP 浓度 >500 μg/L 有关，随访显示阳性检测结果与发生肝外转移癌的危险性密切相关。有人对肝癌患者外周血中 AFP mRNA 的检出与预后的关系进行了前瞻性研究，发现手术前、后持续阳性者有较高的复发率，手术后阳性的患者复发的时间明显早于阴性的患者。

也有相当部分研究对 AFP mRNA 的特异性提出了质疑。首先，AFP mRNA 在急、慢性肝炎患者和正常人的外周血中也呈阳性。Mutsumura 等发现 4/30 肝硬化和（或）肝炎患者外周血 AFP mRNA 阳性。Kedda 等发现 AFP mRNA 在 53%（35/66）黑人肝癌患者外周血中为阳性，同时也见于 45%（10/22）健康黑人、64%（14/22）急性肝炎患者、55%（11/20）慢性肝炎 / 肝硬化患者和 75%（9/12）其他肿瘤肝转移的患者。Jiang 等也发现 7/13 肝炎患者外周血中 AFP mRNA 为阳性，所检测的 5 例孕妇的外周血和其婴儿的脐带血全部为阳性。其次，侵袭性操作可同时引起肝细胞和肝癌细胞进入血液循环中。Louha 等检测了肝癌患者和非肝癌患者在肝切除术和针吸活检前、后外周血 AFP mRNA 表达情况。在 14 例肝癌患者中，12 例接受了肝切除术，2 例接受了针吸活检术。在 36 例非肝癌患者中，16 例接受了肝切除术，20 例接受了针吸活检术。术前 6/14 肝癌患者 AFP mRNA 阳性，0/36 非肝癌患者 AFP mRNA 阳性。术后 14/14 肝癌患者 AFP mRNA 阳性，23/36 非肝癌患者 AFP mRNA 阳性。可见肝切除术和针吸活检会引起肝癌细胞和正常肝细胞向外周血液循环中扩散。该研究还显示，在切肝前牵动肝脏时最容易发生医源性肝细胞扩散。其原因可能是肝脏具有海绵状结构，牵动肝脏可使器官伸展和压缩。因此，在钳夹较大的肝静脉前，肝癌细胞可能已扩散到血循环中。事实上，这一点已经被免疫细胞学所证实。在这种情况下进行外周血 AFP mRNA 检测，将无法区分出 AFP mRNA 究竟是来自肝细胞还是肝癌细胞。

另有研究显示，在术后约 1 ~ 2 周，这些正常肝细胞将不会被 RT-PCR 的方法检测到。由此可推测术后 1 ~ 2 周后检测外周血 AFP mRNA 结果可能会更加特异。Ding 等 [24] 通过对国内外文献的 meta 分析所得结论支持这一推测，即手术 1 周后外周血 AFP mRNA 是较好的肝癌复发预测指标。

**（四）基于 RT-PCR 的循环肝癌细胞检测方法的局限性**

除了以上提到的特异性和重现性等问题，RT-PCR 尚存在其他局限。一方面，RT-PCR 检测不能估算样本中肿瘤细胞的数目，因为单个肿瘤细胞之间目的 RNA 的转录率是不同的。而循环中肿瘤细胞的数目与肿瘤负荷和转移发生的风险有关。另一个主要局限是，RT-PCR 检测须破坏细胞形态，如此则不能对单个肿瘤细胞进行观察、分析和计数。而这些数据可提供 CTC 恶性程度和侵袭性方面的信息。也就是说，RT-PCR 不能检测 CTC 中与侵袭相关的基因表达（如金属蛋白酶基因），因为这些基因在白细胞等生理性浸润细胞中也有表达。亦不能用于检测单个 CTC 中 DNA 突变（如 p53 或 β-catenin 突变），因为白细胞的非突变 DNA 会掩盖突变信号。

## 二、基于细胞分离的循环肝癌细胞检测方法

先将 CTC 分离富集然后进行检测，其优点在于可进行 CTC 形态观察和计数，并可进行基因型分析等分子生物学鉴定。常见的 CTC 分离方法多是基于单克隆抗体对带有特异表面标记的肿瘤细胞的识别，包括荧光激活细胞分选技术（fluorescence-activated cell sorting, FACS）、

磁性激活细胞分选技术（magnetic activated cell sorting, MACS）等。由于缺乏相应的肝癌细胞表面标记单克隆抗体，迄今未见FACS用于分选肝癌CTC的报道。有研究者[25, 26]用上皮细胞抗体Ber-EP4磁珠进行MACS分选循环肝癌细胞，而Ber-EP4抗体只能识别约67%肝癌细胞，回收率显然不够理想。

2000年Vona等报道了一种根据上皮肿瘤细胞的大小分离CTC的方法（isolation by size of epithelial tumor cells, ISET）。由于上皮肿瘤细胞比外周血细胞大，通过过滤可使上皮肿瘤细胞得到分离。据报道，该方法敏感度高，在1 ml血中加入1个肿瘤细胞亦可检出，分离所获细胞形态完整。由于不是根据细胞抗原而是根据细胞大小分离CTC，故同一方法可适用于多种类型的肿瘤，甚至可用于在产前遗传咨询方面需要检查的滋养细胞。研究还显示，对于肝癌患者CTC的分离，该方法的敏感性高于RT-PCR方法。最近Zheng[27]等对这一方法作了改进，引入了微型电子机械系统（micro-electro-mechanical system，MEMS），使得操作更加简单、快捷。然而，考虑到CTC大小和形状的异质性，该方法的敏感性和重复性还有待进一步验证。

我们实验室在循环肝癌细胞的分离方面也做了很多工作。早已发现，哺乳动物的肝实质细胞膜表面存在一种肝结合蛋白——去唾液酸糖蛋白受体（asialoglycoprotein receptor, ASGPR），又称半乳糖受体。ASGPR是一种跨膜蛋白，其胞外结构域含有糖识别区（carbohydrate recognition domain, CRD），能专一性识别和结合以半乳糖残基和N-乙酰半乳糖胺残基为端基的糖蛋白。ASGPR专一性表达于哺乳动物肝窦状隙的肝实质细胞表面，密度很高，每个肝细胞表面可多达500 000个受体。利用这一特性，我们创建了基于ASGPR的MACS分离循环肝癌细胞的技术，回收率显著高于采用Ber-EP4磁珠的分选方法，从而解决了由于缺乏肝癌细胞表面单克隆抗体所面临的困扰。

## 三、问题和展望

循环肝癌细胞是肝癌转移的一个重要环节。以其作为切入点对其相关的基础和临床问题进行多方位研究，不仅具有许多重要的临床应用价值，而且可能在这一环节上形成突破口，阐明肝癌转移复发的机制，找到控制肝癌转移的有效手段。可以预见，随着循环肝癌细胞检测技术的成熟和循环肝癌细胞临床意义的进一步阐明，循环肝癌细胞有可能作为一个独立指标用于肝癌分期，并在肝癌诊断、转移复发预测、指导治疗方案的制定和监测疗效等方面发挥重要作用。就循环肝癌细胞的检测和鉴定而言，当前需要明确以下问题：

### （一）循环肝癌细胞检测时机如何选择？

离开特定组织环境的单个上皮细胞很快会凋亡，这一现象称为失巢凋亡现象（anoikis）。鉴于侵入性诊疗操作可能会引起正常肝细胞和肝癌细胞的血源性播散，而正常肝细胞由于失巢凋亡现象在进入外周血循环中后不久将凋亡，因此推测循环肝癌细胞的检测时机选择在进行侵入性诊疗操作前，或在侵入性诊疗操作后将更有意义。Ding等[24]的meta分析结果与此推测不谋而合，认为手术1周后外周血AFP mRNA是一个较好的肝癌复发预测指标。

### （二）循环肝癌细胞是否是活细胞？

正常上皮细胞具有典型的失巢凋亡现象，而一些非直接证据显示，部分CTC通过表达端粒酶[28]和生存素[29]抵抗这一生理过程。通过对分离到的CTC进行凋亡检测可判断CTC为活细胞或凋亡细胞。最近报道的EPISPOT技术可检测存活并分泌特定蛋白的CTC。目前该技术已被用于检测乳腺癌、前列腺癌CTC，今后亦可考虑用于肝癌CTC检测。

### （三）肝癌CTC是否为肝癌肿瘤干细胞？

根据肿瘤干细胞（cancer stem cell，CSC）理论，只有肿瘤干细胞才能形成肿瘤，也就是说，只有肿瘤干细胞进入血液循环才能引起肝癌转移、复发。以此推断，检测肝癌循环肿瘤干细胞应该更有意义。最近，Yang等[20, 21]从91.6%肝癌患者血样本中分离到表型为$CD45^-CD90^+$的肝癌干细胞。这是从人类肝癌患者的外周血中分离和鉴定肝癌干细胞的首次报道。由于$CD45^-CD90^+$作为肝癌干细胞标志尚未得到公认，并且研究中缺少形态学和分子生物学方面的直接证据，这一结果尚需更多的实验验证。

## 第三节 肝癌实验诊断的研究现状与进展

随着分子生物学、人类基因组学和蛋白质组学等基础学科向肝癌研究领域的渗透，肿瘤实验诊断的临床应用范围得到扩展，肝癌实验诊断研究也取得了长足的进展。一方面，以AFP、异常凝血酶原为代表的一些行之有效的肝癌标志物一直被临床沿用并得到进一步研究；另一方面，一些新的肝癌标志物被不断发现并在进行临床验证。而蛋白质组学技术在肝病研究中的应用[30]，促成了人类肝脏蛋白质组研究计划（human liver proteome project，HLPP）的实施[31]，有望从蛋白水平上解决包括肝癌在内的肝病诊断和治疗等问题。

### 一、肿瘤实验诊断的临床应用范围得到扩展

传统的肿瘤诊断和治疗决策基于许多表型标志物，如肿瘤组织分级和类型、TNM分级体系等。然而，这些组织学参数仅能提供关于肿瘤复发危险性方面的统计学信息，无法准确地诊断早期阶段的转移，据以评估临床预后和制定处理方案则具有很大的局限性。鉴于这种情况，需要发展不同于现有危险因素的新诊断参数。经过长期、大量的研究，现已认识到肿瘤是一种异质性疾病，涉及与细胞分化、细胞周期调控、凋亡、血管生成和转移相关的多种途径的调节紊乱。表面上相同的肿瘤可能起因于不同途径的调节障碍，于是表型相似的肿瘤在遗传上可能差异很大，结果形成不同的临床过程。人们对肿瘤本质的逐渐认知推动了肿瘤实验诊断技术的发展，并已开始显示出优于现有的临床病理学标志物评估的特点。

事实上，肿瘤标志物一直是肿瘤诊断的一个重要内容。尽管现代影像学技术已成为肿瘤诊断的重要手段，肿瘤标志物仍具有不可替代的临床应用价值，并且随着各基础学科及其相关新技术的进展，这一领域不断向前推进，肿瘤标志物研究不再仅仅局限于传统的蛋白类标志物，DNA标志物和RNA标志物也已成为目前可用的实验诊断指标，并正在逐步向临床过渡。其临床应用范围也大大拓宽，已从肿瘤诊断延伸到转移复发的监测，并正在向预测转移复发和预后方面扩展。就是说，根据不同的目的和对象，实验检测具有的价值包括诊断性、筛查性和预测性等。甚至肿瘤的分型也将以体现肿瘤生物学特性的标志物为基础，形成前所未有的分子分型，为制定有效的治疗措施提供依据。而目前实验诊断最常见的应用则主要包括：①鉴定位于众多正常细胞背景下的少量癌细胞；②鉴定具有发病风险的个体，以便及时采取有效的预防措施；③确定对特定治疗可能敏感的患者，避免不必要的治疗干预；④选择复发风险高、能从初期治疗中受益的患者；⑤鉴定对治疗有产生严重毒性反应风险的患者。

### 二、已在临床应用的肝癌标志物

#### （一）AFP异质体

AFP是一个人们熟知的肝细胞癌标志物，在临床上的应用价值早已为世界公认。然而，由于部分肝炎、肝硬化等良性肝病AFP亦升高，常使临床医生在判断结果时颇感棘手。国内外许多研究表明，肝癌细胞合成的AFP在一级结构上与良性肝病产生的AFP虽无二致，但在翻译后糖基化方面却存在显著差异。由于糖链结构上的差别，根据与小扁豆凝集素的结合能力，AFP分子至少存在三种糖链异质体（AFP-L1，AFP-L2，AFP-L3）。现有的研究表明，AFP-L3用于肝癌诊断比AFP具有更高的特异性，其敏感性和特异性分别为36%～96%和89%～94%。实际上，AFP-L3测定无论对于良恶性肝病的鉴别诊断还是对于肝癌的早期诊断、疗效评价、病情监测等都是一个重要的实验依据，因此越来越受到推崇。研究还表明，AFP异质体与肝癌的预后也有关，即AFP-L3阳性患者预后较差。在AFP-L3阳性肝癌患者中，浸润性生长、包膜浸润、隔膜形成、门静脉入侵、肝静脉入侵的比率明显比AFP-L3阴性患者高，病理分级较差，所以AFP-L3阳性肝癌患者很少有病理特征较好的情况。此外，Sakurai等[32]对暴发性肝衰竭患者尸体解剖时发现AFP-L3阳性也是暴发性肝衰竭中肝脏萎缩的标志。

以上结果表明，AFP异质体是恶性生物学

的良好指标，作为一个独立的预后标志物，可在临床上用于预测肝癌预后和复发。鉴于 AFP-L3 作为肝癌标志物比 AFP 更具特异性，我们在以往建立的凝集素亲和免疫电泳自显影法的基础上，新建了操作更简便、敏感度更高的凝集素亲和电泳－免疫印迹法，从而为进一步在临床上推广应用 AFP 异质体测定奠定了基础[33]。

### （二）异常凝血酶原

现有资料表明，异常凝血酶原是继 AFP 之后的又一个较特异的肝癌标志物。自 1984 年 Liebman 等提出异常凝血酶原可能是肝癌的标志物以后，国内外许多研究采用多种测定方法均证实了这一发现。它与凝血酶原的结构差异仅在于分布在分子 N 端上的 γ - 谷氨酸残基未经羧化，因此，异常凝血酶原亦称为脱 - γ - 羧基凝血酶原（DCP）。由于这种分子变化也可由 Vit K 缺乏或服用 Vit K 拮抗剂华法林引起，又称之为 Vit K 缺乏或拮抗剂诱导的蛋白质 - Ⅱ（PIVKA- Ⅱ）。现有的大量资料表明，异常凝血酶原作为肝癌标志物具有较好的灵敏度和特异性，能反映肝癌负荷，而且与 AFP 具有互补性，因而在 AFP 阴性肝癌的早期诊断、预后判断和复发监测等方面具有临床应用价值。我们曾采用酶免疫测定法检测 1 026 例各种良恶性疾病患者血浆异常凝血酶原含量，其中肝癌 379 例，其他肝内良恶性肿瘤 159 例，肝外恶性肿瘤 85 例，各种肝内良性疾病 231 例，各种肝外良性疾病 172 例。结果表明，在 379 例肝癌中，342 例（94.2%）异常凝血酶原含量≥ 25 μg/L，其中 218 例（57.5%）≥ 100 μg/L，其阳性率除低于肝母细胞瘤外，均高于其他各组疾患。异常凝血酶原对微小肝癌（≤ 2 cm）的敏感性不及 AFP，但对小肝癌（2.1 ~ 5.0 cm）及大肝癌（≥ 5.1 cm）的敏感性与 AFP 相近。二者联合应用可进一步提高肝癌检出率。经手术或 TAE 后，血中异常凝血酶原含量逐渐下降，在发现复发前又见回升。新近 Nakamura 等[34]通过测定 1 377 例肝癌患者和 355 例慢性肝病或肝硬化患者的血清 DCP 和 AFP 水平发现，肝癌患者 DCP 和 AFP 平均值分别为 60 mAU/ml 和 34 μg/L，而良性肝病或肝硬化患者 DCP 和 AFP 平均值分别为 18 mAU/ml 和 3 μg/L。DCP 对直径 3 cm 肝癌的诊断能力不及 AFP，而对直径＞ 5 cm 肝癌的诊断能力强于 AFP。联合测定 DCP 和 AFP 将能提高诊断的敏感性。同时测定血清和组织 DCP 的水平比单独测定更有判断预后价值。

鉴于异常凝血酶原作为肝癌标志物有着重要的临床应用价值，多年来人们一直在努力改进异常凝血酶原测定方法。目前在临床应用的检测试剂盒由日本公司生产。

### （三）α-L- 岩藻糖苷酶

α-L- 岩藻糖苷酶（alpha-L-fucosidase, AFU）是一种广泛存在于人体各组织器官中的溶酶体酸性水解酶，以肝、肾组织含量较高，其基本功能是催化含岩藻糖基的低聚糖、糖肽、糖蛋白和糖苷的分解代谢。肝癌患者血清 AFU 水平大幅度升高可能与肝癌细胞中岩藻糖基的转移增加有关，也可能与肝癌细胞返回胚胎代谢状态有关。Tangkijvanich 等报道，泰国肝癌患者血清 AFU 活性为 1418.62 nmol/(ml·h) ± 575.76 nmol/(ml·h)，而正常成人为 504.18 nmol/(ml·h) ± 121.88 nmol/(ml·h)，肝硬化患者为 831.25 nmol/(ml·h) ± 261.13 nmol/(ml·h)，慢性肝炎患者为 717.71 nmol/(ml·h) ± 205.86 nmol/(ml·h)。有人连续跟踪测定 73 例肝硬化患者血清 AFU 活性变化达 42 个月，期间 27 例（82%）经超声诊断转归为肝癌的患者中血清 AFU 活性超过 700 nmol/(ml·h)，而 85% 恶性变患者在超声诊断前至少 6 个月内即有 AFU 活性升高。郑雅娜等[35]测定了 450 例肝癌、311 例转移性肝癌、58 例良性肝占位病变、114 例肝硬化和慢性乙型肝炎患者血清 AFU 活性，其中肝癌患者 AFU 活性阳性率为 87.2%，显著高于 AFP 阳性率（70.1%），且 AFP 阴性（≤ 20 μg/L）肝癌患者血清 AFU 阳性检出率为 80.1%，同时肝转移癌患者 AFU 活性阳性率仅为 6.4%。因此认为 AFU 诊断肝癌有较高的敏感性和特异性，可作为鉴别原发性和转移性肝癌的指标。

## 三、有待临床验证的肝癌标志物

### （一）高尔基体蛋白 73

在一些潜在的新肝癌标志物中，高尔基体蛋白 73（Golgi protein 73, GP73）被认为是一个值得期待的血清标志物。GP73是存在于高尔基体的一种跨膜蛋白。目前发现在正常的人体肝组织中，GP73主要由胆管上皮细胞表达，而肝细胞表达很少甚至不表达。肝细胞受到病毒感染可引起GP73高表达。进一步研究发现，不管是由病毒（HBV及HCV）感染引起还是由非病毒原因（酒精性肝病及自身免疫性肝炎）引起的肝病患者中，GP73水平均显著上调。2005年Block等[36]首先报道，在肝癌患者血清中，GP73水平显著升高。在一项包括352名患者的研究中，与肝硬化患者相比，肝癌患者血清GP73水平显著升高。如果以10相对单位为阈值，GP73诊断肝癌的敏感性为69%，特异性为75%。对于早期肝癌的诊断，GP73的敏感性（62%）显著优于AFP（25%）。而且，在AFP低于20 μg/L的肝癌患者中，57%（32/56）GP73水平显著升高。提示肝癌患者血清GP73水平显著升高对于早期肝癌的诊断优于AFP。随着蛋白组学技术的发展，进一步发现了GP73岩藻糖基化异质体的存在。在一项包括80例患者的研究中[37]，GP73诊断肝癌的敏感性和特异性分别为65%和90%，而GP73异质体敏感性和特异性则分别高达90%和100%。因此，有人认为GP73及其异质体有可能成为更好的诊断肝癌尤其是早期肝癌的血清标志物。

**（二）磷脂酰肌醇（蛋白）聚糖-3**

磷脂酰肌醇（蛋白）聚糖-3（glypican-3，GPC3）是一种分泌型糖基磷脂酰肌醇锚钉膜蛋白，具有调节生长因子活性的作用。Nakatsura等[38]发现GPC3在肝癌组织和患者血清中均有表达，40%肝癌患者血清中可测得GPC3，而在肝硬化、慢性肝炎和健康成人血清中未测出。此外，在AFP和DCP均阴性的肝癌患者血清中，33%可检出GPC3。Hippo等[39]发现可溶性GPC3（soluble GPC3，sGPC3）对高分化和中分化的肝癌敏感性更高，同时测定sGPC3和AFP可将敏感度由50%提高至72%。因此，认为GPC3有辅助AFP诊断的价值。

**（三）转化生长因子β1**

转化生长因子β（transforming growth factor-β，TGF-β）为一组生长调节蛋白（分子量25 000），在肝细胞再生过程中起重要作用。TGF-β家族中包括TGF-β1、TGF-β2和TGF-β3。它们分别由不同的基因编码，内皮细胞及结缔组织表达TGF-β1，上皮细胞及神经元细胞表达TGF-β2，间质性细胞表达TGF-β3。TGF-β1是一个多功能的细胞因子，参与正常和转化细胞的生长和分化。在肝癌发生早期，TGF-β1呈过度表达状态，抑制免疫系统，促进癌细胞生长、浸润及远处转移。TGF-β1 mRNA及其蛋白在肝癌组织中均过度表达，特别是在小肝癌及分化良好的肝癌中。Yuen等用ELISA法检测了20例肝癌、12例酒精性肝硬化、5例其他肝硬化及19例正常对照的血清和（或）腹水中的TGF-β1，所有三组患者TGF-β1均高于正常对照组，肝癌组TGF-β1水平与肿瘤大小呈负相关。TGF-β1在肝癌及肝硬化中均升高，而当肿瘤生长时，可因血清TGF-β1水平继发下降而引起肿瘤细胞的凋亡。Song等检测了38例小肝癌（在3 cm或以下）、31例肝硬化及23例正常志愿者TGF-β1及AFP，结果显示，小肝癌血浆TGF-β1及AFP水平明显高于肝硬化，TGF-β1及AFP的临界值分别为800 ng/L和200 μg/L，其特异性大于95%，TGF-β1和AFP的诊断敏感性分别为68%和24%。因此认为TGF-β1对小肝癌的诊断价值远大于AFP。

**（四）人端粒酶反转录酶**

高表达人端粒酶反转录酶mRNA（human telomerase reverse transcrip-tase mRNA，hTERT mRNA）可通过干扰端粒酶活性，抑制细胞凋亡，导致细胞永生化。有研究表明hTERT mRNA可能是一个新的肝癌标志物。Miura等[40]应用实时RT-PCR检测hTERT mRNA，发现肝癌患者血清表达水平显著高于肝硬化患者，敏感性和特异性分别为88.2%和70.0%，优于AFP、AFP mRNA和DCP，且血清hTERT mRNA水平与瘤体大小、结节数量和分化程度相关。Guo等[41]发现，HBsAg阳性肝癌患者hTERT蛋白和hTERT mRNA的阳性率分别为93.33%和83.33%，显著高于HBsAg阴性肝癌患者的52.94%和47.06%。

**（五）其他新的肝癌标志物**

1. HSP70　热休克蛋白70（heat shock protein 70, HSP70）是存在于细胞内的一种主要分

子伴侣（molecular chaperons），在生理和应激条件下均可表达，对于维持组织细胞的自身稳定和环境适应性，以及保护细胞抵御外界损伤具有重要作用。HSP 表达还与肿瘤细胞的分化、凋亡有关。Chuma 等 [42] 应用基因芯片分析了肝癌早期、进展期和非癌组织中大约 12 600 个基因的变化，结果显示在肝癌早期有 95 种基因与非癌组织不同；进展期肝癌与早期肝癌相比，有 92 种基因表达异常；在早期肝癌中改变最明显的是 HSP70，并通过实时 RT-PCR 得到证实。免疫组织化学染色显示 HSP70 在早期肝癌过度表达，明显高于癌前病变，而进展期肝癌显著高于早期肝癌，提示作为分子信号的 HSP70 是一种肝癌早期鉴别诊断的灵敏标志物。

2. EBP 肝脏特异转录因子 CCAAT 增强子结合蛋白（enhancer binding proteins，EBP）-α 和 β（C/EBP-β）参与肝细胞的增殖和分化。Tomizawa 等 [43] 以实时 RT-PCR 法分析了肝癌与非癌组织中 C/EPB-α、C/EBP-β 基因的表达水平。与非癌组织相比，绝大多数肝癌组织中 C/EPB-β 和 C/EBP-α 基因呈下调表达。在癌组织中，两者呈高表达的患者生存期比低表达者长，并且两者高表达水平与肝癌大小和临床期进展呈负相关，提示 C/EPB-α 和 C/EBP-β 是肝癌的预后标志物。

3. CRG-L2 最近 Graveel 等 [44] 克隆了一种新的肝癌相关基因（CRG-L2），仅在鼠肝癌或人肝癌的早期表达异常，并经原位杂交证实 CRG-L2 mRNA 在 C3H/HeJ 鼠肝癌组织中表达，而正常组织仅在睾丸和胎盘组织中表达。因此认为 CRG-L2 是一种独特的肝癌早期上调表达基因标志。但其临床应用价值有待验证。

4. MUC 黏液素（mucin，MUC，KL） 是来源于人体多种上皮细胞的膜蛋白。有研究表明 [45]，KL-6 可在肝癌细胞中表达，且在 HCV 相关肝癌患者中，血浆 KL-6 水平高于正常。其敏感性为 20% ~ 34%，低于 AFP 和 DCP，而联合检测 KL-6、DCP 和 AFP 的敏感性为 87%，特异性为 99%。KL-6 单独作为肝癌标志物的前景尚不明确。

## 四、蛋白质组学技术在肝癌实验诊断研究中的应用

### （一）蛋白质组学研究技术平台

当前值得关注的是蛋白质组学技术对肿瘤实验诊断临床研究的影响。蛋白质组学描述蛋白质及其翻译后修饰，显示不同疾病状态下蛋白的差异和研究蛋白质 - 蛋白质、蛋白质 -DNA/RNA 的相互作用。蛋白质组学技术主要用于疾病相关蛋白质的分离和鉴定。二维凝胶电泳、质谱技术和生物信息学是最常用的三大技术。高通量分析的蛋白质芯片技术具有高效、快捷等优点。探针蛋白点阵可特异地捕获样品中的靶蛋白并进行定性或定量分析。抗体芯片是蛋白质芯片中的主要类型，也是蛋白质芯片中发展较快的芯片，而且在技术上已日益成熟，正逐渐走向工业化的生产阶段。

肿瘤通常被认为是基因性疾病，也可认为是一种蛋白质组疾病。肿瘤蛋白质组学是指对正常组织与疾病组织（从癌前病变到肿瘤）之间差异表达的蛋白质的鉴定和定量分析。一个细胞由非疾病状态转变为肿瘤的过程中，细胞内蛋白质表达谱会发生一系列显著变化。临床蛋白质组学技术能够从细胞整体水平上显示出这种变化，将给沉寂的肿瘤实验诊断领域带来新的希望。就肝癌而言，蛋白质组学研究可以整体、动态、定量地研究肝癌发生过程中蛋白质种类、数量的改变，不仅有助于进一步揭示肝癌的发病机制，而且可鉴别出将健康细胞转化为癌细胞的蛋白质，并开发出在血样中检测这些肝癌标志物的技术，以帮助诊断早期肝癌，从而实现肝癌实验诊断方面的实质性突破。目前肿瘤蛋白质组学研究面临的主要问题是技术敏感性低、过程复杂和重复性差等。但是随着科学发展，许多新的蛋白质组研究技术不断出现，例如用于定量研究的放射性核素标记亲和标签技术和双色荧光技术，应用阴离子扫描技术等对细胞信号传导过程中蛋白质磷酸化等翻译后修饰过程的分析，应用多维液相色谱技术与自动化数据依赖性串联质谱分析和序列数据库检索相结合进行复杂和微量蛋白质的分析，等等。目前越来越倾向于综合应用多种技术进行蛋白质组学研究。而集分离和鉴定于一体的蛋白质

芯片也是研究热点之一。其中以二维电泳、质谱分析为主的蛋白质组学方法和手段为肝癌研究提供了良好的技术平台。

### （二）二维电泳技术的应用

Naour 等收集了 37 例肝癌患者、31 例慢性 HBV/HCV 感染者、143 例对照（116 例其他肿瘤患者、3 例 SLE 患者、24 例健康人）的血清，将肝癌细胞系的所有蛋白经二维电泳分离后与血清进行免疫印迹，发现 8 种蛋白的抗体存在于 10% 以上肝癌患者血清中，而在健康个体中没有，其中 4 种蛋白的抗体主要在肝癌患者血清中检出，认为可以用于肝癌诊断。Mary 等 [46] 应用二维电泳结合飞行时间质谱、液相色谱质谱分别分析了 HBV 相关肝癌患者和慢性肝炎及正常对照组血清糖蛋白，发现血清中部分蛋白核心高度岩藻糖基化，其中 19 种岩藻糖基化蛋白明显升高，包括 AFP，并得到免疫印迹的验证。这些岩藻糖基化蛋白在 AFP 阴性肝癌患者中也明显升高，可能具有作为血清标志物的价值。Steel 等 [47] 比较肝细胞癌、活动性和隐匿性 HBV 感染者血清二维电泳图谱并进行质谱鉴定，发现补体 C3-C 末端片段和载脂蛋白同源蛋白在肝癌患者血清中含量相对升高，认为有可能成为肝癌标志物。

### （三）固体或液体芯片飞行时间质谱技术的应用

美国 Ciphergen 公司提供的蛋白质芯片技术（Ciphergen's ProteinChip technology）是随着蛋白质组学兴起而出现的一种可能比较适合于临床应用的新技术。该技术又称蛋白指纹图谱技术，或表面增强激光解吸 / 电离飞行时间质谱技术（surface enhanced laser desorption/ionization time of flight mass spectrometry, SELDI-TOF-MS），集蛋白质芯片、质谱分析技术和生物信息软件于一体，能够根据蛋白质物理和化学特征，利用基于微阵列的亲和表面捕获、保留粗生物样品中成千上万种蛋白质及其多肽，然后直接进行飞行时间质谱分析。该技术具有诸多优势：①有多种不同表面性质的芯片可供选择；②可以直接用未经纯化的粗样品分析；③样品需求超微量，0.5 ~ 400 $\mu$l，或 2 000 个细胞的裂解液；④灵敏度高，只要与表面探针结合，低丰度蛋白质也可以检测到；⑤大规模，高通量，可以在数分钟内快速完成检测。⑥不仅可发现一种蛋白质或生物标志分子，而且可发现不同的多种方式的组合蛋白模式，并能直接用于临床检测。作为蛋白质组学研究的一个强有力工具，SELDI-TOF-MS 已被用来研究肝炎、肝硬化和肝癌的蛋白指纹图谱，通过不同组间特异性蛋白的表达差异来建立疾病诊断模型，为肝癌早期诊断提供新的模式。显然，同时对一组与肝癌相关的蛋白进行分析比对，诊断的灵敏度和特异性必然高于目前以单一标志物为标准或者少数几个标志物联合检测的诊断方法。Poon 等 [48] 应用 SELDI 蛋白芯片检测了阴离子交换分离后的慢性肝病和肝癌患者的血清，得到了由多个特异蛋白峰组成的肝癌诊断图谱。而 Paradis 等 [49] 对 38 例肝硬化（非肝细胞癌）患者和 44 例肝细胞癌患者的血清用弱阴离子型芯片进行测定，发现 30 个蛋白表达有明显差异。通过对 6 个差异水平最大的蛋白进行分析并建立肝癌诊断模型，盲法验证准确率为 92.5%，灵敏性为 90%。Lee 等 [50] 采用 SELDI-TOF-MS 技术筛选慢性肝炎及肝癌血清差异蛋白，质谱鉴定质量数为 8 900 的潜在标志物是补体 C3a 蛋白，在肝癌中的表达情况与 PS20 芯片及免疫印迹两种方法的检测结果一致。丁守怡等 [51] 采用 WCX2 芯片及 SELDI-TOF-MS 技术对体外培养肝癌细胞株 HepG2 和转染乙肝病毒的细胞株 HepG2.2.15 进行蛋白质指纹图谱检测分析，结果 WCX2 共捕获 91 个蛋白，其中差异表达蛋白 19 个，9 个在 HepG2 细胞株中表达升高，10 个表达降低。经鉴定，分子量为 11 081 的蛋白为钙结合蛋白 S100A10。

从目前的报道来看，肝癌标志物的研究还只是进行到对潜在标志物的定性和表达研究，尚没有从蛋白功能的角度分析潜在标志物与肝癌发生、发展等环节的相互联系，而全面了解这些相互联系正是疾病标志物应用于临床的前提。

随着 SELDI-TOF-MS 技术逐渐推向临床，发现这项技术尚待完善，如差异蛋白的在线鉴定问题；图谱中的峰高和蛋白质浓度之间并非都是线性关系；不同的研究者由于检测过程中诸多因素的控制不一，对同种疾病得到的具有区分作用的波峰存在差异。因此，SELDI-TOF-MS 作为快速诊断、发现并鉴定肿瘤标志物的有效手段全面应用于临床研究，在准确性、稳定性和重复性等方面还有很多问题需要解决。

近年来，随着质谱系统的不断完善，出现了一些新的质谱技术。其中液体芯片飞行时间质谱技术（CLINPROT MALDI-TOF MS，又称CLINPROT 系统）因其具有突出的准确性、稳定性、灵敏性和重复性等，逐渐成为与 SELDI-TOF-MS 技术竞争的一项新的质谱技术。与 SELDI-TOF-MS 相比，CLINPROT 系统最大的特点是用液体芯片技术取代固体芯片技术，即先在液态中用磁珠俘获特定的蛋白。由于俘获的低丰度蛋白或多肽种类多，保证了系统的特异性，同时纳米磁珠巨大的表面积使蛋白的俘获具有良好的重现性。该系统另一个独特的优势是二次质谱技术，可以在寻找生物标志物的同时进一步直接鉴定单个的生物标志物候选物。总之，CLINPROT 系统允许科研人员使用单一、易于应用的集成系统进行蛋白质表达谱的检测、蛋白质组指纹的发现以及蛋白质的识别。相信 CLINPROT 系统将成为包括肿瘤在内的临床疾病蛋白质组学研究的又一把利器。

## 第四节 肝癌分子靶向药物的临床研究现状与策略

随着人们对肿瘤发病机制的不断认识，发展了一种针对可能导致细胞癌变的环节，从分子水平逆转恶性生物学行为，从而抑制肿瘤细胞生长，甚至使其完全消退的肿瘤分子靶向治疗模式。在肝癌治疗领域，近年来也开发了一批针对细胞信号传导通路、细胞生物合成与代谢、肝细胞生长因子及其受体、促血管生成因子及其受体等新型分子靶向药物，其中有些药物已经展现出值得期待的疗效。

### 一、肝癌治疗中的靶向分子

分子靶向治疗的关键是确定特异的作用靶点，从而对这些特异性改变实施有力的打击。已有的研究表明，肝癌的分子发病机制极其复杂。慢性 HBV/HCV 感染或环境毒素往往引发组织损伤后的肝硬化，并诱导肝细胞在基因水平的突变。而肝癌的形成、进展及其转移则与多种基因突变和细胞信号传导通路密切相关。在肝癌细胞中，已发现许多关键基因突变，包括 p53、Rb、APC、PTEN、IGF-2、BRCA2、β-catenin、c-myc 和 cyclin D1（细胞周期蛋白）等；各种细胞分裂信号传导通路持续活化，如 Raf/MEK/ERK、PI3K/AKT/mTOR 和 Wnt/β-catenin 通路等；以及新生血管异常增生。总之，肝癌的分子发病机制复杂多样，其中可能存在着多个潜在的治疗靶点，从而奠定了肝癌分子靶向治疗的理论基础[52]。

### 二、肝癌分子靶向治疗临床试验现状

#### （一）多激酶抑制剂

索拉非尼（Sorafenib）是一种新型口服抗肿瘤新药，多靶点作用于肿瘤细胞及肿瘤血管上的丝氨酸/苏氨酸激酶及受体酪氨酸激酶，包括 Raf 激酶、VEGFR-2、VEGFR-3、PDGFR-B、c-KIT、FLT-3 和 RET。因此，其抗肿瘤作用具有双重性：一方面通过阻断由 Raf/MEK/ERK 介导的细胞信号传导通路而直接抑制肿瘤细胞的增殖，另一方面通过作用于 VEGFR 和 PDGFR，抑制新生血管的形成和切断肿瘤细胞的营养供应而间接抑制肿瘤生长转移。在多项国内外的实验和临床研究中，索拉非尼已经表现出对于 20 多种恶性肿瘤具有良好的疗效，且毒副作用较少，耐受性良好。2005 年 12 月美国 FDA 已批准其上市，成为首个获得 FDA 批准的晚期肾细胞癌的分子靶向治疗药物。2006 年 9 月索拉非尼获得 SFDA 批准在中国上市。而其治疗晚期肝癌的疗效目前已初获证实。从现有的研究结果来看，索拉非尼对晚期肝癌疗效较好，可显著延长患者生存时间。在一项肝癌的Ⅱ期临床试验中[53]，137 例晚期肝癌患者接受了索拉非尼（400mg, bid）治疗，3 例部分缓解（PR），46 例稳定状态（SD），且维持时间超过 16 周，中位疾病无进展时间（TTP）为 4.2 个月，中位总生存期（OS）为 9.2 个月。鉴于上述Ⅱ期临床试验的结果，目前已展开了多项Ⅲ期随机临床试验。2007 年 ASCO 年会报道一项多中心随机安慰剂对照的Ⅲ期临床研究（SHARP 研究），显示索拉非尼显著延长晚期肝癌患者的生存时间

[54]。共有 602 例既往未接受过全身治疗、肝功能为 Child-A 级的晚期肝癌患者加入了此项研究，其中 299 例接受索拉非尼（400 mg，每日 2 次）治疗，303 人接受安慰剂治疗。结果显示，接受索拉非尼治疗的患者可获得更长的中位 OS（10.7 *vs* 7.9 个月），中位 TTP（5.5 *vs* 2.8 个月）和更高的疾病控制率（43% *vs* 32%），而总体生存期增加了 44%，其结果具有显著意义。另在 2008 年 ASCO 年会上报道了一项在中国内地和中国台湾以及韩国进行的亚太区多中心、随机临床研究（Oriental 研究）[55]，以探讨索拉非尼对亚洲人群肝癌治疗的安全性和其生存期改善的情况，晚期肝癌患者以 2∶1 的比例随机接受索拉非尼单药治疗或安慰剂治疗，结果获得了与 SHARP 研究基本一致的结论，索拉非尼组患者的生存期延长了近 1 倍。本次年会还报道索拉非尼治疗 Child-B 级晚期肝癌患者也具有一定疗效[56]。因此，Johnson 教授在大会上点评，“无论如何，索拉非尼治疗晚期肝癌将开创一个肝癌治疗的新时代”。目前索拉非尼已相继获得美国、欧盟及亚洲地区包括中国在内的多个国家药监机构的批准用于治疗晚期肝癌。这是迄今为止全球第一个被批准用于晚期肝癌系统治疗的药物，也是唯一一个被证实可显著延长晚期肝癌患者总生存期的药物。索拉非尼的推荐剂量为 400 mg，每日 2 次。最常见的不良反应包括手足综合征、疲乏、腹泻、皮疹、高血压、脱发、瘙痒、恶心或食欲下降等。

### （二）抗血管生成因子及其受体药物

1. 舒尼替尼（Sunitinib） 是一个多靶点作用的酪氨酸激酶受体小分子抑制剂，靶位包括 VEGFR、PDGFR 和 c-KIT 等，通过干扰信号传导，达到抑制肿瘤细胞分裂和生长的作用。鉴于舒尼替尼与索拉非尼作用机制类似，有学者将其试用于晚期肝癌的治疗。在 2007 年 ASCO 年会上，Zhu 等[57]报道了一项舒尼替尼（37.5 mg，每日 1 次）治疗晚期肝癌的Ⅱ期临床研究，在 2006 年 2 月入组的 19 例患者中，1 例 PR，8 例 SD 超过 12 周。接着该小组又在 2008 年 ASCO 年会上报道 34 例晚期肝癌患者接受舒尼替尼治疗，结果 1 例 PR 和 16 例 SD 超过 12 周，目前还有 5 例正在继续接受治疗，且患者对舒尼替尼的耐受性良好。Faivre 等[58]报道了一项在欧洲、亚洲进行的开放性Ⅱ期临床研究，37 例晚期肝癌患者接受舒尼替尼（50 mg，每日 1 次）治疗，结果 1 例 PR，13 例 SD。初步结果提示舒尼替尼具有一定抗肝癌作用，值得进一步进行临床研究。

2. 沙利度胺（Thalidomide） 曾被作为一个非巴比妥类镇静催眠药而推广应用，后因致畸而被禁用。近年来实验研究发现，沙利度胺可通过抗血管生成起到抗肿瘤作用，于是又重新受到重视。Fazio 等[59]应用沙利度胺（200 mg/d）治疗了 19 例晚期肝癌患者，结果半年 TTP 为 41%，3 例患者分别由于水肿、神经毒性和可疑瘤内出血而中断治疗。Chuah 等[60]开展了一项包括 37 例晚期肝癌患者的多中心临床Ⅱ期研究，用药剂量从 100 mg/d 开始，每周增加 100 mg，根据个体耐受性，最大剂量可增加到 800 mg/d，平均用量 400 mg/d。结果所有患者均可评价安全性，24 例可评价有效性，其中 1 例 PR，6 例 SD。主要副作用有乏力和嗜睡。

### （三）抗表皮生长因子及其受体药物

1. 西妥昔单抗（Cetuximab） 是一种 IgG1 单克隆抗体，可以竞争性抑制 EGFR 与配体结合，阻断细胞内信号传导途径，从而干扰肿瘤细胞生长、侵袭和转移，抑制细胞修复和血管发生，诱导肿瘤细胞凋亡。在一项治疗 30 例晚期肝癌患者的Ⅱ期临床研究中[61]，16 例患者在第 1 周期后即出现肿瘤进展，没有 CR 和 PR，仅 5 例患者 SD。入组患者的中位 TTP 仅 1.4 个月，中位 OS 9.6 个月。故认为西妥昔单抗对肝癌的抗肿瘤作用不明显。

2. 拉帕替尼（Lapatinib） 是一种可逆的酪氨酸激酶抑制剂，能够同时有效抑制 ErbB1 和 ErbB2 酪氨酸激酶活性，阻止肿瘤细胞磷酸化和激活，通过 EGFR 和 HER2 的同二聚体和异二聚体阻断信号传导，发挥抑制肿瘤细胞生长的作用。Ramanathan 等[62]报告了一项拉帕替尼治疗 30 例晚期肝癌的Ⅱ期临床研究，其中 2 例 PR 和 8 例 SD，中位 TTP 为 1.4 个月，显示了一定的抗肝癌作用。

3. 吉非替尼（Gefitinib） 是一个小分子喹唑啉化合物，选择性抑制 EGFR 酪氨酸激酶，可降低肿瘤组织中 EGFR、AKT、ERK 及细胞增殖标志 Ki-67 的表达，并可通过上调 p27 表达起到促凋亡作用。其治疗晚期非小细胞肺癌（NSCLC）的非凡疗效已经受到广泛关注。2003 年 5 月被 FDA 批准单药用于铂类和紫杉醇化疗无效的晚期 NSCLC。临床前研究也证明吉非替尼能抑制肝癌细胞生长。但 2006 年 ASCO 年会上报道了一项吉非替尼治疗不能手术的晚期肝癌的临床研究结果却不能令人满意[63]，共入选病例 31 例，其中 1 例 PR，7 例 SD，疗效不理想。因此，临床应用吉非替尼治疗肝癌的前景还不能确定。

4. 厄罗替尼（Erlotinib）是一种小分子喹唑啉家族复合物，EGFR 酪氨酸激酶 ATP 特异性竞争抑制剂，通过与 ATP 竞争性结合，抑制 EGFR 的自磷酸化作用并阻断下游信号，从而抑制肿瘤细胞增殖。Philip 等[64]报告了一项厄罗替尼治疗肝癌的Ⅱ期临床研究，38 例不能手术的晚期肝癌患者接受口服厄罗替尼治疗（150 mg/d），结果 12 例患者在 6 个月时没有出现肿瘤进展，其中 3 例患者达到 PR 并分别维持了 2、10 和 11 个月。Thomas 等[65]也报道口服厄罗替尼治疗 40 例晚期肝癌的临床研究，结果未见 CR 和 PR，有 17 例患者获得 SD 超过 16 周，16 周时的无进展生存率为 43%，中位 OS 10.75 个月。虽然厄罗替尼对晚期肝癌的疗效已获上述Ⅱ期临床试验的初步验证，但遗憾的是，各类抗 EGFR 药物治疗晚期肝癌的确切疗效目前均缺乏对照试验的结果。

**（四）抗肝细胞生长因子及其受体药物**

肝细胞生长因子（HGF）是重要的肝再生介质，并具有促进肝癌细胞浸润和转移的作用。其受体为 c-Met，当 HGF 和 c-Met 结合后，通过系列的信号转导通路，与细胞生长、分化、血管生成等过程密切相关，对肝癌的产生与进展均起作用，可望成为肝癌治疗的有效靶点。目前针对 HGF/c-Met 治疗肝癌的药物多处于研发之中[66]，主要有以下几种：① NK4 是 HGF 截短的内源性片段，可与 c-Met 受体结合，却不能使之活化，从而拮抗 HGF/c-Met 的相互作用，抑制肿瘤细胞的侵袭和转移；②小分子 c-Met 选择性抑制剂，如 k252a、PHA-665752、SU11274 等；③ T101 是一种维 A 酸衍生物，主要与维 A 酸受体结合，可下调 c-Met 蛋白表达，抑制 HGF 诱导的细胞侵袭，并能通过抑制 AP1 活性，抑制肝癌细胞的肝内扩散及其他类型肿瘤的肝转移，临床试验显示是一种疗效好，毒性较小的药物；④小分子蛋白酶体抑制剂 Bortezomib 等。这些药物正逐步进入临床研究中。

**（五）胸苷酸合成酶抑制剂**

胸苷酸合成酶作为体内胸苷酸前体的唯一再生源，在 DNA 复制和细胞生长过程中起着关键作用，是重要的抗肿瘤有效靶标之一。诺拉曲塞（Nolatrexed）是一种高亲和力非竞争性胸苷酸合成酶抑制剂，与胸苷酸合成酶结合后，可干扰 DNA 合成，阻止细胞分裂增殖。Jhawer 等[67]对 48 例晚期肝癌患者进行了每 3 周内连续 5 天静脉注射诺拉曲塞 [725 mg/(m$^2$·d)]，其中 1 例 PR 达 7 个月，18 例 SD，20 例疾病进展。中位 TTP 93 天，中位 OS 32 周。认为单用诺拉曲塞的疗效有限。在对 445 例不能切除肝癌的Ⅲ期试验中比较诺拉曲塞和多柔比星的疗效发现[68]，中位 OS 分别为 22.3 周和 32.3 周，中位 TTP 分别为 12 周和 10 周。诺拉曲塞组的毒性反应较多。目前认为诺拉曲塞对肝癌的作用有限，建议不要进行Ⅳ期临床试验。

**（六）多靶点抗叶酸药物**

培美曲塞（Pemetrexed）是一种抗叶酸制剂，通过破坏细胞内叶酸依赖性的正常代谢过程，抑制细胞复制，从而抑制肿瘤生长。因此具有广谱的抗肿瘤作用。研究还显示出培美曲塞与顺铂联合应用具有协同作用，已有报道用于转移性肝癌的临床试验。但是在一项多中心的培美曲塞（600 mg/m$^2$）治疗 21 例晚期肝癌的Ⅱ期临床研究中[69]，观察到仅 4 例 SD，14 例疾病进展，另 3 例无法评估，中位 TTP 5.2 个月。认为单用培美曲塞疗效有限，建议不要进行下一步的临床试验。

**（七）其他正在研究中的肝癌靶向治疗药物**

1. 重组人血管内皮抑素（Endostar）作为一种内源性最强的血管生成抑制剂，用于抗肿瘤治疗具有广谱、低毒、不产生耐药性等特点而受关注。美国学者曾采用酵母作为表达体系生产了重组人血管内皮抑素，但是由于结构不稳定，蛋白产量少，成本高，难以满足临床需要，研发被迫中断。而据报道，我国学者经过努力，解决了上述难题，采用大肠杆菌基因工程作为表达体系生产出新型的重组人血管内皮抑素（YH-16）。经过临床试验，证实重组人血管内皮抑素联合NP方案化疗能明显提高晚期非小细胞肺癌的客观疗效并延长生存时间，业已获得SFDA批准为生物制品一类新药上市。由于人重组血管内皮抑素的广谱抗肿瘤作用，目前应用人重组血管内皮抑素治疗肝癌的临床研究正在进行中，值得关注[70]。

2. mTOR抑制剂（CCI-779, RAD001, AP23573）通过阻断PI3K/AKT/mTOR信号转导通路，特别是抑制mTOR活性，从而可能特异性抑制肿瘤细胞生长。该信号转导通路已成为一个有希望的抗肿瘤治疗靶点。这三种特异性mTOR抑制剂在体内外的实验研究中发现均具有较好的抗肿瘤活性。在一项Ⅰ/Ⅱ期临床研究中[71]，CCI-779在11例肝癌患者中取得了1例PR，4例SD的疗效，并且PR持续时间长达15个月，中位生存期7个月。提示mTOR抑制剂对肝癌治疗有效，值得进一步开展治疗肝癌的临床研究。

3. 其他一些分子靶向药物　如硼替佐米（Bortezomib）是26S蛋白酶体的可逆抑制剂，体外试验证明其对多种类型的肿瘤细胞具有细胞毒性，尽管耐受性良好，但用于治疗肝癌，15例患者仅见7例SD，没有CR和PR。尼妥珠单抗（Nimotuzumab）是一种针对EGFR的特异性人源化单克隆抗体，古巴学者正在开展尼妥珠单抗联合多柔比星、碘油肝动脉化疗栓塞治疗肝癌的Ⅰ/Ⅱ期临床研究。伊马替尼（Imatinib）是一个选择性酪氨酸激酶小分子抑制剂，其作用靶点主要包括c-Abl、Bcr-Abl、PDGFR以及KIT受体。在一项Ⅱ期临床研究中发现对晚期肝癌疗效较小。整合素$\alpha v\beta_3$的单克隆抗体LM609、Vitaxin在体内、外试验中显示出良好的抗血管生成作用，其中Vitaxin已进入Ⅱ期临床试验。马立马司他（Marimastat）是一种人工合成的MMPs抑制药物，可抑制肝细胞生长因子诱导的侵袭，目前已用于临床试验。其他一些如靶向于IGF-1R的A12、CP-751等药物也将逐渐进入临床试验[52]。

## 三、未来肝癌分子靶向治疗的策略

目前，对于分子靶向药物使用的适应范围尚无统一意见。尽管一系列临床试验结果提示，针对无法手术切除的肝癌或者肝癌术后复发转移等情况，可应用分子靶向药物来延长晚期患者的生存期，但是肿瘤细胞的信号传导是一个复杂、多因素、多途径、交叉对话的网络系统，因此针对某一个单一靶点往往不足以遏制肿瘤的进展。从作用机制和临床研究结果看，分子靶向药物与化疗药物不同，其作用主要为抑制肿瘤细胞生长，而非细胞毒效应。SHARP研究的结果也证实了多靶点抑制剂的良好效果，因此联合不同作用通路和机制的药物多靶点联合阻断信号传导、抑制肿瘤生长将是今后一个重要的研究方向。如在大肠癌西妥昔单抗+贝伐单抗+依立替康联合应用有协同作用，中位生存时间已经延长到33个月。未来应重点研究不同分子靶向药物的不同联合，如多激酶抑制剂索拉非尼联合抗血管生成药物（贝伐单抗），或者分子靶向药物联合新型细胞毒化疗药物（如吉西他滨、奥沙利铂及卡培他滨），通过规范的临床试验明确联合治疗的最佳用法、用量和疗程等，寻求治疗晚期肝癌的高效方案[72]。另外，针对个体差异和遗传多态性的存在，积极寻找可以预测不同分子靶向药物疗效的分子生物学标记，找准靶点、选对患者，对特定的肿瘤患者实施个体化治疗。

## 四、问题与展望

对肝癌发病机制的阐明和新的分子靶向药物的研发，为晚期肝癌患者提供了靶向治疗的机会。业已证实多激酶抑制剂索拉非尼对于晚期肝癌疗效明显、安全性好，已成为第一个可以显著延长晚期肝癌患者的生存期的系统治疗性药物和新的标杆。此外，联合化疗药物或其他分子靶向治疗药物治疗的结果令人鼓舞。但是诸多问题需要解决：①能否作为一线治疗和术后抗复发转移的辅助治疗以及应用多长时间、何时停药、最佳生物学剂量？②目前大样本的临床试验较少，如何在治疗前检测靶点表达和突变，如何个体化选择药物来提高疗效，而不是盲目地选择分子靶向药物？③怎样选择靶向药物与其他治疗方法联合应用才能产生相加或协同作用？总之，分子靶向治疗针对性强，毒性小，治疗晚期肝癌的应用前景很大，这类药物可能是未来治疗肝癌最有潜力和最有希望的方法之一。

## 第五节 肝癌基因治疗研究的近况与问题

在我国，肝癌已上升为恶性肿瘤的第二位，每年有13万患者死于肝癌，约占全世界肝癌死亡总数的43%。传统的外科切除和新兴的微创外科处理是目前主要的治疗手段。但是，肿瘤体积过大与位置不佳、肝功能储备差或门静脉高压常常限制了外科治疗的适应证，而术后高复发率则往往导致成功的手术前功尽弃。由于供体器官的短缺，肝移植不可能被普遍施行，即便是早期肝癌，受益者也非常有限。肝癌对化疗又不敏感或容易产生耐药性。肝动脉栓塞化疗（TACE）则成为延长未切除肝癌患者生存的唯一可能的治疗。因此，对于大多数肝癌患者目前不能提供任何有效治疗。可以说，在恶性肿瘤中，肝癌更需要寻求新的治疗手段。纵观遗传医学几十年的发展历程，科学家们一直致力于利用重组DNA技术对患者进行基因水平的治疗，以期解除患者病痛。基因治疗的美好前景，也一直吸引着肝癌治疗领域的研究者。随着基因治疗技术的不断发展，几乎所有的基因治疗策略都已在肝癌细胞模型或动物模型上进行过不同程度的尝试。相信这一领域的进展最终应用于肝癌治疗将会逐渐改善肝癌患者的预后。

### 一、重建肿瘤抑制基因功能

p53功能与肿瘤生长和耐药性有关。在肝癌中p53基因通常发生改变。因此，对p53阴性肝癌细胞导入野生型p53基因可以抑制细胞生长，增强化疗的敏感性。在实验性肝癌中，瘤内注射以及通过肝动脉给予表达p53的腺病毒可以抑制肝癌生长。甚至在早期的一个临床试验中，肝癌内注射编码p53的裸DNA不仅安全，而且使肿瘤缩小。之后Inoue等[73]进一步研究了p53基因治疗肝癌的分子机制，发现腺病毒介导的p53基因导入人肝癌细胞系Huh7和Hep3B可以增强TRAIL诱导的凋亡。而TRAIL是一种TNF相关的凋亡诱导配体，能诱导不同的转化细胞系凋亡。Chen等[74]将携带p53基因的rAAV2载体和阿霉素联合应用于肝癌细胞Hep3B，发现rAAV2载体的转染率比未联合阿霉素的对照组提高了120倍，p53基因的表达则提高了16倍。这为今后应用p53基因治疗肝癌提供了新的思路。

### 二、刺激抗肿瘤免疫

基因治疗工具常被用来刺激抗肿瘤免疫。一些细胞因子可抑制肿瘤生长，但是系统给药可能产生严重毒性。通过基因转移手段将这些细胞因子的生物学活性限制在肿瘤组织，可以扩宽治疗窗口。在免疫基因治疗肝癌方面，单个细胞因子应用，或多个细胞因子联合应用，或细胞因子与趋化因子联合应用已有很多研究报道。IL-12是一个具有强大抗肿瘤作用的四聚体细胞因子，但其毒性大，系统给予治疗剂量时人体难以耐受。而在临床试验中，瘤内给予腺病毒介导的IL-12基因表达的天然IL-12并未观察到疗效。Waehler等[75]将IL-12的2个亚单位融合成一个单链，通过腺病毒导入大鼠肝癌模型的肿瘤内，结果惊奇地发现，即便是低剂量给药，产生的融合IL-12的生物学活性仍高于天然IL-12千倍以上，并且使肿瘤消失。因此认为，瘤内注射给予腺病毒介导的单链IL-12不仅安全，而且疗效显著，可以进入临床试验。

### 三、前药激活酶

应用于肝癌治疗并显示出抗肿瘤效应的前药激活酶基因除了胸苷激酶（TK）外，还有胞嘧啶脱氨酶、大肠杆菌嘌呤核苷磷酸酶和硝基还原酶。许多研究已经显示了不同载体介导的胸苷激酶（TK）系统对实验性肝癌的疗效，甚至有应用衍生HIV-1病毒的载体介导TK基因治疗肝癌的报道[76]。为了降低对转染的非肝癌组织的毒性，通常采取瘤内注射和选用肿瘤特异性启动子（如AFP基因启动子）的方法，将TK基因限制在肿瘤组织中表达。我们选用VEGF基因启动子调控TK基因表达系统，通过瘤内注射和肝动脉灌注给药对化学诱导的大鼠肝癌模型进行的治疗实验也显示了较好的疗效[77]。

## 四、抗血管生成

目前已发展了几个靶向肿瘤血管的基因治疗策略，包括：①反义核苷酸或 miRNA 抑制 VEGF 等促血管生成因子表达；②肿瘤细胞产生可溶性 VEGF 受体 Flt-1，中和循环性 VEGF，进而消除 VEGF 介导的血管生成（间接抑制剂）；③局部产生血管生成抑制剂血管抑素（angiostatin）和内皮抑素（endostatin）。肝癌是一个合适的抗血管生成靶肿瘤。上述抗血管生成策略都已应用于肝癌的实验研究。鉴于针对单个靶点的抗血管生成药物可能被上调的其他促血管生成因子中和，Graepler 等[78]研究了腺病毒介导的可溶性 Flt-1 和内皮抑素治疗高表达 VEGF 的大鼠肝癌模型的疗效，发现联合基因治疗产生的肝癌生长抑制效应远远好于单个基因治疗。Wada 等[79]联合 α- 干扰素和 5-FU 作用于人肝癌细胞（HuH7）移植裸鼠，结果显示 VEGF 表达下降，瘤体血管密度减低，细胞凋亡显著。因此，组合运用不同的抗血管生成策略治疗肝癌的前景应该值得期待。

## 五、诱导肿瘤细胞凋亡

细胞凋亡又称程序性细胞死亡，是细胞在特定时空主动发生、受基因严密调控的一种渐进性死亡现象。随着细胞凋亡异常在人类恶性肿瘤发生发展中的重要作用逐渐被认识，以选择性诱导肿瘤细胞凋亡为目标的技术已成为肿瘤治疗的重要策略之一。实际上，目前临床上应用的放射治疗、大多数化疗药物和生物治疗剂主要都是通过诱导细胞凋亡实现其抗肿瘤作用的。而科学家们认为在肿瘤细胞内导入诱导凋亡的活化基因或灭活凋亡抑制基因的凋亡基因治疗应该是最诱人的策略之一。

启动子 E2F-1 调控的 PKR 过表达可引起细胞凋亡。Roh[80]等利用携带 E2F-1 调控 PKR 的重组腺病毒载体转染人肝癌细胞（Hep3B，HepG2，Huh7），提高了 PKR mRNA 的转录表达，增加了磷酸化的 PKR 总量，继而导致癌细胞凋亡。另外，由端粒酶反转录酶控制的腺病毒载体也诱导了肿瘤细胞的凋亡。若在上述腺病毒载体治疗的基础上联合 PKR 修饰基因（modifier）IFN-α，效果则更加显著。IL-24 是一个近年来被确认为可诱导肿瘤细胞凋亡的热点分子，已被应用于许多类型肿瘤的基因治疗研究，其临床应用前景值得期待[81]。鉴于肝癌是我国的特色癌，我们实验室将 IL-24 的研究扩展到肝癌治疗上，应用腺病毒介导的 IL-24 对多种人肝癌细胞系进行了一系列体内外实验，结果表明 IL-24 可选择性诱导肝癌细胞凋亡，具有一定的抗肝癌作用[82, 83]。

## 六、溶瘤病毒

严格说来，病毒治疗不能被认为是基因治疗。但是，病毒经基因改造后不仅可以增殖，而且可以杀死肿瘤细胞。ONYX-015 就是一个 EB 基因缺陷并依赖于异常 p53 通路增殖的腺病毒，在多个动物模型上已显示出抗肿瘤效应。水泡性口炎病毒（vesicular stomatitis virus, VSV）是另一个可能具有溶瘤作用的病毒。Shinozaki 等[84]以大鼠为模型，通过肝动脉灌注给药，评价了 VSV 对多发性肝癌的治疗效果。有关研究应该值得关注。应用肿瘤特异性启动子在转录水平上调节增殖必需的病毒基因（如 E1）也可以限制腺病毒选择性地在肿瘤中增殖。研究表明，基于 AFP、端粒酶反转录酶和 E2F 启动子的溶瘤腺病毒已在不同的肝癌模型中观察到显著的抗肿瘤效应。Wang 等[85]新近构建了一种包含 p53 基因的溶瘤病毒载体，是一种具有三重调节功能的 CRAd（条件复制腺病毒），试图更精准地调节 CRAd 的复制，提高其肿瘤细胞特异性和溶瘤效率。这一构思已得到体内外实验的初步验证。另外，溶瘤病毒也可作为载体用于改善治疗基因在肿瘤内表达，增强基因治疗效果。近年来以溶瘤病毒为载体用于治疗肝癌动物模型的基因包括免疫刺激基因（如 GM-CSF, IL-12, mIFN-γ 基因）、促凋亡基因（如 TRAIL, Smac）、血管生成抑制剂（如内皮抑素）、前药激活酶基因（如 p450 CYP2B1）等。

## 七、提高肝癌基因治疗靶向性的策略

与多数药物治疗一样，肿瘤基因治疗对人体的正常细胞也具有一定的毒副作用，破坏人体组织器官的正常功能，使肿瘤患者的生活质量下降，甚至威胁生命。因此，寻找靶向治疗方式，将治疗基因特异地导向肿瘤一直是基因治疗中一个颇具前景的研究方向。

AFP 是一种肝癌标志物，绝大多数肝癌患者体内都会有 AFP 升高。应用 AFP 基因启动子和（或）增强子基因序列可以调控基因选择性在肝癌细胞表达。在 Cai[86] 等将 AFP 启动子序列与目的基因序列相连接构成表达质粒，转染 AFP 高表达和低表达的肝癌细胞，发现目的基因序列在两种细胞中均表达，并抑制肝癌细胞生长。凋亡素（apoptin）是鸡贫血病毒（chicken anemia virus, CAV）的 vp3 基因编码的蛋白质，VP3/Apoptin 仅诱导具有肿瘤表型的细胞或转化细胞凋亡，而对人正常细胞无杀伤性或无毒性，是一种特异性诱导人肿瘤细胞凋亡的蛋白。Peng 等 [87] 报道了一种与去唾液酸糖蛋白相连接的 apoptin 基因用于人体肝癌治疗。由于在人体内仅肝细胞表面存在去唾液酸糖蛋白受体，使得这一转运系统具有肝靶向性的特点。

### 八、问题与展望

与其他大多数恶性实体瘤不同，肝癌在瘤体较小时就容易出现血管内侵犯、门静脉癌栓，甚至发生肝内播散以及在原有肝硬化基础上形成新的癌灶等。这些因素严重影响了现有治疗手段对肝癌的疗效及预后。因此，肝癌基因治疗应以防止复发（或再生）与转移为目标，在未来综合治疗中发挥独特作用。

自 1990 年以来，在全世界各地开展了一大批基因治疗基础研究和动物实验，并且已有超过 1000 项针对各类疾病的基因治疗方案进入临床试验阶段。但进入Ⅲ期临床试验的只有少数几个(包括Ⅱ/Ⅲ期)。在早期临床试验中观察到的基因治疗结果常常与在实体瘤动物模型上获得的令人印象深刻的疗效相差甚远。近来人们逐渐开始意识到，基因治疗并非如理论上那样有效而无害。基因治疗在经历了最初将近十年未取得显著临床成功的时期后，突然接二连三地发生了与治疗相关的医源性死亡、首批症状明显好转甚至治愈的病例以及接下来那些原本已经治愈的患者出现严重的、与基因治疗相关的并发症等事件。并发症的发生很有可能是由于插入到患者遗传物质中的基因片段产生了突变。由于人类基因具有复杂的功能，转移的治疗性基因一旦出现突变，就可能对多个下游路径产生影响，从多层面上影响细胞的功能。更重要的是，这种复杂的变化与影响并非局限于细胞核的基因组，而是涉及整个细胞内环境。这是基因转移治疗在理论上就存在的风险。

目前，基因治疗研究正处于十字路口。为了避免走下坡路，或陷于因严重并发症等事件带来的负面泥沼之中，需要以更宽广的视角，将基因组学、蛋白质组学、细胞生物学等与基因治疗密切相关的学科联系起来，更清楚地判断未来前进的方向。近期有必要集中精力对基因转移正确靶向有关的细胞动力学进行更深入的研究，从而避免基因转移“副作用”的发生。在体内对恶性细胞的低转导率和转基因表达时间短似乎也是限制临床成功的重要因素。对于一个有效的治疗基因来说，要使肿瘤完全消除，转基因必须在几乎每一个肿瘤细胞表达，而现有转导手段的能力远远达不到这一要求。因此，要努力提高靶向性转导效率和延长表达时间。我们不但要了解限制基因治疗工具有效应用于人类患者的瓶颈，而且必须更多地了解这些限制瓶颈的具体成因，找出解决问题的办法。当前尤其需要应用诸如正电子发射断层扫描之类的技术对活体内转基因表达进行非侵入性显影 [88]，从而可能获得有关生物分布、不同载体的转导效率或转基因表达的持续时间和给药途径方面的重要消息。这些信息不能简单地从前临床试验模型中获得。对于肝癌来说，还有另一个有待解决的问题，就是目前还缺少真正接近于人、适合于肝癌基因治疗研究的肝癌动物模型。移植瘤和裸鼠移植性肿瘤与人类原发性肝癌毕竟存在很大差异。

## 第六节　肝癌免疫治疗的现状与策略

目前肝癌仍以外科治疗为主。但无论是传统的肝切除手术，还是近来发展起来的冷冻、消融等微创手术都不能尽善尽美，术后 5 年生存率并不理想 [89]。即使配合以介入化疗、放疗、中医中药等，疗效仍不能令人满意。残存的肿瘤细胞最终只能依赖人体的免疫功能来清除。因此，生物免疫治疗成了继手术、放疗、化疗后肿瘤治疗的第四模式，也是治疗肝癌的新希望和重点方向之一。

## 一、肝癌免疫治疗的研究现状

与其他肿瘤一样，肝癌的免疫治疗主要包括免疫调节治疗、细胞因子治疗、过继细胞免疫治疗、疫苗治疗和抗体治疗等。

### （一）免疫调节治疗

肝癌患者免疫功能低下，这可能与淋巴细胞亚群间的比例失调有关，其中NK细胞减少和活性降低尤为明显。NK细胞能迅速溶解肿瘤细胞，并分泌IFN-α、IFN-γ、IL-1和IL-2等细胞因子，后者可直接或间接影响宿主免疫效应细胞的活性。免疫调节剂具有强烈的非特异性免疫刺激作用，能改善机体免疫状态，调整免疫细胞群体比例，并促进细胞因子的释放和诱导淋巴细胞聚集，提高患者免疫效应细胞的活性和对异源细胞的杀伤作用。目前常用的免疫调节剂有卡介苗（BCG）、转移因子、核酸化合物、左旋咪唑、胸腺素等。其中研究较早的BCG可以活化巨噬细胞，增强NK细胞活性，促进IL-1、1L-2、IL-4、TNF等多种细胞因子产生，促进MHC Ⅱ类抗原表达，从而增强T细胞对肿瘤抗原的识别能力，激发其细胞毒作用。BCG多与其他细胞因子联合使用，但用于肝癌治疗并未见具有明显疗效的报道。最近Cosgrove等[90]报道了基于微小棒状杆菌（CP）改良的非细胞棒状杆菌（NCPP）免疫调节剂的作用效果。CP是一种广泛应用于肿瘤治疗的免疫调节剂，但由于可引起肝内肉芽肿和结节等严重的副作用，其临床应用受到限制。而NCPP在消除CP副作用的同时保留其免疫活性，可刺激巨噬细胞产生低水平TNF-α及高水平IFN-γ，预示NCPP可能成为具有临床应用价值的免疫调节剂。

### （二）细胞因子治疗

细胞因子可以介导免疫和炎症反应过程中细胞的旁分泌、自分泌和内分泌功能，通过干扰肿瘤细胞增殖和抑制新血管生成来增强机体的抗肿瘤活性，诱导肿瘤细胞凋亡。在肝癌治疗方面目前主要用于预防肝癌切除术后复发和治疗不可切除的中晚期肝癌。常用的细胞因子有TNF、IL-2、IFN、粒细胞集落刺激因子（CSF）等。IL-2在体内由活化的T细胞产生，可促进T、B淋巴细胞增殖分化，活化NK细胞和LAK细胞，激活CTL，从而增强非特异性及特异性杀伤作用。临床研究显示，将IL-2联合TACE治疗一组非切除肝癌，对照组单行TACE，可见治疗组在治疗7、14、21天后CTL细胞亚群明显升高，1、2年生存率及肿瘤缩小率均显著增高。TNF具有调节免疫效应细胞、调节机体代谢及诱导细胞分化、生长、抗病毒等多种生物学活性。TNF通过介导巨噬细胞、NK细胞、CTL和LAK细胞的细胞毒作用杀伤肿瘤细胞，但它同时也可刺激肿瘤细胞有丝分裂，通过破骨作用促进肿瘤播散[91]。因此TNF在肝癌治疗中的作用仍在进一步评价中。目前仅限于介入治疗等局部应用。IFN是近年来使用最多的细胞因子之一。IFN-α曾被报道可显著延迟肝硬化向肝癌的发展。近来Uno等[92]分析了2 315名（其中包括112名对照和20名HCV感染者）个体17年的医疗记录，结果显示，60%HCV感染者IFN-α生成下降，而健康人群仅为17%。HCV感染的肝癌患者平均IFN-α水平偏低。可见，IFN-α分泌系统受损与肿瘤发生密切相关。随机对照实验也表明IFN-β、IFN-γ对晚期肝癌患者具有抗肿瘤活性，大剂量IFN-α（50 mU/m$^2$，3次/周）治疗肝癌的有效率可达36%，并显著延长患者的生存期。黎洪浩等[93]应用TACE+门静脉化疗(PVC)+IFN-α治疗33例根治性切除肝癌，对照组为42例单行TACE+PVC。比较两组术后1、2、3年复发率和外周血中淋巴细胞亚群的结果显示，治疗组明显好于对照组。因此认为，以IFN-α或IL-2与化疗药物联合应用，不论经外周血途径或肝动脉栓塞途径均可提高缓解率和延长平均生存时间。

### （三）过继细胞免疫治疗

用于肝癌过继性免疫治疗的细胞主要是淋巴因子激活杀伤细胞（LAK）、肿瘤浸润性淋巴细胞（TIL）和细胞因子诱导杀伤细胞（CIK）。LAK细胞为IL-2在体外活化和扩增的淋巴细胞，在体外有广谱的抗肿瘤活性，可直接溶解、杀伤肿瘤细胞。LAK细胞半衰期短，与IL-2联合应用可保持其活性。据Sato报道，将过继细胞和免疫刺激物（如OK-432）联合应用于肝癌患者，可使患者的生存时间得以延长。采用TACE+LAK+IL-2/LAK治疗肝癌，术后3年复发率从33%降至11%～18%，而采用TACE+LAK+IL-2/LAK治疗化疗无效或禁忌的晚期肝癌，有效率为13.6%，单行TACE组有效率仅为5.9%。可见，IL-2/LAK细胞治疗对肝癌根治性切除术后预防复发有较高的价值。TIL细胞是由肿瘤病灶分离的浸润淋巴细胞，再经体外培养扩增而成的免疫活性细胞，大多数表型为$CD3^+$。TIL的杀伤效率高于LAK细胞。随机对照实验表明，TIL可提高肝癌术后存活率，总体疗效尚可[94]。CIK细胞为用CD3单克隆抗体、IL-2、IL-1、IFN-7、TNF和GM-CSF等可诱导的具有更强非特异性杀伤作用的效应细胞。Takayama等对76例手术切除后患者以CIK细胞进行随机治疗，随访5年。接受免疫治疗组患者复发危险性降低41%，与对照组（22%）相比，3年时首次复发率为38%，免疫治疗组无复发生存期明显优于对照组。新近研究显示，体外培养CIK细胞群，表型为96%$CD3^+$，3%$CD3^+CD56^+$，对人肝细胞癌细胞系SNU-354的杀伤率为33%。此外，裸鼠荷瘤实验显示，以$1\times10^6$/只的剂量进行CIK过继免疫治疗，可抑制60%SNU-354肝癌裸鼠的肿瘤生长[95]。可见CIK细胞有潜力应用于肝癌等多种实体瘤的治疗。

**（四）肝癌疫苗治疗**

给肿瘤患者接种肿瘤疫苗，以激发患者机体对肿瘤的特异性免疫应答，最终达到有效排斥肿瘤的目的。这种主动免疫治疗方案的设计具有很大的挑战性，也具有广阔的应用前景。因此，研制和开发新型有效的肿瘤疫苗一直是肿瘤免疫治疗中的热点。用于临床的肝癌主动免疫的疫苗主要包括树突状细胞（DC）疫苗、肝癌杂交瘤细胞疫苗及异种重组甲胎蛋白疫苗等。

1. 以树突状细胞为基础的肝癌疫苗　DC是目前已知体内功能最强的一类专职抗原递呈细胞，具有抗原捕获、加工和提呈功能，尤其对初次免疫应答激发具有强大的刺激活性。研究结果表明，肝癌患者外周血中的DC不仅数量明显低于正常人群，且大多处于非活化状态，细胞HLA-DR各等位基因及表达水平亦显著降低。提示DC功能异常与肝癌患者抗肿瘤免疫反应低下密切相关，可能是肿瘤细胞逃避机体免疫监视的重要原因。因此，发挥DC的功能活性，增加肿瘤抗原免疫原性，可能有助于诱导真正有效的抗肿瘤免疫反应。同时，体外培养扩增DC，并用肝癌细胞裂解物、肝癌细胞抗原肽致敏DC，制备成疫苗后回输体内，可有效提高机体对肿瘤细胞的反应性，诱发机体的抗肝癌免疫应答。前期的体外实验和动物实验表明，以适当形式的肿瘤抗原（不论是蛋白质、多肽、还是核酸）加载的DC疫苗都能够激活抗原特异性T细胞识别、杀伤肿瘤细胞，并可产生免疫记忆效应。这些结果极大地增强了人们的信心。近年来，国外已有DC治疗肝癌Ⅱ期临床的报道。

目前DC疫苗的制备多采用肿瘤细胞抗原脉冲DC，使其获得相应的抗原信息。而抗原负载DC的策略主要有以下几种。

（1）肿瘤细胞裂解物负载疫苗：Iwashita等[96]用GM-CSF和IL-4诱导患者自身DC，将肿瘤细胞裂解物与未成熟DC共培育，通过10例肝癌试验，表明安全、无毒副作用。Lee等用肝癌细胞Hepal-6细胞裂解物脉冲致敏GM-CSF和IL-4培育后的小鼠骨髓源DC，然后回输给荷瘤小鼠，发现58.3%的小肝癌（3 mm×3 mm）消退，大肝癌（5 mm×5 mm）生长延缓，小鼠淋巴细胞的细胞毒活性增强，肝脏组织学检查未发现自身免疫损伤。基础研究显示，用自体肝癌细胞裂解物致敏DC，致敏的DC能分泌IL-2和诱导较强的自体T细胞增殖，且能诱导特异性CTL。该CTL对自体肝癌细胞具有较强的杀伤活性，杀伤率显著高于DC、未经肝癌细胞抗原致敏的DC激活的CTL及T淋巴细胞。但对人肝癌细胞系BEL-7402细胞无明显的杀伤作用[97]。由于目前对大多数肿瘤特异性抗原尚不明确，而这种方法无需明确肿瘤抗原，并且能激发广谱的抗肿瘤反应，因此适合临床应用。但该法也存在一些缺陷，如肿瘤细胞裂解物的抗原成分复杂，其中包括机体自身的正常抗原，刺激DC后存在诱发自身免疫性疾病的潜在危险。

（2）肿瘤抗原肽负载疫苗：用从肝癌细胞上

经酸洗脱下的肽混合物（含已知或未知肝癌抗原表位）脉冲 DC，或用高浓度纯化的合成肽（含已知肝癌抗原表位）脉冲 DC。由于包含了众多的 T 细胞表位，可能诱导 $CD4^+$CTL 和 $CD8^+$Th 应答，全面调动机体的抗肿瘤免疫活力。而且应用肿瘤抗原 MHC- Ⅰ类多肽冲击 DC，靶向性更好，并且肿瘤抗原浓度更高，可产生“冲击致敏”效应，促进 T 细胞有效激活。用抗原肽脉冲 DC 的优点是避开了对 DC 加工处理过程，但此法需从每个患者肿瘤细胞上洗脱下抗原肽，或从与人白细胞抗原（HLA）匹配的肿瘤上获得抗原肽。研究显示，在体外用 GM-CSF 和 IL-4 诱导健康人外周血单核细胞，使其分化成熟为高纯度 DC，用负载人肝癌细胞株 SMMC-7721 的可溶性抗原肽的 DC 诱导自身淋巴细胞，结果 DC 可不同程度地抑制肝癌细胞增殖。

（3）热休克蛋白负载疫苗：近来研究表明，热休克蛋白（HSP-70）与肝细胞癌的发生、发展及转归密切相关，并且具有特殊的抗肿瘤免疫功能。Chunma 等 [42] 发现，早期肝癌细胞的胞浆和细胞核中 HSP-70 异常高表达，随着病情进展，癌灶增大，HSP-70 表达相应增强，与癌前病变及增生结节中不表达或极弱表达形成鲜明对照，故认为 HSP-70 检测可作为肝癌早期诊断及鉴别诊断的敏感指标。基于 HSP-70 特有的生物特性和抗肿瘤免疫作用，将 HSP-70 结合抗原肽，并结合 DC 细胞膜表面的高亲和力受体，制成的特异性 DC 疫苗具有普通疫苗无法比拟的优点，包括抗原多样性、个体免疫特异性、不良反应少等。研究发现，HSP70-H22 抗原肽复合物能够很好地修饰体外诱导获得 DC，成为一种有效的瘤苗，体外能够特异性地激活淋巴细胞，体内能够有效地抑制肝癌生长。Wang 等 [98] 使用人肝癌细胞来源的 HSP70-PC 致敏的 DC 作用于人 T 细胞，高效地激活了针对肝癌细胞的特异性免疫应答。Ren 等 [99] 将自杀基因与 HSP-70 基因重组后注射到肝癌小鼠体内，成功地诱导出强烈的抗肿瘤免疫应答。临床资料显示，应用 HSP-70 疫苗能明显提高患者免疫功能，且可预防肝癌术后复发，提高远期生存率，并且未发现明显的不良反应。

（4）肝癌核酸疫苗：随着分子生物学的发展，可以通过核酸扩增、差异筛选等方法获得足够的肿瘤细胞特异性 mRNA 或相应的 cDNA 文库，从而解决疫苗制备时肿瘤细胞来源困难及其特异性问题，避免诱发自身免疫性疾病的危险。同时经基因转染的 DC 可持续表达肿瘤抗原，解决了 DC 疫苗因抗原解离或降解而影响其功能的缺陷。但核酸疫苗花费高且缺乏方便性，安全性更是不容忽视的问题。因此，基因疫苗进入临床治疗试验的为数不多。

2. 肝癌杂交瘤细胞疫苗　肝癌杂交瘤细胞主要是将自体肝癌细胞与淋巴细胞在电刺激或化学物质介导下融合，在细胞因子作用下扩增。经静脉灌注回输体内，有效地激发肿瘤特异性 CTL 产生对肝癌细胞的杀伤作用。目前，肝癌细胞主要与肝癌宿主的抗原递呈细胞（主要为 DC）在体外进行杂交，融合的杂交瘤细胞直接将肿瘤细胞提供的相关抗原递呈给宿主免疫系统，而不必预知肿瘤抗原。融合细胞形成克隆后可产生永生性疫苗细胞株。但是这种方法要求对每个患者都进行细胞融合，然后体外筛选、克隆，由于工作量大，耗时长，难以用于临床。为此，可从具有共同 HLA 亚群的 DC 入手，将其与表达共同抗原的肿瘤细胞融合，得到同种异体 DC 肿瘤细胞株。Zhang 等 [100] 发现，肝癌细胞与 DC 融合的细胞具有诱导杀死肿瘤细胞的功能。后来用脾单核细胞释放的细胞因子诱导产生 DC，与肝癌细胞株 H22 经聚乙二醇融合，形成的 H22-DC 融合细胞能激发特异细胞毒性 T 淋巴细胞免疫应答，抑制 H22 在小鼠体内增殖，并预防 H22 细胞在体内成瘤。然而，尽管肿瘤细胞疫苗在消除术后残余肿瘤方面效果明显，如何找到足够的同源肿瘤供体则限制了这一方法的大规模应用 [101]。

3. 异种重组甲胎蛋白疫苗　多年来 AFP 一直被作为肝癌抗原的靶点进行抗肿瘤药物的研究，最近在临床中已得到初步验证 [102]。有研究者通过基因工程纯化得到异种同源的重组 AFP 蛋白疫苗 rAFP，在荷瘤小鼠模型体内可诱导出明显的抗肿瘤效应，是一种有效的特异性主动免疫方法。

**（五）抗体治疗**

肿瘤相关抗原的抗体可以与抗原直接结合，通过细胞毒效应 ADCC/CDC 导致肿瘤细胞溶解，获得治疗效果。亦可通过抗体封闭肿瘤细胞表面与肿瘤生长、增殖有关的各种受体，如转铁蛋白、EGFE受体、PDGF受体、TGF-ft等，抑制肿瘤组织生长。由于很多单克隆抗体没有直接杀伤肿瘤细胞的能力，通常通过偶联的方式，将单克隆抗体偶联一个杀伤介质定向作用于肿瘤细胞，来提高抗癌的特异性和活性，并减少对正常细胞的损伤，也即所谓的抗体靶向治疗。肝癌单抗的制备已有大量报道，其数目已超过60种。但目前实际用于肝癌治疗的尚不多。有些广谱性抗肿瘤抗体也被用于肝癌治疗。其中，抗血管内皮生长因子抗体贝伐单抗、抗表皮生长因子单抗西妥昔单抗[61]、抗肝细胞生长因子抗体等在肝癌免疫治疗中效果明显。

贝伐单抗是一种针对VEGF的人源化单克隆抗体，能选择性抑制VEGF，阻止VEGF与VEGFR-1、VEGFR-2受体结合而激活下游信号，进而阻止肿瘤新生血管发生。贝伐单抗还可使肿瘤及其周围组织的血管分布正常化，因此可通过降低肿瘤组织间质压而有利于化疗药物的传递。近年来，有学者将贝伐单抗用于不能手术、介入治疗的晚期肝癌患者的治疗，取得了较好的效果。Schwartz等[103]在2005年ASCO年会上报道，应用贝伐单抗（5 mg/kg或10 mg/kg）治疗不能手术的晚期肝癌，在所有25例可评价疗效的患者中，有2例症状缓解，18例病情稳定，另有5例在16周内疾病进展。总的肿瘤控制率达80%，中位疾病进展时间为6.5个月（3.9～24.2个月），首次将晚期肝癌患者生存期延长至6个月以上。Malka等[104]在2007年ASCO年会上也报告了一项Ⅱ期临床研究，24例可评估的患者中3例缓解，13例稳定（其中7例稳定期超过16周）。在2008年ASCO年会上则报道了一项通过肝动脉给予贝伐单抗（5 mg/kg）治疗晚期肝癌的临床研究，疗效令人鼓舞[105]。

## 二、肝癌免疫治疗的临床目标

尽管近年来治疗手段不断增加，但并没有从根本上改变肝癌高死亡率的状况。究其原因，转移复发率高是影响肝癌远期疗效的主要因素。目前普遍认为，肝癌转移复发大多通过血液和淋巴系统播散，但以血行播散为主。以往人们通常将肝癌细胞播散与肝癌转移混为一谈，甚至认为癌细胞播散是癌发生发展过程中的晚期事件。其实，这种观点不符合临床实际。近来，我们对播散到外周血液中的循环肝癌细胞进行检测，发现多数肝癌患者均可检测到循环肝癌细胞，并且肝癌细胞可以在很早期播散。但是，其中部分患者在相当长的一段时间内并未产生临床可检查到的转移灶。显然，播散与转移并不能划为等号。就概念而言，肝癌细胞播散是指肝癌细胞离开原发灶侵入血液或淋巴系统，而肝癌转移是指这些播散的肝癌细胞在肝内的其他部位或其他组织器官形成转移灶。两者虽有先后的因果关系，但病理过程和生长状态并不相同。播散的肝癌细胞最终能否形成转移灶，不仅取决于肝癌细胞本身的生物学特性在演进中发生的改变，而且取决于机体对这些播散肝癌细胞的制约，后者甚至更为重要。可能只有在机体平衡态严重破坏后才会激活这些游离在原发灶之外的肝癌细胞从休眠状态转变为苏醒状态，并快速增殖后形成转移灶[106]。免疫治疗的目的就是提高人体的免疫能力，恢复和重建机体免疫系统的平衡状态，减轻或消除机体的抗肿瘤免疫抑制。虽然其作用时间不是很长，难以消除较大负荷的肝癌，但其具有的系统性作用以及较少损伤机体防御系统的功能，使其被合理应用于肝癌治疗的某些环节时则能发挥其独特的作用或优势。比如对于一些晚期不可切除的患者，或终末期不能耐受其他治疗的肝癌患者，免疫治疗或许能延长生存期。对于一些胸腔积液及腹水的患者，免疫治疗有时或许能起到意想不到的效果。而肝癌免疫治疗更为重要的临床目标是作为一种辅助手段与其他治疗方案结合，用于控制和防治肝癌术后转移、复发，进一步提高肝癌的总体疗效。

## 三、肝癌免疫治疗的应用策略

鉴于免疫治疗可能仅在某一环节发挥一定积极的辅助作用，如何将其与其他各种传统或新兴的治疗手段进行最优化的合理整合，有序地发挥作用，彼此取长补短，相互增效，使患者获益更大，则是肝癌系统化、规范化治疗面临的新挑战。这不仅符合伦理学需要，也有利于肝癌免疫治疗研究的开展。

## （一）与传统肝癌治疗手段的合理整合

肝癌外科手术、介入化疗和放疗等传统治疗手段能大量地消灭肝癌细胞，尽可能多地减少肿瘤负荷和控制肿瘤进展，有效地改善肝癌患者因为肿瘤负荷过高而造成的免疫抑制状态，为免疫治疗更好地发挥作用创造了条件。

1. 与手术切除结合　手术切除可降低或消除肿瘤负荷。但在手术前针对已播散在血液或淋巴系统，甚至已潜伏在其他组织器官的肝癌细胞，以及在手术后针对切缘残留的肝癌细胞，或血管内癌栓，或无法检测的小卫星结节，免疫治疗则可能有助于控制其进一步增殖，防止其发展成为转移灶，甚至消除已经形成的小转移灶。如胡文杰等[107]报道，手术切除联合门静脉免疫化疗能够进一步提高肝癌合并门静脉癌栓患者的临床疗效。

2. 与介入化疗、放疗结合　肿瘤细胞对化疗和放疗通常具有抵抗性。免疫治疗不仅能杀伤肿瘤细胞，尤其是高迁移的细胞，而且可逆转肿瘤细胞对于化疗和放疗的抵抗性，提高化疗和放疗对于肿瘤细胞杀伤的敏感性，并降低用药和照射的剂量[101]。另外，某些化疗药物在一定的浓度、剂量作用时能促进某些免疫效应物质的表达和释放，从而增加免疫治疗的效果。更可以理解的是，化疗和放疗通常会破坏肿瘤患者机体免疫系统的平衡状态，导致免疫力降低，甚至抑制机体对肿瘤的监控作用。而免疫治疗则能快速、有效地纠正肿瘤患者体内的免疫抑制状态，帮助机体重建正常免疫系统的平衡态。Sato 等报道，采用 TACE+LAK+IL-2/LAK 治疗肝癌，术后 3 年复发率从 33% 降至 11% ~ 18%。而国内的临床病例研究则表明[108, 109]，TACE 联合 CIK 细胞疗法较单纯 TACE 有可能提高肝癌患者的远期生存率。而双介入（TACE 和 PEI）治疗联合 CIK 细胞可以弥补单一治疗方法的不足，增强了抗癌效果，改善了患者的生存质量，延长了患者的生存期。可见，免疫治疗与化疗恰当地联合应用可能具有协同作用，有助于提高肝癌治疗的综合效果。

3. 与中医药结合　中药可以在多个层面对免疫系统发挥作用，在调节机体免疫功能方面有明显优势，从而有效阻止肿瘤的发生和发展，减轻化疗药物对机体免疫功能的损害，增加化疗药物的敏感性，加强对肿瘤细胞的免疫监视，明显提高患者的生存质量，延长生存期。中药的很多方剂与单一的药物，如香菇多糖、云芝多糖、黄芪多糖、刺五加多糖、扶正女贞素、淫羊藿多糖、人参皂苷、冬虫夏草等，都具备调节人体免疫功能的作用，能调节与改善肿瘤患者的免疫功能。有报道[110]称，五味子的保肝作用主要是通过免疫调节实现的。HBV 感染者服用中药五味子 2 周后，单核细胞数量明显下降，但白细胞、嗜中性粒细胞和淋巴细胞数量基本无变化。这种细胞数量的变化可以减少宿主自身免疫损伤，从而达到保护机体正常细胞的效果。因此，将免疫治疗与中医药相结合，能够进一步提高免疫治疗的疗效，在降低肝癌复发、转移，延长肝癌患者的生存期方面应用前景广阔。

## （二）与新兴肝癌治疗技术的合理整合

基于现代物理学的新兴肿瘤治疗技术（如氩氦刀、光动力、粒子刀、热疗、射频、微波等）为肿瘤患者带来了新的希望。这些技术大多已应用于临床肝癌治疗。应用这些高新肿瘤治疗技术，破坏的肿瘤抗原大多还停留在肿瘤原位，不仅能够导致肿瘤隐蔽抗原的暴露，刺激一些提高免疫力的细胞因子的释放，而且能诱导免疫细胞向肿瘤区域迁移和聚集，CTL 比例增高，从而增强肿瘤的局部免疫功能。有研究表明，射频和微波消融治疗不仅能直接使肿瘤细胞凝固坏死，原位彻底灭活肝癌组织，而且还能提高肿瘤局部和外周血中免疫细胞数量及其抗肿瘤功能。免疫治疗与这些技术相结合应能发挥更大的效应，一方面能使更多培养的免疫细胞趋向于肿瘤区域，从而增强杀伤肿瘤细胞的效果，另一方面能借助 DSA 技术更准确地实现瘤体内注射免疫细胞。

## 参考文献

[1] Pardal R, Clarke MF, Morrison SJ. Applying the principles of stem-cell biology to cancer [J]. Nat Rev Cancer, 2003, 3(12):895-902.

[2] Al-Hajj M, Wicha MS, Benito-Hernandez A, et al. Prospective identification of tumorigenic breast cancer cells [J]. Proc Natl Acad Sci USA, 2003, 100(7):3983-3988.

[3] Singh SK, Clarke ID, Terasaki M, et al.

Identification of a cancer stem cell in human brain tumors [J]. Cancer Res, 2003, 63(18):5821-5828.
[4] Singh SK, Hawkins C, Clarke ID, et al. Identification of human brain tumour initiating cells [J]. Nature, 2004, 432(7015):396-401.
[5] Kim CF, Jackson EL, Woolfenden AE, et al. Identification of bronchioalveolar stem cells in normal lung and lung cancer [J]. Cell, 2005, 121(6):823-835.
[6] Kuzmanov A, Hayrabedyan S, Karaivanov M, et al. Basal cell subpopulation as putative human prostate carcinoma stem cells [J]. Folia Histochem Cytobiol, 2007, 45(2):75-80.
[7] Li C, Heidt DG, Dalerba P, et al. Identification of pancreatic cancer stem cells [J]. Cancer Res, 2007, 67(3):1030-1037.
[8] O'Brien CA, Pollett A, Gallinger S, et al. A human colon cancer cell capable of initiating tumour growth in immunodeficient mice [J]. Nature, 2007, 445(7123):106-110.
[9] Friel AM, Sergent PA, Patnaude C, et al. Functional analyses of the cancer stem cell-like properties of human endometrial tumor initiating cells [J]. Cell Cycle, 2007, 7(2):242-249.
[10] Alison MR. Liver cancer:a disease of stem cells [J]. Panminerva Med, 2006, 48(3):165-174.
[11] Wu XZ, Yu XH. Bone marrow cells:the source of hepatocellular carcinoma [J]. Medical Hypotheses, 2007, 69(1):36-42.
[12] He YF, Liu YK, Lu HJ, et al. Comparative proteomic analysis of primary mouse liver c-Kit-(CD45/TER119)-stem/progenitor cells [J]. J Cell Biochem, 2007, 102(4):936-946.
[13] Chiba T, Zheng YW, Kita K, et al. Enhanced self-renewal capability in hepatic stem/progenitor cells drives cancer initiation [J]. Gastroenterology, 2007, 133(3):937-950.
[14] Chiba T, Kita K, Zheng YW, et al. Side population purified from hepatocellular carcinoma cells harbors cancer stem cell-like properties [J]. Hepatology, 2006, 44(1):240-251.
[15] Shi GM, Xu Y, Fan J, et al. Identification of side population cells in human hepatocellular carcinoma cell lines with stepwise metastatic potentials [J]. J Cancer Res Clin Oncol, 2008, 134(9):986-991.
[16] Suetsugu A, Nagaki M, Aoki H, et al. Characterization of $CD133^+$ hepatocellular carcinoma cells as cancer stem/progenitor cells [J]. Biochem Biophys Res Commun, 2006, 351(4):820-824.
[17] Yin S, Li J, Hu C, et al. CD133 positive hepatocellular carcinoma cells possess high capacity for tumorigenicity [J]. Int J Cancer, 2007, 120(7):1444-1450.
[18] Ma S, Chan KW, Hu L, et al. Identification and characterization of tumorigenic liver cancer stem/progenitor cells [J]. Gastroenterology, 2007, 132(7):2542-2556.
[19] Ma S, Lee TK, Zheng BJ, et al. $CD133^+$ HCC cancer stem cells confer chemoresistance by preferential expression of the Akt/PKB survival pathway [J]. Oncogene, 2008, 27(12):1749-1758.
[20] Yang ZF, Ho DW, Ng MN, et al. Significance of $CD90^+$ cancer stem cells in human liver cancer [J]. Cancer Cell, 2008, 13(2):153-166.
[21] Yang ZF, Ngai P, Ho DW, et al. Identification of local and circulating cancer stem cells in human liver cancer [J]. Hepatology, 2008, 47(3):919-928.
[22] Korkaya H, Wicha MS. Selective targeting of cancer stem cells: a new concept in cancer therapeutics [J]. BioDrugs, 2007, 21(5):299-310.
[23] Pantel K, Brakenhoff RH. Dissecting the metastatic cascade [J]. Nat Rev Cancer, 2004, 4(6):448-456.
[24] Ding X, Yang LY, Huang GW, et al. Role of AFP mRNA expression in peripheral blood

as a predictor for postsurgical recurrence of hepatocellular carcinoma: a systematic review and meta-analysis [J]. World J Gastroenterol, 2005, 11(17):2656-2661.

[25] Waguri N, Suda T, Nomoto M, et al. Sensitive and specific detection of circulating cancer cells in patients with hepatocellular carcinoma; detection of human telomerase reverse transcriptase messenger RNA after immunomagnetic separation [J]. Clin Cancer Res, 2003, 9(8): 3004-3011.

[26] Guo J, Yao F, Lou Y, et al. Detecting carcinoma cells in peripheral blood of patients with hepatocellular carcinoma by immunomagnetic beads and rt-PCR [J]. J Clin Gastroenterol, 2007, 41(8):783-788.

[27] Zheng S, Lin H, Liu JQ, et al. Membrane microfilter device for selective capture, electrolysis and genomic analysis of human circulating tumor cells [J]. J Chromatogr A, 2007, 1162(2):154-161.

[28] Fizazi K, Morat L, Chauveinc L, et al. High detection rate of circulating tumor cells in blood of patients with prostate cancer using telomerase activity [J]. Ann Oncol, 2007, 18(3):518-521.

[29] Yie SM, Luo B, Ye NY, et al. Detection of Survivin-expressing circulating cancer cells in the peripheral blood of breast cancer patients by a RT-PCR ELISA [J]. Clin Exp Metastasis, 2006, 23(5-6): 279-289.

[30] Parent R, Beretta L. Proteomics in the study of liver pathology [J]. J Hepatol, 2005, 43(1):177-183.

[31] Zheng J, Gao X, Beretta L, et al. The human liver proteome project (HLPP) workshop during the 4th HUPO world congress [J]. Proteomics, 2006, 6(6):1716-1718.

[32] Sakurai T, Marusawa H, Satomura S, et al. Lens culinaris agglutinin- A-reactive alpha-fetoprotein as a marker for liver atrophy in fulminant hepatic failure [J]. Hepatol Res, 2003, 26(2):98-105.

[33] 钱海华, 虞紫茜, 康晓燕, 等. 应用改良的凝集素亲和免疫电泳自显影法检测甲胎蛋白异质体[J]. 上海医学检验杂志, 2003, 18(2):78-80.

[34] Nakamura S, Nouso K, Sakaguchi K, et al. Sensitivity and specificity of des-gamma-carboxy prothrombin for diagnosis of patients with hepatocellular carcinomas varies according to tumor size [J]. Am J Gastroenterol, 2006, 101(9):2038-2043.

[35] 郑雅娜, 左炬. 血清AFU与AFP测定对原发性肝癌的诊断价值[J]. 医学临床研究, 2005, 23(5):719-720.

[36] Block TM, Comunale MA, Lowman M, et al. Use of targeted glycoproteomics to identify serum glycoproteins that correlate with liver cancer in woodchucks and humans [J]. Proc Natl Acad Sci USA, 2005, 102(3):779-784.

[37] Willyard C. Researchers look for ‘sweet’ method to diagnose cancer [J]. Nat Med, 2007, 13(11):1267.

[38] Nakatsura T, Yoshitake Y, Senju S, et al. Glypican-3, overexpressed specifically in human hepatocellular carcinoma, is a novel tumor marker [J]. Biochem Biophys Res Commun, 2003, 306(1):16-25.

[39] Hippo Y, Watanabo K, Watanabe A, et al. Identification of soluble $NH_2$-terminal fragment of glypican-3 as a serological marker for early-stage hepatocellular carcinoma [J]. Cancer Res, 2004, 64(7): 2418-2423.

[40] Miura N, Maeda Y, Kanbe T, et al. Serum human telomerase reverse transcriptase messenger RNA as a novel tumor marker for hepatocellular carcinoma [J]. Clin Cancer Res, 2005, 11(9):3205-3209.

[41] Guo Y, Zhou X, Liu E, et al. Diference in hTERT gene expressions between HBsAg-positive and HBsAg-negative hepatocellular carcinoma [J]. J Huazhong Univ Sci Technol

Med Sci, 2005, 25(3):303-306.

[42] Chuma M, Sakamoto M, Yamazaki K, et al. Expression profiling in multistage hepatocarcinogenesis:identification of HSP70 as a molecular marker of early hepatocellular carcinoma [J]. Hepatology, 2003, 37(1):198-207.

[43] Tomizawa M, Watanabe K, Saisho H, et al. Down-regulated expression of the CCAAT/enhancer binding protein alpha and beta genes in human hepatocellular carcinoma: a possible prognostic marker [J]. Anticancer Res, 2003, 23(1A):351-354.

[44] Graveel CR, Harkins-Perry SR, Acevedo LG, et al. Identification and characterization of CRG-L2, a new marker for liver tumor development [J]. Oncogene, 2003, 22(11):1730-1736.

[45] Gad A, Tanaka E, Matsumoto A, et al. Assessment of K16 as a tumor marker in patients with hepatocellular carcinoma [J]. World J Gastroenterol, 2005, 11(42):6607-6612.

[46] Mary AC, Melissa L, Ronald EL, et al. Proteomic analysis of serum associated fucosylated glycoproteins in the development of primary hepatocellular carcinoma [J]. J Proteome Res, 2006, 5(2):308-315.

[47] Steel LF, Shumpert D, Trotter M, et al. A strategy for the comparative analysis of serum proteomes for the discovery of biomarkers for hepatocellular carcinoma [J]. Proteomics, 2003, 3(5):601-609.

[48] Poon TC, Yip TT, Chan AT, et al. Comprehensive proteomic profiling identifies serum proteomic signatures for detection of hepatocellular carcinoma and its subtypes [J]. Clin Chem, 2003, 49(5):752-760.

[49] Paradis V, Degos F, Dargere D, et al. Identification of a new marker of hepatocellular carcinoma by serum protein profiling of patients with chronic liver diseases [J]. Hepatology, 2005, 41(1):40-47.

[50] Lee IN, Chen CH, Shen JC, et al. Identification of complement C3a as a candidate biomarker in human chronic hepatitis C and HCV-related hepatocellular carcinoma using a proteomics approach [J]. Proteomics, 2006, 6(9):2865-2873.

[51] 丁守怡, 钱东萌, 闫志勇, 等. 蛋白质芯片飞行质谱技术检测体外培养的肝癌细胞株与转染HBV的肝癌细胞株蛋白质的差异表达[J]. 世界华人消化杂志, 2005, 13(14):1684-1687.

[52] Pang RW, Poon RT. From molecular biology to targeted therapies for hepatocellular carcinoma: the future is now [J]. Oncology, 2007, 72(1S): 30-44.

[53] Abou-Alfa GK, Schwartz L, Ricci S, et al. Phase Ⅱ study of sorafenib in patients with advanced hepatocellular carcinoma [J]. J Clin Oncol, 2006, 24(26):4293-4300.

[54] Llovet J, Ricci S, Mazzaferro V, et al. Sorafenib improves survival in advanced hepatocellular carcinoma (HCC): results of a phase Ⅲ randomized placebo-controlled trial (SHARP trial) [J]. J Clin Oncol, 2007, 25(18S):LBA1.

[55] Cheng A, Kang Y, Chen Z, et al. Randomized phase Ⅲ trial of sorafenib versus placebo in Asian patients with advanced hepatocellular carcinoma [J]. J Clin Oncol, 2008, 26:4509.

[56] Abou-Alfa GK, Amadori D, Santoro A, et al. Is sorafenib (S) safe and effective in patients (pts) with hepatocellular carcinoma (HCC) and Child-Pugh B (CPB) cirrhosis [J]? J Clin Oncol, 2008, 26:4518.

[57] Zhu X, Sahani DV, di Tomaso E, et al. A phase Ⅱ study of sunitinib in patients with advanced hepatocellular carcinoma [J]. J Clin Oncol, 2007, 25(18S):4637.

[58] Faivre SJ, Raymond E, Douillard J, et al. Assessment of safety and drug-induced tumor necrosis with sunitinib in patients (pts) with

unresectable hepatocellular carcinoma (HCC) [J]. J Clin Oncol, 2007, 25 (18S):3546.

[59] Fazio N, Petralia G, Mancuso P, et a1. Thalidomide in patients with advanced hepatocellular carcinoma: A clinical/biological study [J]. J Clin Oncol, 2007, 25(18S):15076.

[60] Chuah B, Lim R, Boyer M, et a1. Multi-centre phase II trial of thalidomide in the treatment of unresectable hepatocellular carcinoma [J]. Acta Oncol, 2007, 46(2):234-238.

[61] Zhu AX, Stuart K, Blaszkowsky LS, et al. Phase 2 study of cetuximab in patients with advanced hepatocellular carcinoma [J]. Cancer, 2007, 110(3):581-589.

[62] Ramanathan R, Belani C, Singh D, et a1. Phase II study of lapatinib, a dual inhibitor of epidermal growth factor receptor (EGFR) tyrosine kinase 1 and 2 (Her2/Neu) in patients (pts) with advanced biliary tree cancer (BTC) or hepatocellular cancer (HCC). A California Consortium (CCC-P) Trial [J]. J Clin Oncol, 2006, 24(18S):4010.

[63] O'Dwyer PJ, Giantonio BJ, Levy DE, et a1. Gefitinib in advanced unresectable hepatocellular carcinoma: Results from the Eastern Cooperative Oncology Group's Study E1203 [J]. J Clin Oncol, 2006, 24 (18S):4143.

[64] Philip PA, Mahoney MR, Allmer C, et a1. Phase II study of erlotinib (OSI-774) in patients with advanced hepatocellular cancer [J]. J Clin Oncol, 2005, 23(27):6657-6663.

[65] Thomas MB, Chadha R, Glover K, et a1. Phase 2 study of erlotinib in patients with unresectable hepatocellular carcinoma [J]. Cancer, 2007, 110(5):1059-1067.

[66] 谢峰, 牛文洋, 杨甲梅. 原发性肝癌分子靶向治疗临床进展[J]. 肝胆外科杂志, 2008, 16(1):71-73.

[67] Jhawer M, Rosen L, Dancey J, et al. Phase II trial of nolatrexed dihydrochloride [Thymitaq, AG337] in patients with advanced hepatocellular carcinoma [J]. Invest New Drugs, 2007, 25(1):85-94.

[68] Gish RG, Porta C, Lazar L, et al. Phase III randomized controlled trial comparing the survival of patients with unresectable hepatocellular carcinoma treated with nolatrexed or doxorubicin [J]. J Clin Oncol, 2007, 25(21):3069-3075.

[69] Cohn AL, Myers JW, Mamus S, et al. A phase II study of pemetrexed in patients with advanced hepatocellular carcinoma [J]. Invest New Drugs, 2008, 26(4):381-386.

[70] 秦叔逵, 刘秀峰, 王琳, 等. 重组人血管内皮抑素与化疗联合治疗肺外晚期恶性肿瘤的临床研究[J]. 临床肿瘤学杂志, 2007, 12(10):728-735.

[71] Rizell M, Cahlin C, Olausson M, et a1. mTOR inhibition affects primary liver cancer [J]. J Clin Oncol, 2006, 24(18S):14106.

[72] Zhu AX. Development of sorafenib and other molecularly targeted agents in hepatocellular carcinoma [J]. Cancer, 2008, 112(2):250-259.

[73] Inoue H, Shiraki K, Murata K, et al. Adenoviral-mediated transfer of p53 gene enhances TRAIL-induced apoptosis in human hepatocellular carcinoma cells [J]. Int J Mol Med, 2004, 14(2):271-275.

[74] Chen CA, Lo CK, Lin BL, et al. Application of doxorubicin-induced rAAV2-p53 gene delivery in combined chemotherapy and gene therapy for hepatocellular carcinoma [J]. Cancer Biol Ther, 2008, 7(2):303-309.

[75] Waehler R, Ittrich H, Mueller L, et al. Low-dose adenoviral immunotherapy of rat hepatocellular carcinoma using single-chain interleukin-12 [J]. Hum Gene Ther, 2005, 16(3):307-317.

[76] Gerolami R, Uch R, Faivre J, et al. Herpes simplex virus thymidine kinase-mediated suicide gene therapy for hepatocellular carcinoma using HIV-1-derived lentiviral vectors [J]. J Hepatol, 2004, 40(2): 291-297.

[77] 王孟龙, 殷正丰, 吴宗娣, 等. 肝动脉灌注

AdVEGF-tk治疗大鼠肝癌[J]. 第二军医大学学报, 2004, 25(1):84-86.
[78] Graepler F, Verbeek B, Graeter T, et al. Combined endostatin/sFlt-1 antiangiogenic gene therapy is highly effective in a rat model of HCC [J]. Hepatology, 2005, 41(4):879-886.
[79] Wada H, Nagano H, Yamamoto H, et al. Combination therapy of interferon-alpha and 5-fluorouracil inhibits tumor angiogenesis in human hepatocellular carcinoma cells by regulating vascular endothelial growth factor and angiopoietins [J]. Oncol Rep, 2007, 18(4): 801-809.
[80] Roh V, Laemmle A, Von Holzen U, et al. Dual induction of PKR with E2F-1 and IFN-alpha to enhance gene therapy against hepatocellular carcinoma [J]. Cancer Gene Ther, 2008, 15(9):584-591.
[81] Dent P, Yacoub A, Grant S, et al. MDA-7/IL-24 regulates proliferation, invasion and tumor cell radiosensitivity: a new cancer therapy? [J]. J Cell Biochem, 2005, 95(4):712-719.
[82] 王翠红, 康晓燕, 杨之斌, 等. 重组人IL-24蛋白诱导肝癌细胞生长抑制和凋亡[J]. 实用肿瘤杂志, 2007, 22(1):15-19.
[83] 温莹浩, 康晓燕, 李瑾, 等. 腺病毒介导IL-24联合化疗药物增强对肝癌细胞株PLC/PRF/5生长的抑制[J]. 中国肿瘤生物治疗杂志, 2007, 14(4):338-341.
[84] Shinozaki K, Ebert O, Kournioti C, et al. Oncolysis of multifocal hepatocellular carcinoma in the rat liver by hepatic artery infusion of vesicular stomatitis virus [J]. Mol Ther, 2004, 9(3):368-376.
[85] Wang X, Su C, Cao H, et al. A novel triple-regulated oncolytic adenovirus carrying p53 gene exerts potent antitumor efficacy on common human solid cancers [J]. Mol Cancer Ther, 2008, 7(6):1598-1603.
[86] Cai X, Zhou J, Chang Y, et al. Targeting gene therapy for hepatocarcinoma cells with the E. coli purine nucleoside phosphorylase suicide gene system directed by a chimeric alpha-fetoprotein promoter [J]. Cancer Lett, 2008, 264(1):71-82.
[87] Peng DJ , Sun J , Wang YZ , et al. Inhibition of hepatocarcinoma by systemic delivery of Apoptin gene via the hepatic asialoglyco-protein receptor [J]. Cancer Gene Ther, 2007, 14(1):66-73.
[88] Penuelas I, Mazzolini G, Boan JF, et al. Positron emission tomography imaging of adenoviral-mediated transgene expression in liver cancer patients [J]. Gastroenterology, 2005, 128(7):1787-1795.
[89] Gish RG, Baron A. Hepatocellular carcinoma (HCC): current and evolving therapies [J]. IDrugs, 2008, 11(3):198-203.
[90] Cosgrove BD, Cheng C, Pritchard JR, et al. An inducible autocrine cascade regulates rat hepatocyte proliferation and apoptosis responses to tumor necrosis factor-alpha [J]. Hepatology, 2008, 48(1): 276-288.
[91] Balasubramaniyan V, Shukla R, Mumgai-yan G, et a1. Mouse recombinant leptin pro-tects human hepatoma HepG2 against apoptosis, TNF-alpha response and oxida-tive stress induced by the hepatotoxin eth-anol [J]. Biochim biophys Acta, 2007, 1770(8): 1136-1144.
[92] Uno K, Hirosaki M, Kakimi K, et al. Impaired IFN-alpha production and the risk of cancer development [J]. J Interferon Cytokine Res, 2007, 27(12):1013-1017.
[93] 黎洪浩, 王捷段, 朝晖, 等. 干扰素联合肝动脉化疗栓塞和门静脉化疗对预防肝癌切除术后复发的价值[J]. 中华肿瘤杂志, 2004, 26(9):558-561.
[94] O'Beirne JP, Harrison PM. The role of the immune system in the control of hepatocellular carcinoma [J]. Eur J Gastroenterol Hepatol, 2004, 16(12):1257-1260.

[95] Kim HM, Lim J, Yoon YD, et al. Anti-tumor activity of ex vivo expanded cytokine-induced killer cells against human hepatocellular carcinoma [J]. Int Immunopharmacol, 2007, 7(13):1793-1801.

[96] Iwashita Y, Tahara K, Goto S, et al. A phase I study of autologous dendritic cell-based immunotherapy for patients with unresectable primary liver cancer [J]. Cancer Immunol Immunother, 2003, 52(3): 155-161.

[97] 高建, 陈敏, 彭明利, 等. 肝癌细胞裂解物致敏的树突状细胞瘤苗体外诱导特异性抗肝癌免疫[J]. 中华肝脏病杂志, 2005, 13(3):198-201.

[98] Wang XH, Qin Y, Hu MH, et al. Dendritic cells pulsed with HSP70- peptide complexes derived from human hepatocellular carcinoma induce specific anti-tumor immune responses [J]. World J Gastroenterol, 2005, 11(36):5614-5620.

[99] Ren WH, Strube R, Zhang XQ, et al. Potent tumor-specific immunity induced by an in vivo heat shock protein-suicide gene-based tumor vaccine [J]. Cancer Res, 2004, 64(18):6645-6651.

[100] Zhang JK, Li J, Zhang J, et al. Antitumor immuno-preventive and immuno-therapeutic effect in mice induced by hybrid vaccine of dendritic cells and hepatocarcinoma in vivo [J]. World J Gastroenterol, 2003, 9(3):479-484.

[101] Chiriva-Internati M, Grizzi F, Wachtel MS, et al. Biological treatment for liver tumor and new potential biomarkers [J]. Dig Dis Sci, 2008, 53(3):836-843.

[102] Nakatsura T, Nishimura Y. Usefulness of the novel oncofetal antigen glypican-3 for diagnosis of hepatocellular carcinoma and melanoma [J]. BioDrugs, 2005, 19(2):71-77.

[103] Schwartz JD, Schwartz M, Lehrer D, et al. Bevacizumab in hepatocellular carcinoma (HCC) in patients without metastasis and without invasion of the portal vein [J]. J Clin Oncol, 2005, 23(16S):4122.

[104] Malka D, Dmmain C, Farace F, et al. Bevacizumab in patients (pts) with advanced hepatocellular carcinoma (HCC): Preliminary results of a phase II study with circulating endothelial cell (CEC) monitoring [J]. J Clin Oncol, 2007, 25(18S):4570.

[105] El-Shami K. Pilot study of intra-arterial bevacizumab for hepatocellular carcinoma HCC [J]. J Clin Oncol, 2008, 26:15681.

[106] 殷正丰, 姜治国. 肿瘤休眠与复苏的分子调节及临床对策[J]. 肿瘤防治杂志, 2005, 12(18):1425-1427.

[107] 胡文杰, 梁力建, 周奇, 等. 化疗联合免疫治疗在提高肝癌合并门静脉癌栓术后疗效中的作用[J]. 中华外科杂志, 2007, 45(19):1325-1327.

[108] 郝明志, 陈强, 叶韵斌, 等. 肝动脉栓塞化疗联合CIK细胞疗法治疗原发性肝癌[J]. 中国肿瘤生物治疗杂志, 2006, 13(4):303-304, 314.

[109] 徐永茂, 张南征, 张国龙, 等. 双介入联合CIK细胞治疗中晚期肝细胞肝癌[J]. 世界华人消化杂志, 2004, 12(6):1288-1291.

[110] Yip AY, Loo WT, Chow LW. *Fructus Schisandrae* (Wuweizi) containing compound in modulating human lymphatic system-a Phase I minimization clinical trial [J]. Biomed Pharmacother, 2007, 61(9):588-590.

# 附录 常用缩略语表

| | | |
|---|---|---|
| 3D CRT | 3-dimensional conformal radiation therapy | 三维适形放疗 |
| AASLD | American Association for the Study of the Liver Disease | 美国肝脏疾病研究协会 |
| ABC | active breath control | 主动呼吸控制技术 |
| ACS | American Cancer Society | 美国癌症学会 |
| AFP | alpha fetoprotein | 甲胎蛋白 |
| AFT | aflatoxin | 黄曲霉毒素 |
| AFU | alpha-L-fucosidase | α-L-岩藻糖苷酶 |
| AKBR | arterial ketone body ratio | 动脉血酮体比率 |
| ALT | alanine aminotransferase | 谷丙转氨酶 |
| AML | angiomyolipoma | 血管平滑肌脂肪瘤 |
| ARDS | acute respiratory distress syndrome | 急性呼吸窘迫综合征 |
| ARF | acute renal failure | 急性肾衰竭 |
| Arg | arginine | 精氨酸 |
| AS | angiostatin | 血管抑素 |
| ASGPR | asialoglycoprotein receptor | 去唾液酸糖蛋白受体 |
| AST | aspartate aminotransferase | 谷草转氨酶 |
| BCAA | branched chain amino acid | 支链氨基酸 |
| BCLC | Barcelona Clinic Liver Cancer group | 巴塞罗那临床肝癌小组 |
| BDC | bile duct cystadenoma | 胆管囊腺瘤 |
| BSG | British Society of Gastroenterology | 英国胃肠病学会 |
| CA19-9 | carbohydrate antigen 19-9 | 糖类抗原 19-9 |
| CAT | cryoablation therapy | 氩氦刀冷冻损毁术 |
| CAV | chicken anemia virus | 鸡贫血病毒 |
| CBR | clinical benefit response | 临床受益反应 |
| CR | complete response | 完全缓解 |
| CCA | cholangiocarcinoma | 肝内胆管癌 |

| | | |
|---|---|---|
| CEA | carcino embryonic antigen | 癌胚抗原 |
| cHCC-ICC | combined hepatocellular and cholangiocarcinoma | 混合型肝癌 |
| CRD | carbohydrate recognition domain | 糖识别区 |
| CRF | chronic renal failure | 慢性肾衰竭 |
| CSC | cancer stem cell | 肿瘤干细胞 |
| CTA | computed tomographic angiography | CT 血管造影 |
| CTAP | CT arterial portography | 经动脉门静脉造影 CT |
| CTC | circulating tumor cell | 循环肿瘤细胞 |
| CTHA | CT hepatic arteriography | 肝动脉造影 CT |
| CTL | cytotoxic T lymphocyte | 细胞毒性 T 淋巴细胞 |
| CUSA | cut-ultrasound aspiration | 超声吸引刀 |
| CVP | central venous pressure | 中心静脉压 |
| DCP | des-gamma-carboxy-prothrombin | 脱 - γ - 羧基凝血酶原 |
| DDS | drug delivery system | 药物传输系统 |
| DFS | disease free survival | 无病生存率 |
| DLT | dose limiting toxicity | 剂量限制性毒性 |
| DR | duration of response | 有效维持时间 |
| DN | dysplastic nodules | 异型增生结节 |
| DSA | digital subtraction angiography | 数字减影血管造影 |
| DTC | disseminated tumor cell | 播散肿瘤细胞 |
| DVH | dose volume histogram | 剂量体积直方图 |
| EASL | European Association for Study of Liver | 欧洲肝脏研究协会 |
| EBM | evidence-based medicine | 循证医学 |
| EBP | enhancer binding protein | 增强子结合蛋白 |
| EHE | epithelioid hemangioendothelioma | 上皮样血管内皮瘤 |
| EIA | enzyme immunoassay | 酶免疫测定 |
| ERCP | endoscopic retrograde cholangio-pancreatography | 经内镜逆行胰胆管造影 |
| ES | endostatin | 内皮抑素 |
| FACS | fluorescence-activated cell sorting | 荧光激活细胞分选技术 |
| FFE | fast field echo | 快速场回波 |
| FLASH | fast low angle shot | 快速小角度激发 |
| FLHC | fibrolamellar hepatocellular carcinoma | 纤维板层肝细胞癌 |
| FNH | focal nodular hyperplasia | 局灶性结节增生 |
| Gd-DTPA | gadopentetate dimeglumine | 钆－二乙烯三胺五乙酸 |
| γ-GT | gamma glutamyl transpeptidase | γ - 谷氨酰转肽酶 |
| GIK | glucose-insulin-potassium | 极化液 |
| GP73 | Golgi protein 73 | 高尔基体蛋白 73 |
| GPC3 | glypican-3 | 磷脂酰肌醇蛋白聚糖 |
| GRE | gradient echo | 梯度回波序列 |
| HACE | hepatic artery chemoembolization | 肝动脉栓塞化疗 |
| HAE | hepatic artery embolism | 肝动脉栓塞 |
| HAI | hepatic arterial infusion | 肝动脉灌注化疗 |

| | | |
|---|---|---|
| HAL | hepatic artery ligation | 肝动脉结扎 |
| HAT | hepatic artery thrombosis | 肝动脉血栓形成 |
| HB | hepatoblastoma | 肝母细胞瘤 |
| HBcAb | hepatitis B core antibody | 乙型肝炎核心抗体 |
| HBeAb | hepatitis B e antibody | 乙型肝炎 e 抗体 |
| HBeAg | hepatitis B e antigen | 乙型肝炎 e 抗原 |
| HBsAb | hepatitis B surface antibody | 乙型肝炎表面抗体 |
| HBsAg | hepatitis B surface antigen | 乙型肝炎表面抗原 |
| HBV | hepatitis B virus | 乙型肝炎病毒 |
| HBV-DNA | hepatitis B virus DNA | 乙型肝炎病毒 DNA |
| HCA | hepatocellular adenoma | 肝细胞腺瘤 |
| HCC | hepatocellular carcinoma | 肝细胞癌 |
| HCV | hepatitis C virus | 丙型肝炎病毒 |
| HGF | hepatocyte growth factor | 肝细胞生长因子 |
| HIFU | high intensity focused ultrasound | 高功率聚焦超声 |
| HLPP | human liver proteome project | 人类肝脏蛋白质组研究计划 |
| HPI | hepatic portal venous infusion | 门静脉灌注化疗 |
| HR | hazard ratio | 即时危险比 |
| HSP70 | heat shock protein 70 | 热休克蛋白 70 |
| hTERT mRNA | human telomerase reverse transcriptase mRNA | 人端粒酶逆反录酶 mRNA |
| HVE | hepatic vascular exclusion | 全肝血流阻断 |
| ICC | intrahepatic cholangiocarcinoma | 肝内胆管癌 |
| ICG-R15 | indocyanine green retention rate at 15min | 吲哚菁绿 15min 滞留率 |
| IHHE | infantile hemangioendothelioma | 婴儿血管内皮瘤 |
| IMRT | intensity-modulated radiation therapy | 调强放疗 |
| IPT | inflammatory pseudotumor of liver | 肝脏炎性假瘤 |
| ITC | isolated tumor cell | 游离肿瘤细胞 |
| ITT | intent to treat | 意向治疗（总体病人） |
| LCSC | liver cancer stem cell | 肝癌干细胞 |
| LID | lidocaine test | 利多卡因清除试验 |
| LMS | leiomyosarcoma | 平滑肌肉瘤 |
| LRFS | local relapse free survival | 无局部复发生存 |
| LT | liver transplantation | 肝移植 |
| MACS | magnetic activated cell sorting | 磁性激活细胞分选技术 |
| MDTNL | mean dose to normal liver | 全肝平均剂量 |
| MEMS | micro-electro-mechanical system | 微型电子机械系统 |
| MH | mesenchymal hamartoma | 间叶性错构瘤 |
| MI | mitotic index | 有丝分裂指数 |
| MMH | metachronous multicentric hepatocarcinogenesis | 肝癌多中心不同时发生 |
| Mn-DPDP | manganese dypiridoxyl diphosphate | 锰 – 吡哆醛二磷酸盐 |
| MR | minimal response | 微小缓解 |
| MS | median survival | 中位生存 |

| | | |
|---|---|---|
| MST | median survival time | 中位生存期 |
| MTD | maximum tolerated dose | 最大耐受剂量 |
| MVD | microvessel density | 微血管密度 |
| NC | no change | 稳定（无变化） |
| NCCN | National Comprehensive Cancer Network | 国家综合癌症网 |
| NOD/SCID | non-obese diabetic/severe combined immunodeficiency | 非肥胖型糖尿病 / 重症联合免疫缺陷 |
| OGTT | oral glucose tolerance test | 口服葡萄糖耐量试验 |
| OR | overall response | 总缓解率 |
| OS | overall survival | 总生存期 |
| PCNA | proliferating cell nuclear antigen | 细胞核增殖抗原 |
| PCR | polymerase chain reaction | 聚合酶链反应 |
| PD | progress of disease | 进展 |
| PEI | percutaneous ethanol injection | 经皮无水酒精瘤内注射 |
| PET | positron emission tomography | 正电子发射断层显像 |
| PFS | progress free survival | 无进展生存期 |
| PGF | poor graft function | 移植肝功能不良 |
| PLC | primary liver cancer | 原发性肝癌 |
| PMCT | percutaneous microwave coagulation therapy | 经皮微波热凝治疗 |
| PNF | primary nonfunction | 原发性无功能 |
| PR | partial response | 部分缓解 |
| PTLD | posttransplant lymphoproliferative disorders | 移植后淋巴组织增生病 |
| PVE | portal vein embolization | 门静脉栓塞 |
| PVTT | portal vein tumor thrombosis | 门静脉肿瘤栓塞 |
| QOL | quality of life | 生活质量 |
| RCT | randomized controlled trial | 随机对照试验 |
| RFA | radiofrequency ablation | 射频消融治疗 |
| RFS | relapse free survival | 无复发生存 |
| RGS | respiratory gating system | 呼吸门控技术 |
| RIA | radioimmunoassay | 放射免疫测定 |
| RILD | radiation induced liver disease | 放射性肝病 |
| RIM | recurrence due to residual intrahepatic metastasis | 肝内残留转移癌 |
| RMC | recurrence due to multicentric liver carcinogenesis | 肝内多中心发生肿瘤复发 |
| RMS | rhabdomyosarcoma | 横纹肌肉瘤 |
| RR | response rate | 有效率 |
| RR | relative risk | 复发的相对危险度 |
| SD | stable of disease | 稳定 |
| SE | spin echo | 自旋回波 |
| Ser | serine | 丝氨酸 |
| SNN | solitary necrotic nodule | 孤立性坏死结节 |
| SP | side population | 侧群 |
| SPGR | spoiled gradient echo | 扰相梯度回波 |

| | | |
|---|---|---|
| SPIO | superparamagnetic iron oxide | 超顺磁氧化铁粒子 |
| ST | salvage transplantation | 补救式肝移植 |
| TAC | transcatheter arterial chemotherapy | 经导管肝动脉化疗 |
| TACE | transcatheter arterial chemoembolization | 经导管肝动脉化疗栓塞 |
| TCA | tumor chemosensitivity assay | 肿瘤化疗药物敏感性测定 |
| TDT | tumor doubling time | 肿瘤倍增时间 |
| TDT | tumor dormancy therapy | 肿瘤休眠治疗 |
| TGF- β | transforming growth factor- β | 转化生长因子 β |
| THCT | triple-phase helical CT | 三期 CT 扫描 |
| TIC | tumor-initiating cell | 肿瘤起始细胞 |
| TIL | tumor infiltrated lymphocyte | 肿瘤浸润淋巴细胞 |
| TSP | thrombospondin | 凝血酶致敏蛋白 |
| TTF | time to failure | 治疗失败时间 |
| TTP | time to progress | 疾病进展时间 |
| UES | undifferentiated embryonal sarcoma | 未分化胚胎性肉瘤 |
| UICC | International Union Against Cancer | 国际抗癌联盟 |
| VEGF | vascular endothelial growth factor | 血管内皮生长因子 |
| VSV | vesicular stomatitis virus | 水泡性口炎病毒 |
| WJ | water-jet | 水刀 |

# 索引

E



F



G

## H



## J



## K

L



M



N



O



P



Q



R



S



T